S. Brunnhuber und K. Lieb

Psychiatrie, Psychotherapie und Psychosomatik

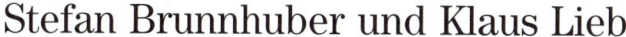

Stefan Brunnhuber und Klaus Lieb

Psychiatrie

Psychotherapie, Psychosomatik

Kurzlehrbuch zum Gegenstandskatalog 3
mit Einarbeitung der wichtigen Prüfungsfakten

4., überarbeitete und aktualisierte Auflage

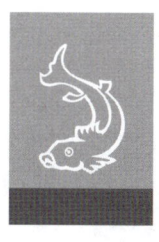

URBAN & FISCHER

München · Jena

Zuschriften und Kritik an:
Urban & Fischer, Lektorat Medizinstudenten, z. Hd. Simone Spägele, Karlstraße 45,
80333 München

Anschrift der Verfasser:

Dr. med., Dr. rer. soc., MA phil.
Stefan Brunnhuber
Institut für Psychotherapie
Klinikstr. 3
97070 Würzburg

PD Dr. med. Klaus Lieb
Abteilung Psychiatrie/Psychotherapie
Universität Freiburg
79104 Freiburg

Wichtiger Hinweis für den Benutzer

Die Erkenntnisse in der Medizin unterliegen laufendem Wandel durch Forschung und klinische Erfahrungen. Autoren dieses Werkes haben große Sorgfalt darauf verwendet, daß die in diesem Werk gemachten therapeutischen Angaben (insbesondere hinsichtlich Indikation, Dosierung und unerwünschten Wirkungen) dem derzeitigen Wissensstand entsprechen. Das entbindet den Nutzer dieses Werkes aber nicht von der Verpflichtung, anhand der Beipackzettel zu verschreibender Präparate zu überprüfen, ob die dort gemachten Angaben von denen in diesem Buch abweichen und seine Verordnung in eigener Verantwortung zu treffen.

CIP erhältlich von der British Library
ISBN 3-437-42130-1

1. Auflage 1993
3. Auflage 1996
4. Auflage 2000

© 2000 Urban & Fischer Verlag München · Jena

00 01 02 03   5 4 3 2 1
Für Copyright in bezug auf das verwendete Bildmaterial siehe Bildnachweis.

Um den Textfluß nicht zu stören, wurde bei Patienten und Berufsbezeichnungen die grammatikalisch maskuline Form gewählt. Selbstverständlich sind in diesen Fällen immer Frauen und Männer gemeint.

Planung: Dr. med. Dorothea Hennessen
Lektorat: Simone Spägele
Herstellung: Cornelia Reiter
Satz: Kösel, Kempten
Druck und Bindung: Spiegel Druck, Ulm
Zeichnungen: Esther Schenk-Panic
Umschlaggestaltung: prepress ulm GmbH, Ulm

Aktuelle Informationen finden Sie im Internet unter den Adressen:
Urban & Fischer: http://www.urbanfischer.de

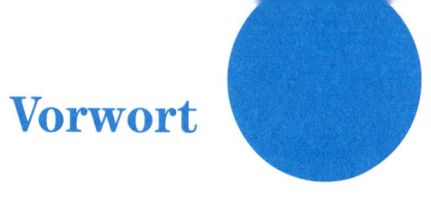

Vorwort

In diesem Kurzlehrbuch der Psychiatrie haben wir uns bemüht, ein **klar strukturiertes Konzept der Psychiatrie** vorzulegen, das Medizinstudenten und Ärzten die Grundbegriffe der Psychiatrie nahebringen und Orientierung bei der klinischen Arbeit geben soll.

Wie alle Kurzlehrbücher der Mediscript-Reihe orientiert sich auch dieses am Gegenstandskatalog für den Zweiten Abschnitt der Ärztlichen Prüfung in seiner letzten Fassung von 1993. Um die Vorbereitung auf die schriftliche Prüfung zu erleichtern, sind **alle bisher gefragten Prüfungsinhalte bis einschließlich 3/99 durch Balken am Rand markiert.** Für die Kennzeichnung der Prüfungsinhalte danken wir Herrn cand. med. Thorsten Noack. Merksätze sind farbig hinterlegt und mit 2 Ausrufezeichen versehen.

Die jetzt vorliegende 4. Auflage stellt eine **Neuüberarbeitung** der 3. Auflage von 1996 dar. Die Inhalte wurden auf den neuesten Stand gebracht, und es wurden erstmals die aktuellen Diagnosekriterien für psychiatrische Erkrankungen nach der ICD-10 mit in den Text aufgenommen.

Den Lesern wünschen wir viel Freude und gute Erfahrungen bei der Begegnung mit der Psychiatrie und viel Erfolg bei der schriftlichen und mündlichen Prüfung im Staatsexamen.

Freiburg und Würzburg, 1999   Die Autoren

Inhaltsverzeichnis nach dem GK

1 **Einführung in die Psychiatrie** (Lieb) 1

1.1 Klassifikation nach ätiologischen Gesichtspunkten 1
1.1.1 Körperlich begründbare Psychosen 2
1.1.2 „Endogene" Psychosen 3
1.1.3 „Psychogene Störungen" 3
1.2 Klassifikation nach phänomenologischen Kriterien 4

2 **Untersuchung bei psychischen Störungen, psychopathologischer Befund** (GK Kap. 3) (Lieb/Brunnhuber) 7

2.1 Anamneseerhebung und Untersuchung 7
2.1.1 Das psychiatrische Erstgespräch 8
2.1.2 Psychopathologischer Befund 9
2.2 Bewußtseinsstörungen, Störungen der Vigilanz 9
2.2.1 Quantitative Bewußtseinsstörungen 9
2.2.2 Qualitative Bewußtseinsstörungen 11
2.3 Störungen von Aufmerksamkeit, Auffassung, Gedächtnis
und Orientierung 13
2.3.1 Aufmerksamkeits-, Konzentrations- und Auffassungsstörungen 13
2.3.2 Gedächtnisstörungen 14
2.3.3 Amnesien 15
2.3.4 Orientierungsstörungen 16
2.4 Denkstörungen 17
2.4.1 Verlangsamtes Denken 18
2.4.2 Gehemmtes Denken 18
2.4.3 Eingeengtes Denken 18
2.4.4 Grübeln 18
2.4.5 Gedankensperrungen und Gedankenabreißen 19
2.4.6 Umständliches, weitschweifiges Denken 19
2.4.7 Perseveration des Denkens, Verbigeration und Neologismen 19
2.4.8 Gedankendrängen und Ideenflucht 19
2.4.9 Zerfahrenes oder inkohärentes Denken 19
2.4.10 Vorbeireden 20
2.5 Zwangssymptome 20
2.5.1 Einteilung der Zwänge 21
2.5.2 Vorkommen von Zwängen 21
2.5.3 Differentialdiagnose 22
2.6 Wahn 22
2.6.1 Wahnkriterien 22
2.6.2 Formen des Wahns 24
2.6.3 Wahnthemen 25
2.6.4 Folgen wahnhafter und anderer psychotischer Erlebnisse 27
2.7 Sinnestäuschungen und Wahrnehmungsstörungen 28
2.7.1 Typen, diagnostische Bedeutung 28
2.7.2 Halluzinationen 29
2.7.3 Den Halluzinationen nahestehende Erfahrungsmodi 30

2.7.4	Einfache Wahrnehmungsveränderungen	31
2.8	Ich-Störungen, Entfremdungserlebnisse	32
2.8.1	Ich-Störungen	32
2.8.2	Entfremdungserleben	33
2.9	Störungen der Affektivität	33
2.9.1	Formen von Störungen der Affektivität	34
2.9.2	Angst	35
2.10	Antriebsstörungen und psychomotorische Störungen	37
2.10.1	Herabgesetzter Antrieb	37
2.10.2	Antriebssteigerung, Antriebsenthemmung	38
2.10.3	Psychomotorische Störungen	38
2.11	Kontaktstörungen	38
2.12	Diagnostik	39
2.12.1	Syndrome	40
2.12.2	Diagnosesysteme und Klassifikation	41
2.12.3	Befunddokumentation	42

3 Körperlich begründbare psychische Störungen
(GK Kap. 11) (Lieb) 43

3.1	Akute körperlich begründbare Psychosen	45
3.1.1	Definition	45
3.1.2	Symptomatik	45
3.2	Chronische körperlich begründbare Psychosen (chronische organische Psychosyndrome)	48
3.2.1	Definition	48
3.2.2	Symptomatik	49

4 Affektive Erkrankungen (GK Kap. 12) (Lieb) 55

4.1	Vorkommen und Entstehungsbedingungen	56
4.1.1	Epidemiologie	56
4.1.2	Entstehungsbedingungen	57
4.1.3	Spätdepressionen oder „Involutions"-Depressionen	58
4.1.4	Auslösung der Phasen	58
4.1.5	Biochemische Befunde	59
4.1.6	Prämorbide Persönlichkeit	59
4.2	Symptomatik	60
4.2.1	Depression	60
4.2.2	Wahn	63
4.2.3	Unterformen der Depression	63
4.2.4	Manie	64
4.2.5	Schizoaffektive Psychosen	66
4.3	Verlauf	67
4.3.1	Verlaufsformen	67
4.3.2	Verlauf	68
4.3.3	Prognose	68
4.4	Diagnostik und Differentialdiagnostik	69
4.4.1	Diagnostik der Depression und Manien	69

4.4.2   Differentialdiagnostik   70
4.5   Therapie und Prävention   71
4.5.1   Pharmakotherapie depressiver Erkrankungen   72
4.5.2   Therapie der Manie   81
4.5.3   Andere somatische Therapieverfahren   81
4.5.4   Psychotherapie   83
4.5.5   Prophylaxe   83
4.5.6   Rehabilitation   88

5   Schizophrene Psychosen (GK Kap. 13) (Lieb)   91

5.1   Vorkommen und Entstehungsbedingungen   91
5.1.1   Erkrankungshäufigkeit, Manifestationsalter   91
5.1.2   Hereditäre und peristatische Faktoren   92
5.1.3   Auslösung der Episoden   96
5.1.4   Primärpersönlichkeit   96
5.2   Symptomatik   97
5.2.1   Psychopathologische Symptome   97
5.2.2   Wahn   98
5.2.3   Halluzinationen   99
5.2.4   Leibliche Beeinflussungserlebnisse   99
5.2.5   Zönästhesien   99
5.2.6   Formale Denkstörungen   100
5.2.7   Sprachlicher Ausdruck   100
5.2.8   Emotionale und Antriebsstörungen   101
5.2.9   Störungen des Ich-Erlebnisses (der Meinhaftigkeit)   105
5.2.10 Autismus   105
5.2.11 Vegetative Symptome   106
5.3   Verlauf   106
5.3.1   Vorposten-Syndrome, Prodrome   106
5.3.2   Verlauf, Ausgang, Prognose   107
5.3.3   Soziale Heilung   109
5.3.4   Schizophrene Residualzustände und Persönlichkeits-
        veränderungen   110
5.3.5   Unterformen   110
5.4   Diagnostik und Differentialdiagnostik   113
5.4.1   Diagnostische Bedeutung der Symptome   113
5.4.2   Differentialdiagnostik   114
5.4.3   Testverfahren und Skalen   115
5.5   Therapie   115
5.5.1   Neuroleptika   116
5.5.2   Medikamentöse Langzeittherapie   128
5.5.3   Elektrokrampfbehandlung (Elektrokrampftherapie, EKT)   130
5.5.4   Psychotherapie   130
5.5.5   Soziotherapie und Rehabilitation   131
5.5.6   Arten von Behinderungen   133

6   **Abhängigkeit von Alkohol, Arzneimitteln und illegalen Drogen** (GK Kap. 14) (Lieb/Brunnhuber) 135

6.1   Allgemeines über Abhängigkeit (Sucht) 135
6.1.1   Begriffsbestimmung 135
6.1.2   Polytoxikomanie 137
6.1.3   Entstehung und Entwicklung von Abhängigkeit 138
6.1.4   Präventive Maßnahmen 139
6.1.5   Auswirkungen 139
6.1.6   Behandlung 140
6.2   Alkoholabhängigkeit 143
6.2.1   Definition 143
6.2.2   Verbreitung 143
6.2.3   Entwicklungsstadien der Alkoholabhängigkeit 144
6.2.4   Typologien Alkoholabhängiger 145
6.2.5   Alkoholtoleranz 146
6.2.6   Körperliche Folgen des Alkoholismus 146
6.2.7   Alkoholrausch 147
6.2.8   Forensische Bedeutung von einfachem, kompliziertem und pathologischem Rausch 149
6.3   Mißbrauch und Abhängigkeit von Arzneimitteln 149
6.3.1   Epidemiologie und Entstehungsbedingungen 149
6.3.2   Substanzen 150
6.4   Abhängigkeit von illegalen Drogen 163
6.4.1   Verbreitung, Verlauf, Besonderheiten 163
6.4.2   Substanzen 165
6.5   Folgen und Komplikationen der Abhängigkeit von Alkohol, Arzneimitteln und illegalen Drogen 172
6.5.1   Delir 172
6.5.2   Wahnbildungen 175
6.5.3   Drogeninduzierte Psychosen 175
6.5.4   Korsakow-Syndrom 176
6.5.5   Wernicke-Enzephalopathie 176
6.5.6   Chronische Folgezustände 177
6.5.7   Neurologische Folgezustände 177

7   **Neurosen, Persönlichkeitsstörungen, Erlebnisreaktionen** (GK Kap. 16) (Brunnhuber) 179

7.1   Anpassungs- und Belastungsstörungen 179
7.1.1   Ätiologie 180
7.1.2   Formen 181
7.1.3   Therapie 183
7.2   Angststörungen 189
7.2.1   Klassifikation 189
7.2.2   Epidemiologie 190
7.2.3   Klinische Zustandsbilder 191
7.2.4   Psychoätiologie 192
7.2.5   Therapie 194

7.3	Zwangsstörungen	194
7.4	Konversionen und dissoziative Störungen	197
7.4.1	Dissoziative Störungen	197
7.4.2	Konversionsstörungen	198
7.5	Somatoforme Störungen	198
7.5.1	Somatoforme Störungen unter Beteiligung der jeweiligen Organsysteme	199
7.5.2	Hypochondrie	199
7.5.3	Das Depersonalisations- und Derealisationssyndrom	200
7.6	Persönlichkeitsstörungen	202
7.6.1	Definiton	202
7.6.2	Ätiologie und Modellvorstellungen	203
7.6.3	Diagnose und Differentialdiagnose	203
7.6.4	Klinische Subtypen	204
7.6.5	Therapie	205
7.6.6	Narzißtische Persönlichkeitsstörung	206
7.6.7	Die Borderline-Persönlichkeitsstörung	209
8	**Kinder- und Jugendpsychiatrie** (GK Kap. 17) (Brunnhuber)	215
8.1	Allgemeine Charakteristik psychischer Störungen	215
8.2	Intelligenzminderung	216
8.2.1	Definitionen	216
8.2.2	Ätiologie und Pathogenese von Oligophrenien	216
8.2.3	Demenzen im Kindesalter	217
8.2.4	Ausprägungsgrade	218
8.2.5	Diagnostik	220
8.2.6	Differentialdiagnose	220
8.2.7	Prävention, Therapie, Rehabilitation	220
8.3	Organische Psychosyndrome	220
8.3.1	Hirnschädigung, Hirnfunktionsstörungen	220
8.3.2	Klinik	221
8.3.3	Therapie und Prognose	223
8.4	Spezifische Entwicklungsstörungen im Kindesalter	223
8.4.1	Entwicklungsstörungen der Sprache und des Sprechens	223
8.4.2	Lese-/Rechtschreibschwäche (Legasthenie)	225
8.4.3	Umschriebene Rechenstörung	226
8.4.4	Umschriebene motorische Störungen	226
8.4.5	Gedeihstörungen	227
8.5	Lern- und Leistungsstörungen	227
8.5.1	Intelligenzminderung	227
8.5.2	Psychogene Störungen	227
8.5.3	Organische Störungen	228
8.5.4	Testdiagnostik	228
8.6	Hyperkinetische (hyperaktive) Störungen	228
8.6.1	Ätiologie	228
8.6.2	Klinik	229
8.6.3	Diagnostik, Therapie, Prognose	229
8.6.4	Differentialdiagnose	230
8.7	Für das Kindesalter spezifische emotionale Störungen	230

8.7.1 Ätiologie und Manifestationsformen 230
8.7.2 Diagnostik, Therapie, Prognose 230
8.7.3 Differentialdiagnose 231
8.8 Störungen des Sozialverhaltens 231
8.8.1 Ätiologie 231
8.8.2 Klinik 232
8.8.3 Diagnostik, Therapie, Prognose 232
8.8.4 Differentialdiagnose 233
8.9 Frühkindlicher Autismus 233
8.9.1 Ätiologie 233
8.9.2 Symptomatik 233
8.10 Psychosen des Kindes- und Jugendalters 236
8.10.1 Häufigkeit kindlicher Psychosen (unter 14 Jahren) 236
8.10.2 Manifestationsformen 237
8.10.3 Klinik, Differentialdiagnose, Therapie 238
8.11 Neurosen und Persönlichkeitsstörungen des Jugendalters 238
8.12 (Weitere) spezielle Störungen 239
8.12.1 Schlafstörungen 239
8.12.2 Eßstörungen 239
8.12.3 Anorexia nervosa/Bulimia nervosa 239
8.12.4 Störungen der Ausscheidungsfunktionen 242
8.12.5 Funktionelle Störungen 243
8.12.6 Bewegungsstörungen 243
8.12.7 Mutismus 244
8.12.8 Störungen des Kontaktverhaltens 244
8.12.9 Psychische Reaktionen bei chronischen Erkrankungen 244
8.12.10 Komplikationen bei Körper- und Sinnesbehinderungen 245
8.12.11 Deprivationssyndrome 245
8.13 Neuere entwicklungspsychologische Aspekte 247

9 **Sexualstörungen, Sexualabweichungen**
(GK Kap. 18) (Brunnhuber) 251
9.1 Sexuelle Funktionsstörungen 251
9.1.1 Formen 252
9.1.2 Psychodynamik 255
9.1.3 Therapie 255
9.2 Paraphilie, sexuelle Deviation oder Perversion 256
9.2.1 Definitionen, Formen 256
9.2.2 Psychodynamik 259
9.2.3 Therapie 260
9.3 Geschlechtsidentitätsstörungen 261
9.3.1 Definition, Diagnostik 261
9.3.2 Therapie 262
9.4 Homosexuelles Verhalten 262
9.4.1 Formen homosexuellen Verhaltens 262
9.4.2 Therapie 264
9.5 Sexualmedizinisches Glossar 264

10 Suizidalität (GK Kap. 19) (Brunnhuber) 267

10.1	Formen	267
10.2	Epidemiologie	268
10.2.1	Häufigkeit	268
10.3	Einflußfaktoren	269
10.3.1	Besonders gefährdete Personengruppen	269
10.3.2	Psychodynamik	269
10.4	Prophylaxe suizidaler Handlungen	271
10.4.1	Hinweise auf Suizidgefahr	271
10.4.2	Möglichkeiten der Prophylaxe	273
10.5	Therapeutisches Handeln nach Suizidversuchen	274
10.5.1	Abschätzung des Wiederholungsrisikos	274
10.5.2	Therapie	274
	Exkurs	275
10.6	Glossar zum Thema Suizid	276

11 Arzt-Patient-Beziehung und Psychotherapie
(GK Kap. 20) (Brunnhuber) 279

11.1	Prinzipien und Gemeinsamkeiten	279
11.2	Psychoanalytische Verfahren	280
11.2.1	Die klassische Psychoanalyse	280
11.2.2	Fortsetzungen der klassischen Psychoanalyse	280
11.2.3	Ziel	284
11.2.4	Techniken	285
11.2.5	Indikationen	286
11.2.6	Psychoanalytische Schulen	286
11.3	Klientzentrierte Psychotherapie (Gesprächspsychotherapie) . . .	294
11.3.1	Ziel	295
11.3.2	Technik	295
11.3.3	Indikation	296
11.4	Verhaltenstherapie und kognitive Therapie	296
11.4.1	Ziel	299
11.4.2	Techniken und Indikationen	300
11.5	Suggestive Verfahren	302
11.5.1	Autogenes Training	302
11.5.2	Progressive Relaxation	302
11.5.3	Hypnose	302
11.6	Führende und stützende Psychotherapie auf längere Sicht	303
11.7	Psychosomatische Grundversorgung: Ärztlich-psycho-therapeutisches Gespräch, psychologische Beratung	303
11.8	Gruppenpsychotherapien	303
11.8.1	Verfahren	304
11.9	Paartherapie und Familientherapie	306
11.9.1	Familientherapie	306
11.9.2	Paartherapie	308
11.10	Non-verbale, körperbezogene und andere Psychotherapieverfahren	309

11.10.1 Gestaltpsychologie nach Perls 310
11.10.2 KBT (Konzentrative Bewegungstherapie) (Gindler) 311
11.10.3 Primärtherapie oder Urschreitherapie (Janov) 311
11.10.4 Katathym-imaginative Psychotherapie (K.I.P.) 312

12 **Sozialpsychiatrie und psychiatrische Versorgung: Prävention, Rehabilitation** (GK Kap. 21) (Brunnhuber) 313

12.1   Sozialpsychiatrie und psychiatrische Versorgung 313
12.1.1 Definitionen/Arbeitsbereiche 313
12.1.2 Soziotherapie 313
12.1.3 Versorgung 314
12.2   Prävention und Rehabilitation 316
12.2.1 Prävention 316
12.2.2 Rehabilitation 318

13 **Forensische Psychiatrie und Begutachtung** (GK Kap. 22) (Lieb) 319

13.1   Allgemeines 319
13.2   Aufgabengebiete 320
13.2.1 Schuldfähigkeit 320
13.2.2 Maßregelvollzug 323
13.2.3 Unterbringung psychisch Kranker im Psychiatrischen Krankenhaus .. 324
13.2.4 Geschäftsfähigkeit 325
13.2.5 Testierfähigkeit 326
13.2.6 Betreuungsgesetz 326
13.2.7 Beurteilung psychischer Krankheiten im Sozial- bzw. Schadensersatzrecht 328

14 **Psychiatrische Notfälle** (Brunnhuber/Lieb) 331

14.1   Akute Angst- und Erregungszustände 331
14.2   Delirantes Syndrom 332
14.3   Akute Psychose 333
14.4   Verwirrtheitszustände 334
14.5   Suizidalität 334
14.6   Intoxikationen 335
14.6.1 Alkohol 335
14.6.2 Tranquilizer und Hypnotika 335
14.6.3 Trizyklische Antidepressiva 336
14.6.4 Lithium 336
14.6.5 Opiate 336
14.6.6 Cocain und Amphetamin 336
14.6.7 Cannabis/Halluzinogene 337

Allgemeines Glossar 339

Tabellenanhang 349

Literaturverzeichnis 355

Sachverzeichnis 357

Psychiatrie ist nach Kurt Schneider „die Lehre von den Seelenstörungen, vom seelisch Abnormen, seinen Erscheinungsweisen, seinen leiblichen und seelischen Behandlungsmöglichkeiten". Psychiatrie umfaßt also die Diagnostik, Therapie und Prävention psychiatrischer Krankheiten sowie deren Erforschung und Lehre. Da bei der Entstehung psychiatrischer Erkrankungen immer psychische, somatische und soziale Faktoren in unterschiedlichem Ausmaß beteiligt sind, bedarf es gerade in der Psychiatrie einer **multidimensionalen Betrachtungsweise** des Patienten mit den Augen der Psychologie (z. B. Psychopathologie), der somatischen Medizin (biologische Psychiatrie) und der Soziologie (Sozialpsychiatrie). Eine besondere Herausforderung ist es dabei, trotz dieser Einzelbetrachtungen unterschiedlicher körperlicher und seelischer Funktionen des Patienten, den **Gestalt- und Ganzheitscharakter** auch des gestörten Seelenlebens nicht aus dem Auge zu verlieren oder den Patienten und seine Erkrankungen eindimensional zu betrachten, d. h. z. B. die Ursache der Schizophrenie allein in psychischen Konflikten oder allein in genetischen Grundlagen zu suchen.

Beim **Erstellen einer Krankheitssystematik** stößt die Psychiatrie auf größere **Schwierigkeiten** als die anderen medizinischen Disziplinen. Das liegt zum einen daran, daß die Ätiologie vieler psychiatrischer Erkrankungen bis heute nicht geklärt ist, zum anderen in der Unspezifität psychopathologischer Zustandsbilder. Dennoch ist eine Systematik psychiatrischer Erkrankungen unbedingt nötig, um sich orientieren zu können und die unübersichtliche Fülle an Einzeltatsachen überschaubar und lernbar zu machen.

1.1 Klassifikation nach ätiologischen Gesichtspunkten

Unter ätiologischen Gesichtspunkten können psychiatrische Erkrankungen einerseits im wesentlichen psychogenen Ursprungs, andererseits im wesentlichen Folge einer somatischen Erkrankung sein. Letztere Formen von psychiatrischen Erkrankungen bezeichnet man als **Psychosen**. Bei den psychogenen Störungen dagegen spricht man niemals von Psychosen.

Die Gruppe der Psychosen läßt sich weiter unterteilen in Psychosen, deren somatische Ursachen bekannt sind (sog. **organische Psychosen**) und Psychosen, bei denen eine somatische Ursache zwar sehr wahrscheinlich, bis heute aber erst sehr bruchstückhaft geklärt ist (sog. **endogene Psychosen**).

Diese Unterscheidungen führen zum sog. **triadischen System** der Psychiatrie (s. Abb. 1.1), das von Kurt Schneider entwickelt wurde. Diese Krankheitssystematik soll sich wie ein roter Faden durch das Buch ziehen.

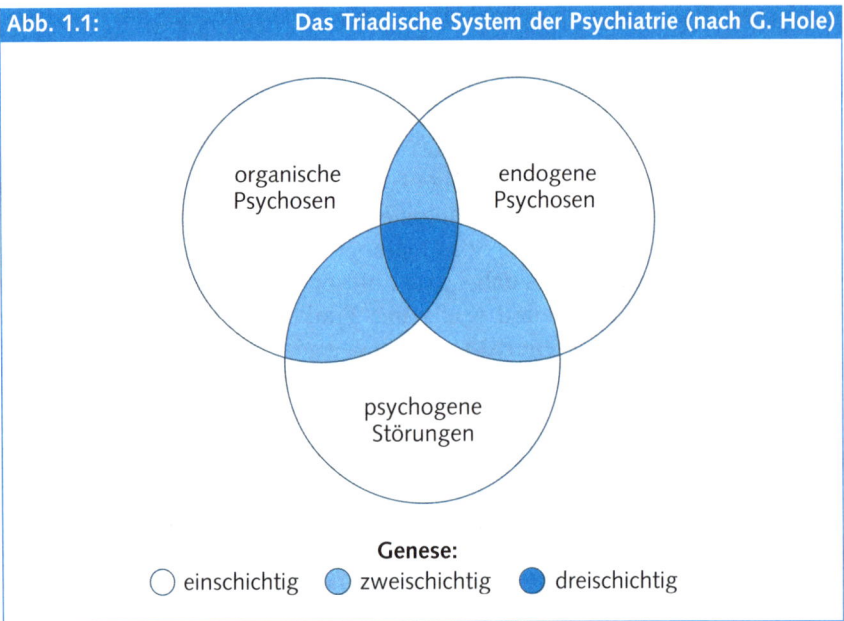

Abb. 1.1: Das Triadische System der Psychiatrie (nach G. Hole)

organische Psychosen

endogene Psychosen

psychogene Störungen

Genese: einschichtig · zweischichtig · dreischichtig

Entsprechend der triadischen Einteilung unterscheidet man:

- Organische Psychosen oder körperlich begründbare Psychosen
- Endogene Psychosen oder (noch) nicht körperlich begründbare Psychosen (Schizophrenie und affektive Erkrankungen)
- Psychogene Störungen (abnorme Erlebnisreaktionen, Neurosen, Persönlichkeitsstörungen)

1.1.1 KÖRPERLICH BEGRÜNDBARE PSYCHOSEN

Die körperlich begründbaren Psychosen oder organischen bzw. symptomatischen Psychosen werden ausführlich im Kap. 3 besprochen. Wie gesagt, liegt den organischen Psychosen eine definierte körperliche Erkrankung zugrunde, die das Gehirn primär oder sekundär schädigen kann. Die Diagnose dieser Psychosen stützt sich somit auf somatische und psychopathologische Befunde.

Bei den körperlich begründbaren Psychosen unterscheidet man **zwei Gruppen**:
- **Akute** körperlich begründbare Psychosen:
  Hier handelt es sich meist um körperliche Allgemeinerkrankungen, die das Gehirn sekundär in Mitleidenschaft ziehen. Sie sind in der Regel

voll reversibel. Ihr Leitsymptom ist die **Bewußtseinsstörung** mit der einen Ausnahme des **Durchgangssyndroms** nach Wieck, bei dem eine Bewußtseinsstörung fehlt.

- **Chronische** körperlich begründbare Psychosen:
  Ihnen liegen meist primäre, seltener sekundäre Hirnerkrankungen zugrunde, die zu irreversiblen Psychosen mit den Leitsymptomen **organische Wesensänderung** und **Demenz** führen.

Die Therapie dieser Psychosen richtet sich im Wesentlichen nach der zugrundeliegenden Erkrankung.

1.1.2 „ENDOGENE PSYCHOSEN"

Mit dem Begriff der „endogenen" Psychosen bezeichnete man früher die **Schizophrenien** und die **affektiven** oder manisch-depressiven Erkrankungen. Diese werden ausführlich in den Kap. 4 und 5 besprochen.

Bei den „endogenen" Psychosen handelt es sich um Erkrankungen, die weder der Gruppe der körperlich begründbaren Psychosen, noch der Gruppe der psychogenen Störungen zugeordnet werden können. Über die organische Ursache dieser Erkrankungen ist bis heute nur wenig bekannt.

Die Diagnose stützt sich auf den psychopathologischen Befund und den Ausschluß einer definierten körperlichen Erkrankung. Die Therapie umfaßt medikamentöse und psychotherapeutische Maßnahmen.

1.1.3 „PSYCHOGENE STÖRUNGEN"

Die früher als „psychogene Störungen" bezeichneten Krankheitsbilder werden ausführlich in Kap. 7 besprochen. Dieser Begriff impliziert, daß die Krankheitsbilder rein psychischer Natur sind. Heute geht man davon aus, daß auch organische Faktoren für die einzelnen Beschwerdebilder von Bedeutung sind. Der Begriff der Neurose wurde in diesem Zusammenhang aufgegeben, obwohl er aus didaktischen Gründen an einigen Stellen noch beibehalten wurde. Früher zählten die abnormen Erlebnisreaktionen, die Neurosen und die Psychopathien zu den „psychogenen Störungen". Sie werden jetzt neu eingeteilt in:

- Belastungs- und Anpassungsstörungen
- Angst- und Zwangsstörungen
- Konversionen und dissoziative Störungen
- Somatoforme Störungen
- Persönlichkeitsstörungen

Unter **Belastungs- und Anpassungsstörungen** versteht man psychische Reaktionen auf akute oder chronische Stressoren, die über das normal zu erwartende Maß hinausgehen.

Zu den **Angststörungen** gehören die Phobien, die Panikstörung und die generalisierte Angststörung.

Bei den **dissoziativen Störungen** handelt es sich um körperliche Beschwerden, bei denen übergeordnete Integrationsleistungen verloren gegangen sind, so etwa bei der dissoziativen (psychogenen) Amnesie oder bei der multiplen Persönlichkeit. Auch die **Konversionen** gehören zu den dissoziativen Störungen.

Die **somatoformen Störungen** im allgemeinen Sinne bezeichnen körperliche Beschwerden ohne nennbare organische Ursache. Hierzu zählen die Somatisierungsstörungen unter Beteiligung der einzelnen Organsysteme, die Hypochondrie sowie die somatoforme Schmerzstörung.

Bei den **Persönlichkeitsstörungen** liegen tief verwurzelte, anhaltende und weitgehend zeitüberdauernde Verhaltens- und Erlebnismuster vor, die sich in starren Reaktionen auf unterschiedliche persönliche und soziale Lebenslagen manifestieren. Meist gehen diese Störungen mit persönlichem Leiden und gestörter sozialer Funktionsfähigkeit einher. Neben zahlreichen eher syndrom-orientierten Unterformen gehören die Borderline-Störung und die narzistische Störung hierher.

1.2 Klassifikation nach phänomenologischen Kriterien

Eine Einteilung psychiatrischer Erkrankungen nach dem triadischen System hat sich aus didaktischen Gründen sehr bewährt. Jedoch wurde an einer ätiologisch orientierten Klassifikation immer wieder Kritik geübt, und so hat das triadische System in seiner klassischen Form keinen Eingang in die modernen Klassifikationsschemata, die ICD-10 und das DSM-IV gefunden. Hier erfolgt die Einteilung psychiatrischer Erkrankungen mehr nach phänomenologischen Kriterien wie Symptomatik, Verlauf oder Schweregrad.

Definition

Unter einer phänomenologischen, also nicht ätiologisch orientierten Betrachtungsweise versteht man unter einer **Psychose**:

Die Gesamtheit psychischer Störungen, die in unterschiedlicher Ausprägung die **Ich-Funktion** (z. B. Beeinflussungserlebnisse), die **Sinn-Kontinuität** (z. B. Dämmerzustand), den **Realitätsbezug** (z. B. Wahn) und/oder **produktive Symptombildungen** (z. B. Halluzinationen) betreffen.

Der Endogenitätsbegriff wurde damit aufgegeben, und auch auf den Begriff der Neurose wurde wegen seiner Unschärfe, der uneinheitlichen Verwendung und der stark divergierenden Therapiekonzepte ganz verzichtet.

Am deutlichsten wird dies am Beispiel depressiver Erkrankungen: Diese werden heute nicht mehr nach ätiologischen Gesichtspunkten (z. B. endogene oder reaktive Depression), sondern nur noch nach phänomenologischen Gesichtspunkten (Symptomatik, Schweregrad, Krankheitsdauer, Rückfallrisiko) eingeteilt und als depressive Episoden bezeichnet. Unverändert beibehalten wurde jedoch die Abgrenzung von den körperlich begründbaren Psychosen (z.B. organisch begründbare Depression, etwa im Rahmen einer schweren Hypothyreose, im Gegensatz zu einer depressiven Episode).

Trotz dieser Kritik werden die Krankheitsbilder in den folgenden Ausführungen entsprechend den Anforderungen des GKs nach dem Triadischen System dargestellt. Es wird jedoch gleichzeitig an den entsprechenden Stellen auf die neue Klassifikation der ICD-10 hingewiesen.

Weitere Erkrankungen, die sich nicht eindeutig einer der drei Gruppen des triadischen Systems zuordnen lassen, aber dennoch Gegenstände der Psychiatrie sind, sind die Sexualstörungen (s. Kap. 9), die Abhängigkeiten von Arzneimitteln, Alkohol und Drogen (s. Kap. 6) sowie die Suizidalität (s. Kap. 10). Die Therapie kinder- und jugendpsychiatrischer Erkrankungen ist Aufgabe der Kinder- und Jugendpsychiatrie (s. Kap. 8).

Untersuchung bei psychischen Störungen, psychopathologischer Befund (GK Kap. 3)

2.1 Anamneseerhebung und Untersuchung (GK Kap. 3.1)

Merkkasten 2.1 gibt einen Überblick über die Inhalte einer vollständigen psychiatrischen Untersuchung.

Diese beginnt im Normalfall mit einem ausführlichen **Erstgespräch** zwischen Untersucher und Patienten, das **zwei Hauptziele** hat:

- die Erhebung der **Anamnese** und
- die Erhebung des **psychischen Befundes**.

Merkkasten 2.1: **Gang der psychiatrischen Untersuchung**

- **Anamnese**
  - Aktuelle Krankheitsgeschichte (Vorgeschichte und gegenwärtige Beschwerden)
  - Somatische und psychiatrische Vorgeschichte des Patienten
  - Biographie des Patienten (körperliche und psychische Entwicklung, beruflicher und sozialer Werdegang, Lebensgewohnheiten, Freizeitgestaltung etc.)
  - Familienanamnese (soziale, allgemein medizinische, psychiatrische und neurologische Familienvorgeschichte)
  - Fremdanamnese

- **Befund**
  - Psychischer (psychopathologischer) Befund
  - Körperlicher Befund einschließlich apparativer Untersuchungen
  - evtl. testpsychologischer Befund

- **Diagnose und Differentialdiagnose**

Auf das erste Gespräch mit dem Patienten folgt gegebenenfalls ein Gespräch mit Angehörigen, für das grundsätzlich das Einverständnis des Patienten notwendig ist (Fremdanamnese). Diesem schließt sich dann die körperliche Untersuchung an. In bestimmten Fällen kann eine testpsychologische Untersuchung (z. B. Intelligenz-, Leistungs- oder Persönlichkeitstests) notwendig werden. Dann erst kann eine **vorläufige Diagnose** gestellt und differentialdiagnostische Überlegungen gemacht werden.

2.1.1 DAS PSYCHIATRISCHE ERSTGESPRÄCH

Das Erstgespräch läßt sich in zwei Teile gliedern: Während des ersten Teils läßt der Arzt den Patienten über seine aktuellen Beschwerden berichten, überläßt die Wahl des Themas dem Patienten und nimmt selbst eine passive Rolle ein (**unstrukturierter Teil** i.S. eines Interviews). Im zweiten, mehr **strukturierten Teil** (i.S. einer Exploration) erfragt der Arzt gezielt psychopathologische Phänomene, sofern der Patient noch nicht von ihnen berichtet hat. Auch die subjektive Anamnese wird durch Befragen des Patienten erhoben.
Hilfsmittel der Untersuchung können z.B. ein handgeschriebener Lebenslauf, ein Stammbaum oder ein Anamnesemosaik sein.

Voraussetzung für ein Gespräch ist natürlich ein bewußtseinsklarer und zur Mitarbeit bereiter und fähiger Patient. Spricht der Patient nicht, sperrt er sich oder bleibt er nicht beim Thema, ist eine Gesprächsführung also nicht möglich, muß man sich auf die Beschreibung des aktuellen Zustandsbildes und die Erhebung der Fremdanamnese beschränken. Dies ist oft der Fall bei körperlich begründbaren Psychosen und akuten Schizophrenien. Äußert sich der Patient nicht spontan oder verstummt er schon nach kurzer Zeit, ist schon von Anfang an die gezielte Exploration notwendig. Dies ist z.B. der Fall bei gehemmt-depressiven Patienten. Ein bewußtseinsklarer und mitteilsamer Patient sollte zunächst immer Gelegenheit haben, von sich aus über sich, seine Vorgeschichte und Beschwerden zu berichten. Im Laufe des Gesprächs wird der Untersucher dann mehr und mehr aktiv und gezielt fragen und dem Gespräch eine bestimmte Richtung geben.

Die Selbstschilderungen des Patienten müssen auf ihre Zuverlässigkeit und Verwertbarkeit hin geprüft werden. Eine wichtige Rolle spielt dabei die Tendenz mancher Patienten, ungewöhnliche Erlebnisse zu verheimlichen (**Dissimulation**). Als Beispiel sei der schizophrene Patient genannt, der über seinen Wahn schweigt aus Angst, man könne ihn für verrückt halten. Die Dissimulation ist häufiger als die bewußte Vortäuschung (**Simulation**) einer psychischen Störung. Auch können die Patienten unfähig sein, Erlebnisse zu verbalisieren, oder sie haben Erlebnisse ins Unbewußte verdrängt, beherrschen sich oder möchten sich „von ihrer besten Seite" zeigen. Auch ist es wichtig, äußere oder innere **Erlebnisse** des Patienten **von** seinen **Deutungen** dieser Erlebnisse zu **unterscheiden**.

Das erste Gespräch mit dem Patienten gibt darüber hinaus wichtige Aufschlüsse über das äußere Erscheinungsbild des Patienten (z.B. Kleidung, gepflegt/ungepflegt, übergewichtig), seine Gestik, Mimik und Sprache. Außerdem gewinnt man Informationen über seinen Kontakt zum Untersucher, seine Gesprächsbereitschaft und sein Verhalten als Ganzes (z.B. freundlich, zugewandt/abweisend, offen/verschlossen, situationsangepaßt, zielgerichtet).

2.1.2 PSYCHOPATHOLOGISCHER BEFUND

Merkkasten 2.2 stellt ein mögliches Schema eines psychischen Befundes vor, an dem sich der Anfänger zunächst während des Erstgesprächs mit dem Patienten orientieren kann.

Merkkasten 2.2:	Psychischer Befund

- Äußeres Erscheinungsbild
- Verhalten in der Untersuchungssituation
- Bewußtseinslage und Orientierung
- Aufmerksamkeit, Konzentration und Gedächtnis
- Formales und inhaltliches Denken
- Wahrnehmungsstörungen
- Ich-Störungen
- Antrieb und Psychomotorik
- Affektivität
- Zirkadiane Besonderheiten
- Suizidalität, Fremdgefährlichkeit

Bei der Erhebung des psychischen Befundes sollte beachtet werden, daß psychopathologische Symptome für sich **allein** genommen **nie schlechthin krankhaft** sind, sondern in bestimmten Situationen auch beim Gesunden vorkommen können, z. B. Wahrnehmungsstörungen bei Übermüdung. Daher sollten die einzelnen Symptome immer im Kontext des Verhaltens der Gesamtpersönlichkeit interpretiert werden. Niemals sollte man vergessen, daß das **seelische Geschehen** ein **unteilbares Ganzes** darstellt und **keine bloße Summe von Einzelfunktionen.** Außerdem sind die meisten Symptome **unspezifisch**, d. h. es besteht meist keine enge Korrelation zu einer gleichbleibenden Ursache.

Der psychische Befund sollte immer **vollständig** erhoben werden, d. h. auch das Fehlen von Ich-Störungen oder inhaltlichen Denkstörungen sollte z. B. vermerkt werden. Bezeichnende Äußerungen des Patienten können wörtlich wiedergegeben werden.

Im folgenden werden die einzelnen psychopathologischen Symptome ausführlich beschrieben.

2.2 Bewußtseinsstörungen, Störungen der Vigilanz

(GK Kap. 3.2)

Bewußtseinsstörungen sind insbesondere wichtig für die Differentialdiagnose der akuten körperlich begründbaren Psychosen, deren Leitsymptom die Bewußtseinsstörung ist.

Der Begriff des Bewußtseins wird nicht nur in der Psychiatrie sehr verschieden gebraucht. Uns erschien die Definition von Scharfetter am geeignetsten:

Definition

Der Begriff Bewußtsein umfaßt folgende drei Bereiche:
die **Vigilanz** (Wachheit) als Voraussetzung des klaren Bewußtseins,
die **Bewußtseinsklarheit,** d.h. die Intaktheit perzeptiver und kognitiver
Funktionen und das **Selbst- (Ich-) Bewußtsein**.

Der Grad der **Vigilanz** läßt sich klinisch aus der Verhaltensbeobachtung
und Befragung erfahren.
Die **Bewußtseinsklarheit** ist eng mit dem Grad der Vigilanz verbunden,
d.h. wenn der Patient z.B. somnolent ist, sind entsprechend auch seine
perzeptiven und kognitiven Funktionen gestört.

Klinisch prüft man die Bewußtseinsklarheit durch Beurteilung der
● Funktion der Sinne,
● Orientierung,
● Gedächtnis- und Erinnerungsfunktionen,
● Aufmerksamkeits-, Konzentrations- und Auffassungsfähigkeit,
● Möglichkeit zu sprachlicher Verständigung und situationsangepaßtem
  Verhalten.

Bei den **Bewußtseinsstörungen** lassen sich **quantitative** und **qualitative** Bewußtseinsstörungen unterscheiden (s. Abb. 2.1)

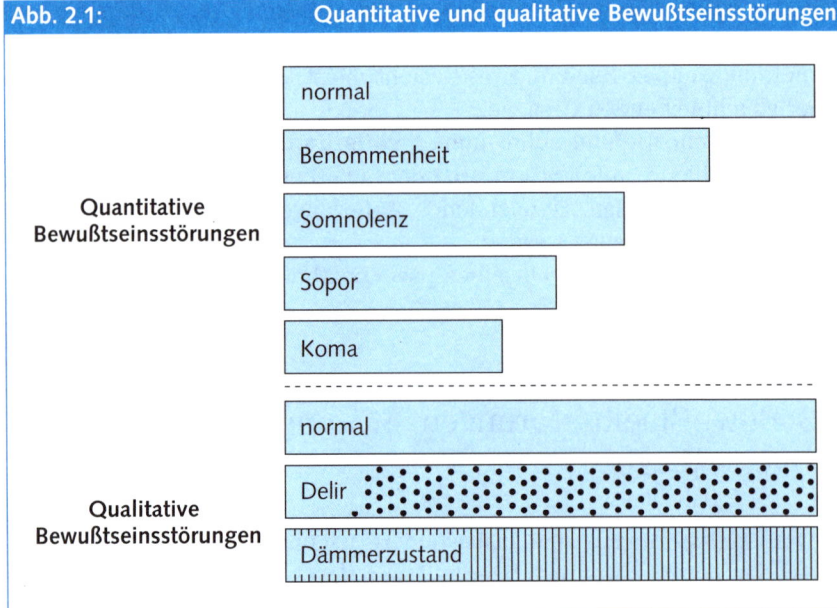

Abb. 2.1: Quantitative und qualitative Bewußtseinsstörungen

Quantitative
Bewußtseinsstörungen

normal
Benommenheit
Somnolenz
Sopor
Koma

Qualitative
Bewußtseinsstörungen

normal
Delir
Dämmerzustand

2.2.1 QUANTITATIVE BEWUSSTSEINSSTÖRUNGEN

Sie kommen bei den verschiedensten Formen zerebraler Funktionsstörungen vor. Man unterscheidet nach zunehmendem Grad der Bewußtseinsstörung:

2.2.1.1 Benommenheit

Leichte Beeinträchtigung von Vigilanz und Bewußtseinsklarheit. Der Patient ist schläfrig, aber durch **Ansprache** oder Anfassen leicht weckbar. Meist gut orientiert. Geringe spontane sprachliche Äußerungen. Im Verhalten sehr verlangsamt. Reflexe und Muskeltonus ungestört.

2.2.1.2 Somnolenz

Der Patient ist sehr apathisch und so schläfrig, daß er nur durch **lautes Ansprechen** oder Anfassen weckbar ist. Daraufhin oft sehr erstaunt, oft aber noch einigermaßen orientiert. Keine spontanen sprachlichen Äußerungen mehr, falls doch, dann kaum verständlich (murmeln). Reflexe erhalten, Muskeltonus etwas vermindert, gezielte Reaktion auf Schmerzreize.

2.2.1.3 Sopor

Der Patient ist nur durch **starke Weckreize** wie Schütteln oder Zwicken erweckbar. Nicht mehr orientiert und keine sprachlichen Äußerungen. Ungezielte Abwehrbewegungen auf Schmerzreize. Reflexe erhalten, Muskeltonus herabgesetzt.

2.2.1.4 Präkoma und Koma

Der Patient ist auch durch stärkste Weckreize **nicht erweckbar**. Keine Abwehrbewegungen. Erlöschen der physiologischen Reflexe und Auftreten pathologischer Reflexe. Störung vegetativer zentraler Funktionen wie Atmung, Kreislauf und Temperaturregulation.

2.2.1.5 Sonderform: Coma vigile oder apallisches Syndrom

Es kommt vor bei schwersten Schädigungen bzw. Funktionsausfall der Großhirnrinde, z.B. nach schwerem Schädel-Hirn-Trauma. Der Patient erscheint, obwohl er stumm und reglos ist, wach: Sein Blick starrt geradeaus oder wandert umher, fixiert aber nicht. Weder verbal noch reflektorisch sind Reaktionen zu erzielen. Die vegetativen Elementarfunktionen wie Herzrhythmus, Atmung und Schlaf-Wach-Rhythmus sind erhalten.

2.2.2 QUALITATIVE BEWUSSTSEINSSTÖRUNGEN

Qualitative Bewußtseinsstörungen weichen weniger dem Grad als der Art nach von normalen Bewußtseinszuständen ab. Neben einer meist geringen quantitativen Bewußtseinsstörung liegen hier produktiv-psychotische (wahnhafte oder halluzinatorische) Symptome vor. Man rechnet dazu:

2.2.2.1 Delir

Als **Delir** bezeichnet man eine organische Psychose, die gewöhnlich akut auftritt und einen fluktuierenden Tagesverlauf zeigt. Es bestehen Störungen des Bewußtseins und der Aufmerksamkeit, psychomotorische Störungen in Form von Agitiertheit oder psychomotorischer Hemmung, Wahrnehmungsstörungen v. a. in Form optischer Halluzinationen, Wahnerleben, Störungen des Schlaf-Wach-Rhythmus, affektive Störungen wie Depression, Angst, Reizbarkeit und vegetative Störungen.

10–15% aller stationären und 30–50% aller stationären geriatrischen Patienten entwickeln delirante Syndrome. Alter und zerebrale Vorschädigung (z. B. Demenz) stellen Risikofaktoren dar. Ursachen für Delirien sind:

- Medikamenten-Intoxikationen, z. B. mit Sedativa und Hypnotika, Alkohol, Anticholinergika, Antiarrhythmika, Lithium, H_2-Blockern, Antibiotika
- Medikamenten-/Drogen-Entzug, z. B. von Sedativa und Hypnotika, Alkohol
- Infektionskrankheiten, z. B. zerebral (Enzephalitis, v. a. HIV, Lues) oder systemisch (Sepsis, Pneumonie)
- Metabolische Erkrankungen, z.B. Elektrolytstörungen, Leber- oder Nierenversagen, Hypo-/Hyperglykämie, Hypo-/Hyperthyreose, M. Cushing, M. Addison, Vit. B1-/B12-Mangel
- Tumoren und Schädel-Hirn-Traumen
- Kardiovaskuläre Ursachen, z. B. zerebraler Infarkt, Vaskulitis, Herzversagen.

Die Therapie besteht in der Kontrolle der Vitalfunktionen, Absetzen der verantwortlichen Medikamente bzw. Behandlung der zugrundeliegenden Ursache sowie Regulation von Nahrungs- und Flüssigkeitszufuhr. Bei agitierten Patienten kann niedrigdosiert Haloperidol verordnet werden. Zur Behandlung des Alkoholentzugsdelirs s. 6.5.1.1.

2.2.2.2 Dämmerzustände

Dämmerzustände sind relativ selten und kommen z. B. vor bei Schädel-Hirn-Traumen, nach epileptischen Anfällen, im pathologischen Rausch sowie als dissoziativer Dämmerzustand.

Kann man **keine** quantitative Bewußtseinsstörung feststellen, spricht man auch von **geordneten** oder **orientierten** Dämmerzuständen.

Die Patienten erscheinen nach außen hin orientiert und geordnet und können auch scheinbar besonnen ihre Handlungen ausführen. Jedoch ist das Bewußtsein auf ein inneres Erleben eingeengt, durch das es u. U. auch ganz gesteuert wird, so können z. B. Sexualtriebe zu Gewaltverbrechen führen. Die Vorgänge in der Umwelt werden vermindert wahrgenommen, und die Patienten erscheinen wie in einem traumwandlerischen Zustand. Illusionäre Verkennungen der Umgebung sind häufig, auch Halluzinationen kommen vor. Dämmerzustände beginnen und enden meist innerhalb kurzer Zeit. Sie gehen vielfach in Schlaf über und hinterlassen eine partielle oder komplette Amnesie. Zusammenfassend sind drei Merkmale entscheidend:

- Eingeengte Aufmerksamkeit
- „Verschobene" Bewußtseinslage
- Amnesie.

2.3 Störungen von Aufmerksamkeit, Auffassung, Gedächtnis und Orientierung (GK Kap. 3.3)

2.3.1 AUFMERKSAMKEITS-, KONZENTRATIONS- UND AUFFASSUNGSSTÖRUNGEN

Wichtigste Voraussetzungen für ungestörte Aufmerksamkeit, Konzentration und Auffassung sind Wachheit und Bewußtseinsklarheit. Bei einem bewußtseinsgestörten Patienten beispielsweise ist die Aufmerksamkeit herabgesetzt und schwer zu erwecken, die Konzentration vermindert und die Auffassung z. B. von Fragen des Untersuchers nur erschwert möglich. Aber nicht nur im Rahmen einer Bewußtseinsstörung sind diese Funktionen eingeschränkt, sondern beispielsweise auch bei Übermüdung, unter dem Einfluß von Drogen sowie bei endogenen Psychosen wie der Depression oder der Schizophrenie. Aufmerksamkeits-, Konzentrations- und Auffassungsstörungen sind demnach in keiner Weise spezifische oder typische Symptome einer psychischen Störung. Sie haben daher kaum pathognomonisches Gewicht.

Klinisch lassen sich verschiedene Formen von Störungen unterscheiden: Unaufmerksamkeit oder Einengung der Aufmerksamkeit z. B. bei der Fixation auf Halluzinationen, bei einer Depression, in Angstzuständen. Außerdem gibt es Schwankungen der Aufmerksamkeit und Konzentration, z. B. bei wechselndem Wachheitsgrad im Rahmen einer akuten körperlich begründbaren Psychose oder in einer Manie, bei der es dem Patienten schwerfällt, seine Aufmerksamkeit auf ein bestimmtes Thema zu fixieren.

Prüfung von Aufmerksamkeit, Konzentration und Auffassung:

Eine orientierende Untersuchung hierüber läßt sich leicht durch folgende Tests durchführen. Diese sollten jedoch nur zur Anwendung kommen, wenn der begründete Verdacht auf das Vorliegen einer Störung besteht.

● Prüfung von Aufmerksamkeit und Konzentration:
  – Von 100 fortlaufend 7 oder auch 3 abziehen lassen
  – Wochentage oder Monatsnamen rückwärts aufzählen lassen
  – Längere Worte buchstabieren lassen
● Prüfung der Auffassung:
  – Den Sinn von Sprichwörtern erklären lassen
  – Eine Fabel erzählen und diese reproduzieren lassen

2.3.2 GEDÄCHTNISSTÖRUNGEN

Gedächtnis und Erinnerung bezeichnet man auch als **mnestische Funktionen**. Sie ermöglichen es uns, Erfahrenes zu behalten, und es wieder zu vergegenwärtigen, also zu erinnern.

Demzufolge beruhen **Merkstörungen** auf einer mangelhaften oder gar nicht stattfindenden Speicherung (Engrammbildung) von Wahrnehmungsinhalten, **Erinnerungsstörungen** auf einer Störung der Mobilisierung (Wiedererinnerung) von im Gedächtnis gespeicherten Inhalten. Man findet sie bei hirnorganischen Prozessen, bei Oligophrenien oder Epilepsien, aber auch im normalpsychischen Bereich, z. B. bei mangelnder Aufmerksamkeit. Die Leistung des Gedächtnis hängt im besonderen Maße von den **Affekten** ab, welche die Wahrnehmung von etwas begleiten. Aktivität, Interessen, Freude und Begeisterung erleichtern es, sich etwas zu merken und sich daran zu erinnern, während Müdigkeit, Desinteresse und Depression es erschweren.

2.3.2.1 Kurzzeit- und Langzeitgedächtnis und deren Prüfung

Man kann unterscheiden:
● Das Ultrakurzzeitgedächtnis (Speicherung und Reproduktionsmöglichkeit von Gedächtnisinhalten für 10–30 Sekunden)
● Das Kurzzeitgedächtnis (ca. 20 Minuten)
● Das Langzeitgedächtnis (stabil).

Klinisch genügt jedoch die grobe Differenzierung in Merkfähigkeit, Frisch- und Altgedächtnis, über die man sich schon während der Exploration ein Bild machen kann. Eine genauere Prüfung ist mittels folgender einfacher Tests möglich:

● 4–6 Zahlen vorsprechen und diese in der gleichen oder umgekehrten Reihenfolge sofort und einige Zeit später reproduzieren lassen
● Eine Fabel erzählen und diese reproduzieren lassen.

2.3.2.2 Korsakow-Syndrom (amnestisches Syndrom)

Definition

Von einem Korsakow-Syndrom spricht man beim Vorliegen der **Trias**:
Desorientiertheit,
Merkfähigkeitsstörung, „Sekundengedächtnis", d.h. eine schwere Störung des Kurzzeitgedächtnisses und
Konfabulationen, vom Patienten für echte Erinnerungen gehaltene Lückenfüller für Erinnerungsausfälle, die dem Patienten zur Wiederherstellung der amnestischen Kontinuität dienen.

Einem Korsakow-Syndrom liegt eine **Hirnschädigung** zugrunde, die **verschiedenster Ätiologie** sein kann, z. B. Alkoholabusus, Kohlenmonoxidvergiftung, Hirntrauma oder eine primär degenerative Hirnerkrankung. Üblicherweise bezeichnet man mit dem Korsakow-Syndrom einen chronischen, irreversiblen Zustand; es gibt aber auch ein sog. „akutes Korsakow-Syndrom" im Sinne eines amnestischen Durchgangssyndroms, das potentiell reversibel ist.

2.3.2.3 Paramnesien

Darunter versteht man Gedächtnisstörungen mit verfälschter Erinnerung bei wechselnder Bewußtseinsklarheit. Sie können bei verschiedenen psychiatrischen und neurologischen Erkrankungen auftreten, physiologischerweise im Traum. Man rechnet dazu:

- **„Déjà-vu"** („schon gesehen") und **„Déjà vecu"** („schon erlebt"): Gefühl, etwas, das gerade vorgeht, schon einmal gesehen oder erlebt zu haben
- **Ekmnesie**: Störung des Zeiterlebens – die Vergangenheit wird als Gegenwart erlebt
- **Hypermnesie**: gesteigerte Erinnerungsfähigkeit

2.3.3 AMNESIEN

Definition

Als Amnesie bezeichnet man im Allgemeinen eine zeitlich oder inhaltlich begrenzte **Erinnerungslücke**, die total oder partiell sein kann.

Amnesien kommen u. a. vor bei Schädel-Hirn-Traumen, bei zerebralen Infarkten des Basilaris- bzw. Posterior-Stromgebietes, bei der Herpes-Enzephalitis, beim Wernicke-Korsakow-Syndrom und bei der transienten globalen Amnesie. Desweiteren treten Amnesien bei hypoxischen Schädigungen des Hippokampus (z. B. durch CO-Vergiftung, Strangulation, rezidivierende Hypoglykämien) und als dissoziative Amnesie auf.
Bei der **retrograden Amnesie** besteht eine Erinnerungslücke, die meist Minuten oder Stunden, längstens Tage oder Wochen der Zeit **vor dem Hirnschaden** betrifft.

Bei der **anterograden Amnesie** besteht eine Erinnerungslücke für die Zeit **nach dem Hirnschaden** bzw. nach dem Wiedererlangen des Bewußtseins. Da jedoch oft nicht festgestellt werden kann, wann die Bewußtlosigkeit beendet war, wird die Bewußtlosigkeit und die laut Definition eigentlich erst nach Wiedererlangen des Bewußtseins einsetzende anterograde Amnesie von einigen Autoren als anterograde Amnesie zusammengefaßt. Vorkommen: Häufig bei der Commotio Cerebri.

Als **kongrade Amnesie** bezeichnet man die Erinnerungslücke für die Dauer der Bewußtlosigkeit.

Bei keiner Amnesieform kann von der Länge der Erinnerungslücke auf die Dauer der Bewußtlosigkeit geschlossen werden. Liegt die Ursache der Amnesie in einer Hirnerkrankung, z.B. einer Demenz, gehen zunächst neuere Gedächtnisinhalte verloren. Inhalte des Langzeitgedächtnisses verliert der Patient dagegen erst, wenn die Erkrankung sehr weit fortgeschritten ist. Ebenso verschwinden eher abstrakte Kenntnisse als konkrete Ereignisse aus dem Gedächtnis.

Die sog. **transiente globale Amnesie** (TGA) wird auf basiläre Zirkulationsstörungen zurückgeführt. Es handelt sich um episodische Dämmerzustände, die eine Amnesie für diesen Zeitraum hinterlassen. Dabei sind die Patienten kaum bewußtseinsgetrübt und können Routineaufgaben fortsetzen. Die Betroffenen wirken jedoch auffällig ratlos, irritiert und beunruhigt und wiederholen ständig die gleichen Fragen. Die Rückbildung erfolgt innerhalb von 24 Stunden.

Geordnete Dämmerzustände: S. 2.2

2.3.4 ORIENTIERUNGSSTÖRUNGEN

Definition

Unter **Orientierung** versteht man das Bescheidwissen und Sichzurechtfinden in der jeweiligen zeitlichen, örtlichen, situativen und persönlichen Gegebenheit.

Demzufolge unterscheidet man folgende **Orientierungsstörungen**: **Desorientiertheit zu:**

Zeit

Der Patient weiß Datum, Wochentag, Monat oder Jahr nicht. Die zeitliche Orientierung ist labil und am leichtesten störbar. Relativ stabil ist das Wissen um die Tages- und Jahreszeit.

Situation

Der Patient kann die augenblickliche Situation in ihrem Sinn- und Bedeutungszusammenhang für seine eigene Person nicht erfassen. Da die situative Orientierung ein sehr komplexes Geschehen darstellt, ist sie leicht störanfällig.

Ort
Der Patient weiß nicht, an welchem Ort er sich befindet. Die Orientierung an vertrauten Orten ist relativ stabil, während sie in einer neuen Umgebung erst erworben werden muß und relativ instabil ist.

eigener Person
Der Patient weiß nicht mehr, wer und was er ist. Er hat seinen Namen, sein Geburtsdatum, sein Herkommen und seinen Beruf vergessen. Diese schwere Art der Störung ist praktisch immer mit einer Störung der anderen Orientierungsqualitäten verbunden.

Orientierungsstörungen müssen nicht alle Qualitäten gleichermaßen betreffen. Je nach dem Grad der Funktionsstörung des Gehirns sind meist zunächst die **z**eitliche und **s**ituative Orientierung betroffen, dann die Orientierung zum **O**rt und zuletzt zur eigenen **P**erson (**merke: ZSOP**).

2.4 Denkstörungen (GK Kap. 3.4)

Definition
Unter **Denken** versteht man einen Vorgang, in dessen Verlauf ein Gegenstand, eine Situation, ein Problem oder Aspekte davon erfaßt und verarbeitet werden. In den Prozeß des Denkens gehen Vorgänge wie Vorstellen, Überlegen, Abstrahieren, in Begriffe fassen, Beurteilen, Schlußfolgerungen ziehen und Antizipieren mit ein.

Art und Weise des Denkens wie Tempo, Inhaltsreichtum oder Beweglichkeit geben nicht nur Auskunft über die rational-logische Denkbefähigung eines Menschen, sondern auch über sein Wesen und seine augenblickliche Stimmung. Daher sind Denkstörungen auch nie isoliert zu betrachten, sondern immer als Ausdruck der Gesamtbetroffenheit eines ganzen Menschen.
Die **Sprache** ist Medium und Ausdruck des Denkens. Erst durch sie erschließt sich dem Untersucher im Gespräch das Denken des Patienten.

Definition
Bei den **Denkstörungen** unterscheidet man inhaltliche und formale Denkstörungen. Im Gegensatz zu den **inhaltlichen Denkstörungen**, bei denen das inhaltliche Ergebnis des Denkprozesses abnorm verändert ist und zu denen der Wahn gerechnet wird, sind **formale Denkstörungen** Störungen des Gedankenablaufs.

Einzelformen formaler Denkstörungen:

2.4.1 VERLANGSAMTES DENKEN

Der Gedankengang im Ganzen ist mühsam, schleppend und zäh. Vorkommen z. B. bei Bewußtseinstrübungen, bei gehemmter Depression und bei der Schizophrenie.

2.4.2 GEHEMMTES DENKEN

Der Denkvorgang ist unregelmäßig, gebremst, mühsam und schleppend, was der Patient im Gegensatz zum verlangsamten Denken auch **selbst** als **störend empfindet** und was er auch bei offensichtlichem Bemühen nicht verhindern kann. Zur Denkhemmung wird auch die Einengung des Denkens gerechnet.

Merkkasten 2.3:   Praktisches Vorgehen bei Denkverlangsamung/Denkhemmung

Haben Sie den Eindruck, daß Ihr Denken langsamer, mühsamer oder schleppender geworden ist?
⇓
Ja   ⇒   **Denkverlangsamung**

Fällt es Ihnen schwerer, einen Gedanken zu Ende zu denken?
Müssen Sie sich zwingen, einem Gedankengang zu folgen?
Verspüren Sie einen inneren Widerstand gegen das eigene Denken?
⇓
Ja   ⇒   **Denkhemmung**

Das subjektive Empfinden eines Widerstandes unterscheidet zwischen einer Denkhemmung und der Denkverlangsamung. Bei der Denkverarmung handelt es sich um die Reduktion der Denkinhalte etwa im Sinne einer Gedankenleere

---

2.4.3 EINGEENGTES DENKEN

Das Denken verhaftet hier an einem oder wenigen Themen, ist auf wenige Denkinhalte fixiert. Der Patient hat im Gespräch Mühe, von einem Thema auf ein anderes überzuwechseln. Eingeengtes Denken bezeichnet man auch als **inhaltliche Perseveration**. Vorkommen z. B. bei der Depression, wo die Gedanken um ein Thema kreisen. Hier besteht ein fließender Übergang zum Grübeln.

2.4.4 GRÜBELN

Unablässiges Beschäftigtsein mit meist unangenehmen Gedankengängen aus der aktuellen Lebenssituation.

2.4.5 GEDANKENSPERRUNGEN UND GEDANKENABREISSEN

Der sonst flüssige Gedankengang bricht plötzlich ohne erkennbaren Grund ab, der Patient stockt mitten im Gespräch, er hat den „roten Faden" verloren. Nach einer kurzen Pause nimmt der Patient das Gespräch unter Umständen mit einem neuen Thema wieder auf. Vorkommen typischerweise bei der Schizophrenie, wo die Patienten das Abreißen der Gedanken als **Fremdbeeinflussung** („man nimmt mir die Gedanken weg") erleben können.

2.4.6 UMSTÄNDLICHES, WEITSCHWEIFIGES DENKEN

Der Patient kann hier nicht das Wesentliche vom Unwesentlichen trennen, sondern verliert sich weitschweifig oder pedantisch kleinkrämerisch in unwichtigen Einzelheiten. Während des Gesprächs fällt es dem Patienten schwer, einer straffen Zielvorstellung zu folgen bzw. an einem Thema zu bleiben. Vorkommen z. B. bei der Schizophrenie oder der Manie.

2.4.7 PERSEVERATION DES DENKENS, VERBIGERATION UND NEOLOGISMEN

Haftet der Patient an Worten und Gedanken, die vorher gebraucht, aber jetzt nicht mehr sinnvoll sind, spricht man von einer **Perseveration** des Denkens.
Wiederholt er sie dann sinnlos immer wieder, spricht man von einer **Verbigeration**. Dabei werden gelegentlich nicht unmittelbar verständliche Wortneubildungen (**Neologismen**) geschaffen, z. B. schildert ein Patient seine Angst, die in seine Stirn aufsteige, mit den Worten: Die Angst „auffümt zur Bastur". Vorkommen z. B. bei der Schizophrenie.

2.4.8 GEDANKENDRÄNGEN UND IDEENFLUCHT

Dem Patienten drängen sich Gedanken, Einfälle oder Ideen unwillkürlich auf. Das kann sich steigern bis zur Ideenflucht, bei der das Denken ständig sein Ziel wechselt und der Gedankengang durch immer dazwischenkommende Assoziationen abgelenkt und unterbrochen wird.
Bei der **Ideenflucht**, die typisch für die **Manie** ist, ist der Zusammenhang der sprachlichen Äußerungen jedoch nur gelockert, so daß der Untersucher den flüchtigen Ideen (im Gegensatz zum inkohärenten Denken) noch folgen kann.

2.4.9 ZERFAHRENES ODER INKOHÄRENTES DENKEN

Das Denken ist hier dissoziiert, d. h. zerrissen bis in einzelne, scheinbar zufällig durcheinander gewürfelte Sätze, die ohne verständlichen oder nachvollziehbaren Sinnzusammenhang nebeneinanderstehen. Bei leichten For-

men ist der Satzbau noch intakt (**Paralogik**), bei schwereren ist er zerstört (**Paragrammatismus**) bis hin zum unverständlichen Wortsalat (**Sprachzerfall, Schizophasie**).
Ein solches Denken ist typisch für die Schizophrenie und für symptomatische Psychosen.

Beispiele aus dem Lehrbuch „Allg. Psychopathologie" von C. Scharfetter: „Sehr wahrscheinlich haben sie gehört, wie sie das Gehirn abziehen … man will probieren, mir den Weltuntergang zu stoppen … Himmelwind und Wetter und daß die Leute in andere Stimmung kommen, das nenne ich absegmentieren. Auch der Hauswind, das Kraftsegmentierung … ich sag das Morden, ich hätte Hypnose produzieren sollen …" Hier ist der Satzaufbau zerstört (Paragrammatismus).
Im folgenden Beispiel ist der Satzbau noch einigermaßen intakt (Paralogik): „Früher sind die Leute aus blauäugigen Menschen bestanden und wie die Hirne schaffen. Die mit den blauen Augen schaffen anders im Hirn als die mit den braunen, und dann kommen noch die Gelben, die Chinesen …"

2.4.10 VORBEIREDEN

Der normale intentionale Bogen zwischen Frage und Antwort geht hier verloren. Der Patient versteht zwar die Frage, gleitet aber in der Beantwortung ab. Das Vorbeireden ist ein psychopathologisches Symptom, das darauf hinweist, daß sich Ich-Strukturen des Patienten auflösen bzw. destabilisieren. Vorkommen bei der Schizophrenie.

2.5 Zwangssymptome (GK Kap. 3.5)

Definition

Von einem Zwang spricht man, wenn sich ich-fremde **Gedanken** oder **Handlungsimpulse** immer wieder **aufdrängen**. Diese können aber nicht unterdrückt oder verdrängt werden, obwohl der Patient sie als unsinnig und unangenehm erlebt. Wird den Gedanken oder Handlungsimpulsen nicht nachgegeben, resultieren oft **Angst** und Unbehagen.

Leichtere Zwangsphänomene trifft man auch im normalpsychischen Bereich an. Man beobachtet z. B. bei sich selbst, wie man immer wieder die Glockenschläge oder Treppenstufen mitzählen muß oder noch einmal nachschaut, ob der Herd auch abgestellt ist. Zwanghafte Rituale finden sich häufig auch beim Essen, Waschen und Schlafen.
Diese Zwangsphänomene sind erst dann als **pathologisch** anzusehen, wenn der Patient unfähig ist, sich von ihnen freizumachen, weil er bei ihrer Unterlassung unerträgliche Angst verspürt. Gleichzeitig nimmt der Zwang zur Wiederholung der Zwangshandlungen so an Intensität zu, daß es zu

einer erheblichen Beeinträchtigung im Freiheitserleben und im täglichen Lebensablauf des Patienten kommt.

2.5.1 EINTEILUNG DER ZWÄNGE

2.5.1.1 Zwangsgedanken, Zwangsvorstellungen oder Zwangseinfälle

Darunter versteht man das zwanghafte Auftreten von Gedanken und Vorstellungen, oft als Gegenimpuls zu einer Situation: z. B. zwanghaftes Aufdrängen gotteslästerlicher Worte in der Kirche. Auch Zwangsgrübeln und **Zwangsbefürchtungen**, beispielsweise die Angehörigen könnten dauernd in großer Gefahr schweben, gehören dazu.

2.5.1.2 Zwangsimpulse

Darunter versteht man zwanghaft sich aufdrängende Impulse zu bestimmtem, oft aggressivem Tun, das aber charakteristischerweise nicht ausgeführt wird. Die Patienten leben dann z. B. in einer ständigen Angst, sich selbst oder andere Menschen impulsiv zu verletzen oder sonst zu schädigen.

2.5.1.3 Zwangshandlungen

Zwangshandlungen sind meist aufgrund von Zwangsimpulsen oder Zwangsbefürchtungen vorgenommene Handlungen von Zwangscharakter. Typisch sind der Zählzwang, Kontrollzwang, der Ordnungszwang, der Putzzwang und der Waschzwang.
Zwangshandlungen werden oft in Form eines **Zwangsrituals** oder **Zwangszeremoniells** vorgenommen, das in bestimmter Form und Häufigkeit ausgeführt werden muß. Nach dessen Verrichtung bestehen oft Zweifel, ob es auch in der richtigen Art und Weise durchgeführt wurde, was wieder Anlaß zur Wiederholung gibt. Durch Zwangshandlungen wird das Leben der Betroffenen oft erheblich beeinträchtigt.

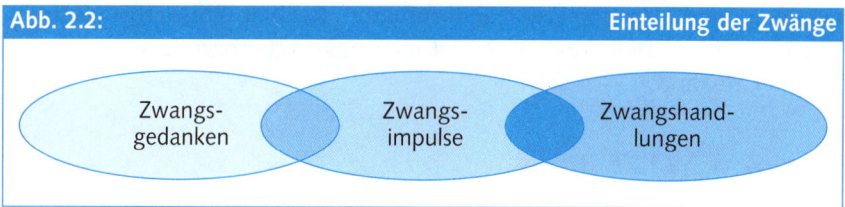

Abb. 2.2:   **Einteilung der Zwänge**

Zwangsgedanken — Zwangsimpulse — Zwangshandlungen

2.5.2 VORKOMMEN VON ZWÄNGEN

Zwangsphänomene sind **unspezifisch**, d. h. sie können im Rahmen verschiedener Erkrankungen auftreten.

Zwänge kommen vor:

- bei der Zwangsstörung (früher: Zwangsneurose)
- bei der zwanghaften Persönlichkeitsstörung
- bei depressiven Erkrankungen (Zwangsgrübeln)
- bei Schizophrenien (bizarre Zwänge)
- bei verschiedenen neurologischen Erkrankungen (z. B. Gilles de la Tourette-Syndrom)

2.5.3 DIFFERENTIALDIAGNOSE

Der Zwang muß gegen das **Fremdbeeinflussungserleben** des Schizophrenen abgegrenzt werden. Im Gegensatz dazu empfindet der Patient den Zwang als von sich selbst ausgehend und unsinnig. Beim Zwang bleibt also die Ich-Verbundenheit (Meinhaftigkeit) der Denk- und Willensvorgänge erhalten (der Zwang spielt sich innerhalb des eigenen Ichs ab, der Zwang ist immer „mein Zwang").

Die **Sucht**, die oft zwangsähnlich erscheint, wird zumindest teilweise subjektiv als sinnvoll empfunden.

2.6 Wahn (GK Kap. 3.6)

Der Wahn gehört neben den Zwangsvorstellungen sowie überwertigen Ideen zu den **inhaltlichen Denkstörungen** und stellt eines der Zentralthemen der Psychiatrie dar.

Lange Zeit galt der Wahn-sinn (von mittelhochdeutsch wan = leer, also leer von Sinnen oder ohne Verstand) als das Kennzeichen von Geistesstörung schlechthin. Der Wahn kommt in erster Linie bei den endogenen Psychosen, jedoch auch bei körperlich begündbaren Psychosen vor.

Definition

Eine mögliche Definition von Wahn ist: Eine inhaltlich falsche, krankhaft entstandene und die Lebensführung behindernde Überzeugung, an der der Patient trotz Unvereinbarkeit mit dem bisherigen Erfahrungszusammenhang und der objektiv nachprüfbaren Realität unbeirrbar festhält. Kürzer ist diese Definition: Wahn ist eine unkorrigierbare falsche Beurteilung der Realität.

2.6.1 WAHNKRITERIEN

Wahn ist:

- **eine inhaltlich falsche und starre Überzeugung**
  Auf dem Höhepunkt der Wahnerkrankung ist der Wahn für den Patienten apriorische Evidenz, unmittelbare Realitätsgewißheit (nicht Glaube!), die er nicht zu überprüfen braucht. Weil er sich der Sache ganz gewiß ist, spricht man von einem mangelhaften Bedürfnis nach Realitätsüber-

prüfung. Diese Gewißheit kann auch nicht durch rationale Gegen-
argumente in Zweifel gezogen werden. Am Anfang des Wahnes und
im Abbau treten jedoch auch Zweifel an der Realität des Wahninhaltes
auf.

- **lebensbestimmende Wirklichkeit**
  Der Patient hat nicht nur einen Wahn, sondern sein ganzes Fühlen und
  Denken wird vom Wahn bestimmt, so daß der Patient seine Lebensauf-
  gaben nicht mehr in gewohnter Weise bewältigen kann.

- **eine private und isolierende Wirklichkeitsüberzeugung**
  Die Wahnwirklichkeit ist die Wirklichkeit des Patienten, die nicht mit
  der von den Mitgliedern einer Gruppe geteilten Wirklichkeit, der Realität, übereinstimmt. Dabei kann die Wahnwirklichkeit die einzige Wirklichkeit des Patienten darstellen oder ununterscheidbar mit ihr ver-
  fließen. Häufiger jedoch stehen Wahnwirklichkeit und Realität nebeneinander, so daß der Patient in anderen Bereichen, die nicht seinen
  Wahn betreffen, ganz klar denken, erinnern und empfinden kann und
  zu kritischen Urteilen fähig ist.
  Im Wahn ist der Patient aus der gemeinsamen Wirklichkeitswelt ent-
  rückt und damit isoliert, für sich alleine; er fällt aus der intersubjektiv
  bestehenden Wirklichkeit heraus. Für die Umwelt ist der Wahn letztendlich unverstehbar und unableitbar.

- **krankhafte Ich-Bezogenheit**
  „Es geht immer um mich". Auch wenn im Wahn vordergründig die
  Umwelt verändert zu sein scheint, so dreht sich doch immer alles um
  das krankhaft veränderte Selbst des Patienten. Entscheidend ist also
  nicht der Inhalt des Wahns, sondern seine Bedeutung innerhalb des
  Erlebens, seine Ich-Bezogenheit. So erscheint dem ängstlich gestimmten Ich die Welt bedrohlich, feindlich und vergiftend, dem schwermütig
  gestimmten Ich bedrückend und nicht bewältigbar.

- **unvereinbar mit einem Standpunktwechsel**
  Gesunde und auch Neurotiker können innerhalb der mit den Mitmenschen geteilten Realität ihren Standpunkt, ihre Meinung und Ihre
  Überzeugungen wechseln, können sie korrigieren und sich anpassen.
  Das ist dem Wahnkranken nicht möglich, er kann die „kopernikanische
  Wende" nicht vollziehen. Er ist im Wahn aus der Realität in eine Privat-
  wirklichkeit ver-rückt, in der er gefangen und isoliert ist und in der es
  nur eine Wahrheit, nämlich die des Patienten gibt. Diese Ver-rückung in
  die nur für den Wahnkranken geltende Wirklichkeit bezeichnet Bleuler
  als Autismus.

2.6.2 FORMEN DES WAHNS

2.6.2.1 Wahnstimmung

Die Wahnstimmung (Wahnspannung) geht meist dem manifesten Wahn voraus. In ihr erscheint dem Patienten die Welt unheimlich verändert und bedrohend. Der Patient ist davon überzeugt, daß etwas Unheilvolles in der Luft liegt, daß etwas „im Gange ist", ohne genau sagen zu können, was es ist. Nur selten werden positive Erfahrungen wie Beglückung oder Leichtigkeit geschildert.

2.6.2.2 Wahnwahrnehmung

Eine Wahnwahrnehmung liegt vor, wenn einer objektiv „richtigen" Wahrnehmung eine abnorme Bedeutung, meist im Sinne einer übersteigerten Ich-Bezogenheit, zugemessen wird.
Die Wahnwahrnehmung ist also zweigliedrig, z. B. nimmt der Patient richtig wahr, daß die Autos auf der Straße Licht anhaben, ist aber davon überzeugt, damit wolle man ihm etwas Bestimmtes mitteilen.

2.6.2.3 Wahneinfall = Wahngedanke = Wahnidee

Wahneinfälle entstehen plötzlich in der Vorstellung des Patienten ohne vorausgehende objektiv-richtige Sinneswahrnehmung.
Wahneinfälle sind also eingliedrig. Typische für die Schizophrenie sind wahnhafte Einfälle der Verfolgung, Beeinträchtigung oder Berufung. Aber auch andere Themen kommen vor.

2.6.2.4 Wahnerinnerung

Bei der Wahnerinnerung wird ein Ereignis aus früheren gesunden Zeiten wahnhaft umgedeutet.

2.6.2.5 Wahnarbeit

Unter Wahnarbeit versteht man den gesamten Prozeß der Ausgestaltung, d. h. der sekundären Verknüpfung, Begründung und Erklärung der verschiedenen Wahninhalte, der letztendlich zu einem **Wahnsystem** mit in sich geschlossener Struktur führen kann. Von besonderer Bedeutung ist dabei der sog. **Erklärungswahn**, unter dem man einen rationalen Erklärungsversuch versteht, durch den normales, z. B. tatsächliche Anfeindungen, oder psychotisches Erleben, z. B. Halluzinationen, erklärt werden sollen.
Bsp. : Ein Patient ist davon überzeugt, daß die Träger der Stimmen, die er hört, ihn mit einer Fernsehantenne überwachen.

2.6.2.6 Wahnhafte Personenverkennung

Hier werden Personen, die dem Patienten eigentlich bekannt sein müßten, wahnhaft als andere Personen „verkannt".

2.6.2.7 Symbiotischer Wahn (Folie à deux)

Unter einem symbiotischen Wahn versteht man einen induzierten Wahn bei nahen Bezugspersonen von Wahnkranken, der schizophrenieähnlich aussehen kann, bei Trennung von dem Wahnkranken aber meist wieder verschwindet.

2.6.3 WAHNTHEMEN

Wenn auch das Thema des Wahnes oft aus der Betrachtung der Biographie des Patienten oder aus seinem jetzigen Zustand heraus verständlich wird – der streng religiös erzogene Patient wird z. B. eher einen Versündigungswahn entwickeln als der nicht religiös erzogene Patient – , so ist doch kein Wahnthema beweisend für eine bestimmte Diagnose. Die thematische Ausgestaltung des Wahns ist von soziokulturellen Einflüssen abhängig; so tritt z. B. der religiöse Wahn heutzutage immer mehr in den Hintergrund.
Im folgenden sollen die wichtigsten Wahnthemen beschrieben werden.

2.6.3.1 Beziehungswahn

Der Beziehungswahn ist das **häufigste Wahnthema**. Der Kranke ist der festen Überzeugung, dieses oder jenes, was in seiner Umgebung geschieht, ereigne sich nur seinetwegen. Er bezieht z. B. den Blick der Passanten, die Anzeige in der Zeitung, die Fahrweise des Autos auf sich, als solle ihm dadurch etwas mitgeteilt werden. Wird der Wahn weiter ausgebaut, wähnt er, daß fremde Leute hinter seinem Rücken über ihn sprechen oder sich über ihn lustig machen. Vorkommen: häufig bei der Schizophrenie.

2.6.3.2 Beeinträchtigungswahn

Im Beeinträchtigungswahn sieht der Kranke nicht nur wie im Beziehungswahn alles auf sich bezogen, sondern auch **gegen** ihn gerichtet. Er wähnt, man wolle ihn schädigen, demütigen oder ruinieren.

2.6.3.3 Verfolgungswahn

Der Verfolgungswahn stellt eine **Steigerung** des Beeinträchtigungswahns dar. Harmlose Ereignisse der Umwelt werden vom Patienten als Zeichen dafür angesehen, man schmiede ein Komplott gegen ihn oder warte nur auf die günstige Gelegenheit, ihn umzubringen; Autos und Polizei seien unterwegs, was zweifellos ihm gelte. Der Patient fühlt sich ständig von Verfolgern, Drahtziehern und deren Helfershelfern umgeben. Eine Sonderform stellt der **Vergiftungswahn** dar. Vorkommen: häufig bei der Schizophrenie.

2.6.3.4 Eifersuchtswahn

Er tritt häufiger bei Männern als bei Frauen auf. Die betroffenen Männer sind unkorrigierbar von der Untreue ihrer Ehefrauen überzeugt, für die es aber keine objektiven Anhaltspunkte gibt.

Die Patienten machen absurde Behauptungen über das ausschweifende Leben ihrer Partnerinnen und führen als „Beweise" an, ihre Frauen hätten sich beim Einkaufen verdächtig lange umgesehen oder seien zu spät von der Arbeit zurückgekehrt usw.

Vorkommen: bei Schizophrenien, aber auch als Folge des Alkoholismus, v.a. wenn es bei den Patienten zum Potenzverlust gekommen ist.

2.6.3.5 Liebeswahn

Er wird auch als **erotischer Beziehungswahn** bezeichnet und ist häufiger bei Frauen zu finden. Die Kranke gibt an, von einem bestimmten Mann geliebt zu werden, der diese Liebe aber nicht zulassen könne. Sie ist sich dieser Sache ganz sicher, auch wenn sie den Mann nur flüchtig kennt und kaum mit ihm gesprochen hat. Durch seine Blicke und Gesten gebe er ihr zu verstehen, daß er sie liebe. Der Liebeswahn kann sich zu einem Verfolgungswahn entwickeln, der Mann wolle sie sexuell belästigen oder vergewaltigen.

2.6.3.6 Hypochondrischer Wahn

Der Patient ist wahnhaft davon überzeugt, an einer Krankheit wie Krebs, Schwindsucht, Syphilis oder AIDS zu leiden und an dieser zugrundezugehen. Jedes kleine körperliche Symptom wird sofort als Indiz dafür angesehen, daß es nur noch eine Frage der Zeit sei, bis er an dieser Krankheit sterbe. Vorkommen: v.a. bei wahnhaften Depressionen.

2.6.3.7 Größenwahn

Der Patient überschätzt wahnhaft Bedeutung, Fähigkeiten und Leistungen seiner Person. Er hält sich für sehr reich (**Reichtumswahn**), von besonderer Abstammung (**Abstammungswahn**), für einen genialen Erfinder oder als von Gott berufen, das Böse der Welt zu besiegen (**Berufungswahn**). Die Umgebung kann in den Wahn miteinbezogen werden, so daß Mitpatienten als hohe Würdenträger angesehen werden. Vorkommen: bei der Schizophrenie und bei der Manie, bei der Manie handelt es sich meist nur um Größenideen.

2.6.3.8 Kleinheitswahn oder Nichtigkeitswahn

Er ist das Gegenstück zum Größenwahn. Vorkommen: v.a. bei wahnhaften Depressionen.

2.6.3.9 Schuld- oder Versündigungswahn

Hier ist der Patient wahnhaft davon überzeugt, nichts geleistet, alles versäumt und seine Familie im Stich gelassen zu haben. Damit habe er unermessliche Schuld auf sich geladen, die die Ursache für das Unheil in der Welt ist. Vorkommen: v.a. bei wahnhaften Depressionen.

2.6.3.10 Verarmungswahn

Der Patient wähnt zu verarmen und seine Familie in die Armut zu stürzen. Er ist davon überzeugt, die Krankenhausrechnung könne nicht bezahlt werden, weil kein Geld da sei, oder er habe nichts mehr zum Anziehen, obwohl der Kleiderschrank ganz gefüllt ist usw. Vorkommen: v.a. bei wahnhaften Depressionen.

2.6.3.11 Dermatozoenwahn

Die wahnhafte Vorstellung, an einer Hauterkrankung durch in die Haut eingedrungene tierische Erreger zu leiden. Der Dermatozoenwahn tritt v.a. bei älteren Menschen und häufiger bei Frauen auf. Vorkommen: bei verschiedenen psychischen Erkrankungen, v.a. bei organischen Psychosen.

Wahnähnliche Erlebnisse können aus motivierter angstvoller Erregung heraus entstehen oder durch Verarbeitung nichtpsychotischen Erlebens, z.B. realer Anfeindungen. Auch Beeinträchtigungen in den mitmenschlichen Beziehungen (z.B. Schwerhörigkeit) können wahnähnliche Reaktionen auslösen.

2.6.4 FOLGEN WAHNHAFTER UND ANDERER PSYCHOTISCHER ERLEBNISSE

Auf dem Höhepunkt der Erkrankung hat der Wahn in den meisten Fällen erkennbare Auswirkungen auf das Verhalten der Patienten: Im Verfolgungswahn wendet sich der Patient an die Polizei, sucht Schutz bei den Angehörigen, wechselt häufig den Aufenthaltsort oder verübt Suizidversuche (Autoaggressivität), um dem drohenden Schicksal zu entgehen. Jedoch werden die Patienten aus ihrem Wahn heraus nur selten durch fremdaggressive Handlungen gefährlich. Der Patient mit dem hypochondrischen Wahn konsultiert zahlreiche Ärzte, die Patientin mit dem Liebeswahn erstattet wegen sexueller Belästigung Anzeige usw.

2.7 Sinnestäuschungen und Wahrnehmungs-störungen (GK Kap. 3.7)

2.7.1 TYPEN, DIAGNOSTISCHE BEDEUTUNG

Um Wahrnehmungsstörungen verstehen zu können, muß man zunächst festlegen, was Wahrnehmung überhaupt ist.

Definition _____

Scharfetter definiert **Wahrnehmung** als die Kenntnisnahme von sinnlichen Gegebenheiten unserer Welt, unserer Umwelt und des eigenleiblichen Bereiches.

Wahrnehmung setzt sich dabei aus zwei künstlich getrennten Funktionen zusammen: dem Sinnesreiz und dessen Wahrnehmung durch die Sinnesorgane und der weiteren kognitiven Verarbeitung dieses Reizes, d. h. der Auffassung dessen. Daraus ergibt sich, daß **Wahrnehmungsstörungen** durch Störungen **auf zwei Ebenen** bedingt sein können:

- Störungen auf der Ebene der Sinnesorgane, z. B. Ausfall des Sinnesorgans, des afferenten Nervs oder von Teilen des Großhirns aus organischen oder psychischen Gründen
- Störungen auf der Ebene der Auffassung oder Interpretation der Sinneswahrnehmung.

Die Auffassung der Sinneswahrnehmung hängt dabei in besonderem Maße von dem Gesamtzustand des Wahrnehmenden ab. Das bedeutet, sie ist abhängig von seiner Stimmung und Affektlage (Zusammengehörigkeit von kognitivem und affektivem Bereich!), von seiner Lebenserfahrung, von seinem sozialen Umfeld und damit von der Bedeutung, die der Wahrnehmende einer Sinneswahrnehmung beimißt. Gerade bei der Wahrnehmung wird ganz deutlich, von wie vielen Faktoren eine einzelne psychische Funktion beeinflußt werden kann, und wie wichtig es ist, dies bei der Beurteilung von Störungen psychischer Funktionen zu beachten. Im einzelnen lassen sich **drei** große Gruppen von Wahrnehmungsstörungen unterscheiden:

- Halluzinationen
- den Halluzinationen nahestehende Erfahrungsmodi
  - Pseudohalluzinationen
  - Illusionen oder illusionäre Verkennungen
  - Pareidolien
- einfache Wahrnehmungsveränderungen oder sensorische Störungen

Wahrnehmungsstörungen kommen bei endogenen und körperlich begründbaren Psychosen vor, jedoch auch bei nichtpsychotischen Zuständen, z. B. Illusionen bei ängstlicher Erregung oder Halluzinationen beim Einschlafen oder Aufwachen, sog. **hypnagoge Halluzinationen**.

2.7.2 HALLUZINATIONEN

Definition

Halluzinationen sind Wahrnehmungen **ohne** entsprechenden Sinnesreiz von außen. Das heißt, es wird etwas gehört, gesehen, gefühlt, geschmeckt oder gerochen, was „der mittels seiner eigenen intakten Sinnesfunktionen und durch seine Situationsteilnahme zur Nachprüfung befähigte Mitmensch nicht bestätigen kann" (Scharfetter).

Das Urteil des Patienten über die Realität der Halluzinationen reicht von der absoluten Gewißheit bis hin zum Urteil „zweifelhaft" oder „nicht wirklich" und zeigt damit fließende Übergänge zu den Pseudohalluzinationen.
Eine Sonderform stellen die sog. **funktionellen Halluzinationen** dar, bei denen es nur zu Halluzinationen kommt, wenn gleichzeitig eine wirkliche Wahrnehmung erfolgt. Die Patienten hören dann z. B. das Zwitschern eines Vogels und Stimmen synchron, d. h. die reale Wahrnehmung besteht im Gegensatz zur Illusion neben der Halluzination unverändert weiter. Hört das Zwitschern auf, verschwinden auch die Halluzinationen wieder.

Halluzinationen können auf allen Sinnesgebieten auftreten:

- **Akustisch**

  Akustische Halluzinationen können sich äußern als ungeformte elementare Geräusche wie z. B. Knallen, Zischen oder Heulen (sog. Akoasmen) oder als Worte, Sätze oder Stimmen (sog. Phoneme). Stimmenhören in Form von Rede und Gegenrede (dialogisch) sowie Stimmen, welche die eigenen Handlungen mit Bemerkungen begleiten (kommentierend) bzw. Befehle geben (imperativ) und das Gedankenlautwerden sind typisch für die Schizophrenie. Aber auch bei verschiedenen körperlich begründbaren Psychosen wie der Alkoholhalluzinose, dem Alkoholdelir oder der epileptischen Aura treten akustische Halluzinationen auf.

  Akustische Halluzinationen können zu einer Unterbrechung des Gedankenganges des Patienten führen.

- **Optisch**

  Sie äußern sich als elementare optische Erlebnisse wie Blitze, Lichter oder Farben (sog. Photome, bei Erkrankungen des Auges, der Sehbahn usw.) oder als Gestalten, Figuren, Szenen (eigentliche optische Halluzinationen).

  Optische Halluzinationen sind weniger typisch für die Schizophrenie als für körperlich begründbare Psychosen: Der Patient mit der Alkoholpsychose (Delirium tremens) sieht z. B. weiße Mäuse über die Bettdecke huschen oder eine ganze Blaskapelle vor dem Krankenzimmer spielen. Andere Beispiele sind die LSD-Psychose oder Läsionen des Okzipitallappens.

● **Olfaktorisch und gustatorisch**

Man beobachtet sie bei Tumoren in der Area olfactoria oder in der Aura epileptischer Anfälle. Bei endogenen Psychosen sind sie eher selten, können jedoch bei Schizophrenien mit wahnhaften Verfolgungs- und Vergiftungsängsten (die Patienten geben z. B. an, Gift zu riechen) oder bei depressiven Erkrankungen (die Patienten nehmen z. B. Leichen- oder Fäulnisgeruch wahr) auftreten.

● **Taktil oder haptisch**

Diese Halluzinationen beziehen sich auf Hautempfindungen. Die Patienten fühlen sich z. B. festgehalten, angeblasen, durchstochen, gewürgt oder sind der festen Überzeugung, auf ihrer Haut krabbelten kleine Tiere wie Käfer oder Würmer (Dermatozoenwahn oder chronische taktile Halluzinose). Solche Halluzinationen treten in erster Linie bei älteren Patienten mit körperlich begründbaren Psychosen auf, z. B. bei toxischen Delirien.

● **Zönästhesien**

Mit fließenden Übergängen zu den taktilen Halluzinationen handelt es sich bei den Zönästhesien um mannigfaltige, z. T. bizarre Störungen des Leibempfindens (den Patienten ist es, „als ob" sie versteinert, vertrocknet, leer oder inwendig aus Gold wären) oder um eine erlebte Leibentstellung (der Körper verändert sich, wächst, schrumpft, einzelne Körperteile wechseln Lage und Form, der Körper schwebt oder bewegt sich usw.).

Sonderformen sind das Gefühl zu schweben (vestibuläre Halluzinationen) oder bewegt zu werden (kinästhetische Halluzinationen).

● **leibliche Beeinflussungserlebnisse**

Von Leibhalluzinationen spricht man, wenn die Leibgefühlsstörungen den Charakter des von außen Gemachten haben:

Die Patienten fühlen sich dann im Körper magnetisch aufgeladen, von elektrischen Strömen durchflutet oder im Körperinneren durch Suggestion oder Hypnose verändert. Dadurch unterscheiden sich die Leibhalluzinationen oder leiblichen Beeinflussungserlebnisse von den Zönästhesien, die den Charakter des „Gemachten" vermissen lassen. Typischerweise treten Leibhalluzinationen und Zönästhesien bei Schizophrenien auf.

2.7.3 DEN HALLUZINATIONEN NAHESTEHENDE ERFAHRUNGSMODI

2.7.3.1 Pseudohalluzinationen

Im Gegensatz zu den echten Halluzinationen, die der Patient ähnlich wie Sinneswahrnehmungen erlebt, handelt es sich hierbei um bildhafte und mehr im subjektiven Raum wahrgenommene Sinnestäuschungen. Ihr Trug-charakter wird aber erkannt und darüber das Urteil „nicht wirklich" gefällt. Sie sind oft Vorstufen der echten Halluzinationen, zu denen ein fließender Übergang besteht.

Bsp. : Ein Patient mit einer endogenen Depression sieht eine Hand oder einen Totenkopf, die er aber sogleich als „Bilder" entlarvt.

2.7.3.2 Illusionen oder illusionäre Verkennungen

Hier wird etwas tatsächlich gegenständlich Vorhandenes für etwas anderes gehalten als es wirklich ist, d. h. es wird **verkannt**. Illusionäre Verkennun-gen werden begünstigt durch erschwerte Wahrnehmungsbedingungen auf Seiten des Gegenstandes (z. B. Dunkelheit) oder des Wahrnehmenden (Über-müdung oder affektive Anspannung, daher auch **Affektillusion** genannt). Das ängstliche Kind hält z. B. den Busch am Wegrand für einen Räuber. Im Gegensatz zur **Pareidolie** werden aber nicht Busch und Räuber gleich-zeitig wahrgenommen, sondern der Busch als Räuber und nur als solcher. Illusionen treten für sich genommen auch im normalpsychischen Bereich auf und sind daher niemals als schlechthin krankhaft zu bewerten, z. B. deutet jemand, der Besuch erwartet, ein beliebiges Geräusch als Klopfen an der Tür. Bei Schizophrenen treten sie bevorzugt auf akustischem Ge-biet auf – ein Patient hört z. B. aus Äußerungen fremder Menschen auf der Straße herabsetzende Bemerkungen über sich heraus –, bei körperlich begründbaren Psychosen eher auf optischem Gebiet.

2.7.3.3 Pareidolien

Bei den Pareidolien wird in wirklich Vorhandenes Nichtvorhandenes hin-eingesehen (z. B. Gesichter in Wolken oder in die Tapete) oder Worte aus unklaren Geräuschen herausgehört. Im Gegensatz zur illusionären Verken-nung, in die eine Pareidolie z. B. bei ängstlicher Anspannung übergehen kann, bestehen Gegenstand und Phantasiegebilde **nebeneinander**.

2.7.4 EINFACHE WAHRNEHMUNGSVERÄNDERUNGEN

Die Realität wird hier zwar richtig erkannt, jedoch hinsichtlich Intensität und Qualität in gewisser Weise verändert, entstellt oder verzerrt wahr-genommen.

Besonders betroffen ist davon das visuelle System, aber auch Störungen auf akustischem, olfaktorischem und gustatorischem Gebiet kommen vor. Man unterscheidet:

- **Intensitätsminderung** der Wahrnehmung: alles erscheint farblos, fade und grau, der Wahrnehmungscharakter ist weniger lebendig als sonst, bei der Depression häufig mit Derealisation verbunden,

- **Intensitätssteigerung** der Wahrnehmung: z. B. bei der Manie oder unter Drogeneinfluß,
- **Verschwommensehen**,
- **Farbigsehen**,
- **Mikropsie**: Gegenstände erscheinen kleiner als sie sind,
- **Makropsie**: Gegenstände erscheinen größer als sie sind,
- **Metamorphopsie**: Gegenstände werden verzerrt wahrgenommen.

Einfache Wahrnehmungsstörungen können bei allen psychiatrischen Erkrankungen vorkommen, aber auch bei Erkrankungen des Auges, Epilepsien oder Tumoren des Schläfenlappens.

2.8 Ich-Störungen, Entfremdungserlebnisse (GK Kap 3.8)

2.8.1 ICH-STÖRUNGEN

Das Ich-Bewußtsein ist die Gewißheit des bewußtseinsklaren Menschen: „Ich bin ich selbst".

Definition
Ich-Störungen oder **Störungen der Meinhaftigkeit** gehören nach K. Schneider zu den Erstrang-Symptomen der Schizophrenie und bestehen darin, daß eigene seelische Vorgänge und Zustände nicht mehr als zum eigenen Ich zugehörige, sondern als **von außen** und **von anderen gemachte**, gelenkte und beeinflußte erlebt werden. Betreffen sie das Denken, spricht man von **Gedankeneingebung, Gedankenentzug** oder **Gedankenausbreitung**. Erlebt der Schizophrene seine Handlungen als von außen gemacht oder gelenkt, spricht man von **Willensbeeinflussung**.

Es kommt hier also zu einer „Durchlässigkeit der Ich-Umwelt-Schranke", zu einem Verlust der Ich-Demarkation, d.h. der Abgrenzung der Realität von dem, was den eigenen Gedanken und dem eigenen Willen entspringt. Ich-Abgrenzung steht somit in engem Zusammenhang mit der sog. **Realitätskontrolle**.
Der Schizophrene ist außerstande, Ich und Nicht-Ich zu unterscheiden, er kann also keine Grenze ziehen und fühlt sich so allen Außeneinflüssen schutzlos ausgesetzt. So klagt z. B. ein Schizophrener darüber, daß er nicht so denken und fühlen könne, wie er wolle und Handlungen ausführen müsse, die er nicht wolle, daß man ihm ständig fremde Gedanken eingebe und die eigenen wegnehme.
Auch das Erlebnis, die eigenen Gedanken würden laut und damit für andere hörbar (**Gedankenlautwerden**), kann man zu den Ich-Störungen rechnen. Von K. Schneider wird es jedoch in die Gruppe der Wahrnehmungsstörungen eingeordnet.

Diese Störungen der Meinhaftigkeit des Erlebens können dazu führen, daß sich der Patient von der Umwelt abkapselt (Autismus) oder daß er versucht, das Fremdbeeinflussungserlebnis für sich zu erklären. Als Erklärung dafür werden typischerweise Suggestion, Hypnose oder Apparate genannt (sog. Erklärungswahn).

2.8.2 ENTFREMDUNGSERLEBEN

Die sog. Entfremdungserlebnisse stehen den Ich-Störungen nahe. Kennzeichnend ist der Charakter der Fremdheit und Unwirklichkeit. Kommt der Patient sich selbst fremd, schattenhaft und unvertraut vor, spricht man von einem **Depersonalisationserleben**. Dieses ist kaum von dem Gefühl der **Derealisation** zu trennen, bei dem dem Patienten die menschliche und sachliche Umwelt entfremdet vorkommt.

Bsp.: Patientin mit einer Depression: „Ich bin nur noch ein Schatten, ich spüre mich nicht mehr, alles ist fern und weit von mir gerückt – wie im Nebel".

Typischerweise lassen diese Entfremdungserlebnisse das Gefühl des Gemachten vermissen, d.h. sie werden nicht auf einen Außeneinfluß zurückgeführt. Daher sind sie nosologisch, also die systematische Krankheitsordnung betreffend, **unspezifisch**. Sie kommen vor im normalpsychischen Bereich (z.B. bei Übermüdung), in der Adoleszenz (z.B. als sog. Depersonalisationssyndrom der Pubertät), bei Neurosen und Persönlichkeitsstörungen, bei allen Formen der Depression, der Schizophrenie und bei toxischen Psychosen (z.B. nach LSD-Einnahme).

2.9 Störungen der Affektivität (GK Kap. 3.9)

Definition

Affektivität (auch **Emotionalität** oder **Gemüt** genannt) bezeichnet das gesamte Gefühlsleben (Gemüt) des Menschen nach dessen **Grundstimmung**, Intensität, Ansprechbarkeit und Dauer. Wie der Antrieb ist auch die Affektivität individualspezifisch; so ist z.B. der eine ein schwermütiger Mensch, der andere ein fröhliches Gemüt. Man spricht auch von der **Lebensgrundstimmung**.

Die **Affekte**, auch Stimmungen, Gefühle oder Emotionen genannt, bezeichnen dagegen die Gestimmtheit **im Augenblick**.

Bei einer **Affekthandlung** sind augenblicklicher Affekt und Handlung kurzgeschlossen, d.h. es kommt ohne Kontrolle durch die Gesamtpersönlichkeit zur Entladung eines meist gestauten Affektes in Form einer Explosivhandlung (**Kurzschlußhandlung**). Beispiele wären ein Suizidversuch oder ein sog. „Affektdelikt", bei dem u.U. der § 21 StGB (verminderte Schuldfähigkeit) anzunehmen wäre.

2.9.1 FORMEN VON STÖRUNGEN DER AFFEKTIVITÄT

2.9.1.1 Affektarmut und Gefühl der Gefühllosigkeit

Unter Affektarmut versteht man den Mangel oder Verlust an emotionaler Schwingungsfähigkeit und affektiver Ansprechbarkeit. Wenn der Patient darunter leidet, spricht man auch vom Gefühl der Gefühllosigkeit. Die Patienten klagen darüber, die Gefühle seien abgestorben, sie könnten für niemanden und nichts mehr etwas empfinden oder durch nichts mehr erschüttert werden, alles sei einerlei. Die affektive Verarmung findet man v. a. bei körperlich begründbaren Psychosen, das Gefühl der Gefühllosigkeit v. a. bei Depressionen.

2.9.1.2 Affektstarre

Im Gegensatz zum Affektarmen hat der Kranke zwar bestimmte Affekte, verharrt aber in diesen unabhängig von der äußeren Situation oder dem Gesprächsgegenstand. Man spricht auch vom **Verlust** der **affektiven Modulationsfähigkeit**.
Vorkommen: bei körperlich begründbaren Psychosen, bei Schizophrenien oder Depressionen.

2.9.1.3 Inadäquater Affekt oder Parathymie

Man spricht auch von paradoxen Affekten: Gefühlsausdruck und Erlebnisinhalt stimmen nicht überein. Vorkommen: bes. bei **Schizophrenien**.
Bsp.: Ein Kranker lacht dabei, wenn er erzählt, seine Eingeweide seien innerlich ganz verfault.

2.9.1.4 Affektinkontinenz

Hierunter versteht man eine **mangelnde Affektsteuerung**. Die Affekte springen übermäßig schnell an, haben eine oft übermäßige Stärke und können nicht beherrscht werden. Man spricht auch von **Affekteinbrüchen**.
Vorkommen: bes. bei körperlich begründbaren Psychosen.
Bsp.: Wenn man den Patienten nach dem Namen seiner Frau fragt, fängt er an, bitterlich zu weinen.

2.9.1.5 Affektlabilität

Hier **wechselt** die Stimmung des Patienten während des Gesprächs schnell, und die Affekte haben meist eine kurze Dauer, d. h. bei einem Thema ist der Patient zu Tode betrübt, beim nächsten kann er schon wieder Freudentränen weinen.
Vorkommen: v. a. bei körperlich begründbaren Psychosen.

2.9.1.6 Ambivalenz

Hier bestehen nebeneinander positive und negative Gefühle, Stimmungen oder Strebungen. Es handelt sich also nicht um ein schnelles Alternieren zwischen beiden Extremen, sondern um ein **gleichzeitiges Nebenein-ander**: Der Patient empfindet z. B. gleichzeitig Liebe und Haß für eine Person oder will zugleich essen und nicht essen oder sagt vor sich hin: Ich kann denken, ich kann nicht denken, ich kann denken usw.
Vorkommen: im normalpsychischen Bereich, stärker ausgeprägt bei Depressionen, im Zwang und bes. bei der Schizophrenie.

2.9.1.7 Störung der Vitalgefühle

Diese treten typischerweise bei der Depression und der Manie auf. Bei der endogenen Depression ist das Darniederliegen der Vitalgefühle oft untrennbar mit sog. **Vitalstörungen** oder **leiblichen Mißempfindungen** verbunden. Man spricht dann auch von einer **vitalen Traurigkeit**, unter der man ein eigenartiges Leibgefühl versteht, das der Patient während einer depressiven Phase als Druck, Schwere oder Schmerz erlebt und oft in der Herz- oder Brustgegend lokalisiert; die Patienten sagen dann beispielsweise, die Traurigkeit sitze ihnen in der Brust. In einem strengen definitorischen Sinne hat die vitale Traurigkeit nichts mit vegetativen Symptomen zu tun, die natürlich bei einer Depression auch häufig zu finden sind. Stehen Vitalstörungen und vegetative Symptome im Vordergrund, während depressive Verstimmung und Hemmung in den Hintergrund treten, spricht man auch von sog. **larvierten** oder **maskierten Depressionen**. Bei einer Manie sind die Vitalgefühle gehoben.

2.9.1.8 Depressive und manische Verstimmung

s. 4.2.1 und 4.2.3.

2.9.2 ANGST

Definition

Unter **Angst** versteht man ein gegenstandsloses, qualvolles, unbestimmtes und individuell sehr unterschiedlich ausgeprägtes Gefühl der Beengung, Bedrohung und des Ausgeliefertseins.

Angst ist immer ein **psychosomatisches** Phänomen, das mit vegetativen Erscheinungen wie Herzklopfen, Schweißausbrüchen, Zittern oder Magenschmerzen einhergeht.
Angst kommt vor:
● Im normalpsychischen Bereich als Realangst (Examen, unbekannte Situation)

● Inhaltlich festgelegt vor bestimmten Situationen oder Gegenständen als **Phobie** (z. B. Spinnenphobie, Herzphobie oder Herzneurose)

● Frei auftauchend in Form von **Panikattacken** und generalisierter Angst

● Als Symptom „endogener" Psychosen (z. B. ängstlich-agitiertes depressives Syndrom oder Angst i. R. einer Schizophrenie)

● Im Zusammenhang mit Körperkrankheiten (z. B. Angina pectoris, Asthma).

2.9.2.1 Phobien

Definition

Phobien haben viele Gemeinsamkeiten mit den Zwängen. Man kann sie definieren als zwanghafte Befürchtungen, die sich angesichts bestimmter Situationen oder Objekte aufdrängen, wobei solche Ängste nicht für jedermann verständlich oder rechtfertigbar sind.

Von der gegenstandslosen, frei flottierenden Angst unterscheidet sich die Phobie dadurch, daß sie an bestimmte Situationen und Objekte gebunden ist, von den gewöhnlichen Angstsymptomen dadurch, daß die Betroffenen intellektuell die Unbegründetheit ihrer Angst – vom Gegenstand her – einsehen, aber dennoch gegen ihren inneren Widerstand zwangartig von der Angst überwältigt werden. Typischerweise führen Phobien zu einem **Vermeidungsverhalten**, die angstauslösende Situation wird vermieden.

2.9.2.2 Panikattacken

Nach der ICD-10 und dem DSM-IV werden Panikattacken als eigenständiges Krankheitsbild betrachtet. Danach versteht man unter Panikattacken abgrenzbare Perioden intensiver Angst oder Unbehagens. Diese treten (1) unerwartet auf, d. h. unabhängig von einer Angst-auslösenden Situation und werden (2) nicht durch Situationen ausgelöst, in denen die Person im Mittelpunkt der Aufmerksamkeit anderer steht.

Während einer solchen Attacke müssen mindestens vier der folgenden Symptome auftreten: Atemnot, Benommenheit, Palpitationen oder Tachykardie, Zittern oder Beben, Schwitzen, Erstickungsgefühl, Übelkeit, Entfremdungserleben, Parästhesien, Hitzewallungen oder Kälteschauer, Schmerzen oder Unwohlsein in der Brust, Furcht zu sterben und Furcht, verrückt zu werden oder Angst vor Kontrollverlust.

2.10 Antriebsstörungen und psychomotorische Störungen (GK Kap. 3.10)

Definition

Als **Antrieb** bezeichnet man die Grundaktivität des Menschen, eine hypothetisch angenommene Kraft für alle psychischen und physischen Leistungen.

So unterhält der Antrieb z. B. Lebendigkeit, Schwung, Initiative, Tatkraft und Aufmerksamkeit. Der Antrieb ist zunächst nicht zielgerichtet, sondern wird erst durch Motivation, Bedürfnisse oder den Willen auf ein Ziel ausgerichtet. Der Antrieb ist individuell verschieden und stark umweltabhängig, z. B. wird die Aktivität des Menschen beim Fehlen von Außenreizen herabgesetzt. Der Antrieb zeigt sich in erster Linie am Ausdrucksverhalten des Patienten, an der **Psychomotorik**.

Der Antrieb kann herabgesetzt, gesteigert oder enthemmt sein, woraus sich folgende Antriebsstörungen ergeben.

2.10.1 HERABGESETZTER ANTRIEB

2.10.1.1 Antriebsarmut oder Antriebsmangel

Der Mangel an Energie und Initiative wird subjektiv vom Patienten erlebt. Für den Untersucher wird dies sichtbar an der spärlichen und verlangsamten Motorik sowie der mangelnden Initiative und Spontaneität im Gespräch. Bei körperlich begründbaren Psychosen spricht man von einem Mangel an Antrieb, bei Residualzuständen schizophrener Psychosen von einer Verarmung des Antriebs.

2.10.1.2 Antriebshemmung und Antriebsschwäche

Bei der Antriebshemmung werden Initiative und Energie nicht an sich als vermindert erlebt, vielmehr fühlt sich der Patient gebremst – er möchte etwas erreichen, schafft es jedoch nicht, bricht ab, rafft sich wieder auf usw. Im Gegensatz dazu ist die **Antriebsschwäche** dadurch gekennzeichnet, daß ein zunächst vorhandener Antrieb rasch erlahmt oder nur bei genügender Anstrengung noch aufrechterhalten werden kann.

Antriebshemmung und Antriebsschwäche bis hin zum Stupor beobachtet man typischerweise bei Depressionen. Eine **Antriebssperrung** (plötzliche Unterbrechung eines Gesprächs oder einer Handlung) findet man bei Schizophrenien.

Merkkasten 2.4: Praktisches Vorgehen bei Antriebsminderung/Antriebshemmung

Haben Sie die Lust oder Energie verloren, Aktivitäten nachzugehen, die ihnen früher gefallen haben?
⇓
Ja　　⇒　　**Antriebsminderung**

Verspüren Sie einen inneren Widerstand gegen die Verrichtung Ihrer Handlungen?
Kostet es viele Mühe und Anstrengung und müssen Sie sich dazu zwingen?
⇓
Ja　　⇒　　**Antriebshemmung**

Bei der Antriebsminderung fehlt das subjektive Interesse. Das Gewollte wird nicht durchgeführt. Bei der Antriebshemmung ist das subjektive Interesse erhalten, aber es wird ein innerer Widerstand gegen die Verrichtung des Gewollten verspürt.

2.10.2 ANTRIEBSSTEIGERUNG, ANTRIEBSENTHEMMUNG

Die Patienten sind lebhafter als sonst, haben mehr Schwung und Initiative, stecken voller Ideen und sprechen mehr und rascher. Im Gegensatz zur ziellosen, motorischen Unruhe zeigt sich die Antriebssteigerung im Rahmen einer geordneten, zielgerichteten Tätigkeit.
Antriebssteigerungen finden sich im normalpsychischen Bereich bei den sog. hypomanischen oder hyperthymen Persönlichkeiten, bei den sog. agitierten Depressionen und bei körperlich begründbaren Psychosen. Ebenso kann es zu einer Steigerung des Antriebs bei starker affektiver Erregung oder nach Genuß bestimmter Drogen wie Amphetamin, Coffein oder Nikotin kommen.
Bei der Manie ist der Antrieb typischerweise bis zur Enthemmung gesteigert.

2.10.3 PSYCHOMOTORISCHE STÖRUNGEN

Bei der Schizophrenie bezeichnet man die Störungen von Antrieb und Psychomotorik auch als katatone Symptome, bei denen man psychomotorische Hypo- und Hyperphänomene unterscheiden kann.

2.11 Kontaktstörungen (GK Kap. 3.11)

Definition

Als **Kontakt** kann man die Fähigkeit bezeichnen, Isolation zu überwinden und die soziale Distanz zum Mitmenschen zu verringern.

Kontaktstörungen können quantitativer Art, z. B. völlige Kontaktunfähigkeit des stuporösen Schizophrenen bis z. B. totale Distanzlosigkeit des Manikers, oder qualitativer Art sein, z. B. aggressiv, oberflächlich, mißtrauisch, ängstlich.

Beeinträchtigungen der Kontaktfähigkeit sind nicht nur bei den verschiedensten psychischen Störungen zu finden, sondern auch im normalpsychischen Bereich. Hier wie dort sind sie häufig durch alters-, geschlechts- oder sozialspezifische Normen bedingt. Man denke z. B. an Kontaktstörungen zwischen Menschen verschiedener sozialer Herkunft oder verschiedenen Alters.

Kontaktstörungen kommen bei allen Arten psychischer Erkrankungen vor: z. B. bei Persönlichkeitsstörungen, Sexualstörungen, Abhängigkeitserkrankungen, körperlich begründbaren und „endogenen" Psychosen.

Bei der Schizophrenie kann die Störung des emotionalen Kontaktes für die Frühdiagnose der Erkrankung im Prodromalstadium (v. a. bei Verläufen mit blandem Wesenswandel) von großer Bedeutung sein. Ein nach Bleuler wichtiges Symptom der Schizophrenie ist der **Autismus**, unter dem man eine Abkehr von der Umwelt und eine Minderung des Kontaktbedürfnisses versteht.

2.12 Diagnostik (GK Kap. 3.12)

Das wichtigste Ziel der psychiatrischen Untersuchung ist, zu einer Diagnose zu gelangen, deren Richtigkeit die Grundlage jeder erfolgversprechenden Therapie ist.

Definition

Unter einer **Diagnose** im herkömmlichen Sinne versteht man das Erkennen einer Krankheit aufgrund der durch Anamnese, Beobachtung und Untersuchung festgestellten Krankheitszeichen (Symptome) und Befunde.

Bei anderen medizinischen Disziplinen ist es unter Zuhilfenahme apparativer Untersuchungsmethoden meist möglich, das beobachtete Symptom einer gleichbleibenden Ursache zuzuordnen. Im Gegensatz dazu bleibt der Psychiatrie – außer bei der Diagnostik der körperlich begründbaren Psychosen – allein die Beschreibung psychopathologischer Symptome, ohne eine Aussage über die zugrundeliegende Ursache machen zu können.

Der **Weg zur Diagnose in der Psychiatrie** verläuft in folgenden Schritten:

- Beschreibung psychopathologischer **Symptome**, die sich aus dem Gespräch und der Verhaltensbeobachtung ergeben,
- Einteilung der Symptome hinsichtlich ihrer diagnostischen Bedeutung in
  - Leitsymptome, z.B. Bewußtseinsstörung als Leitsymptom akuter kör-

perlich begründbarer Psychosen oder schizophrene Erstrangsympto-
me nach K. Schneider,
– Weniger charakteristische Symptome, z. B. schizophrene Zweitrangsymptome,

● Zusammenfassung von Symptomen zu Symptomkomplexen (**Syndromen**),
● Versuch, das vorliegende Syndrom anhand der Leitsymptome und der
körperlichen Untersuchung einer der drei Gruppen im Triadischen
System zuzuordnen und dann innerhalb der Gruppe von anderen Krankheiten abzugrenzen.

Daß es häufig sehr schwierig sein kann, zu einer Diagnose zu gelangen, wird
klar, wenn man sich nochmals folgende Gesichtspunkte vor Augen hält:
● Kein psychopathologisches Symptom ist für sich genommen schlecht-
hin krankhaft. Daher darf sich eine psychiatrische Diagnose **nie auf
ein Einzelsymptom stützen**, sondern muß immer das psychopathologische Gesamtbild und die Gesamtpersönlichkeit betrachten.
● Es gibt kein psychopathologisches Symptom, das für eine bestimmte
Erkrankung spezifisch ist.
● Die Erhebung eines Querschnittbildes (Zustandsbeschreibung) erlaubt
oft keine sichere Diagnose, sondern erst die längere Beobachtung des
Verlaufs (Verlaufsbeschreibung).
Dies gilt im Besonderen für die körperlich begründbaren Psychosen,
aber auch für die „endogenen" Psychosen, die sich zu Beginn oft mit un-
charakteristischen Symptomen ankündigen, die zu Verwechslungen mit
„Neurosen" oder Persönlichkeitsstörungen Anlaß geben können.

Schichtenregel:
Treten im Verlauf einer psychischen Erkrankung Symptome oder Syndrome aus verschiedenen Gruppen des triadischen Systems auf, erfolgt die
Diagnose nach der sog. „**Schichtenregel**". In der Reihenfolge: Neurotisch-
psychopathisch, manisch-depressiv, schizophren, organisch, gibt jeweils
die tiefste erreichte „Schicht" den diagnostischen Ausschlag. Treten also
z. B. im Verlauf einer Psychose zunächst psychopathisch anmutende Symptome, dann depressive und schließlich schizophrene Symptome auf, lautet die Diagnose Schizophrenie, auch wenn später wieder psychopathische
oder depressive Symptome auftreten.
Die Schichtenregel wurde in jüngster Zeit durch das Komorbiditätsprinzip
ersetzt (s. 2.12.2).

2.12.1 SYNDROME

Definition

Unter Syndromen versteht man **ätiologisch unspezifische Komplexe
von Symptomen**. Die Syndrome werden nach den oben aufgeführten psychopathologischen Kriterien wie z. B. Bewußtsein, Wahrnehmung, Antrieb

oder Stimmung beschrieben und dann nach dem hervorstechenden Symptom benannt.

Man spricht so z. B. von einem **depressiven Syndrom**, wenn die traurige Verstimmung im Vordergrund des Bildes steht, oder von einem **ängstlichen Syndrom**, wenn die Angst Hauptmerkmal des Zustandes ist. Weitere Beispiele wären das **amnestische Syndrom**, das **katatone Syndrom** oder das **hyperkinetische Syndrom**.

Nochmals sei darauf hingewiesen, daß die Syndrome ätiologisch unspezifisch sind. So ist z. B. mit der Beschreibung eines depressiven Syndroms noch nichts darüber ausgesagt, ob es sich um einen depressiven Verstimmungszustand im Rahmen einer „endogenen" Depression oder im Rahmen einer Erlebnisreaktion handelt.

2.12.2 DIAGNOSESYSTEME UND KLASSIFIKATION

In der Psychiatrie haben sich weltweit **2 Klassifikationssysteme psychischer Erkrankungen** durchgesetzt, mit deren Hilfe versucht wird, eine internationale Verständigung und Vereinheitlichung in Diagnostik, Therapie und Erforschung psychischer Erkrankungen zu erzielen:
- Die „International Classification of Diseases (ICD)" der WHO, derzeit in der 10. Version von 1991: ICD-10
- Das „Diagnostic and Statistical Manual of Mental Disorders" der American Psychiatric Association, derzeit in der 4. Fassung: DSM-IV.

Beide Klassifikationssysteme sind durch drei wesentliche Kennzeichen zu beschreiben:
- Operationalisierte Diagnostik: Für jede psychiatrische Erkrankung sind diagnostische Kriterien (Ein- und Ausschlußkriterien) explizit vorgegeben, so z. B. die Kriterien für eine Depression (4.4.1) oder eine Schizophrenie (5.4.1)
- Komorbiditätsprinzip: Damit wurde die Schichtenregel (s. 2.12) aufgegeben. Komorbidität bedeutet das gleichzeitige Auftreten verschiedener psychiatrischer Erkrankungen bei einer Person. Häufige komorbide Erkrankungen sind z. B. Depressionen und Persönlichkeitsstörungen oder Persönlichkeitsstörungen und Alkohol-/Drogen-Abhängigkeit.
- Multiaxiale Diagnostik: Damit soll der Betrachtung des Patienten im Rahmen eines bio-psycho-sozialen Ansatzes Rechnung getragen werden.

Mit Hilfe des **DSM-IV** kann eine **multiaxiale Diagnose** gestellt werden, die sich aus folgenden Achsen zusammensetzt:

1. Achse: Klinisches Syndrom
2. Achse: Entwicklungs- und Persönlichkeitsstörungen
3. Achse: Körperliche Störungen und Zustände

4. Achse: Art und Schwere psychosozialer Belastungsfaktoren
5. Achse: Psychosoziales Funktionsniveau der Persönlichkeit im letzten Jahr

Auch die **ICD-10** hat einen multiaxialen Ansatz:
1. Achse: Klinische Diagnosen (psychiatrische und somatische)
2. Achse: Soziale Funktionseinschränkungen (z. B. soziales Verhalten, berufliche Funktionsfähigkeit)
3. Achse: Abnorme psychosoziale Situation (z. B. Erziehungsprobleme, familiäre Probleme)

Die Charakterisierung der einzelnen Störungen weicht in beiden Systemen leider z. T. deutlich von der traditionellen Krankheitslehre in der deutschsprachigen Psychiatrie ab.

2.12.3 BEFUNDDOKUMENTATION

Alle Untersuchungsergebnisse (Anamnese, psychischer Befund und körperliche Untersuchung) werden in der **Krankengeschichte (Krankenakte)** als „**Anamnese und Befund**" schriftlich niedergelegt und mit einer vorläufigen Diagnose sowie differentialdiagnostischen Erwägungen abgeschlossen.
Die Inhalte der Anamnese und des psychischen Befunds sollen dem Leser eine wirklichkeitsnahe Vorstellung des Patienten vermitteln. Dazu dient z. B. die Wiedergabe der Anamnese in indirekter Rede sowie das wörtliche Festhalten von Selbstschilderungen des Patienten.

Während des Krankenhausaufenthaltes des Patienten muß die Krankengeschichte regelmäßig weitergeführt werden („**Verlauf**"), und auch die Ergebnisse weiterführender Untersuchungen wie Labor, EEG, CT usw. sind hier zu vermerken. Bei der Entlassung wird die Krankenakte dann mit der „endgültigen Diagnose" und der „**Epikrise**" vervollständigt und abgeschlossen. Unter der Epikrise versteht man einen zusammenfassenden kritischen Bericht über den Ablauf einer Erkrankung nach Abschluß des Falles einschließlich der endgültigen Feststellung der Diagnose und Besprechung der Differentialdiagnosen. Die Epikrise wird meist im **Arztbrief** niedergelegt, der an den weiterbehandelnden Arzt versandt wird.

Grundsätzlich hat der Patient ein **Einsichtsrecht** in die Krankenunterlagen. Das gilt aber nur insoweit, als sie objektive physische Befunde und Berichte über Behandlungsmaßnahmen (z. B. Medikation oder Operation) betreffen. Da im Bereich der Psychiatrie und Psychotherapie aber in besonderem Maße subjektive Beurteilungsmomente mit einbezogen werden, besteht hier keine grundsätzliche Verpflichtung zur Gewährung der Einsicht in Krankenunterlagen. Die Entscheidung darüber bleibt hier also dem Ermessen des Arztes vorbehalten.

Definition

Körperlich begründbare Psychosen bilden die Gruppe derjenigen Psychosen, denen eine heute schon pathologisch oder pathophysiologisch definierbare Hirnerkrankung zugrunde liegt. Sie werden auch als **organische, hirnorganische, exogene, symptomatische Psychosen, Funktionspsychosen** oder **hirnorganische Psychosyndrome** bezeichnet.

Abb. 3.1: Triadisches System der Psychiatrie

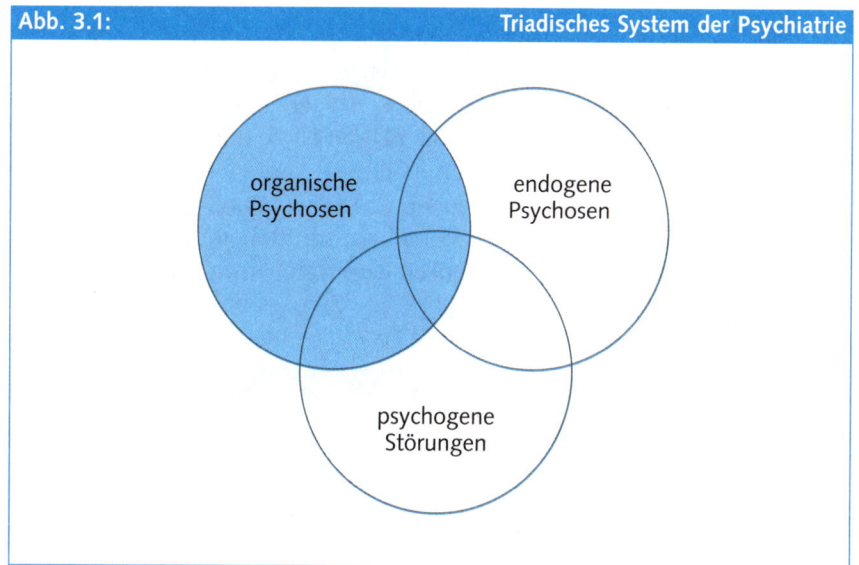

organische Psychosen

endogene Psychosen

psychogene Störungen

Dabei kann die Hirnerkrankung eine **primär** das Gehirn betreffende Erkrankung sein (z. B. ein Schädel-Hirn-Trauma, ein Hirntumor oder ein M. Alzheimer) oder eine körperliche Allgemeinerkrankung, die erst **sekundär** das Gehirngewebe beteiligt (z. B. eine Intoxikation oder ein gefäßbedingter Hirnprozeß).

Die Konzeption des **unspezifischen exogenen Reaktionstypus** nach K. Bonhoeffer besagt, daß organische Psychosen unabhängig von ihrer speziellen Ätiologie gemeinsame psychopathologische Symptome aufweisen. Mit anderen Worten: Das Gehirn reagiert relativ gleichförmig auf schädigende Einflüsse, weshalb es auch **kein psychopathologisches Symptom** gibt, das **für** eine bestimmte **Grundkrankheit spezifisch** wäre. Dies bedeutet, daß z. B. alle Symptome einer Schizophrenie oder Depression auch bei organischen Psychosen vorkommen können. Man spricht dann von **symptomatischen Schizophrenien** bzw. **symptomatischen Depressionen**.

Dennoch ist es möglich, einige **Kriterien** zu nennen, die für die Annahme einer körperlich begründbaren und gegen eine „endogene" Psychose sprechen:

- Vorliegen belangvoller pathologischer somatischer Befunde (obligat),
- Vorliegen psychopathologischer Leitsyndrome der körperlich begründbaren Psychosen (v. a. bei den Durchgangssyndromen nur bedingt brauchbar),
- enger zeitlicher Zusammenhang der somatischen Befunde mit der Manifestation der Psychose (nicht immer deutlich),
- Parallelität des Verlaufs des somatischen Befundes und der Psychose (nicht immer deutlich).

Trotz der Unspezifität der psychopathologischen Bilder ist es möglich, die Gesamtgruppe der organischen Psychosen nach verschiedenen Gesichtspunkten zu untergliedern. Dabei ist die Verschiedenheit der psychopathologischen Syndrome weniger durch die Art der Noxe oder die Grundkrankheit bestimmt, sondern vielmehr durch Schwere, Entwicklungstempo, Ausbreitung und Ort des hirnschädigenden Prozesses, durch Lebensalter und viele andere situative, biographische und konstitutionelle Faktoren.

Die körperlich begründbaren Psychosen lassen sich in zwei große Gruppen unterteilen (s. Abb. 3.2):

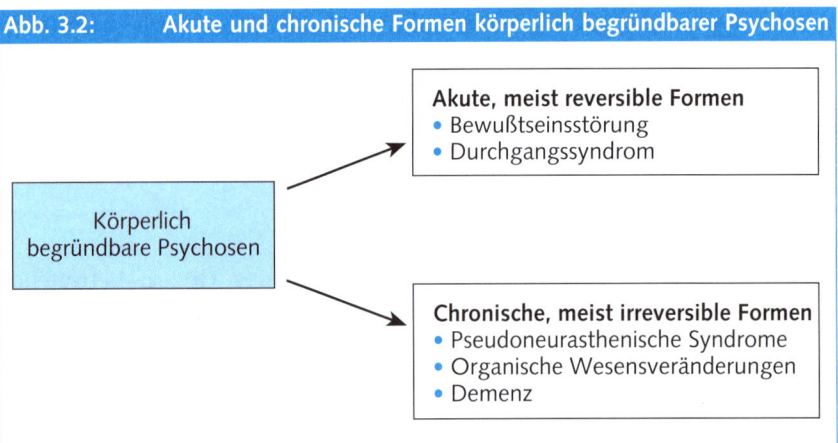

Abb. 3.2: **Akute und chronische Formen körperlich begründbarer Psychosen**

Körperlich begründbare Psychosen

Akute, meist reversible Formen
- Bewußtseinsstörung
- Durchgangssyndrom

Chronische, meist irreversible Formen
- Pseudoneurasthenische Syndrome
- Organische Wesensveränderungen
- Demenz

Grundsätzlich können akute und chronische sowie reversible und irreversible Formen fließend ineinander übergehen. Vereinfachend kann man jedoch sagen, daß die akuten Formen ohne strukturelle Veränderungen und Dauerschäden im Gehirn ablaufen und daher meist reversibel sind, während die chronischen Formen mit strukturellen Dauerschäden einhergehen und demzufolge überwiegend irreversibel sind.

Es ist jedoch **nicht** möglich, **vom psychopathologischen Bild** her eine **sichere Aussage** über **Reversibilität oder Irreversibilität** des Zustandes zu machen. Erst die **Verlaufsbeobachtung** läßt eine Aussage zu, ob es sich um einen akuten und damit potentiell reversiblen oder einen chronischen, d.h. meist irreversiblen Zustand handelt.

3.1 Akute körperlich begründbare Psychosen

(GK Kap. 11.1)

3.1.1 DEFINITION

Definition
Bei den akuten körperlich begründbaren Psychosen handelt es sich um psychische Zustände als Folge einer mittelbaren oder unmittelbaren Schädigung des Gehirns, die **meist reversibel** sind.

Als Ursache finden sich überwiegend körperliche Allgemeinerkrankungen, die erst sekundär das Gehirn in Mitleidenschaft ziehen, so daß es im Allgemeinen zu keinen dauerhaften Hirnstrukturschäden kommt und die Psychosen mit der Grundkrankheit wieder abheilen (Reversibilität). Sie können jedoch auch in selteneren Fällen, bei denen es sich eher um primäre Hirnerkrankungen handelt, mit dem Tode enden oder in irreversible organische Psychosen übergehen, z. B. Hirntumoren oder primär degenerative Hirnerkrankungen (s. Abb. 3.3).

Akute körperlich begründbare Psychosen sind recht häufig: Nach M. Bleuler soll jeder dritte Mensch innerhalb seines Lebens während einer akuten Körpererkrankung eine symptomatische Psychose durchmachen.

3.1.2 SYMPTOMATIK

Das **Leitsymptom** der akuten körperlich begründbaren Psychosen ist die **Bewußtseinsstörung**. Jedoch schließt das Fehlen einer Bewußtseinsstörung eine organische Psychose nicht aus. Daher hat man die akuten Formen der organischen Psychosen weiter unterteilt in:
- **Durchgangssyndrom** (ohne Bewußtseinsstörung)
- **Bewußtseinsstörung**

Typisch ist folgender **Verlauf**: Auf eine Bewußtseinsstörung im Rahmen einer körperlichen Erkrankung folgt ein Durchgangssyndrom, das sich anschließend wieder zurückbildet. Es kann jedoch auch zunächst ein Durchgangssyndrom bestehen, das dann – z. B. im Verlauf eines sich langsam entwickelnden Hirntumors – fließend in eine organische Psychose mit Bewußtseinsstörung übergeht. Handelt es sich um einen progredient verlaufenden Prozeß, z. B. M. Alzheimer, können alle Stadien akuter und chronischer organischer Psychosen – vom Durchgangssyndrom über die Wesensänderung bis hin zur Demenz – durchlaufen werden.

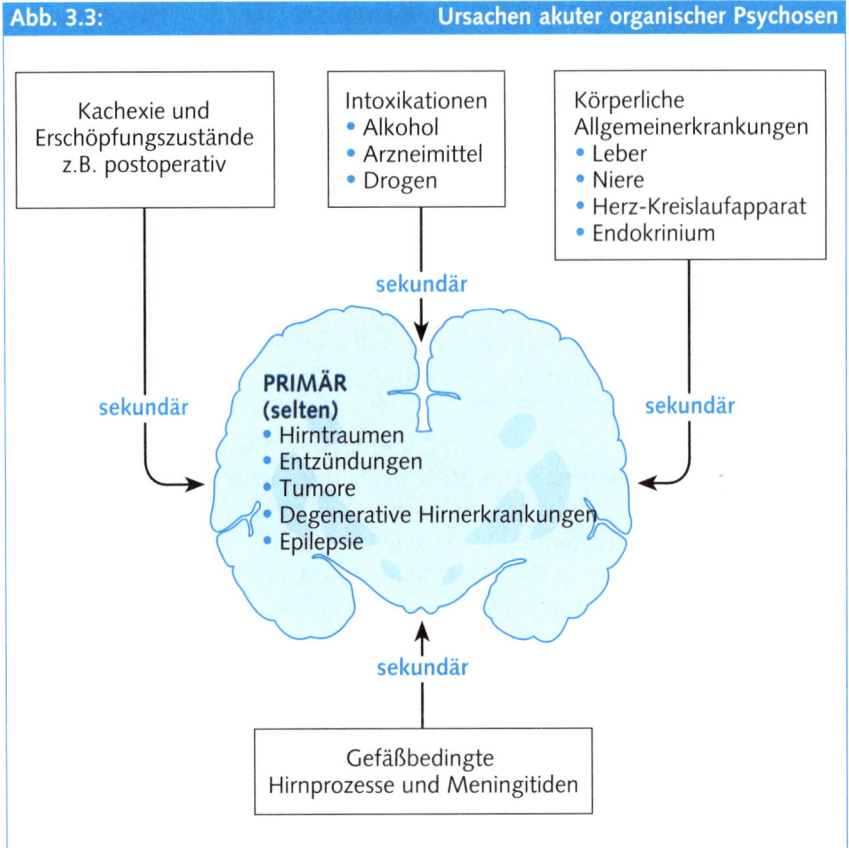

Abb. 3.3:   Ursachen akuter organischer Psychosen

Kachexie und Erschöpfungszustände z.B. postoperativ

Intoxikationen
• Alkohol
• Arzneimittel
• Drogen

Körperliche Allgemeinerkrankungen
• Leber
• Niere
• Herz-Kreislaufapparat
• Endokrinium

sekundär

PRIMÄR (selten)
• Hirntraumen
• Entzündungen
• Tumore
• Degenerative Hirnerkrankungen
• Epilepsie

sekundär   sekundär

sekundär

Gefäßbedingte Hirnprozesse und Meningitiden

3.1.2.1 Durchgangssyndrome (Wieck)

Definition

Als **Durchgangssyndrome** bezeichnet man reversible und ohne Bewußtseinsstörung (die Patienten sind also **wach**!) einhergehende Formen akuter körperlich begründbarer Psychosen, die meist bei der Rückbildung, z. B. einer Intoxikation oder eines Schädel-Hirn-Traumas auftreten.

Durchgangssyndrome können sehr unterschiedliche **Erscheinungsbilder** aufweisen:
● Affektive, aspontane oder hysteriforme Durchgangssyndrome,
● Amnestische Durchgangssyndrome („akutes Korsakow-Syndrom"),
● Paranoid-halluzinatorische Durchgangssyndrome (sog. symptomatische Schizophrenien).

Selten auftretende Formen sind:
● Optische, akustische und haptische Halluzinosen
● Sog. orientierte Dämmerzustände

Die leichten Formen sind eher affektive oder aspontane – mit subdepressiver Verstimmtheit, Interessenverlust, leichter Reizbarkeit, psychovegetativen Beschwerden –, die schweren dagegen eher amnestische Durchgangssyndrome mit psychomotorischen Störungen.

Fallbeispiel

Ein 43jähriger Bauarbeiter stürzte bei der Arbeit 5 m tief in eine Grube und zog sich dabei schwere Verletzungen zu. Neben multiplen Frakturen im Bereich der Extremitäten kam es zu Frakturen der ersten 3 Halswirbelkörper mit einer inkompletten Tetraplegie und einem Schädel-Hirn-Trauma. Der Patient lag nach der Primärversorgung zunächst fünf Tage im Koma auf einer Intensivstation und wurde dann zur weiteren Behandlung auf die paraplegische Station eines Rehabilitationszentrums verlegt. Dort entwickelte der Patient Ängste, man würde ihm das Essen vergiften und ihn in eine Todeszelle bringen. Er sah riesige Spinnweben an der Zimmerdecke, die langsam immer größer wurden und ihn einzuhüllen drohten. Auch glaubte er, mit dem Hubschrauber in eine andere Klinik verlegt worden zu sein, was ein Anzeichen dafür sei, daß es sehr schlecht um ihn bestellt sei. Diese Symptomatik hielt in wechselnder Ausprägung ca. 2 Wochen an und war nachts besonders stark ausgeprägt.
Vorübergehend behandelte man die Symptome mit hochpotenten Neuroleptika (z. B. Haloperidol).
Diagnose: paranoid-halluzinatorisches Durchgangssyndrom.

3.1.2.2 Bewußtseinsstörung

Die **akuten organischen Psychosen mit Bewußtseinsstörung** lassen sich unterteilen in (s. a. Kap. 2.2):
- Quantitative Bewußtseinsstörungen:
  Benommenheit, Somnolenz, Sopor und Präkoma/Koma
- Qualitative Bewußtseinsstörungen:
  Delir, Dämmerzustände.

Darüber hinaus kann es durch die Einnahme von Drogen zu Bewußtseinsstörungen im Sinne einer **Bewußtseinserweiterung** kommen.

Die **psychopathologische Symptomatik** akuter organischer Psychosen ist oft nicht charakteristisch ausgeprägt, was zu Verwechslungen mit Persönlichkeitsstörungen oder „endogenen" Psychosen führen kann. Auch kann der Grad der Bewußtseinshelligkeit, die Orientierung, die Aufmerksamkeit, die Stimmungslage usw. rasch wechseln, so daß die Erhebung eines Querschnittbefundes oft einen falschen Eindruck erweckt. Dann bringt erst eine Beobachtung über einen längeren Zeitraum diagnostische Klarheit. Aus diesen Gründen werden gerade die Durchgangssyndrome in der Praxis häufig verkannt.

Mittels psychopathometrischer Testverfahren ist es teilweise möglich, den intraindividuellen Verlauf der akuten Psychose zu kontrollieren. So korreliert beispielsweise der Serumbarbituratspiegel bei einer **Barbituratvergiftung** mit psychopathometrischen Werten, während der Aussagewert einer einmaligen Serumbestimmung im interindividuellen Vergleich äußerst gering ist.

Die **körperliche Symptomatik** entspricht der Grundkrankheit. Allgemein findet man jedoch oft Unsicherheiten in den Bewegungsabläufen, Tremor, Sprachstörungen, orale Automatismen (Schmatzen, Vorstülpen der Lippen), extrapyramidalmotorische Symptome, Anfälle usw.

Optische (szenenhafte) Halluzinationen kommen eher bei organischen Psychosen – typischerweise beim Alkoholdelir –, akustische und leibliche eher bei Schizophrenien vor.

3.2 Chronische körperlich begründbare Psychosen (chronische organische Psychosyndrome)

(GK Kap. 11.2)

3.2.1 DEFINITION

Definition

Bei den chronisch körperlich begründbaren Psychosen handelt es sich um **meist irreversible Folgezustände** entweder einmaliger schwerer Hirnerkrankungen (z. B. Trauma) oder fortschreitender Hirnprozesse (z. B. M. Alzheimer).

Entscheidend für die Diagnose ist das lange Bestehen des Zustandes (Bedeutung von Anamnese und Verlaufsbeobachtung!), das erst erlaubt, von einem chronischen oder irreversiblen Zustand zu sprechen. Ursächlich finden sich überwiegend primäre Hirnerkrankungen, die mit strukturellen Veränderungen und Dauerschäden im Gehirn einhergehen.

In vielen Fällen – meist bei den pseudoneurasthenischen Syndromen – handelt es sich um irreversible Syndrome, die unverändert bleiben, d. h. nicht an Schwere zunehmen. Bei vaskulären und primär degenerativen Erkrankungen (z. B. M. Alzheimer, M. Pick) dagegen kommt es in der Regel zu progredienten Verläufen, wobei alle drei Formen der chronischen organischen Psychosen bis zu schwerster Demenz durchlaufen werden.

3.2.2 SYMPTOMATIK

Nach zunehmender **Schwere** des vorliegenden Syndroms unterscheidet man **drei Leitsymptome**:
- Nicht mehr reversible **pseudoneurasthenische Syndrome** (sog. „Hirnleistungsschwäche" oder „reizbare Schwäche")
- Nicht mit gröberem intellektuellem Abbau einhergehende **organische Persönlichkeitsveränderungen** (Wesensänderung)
- **Demenzen**

3.2.2.1 Chronische pseudoneurasthenische Syndrome

Definition

Es handelt sich hier um uncharakteristische und ätiologisch vieldeutige Psychosyndrome, die mit im Verlauf stark schwankenden **Störungen der affektiven Reaktivität** (Affektlabilität und Affektkontinenz, Reiz- und Erregbarkeit) sowie einer **Reduktion des gesamtseelischen Energieniveaus** (Antriebsminderung, Verlangsamung und Umstellungsunfähigkeit) einhergehen. In ca. 2/3 der Fälle steht eine depressive Symptomatik mit Leistungsinsuffizienz im Vordergrund, 1/3 der Fälle verlaufen mit gereizter, enthemmter, überschätzender Symptomatik.

Die Klagen über Konzentrations- und Merkfähigkeitsstörungen, abnorme Ermüdbarkeit und Erschöpfbarkeit in Verbindung mit vegetativen Störungen bleiben meist **im Subjektiven**. Eine eigentliche Demenz, d. h. gröbere intellektuelle und mnestische Ausfälle, sowie Charakterveränderungen treten nicht auf.

Die pseudoneurasthenischen Syndrome zeigen sich als stationäre Syndrome meist bei postenzephalitischen oder posttraumatischen Hirnschäden. Gleichbleibend oder aber progredient in Richtung Wesensänderung bzw. Demenz verlaufen diese Syndrome bei degenerativen und vaskulären Hirnerkrankungen.

3.2.2.2 Organische Persönlichkeitsveränderungen (Wesensänderungen)

Bei den organische Persönlichkeitsveränderungen bleiben die Störungen nicht nur im Subjektiven, sondern können vom Untersucher beobachtet werden.
Zum einen ist es möglich, daß sich die Wesensänderungen in Form einer **Zuspitzung** oder **Entdifferenzierung von** differenzierten **Persönlichkeitseigenschaften** zeigen, man spricht dann z. B. von apathisch-antriebsarmen, euphorischen oder reizbar-enthemmten Wesensänderungen. Zum anderen kann es zu echten qualitativen Wesens- oder Charakterveränderungen kommen, die den Kern der Persönlichkeit betreffen. Neben der

Verstärkung oder Abschwächung persönlichkeitseigener Züge kommt es dann zur Entwicklung **persönlichkeitsfremder** Züge mit Verlust von Anstand und Taktgefühl, ethischen Werten, Schamgefühl usw. Diese eigentlichen Wesensänderungen können für Angehörige und Freunde zu einer schwierigen Grenzerfahrung der Entfremdung eines bisher vertrauten Menschen werden.

Als **hirnlokales Psychosyndrom** bezeichnet man eine weitere Sonderform der organischen Wesensänderung, bei der nur ein bestimmter Teil des Gehirns betroffen ist. Dies kommt z. B. vor bei einem Hirntumor, einer Enzephalitis, bei MS, Chorea Huntington oder bei einer isolierten frontalen, dienzephalen oder temporalen Läsion.
Das psychopathologische Bild ist durch Störungen der Stimmung, des Antriebs und vitaler Einzeltriebe (Libido, Hunger, Durst, Schlaf) bestimmt, wobei deutliche intellektuelle oder mnestische Ausfälle vermißt werden. Vom psychopathologischen Bild her lassen sich diese hirnlokalen Psychosyndrome jedoch meist nicht von Psychosen auf der Basis diffuser Hirnschäden unterscheiden.

3.2.2.3 Demenzen

Eine Demenz ist nach ICD-10 durch drei Elemente gekennzeichnet:
- Störungen des Gedächtnisses
- Beeinträchtigung zumindest eines weiteren neuropsychologischen Teilbereiches (z. B. Orientierung, abstraktes Denken, Urteilsfähigkeit, Sprache, Kalkulie)
- eine damit verbundene alltagsrelevante Einschränkung der Lebensführung.

Im Gegensatz zu den Oligophrenien (Minderbegabungen) bezeichnet Demenz den Verlust einer zuvor einmal erreichten kognitiven Fähigkeit.

Eine Demenz ist gekennzeichnet durch Desorientiertheit, zunächst zur Zeit, später auch zum Ort und zur eigenen Person und mnestische Ausfälle, besonders Merkfähigkeit und Frischgedächtnis. Zusätzlich treten Störungen der Begriffsbildung, des logischen Denkens, der Fähigkeit zur Kombination und der Erfassung von Sinnzusammenhängen auf. Typisch ist auch der Verlust von Kritik- und Urteilsfähigkeit sowie die Unfähigkeit zur Selbstwahrnehmung der Erkrankung (**Anosognosie**), während die „äußere Fassade" oft noch relativ lange erhalten bleibt.
Außerdem kann es bei fortgeschrittener Erkrankung zu Charakterveränderungen mit Triebenthemmung und persönlichkeitsfremden Handlungen kommen, die dem Abbau mnestischer Funktionen folgen, typischerweise bei den Demenzen vom Alzheimer-Typ, oder vorausgehen, beim M. Pick.

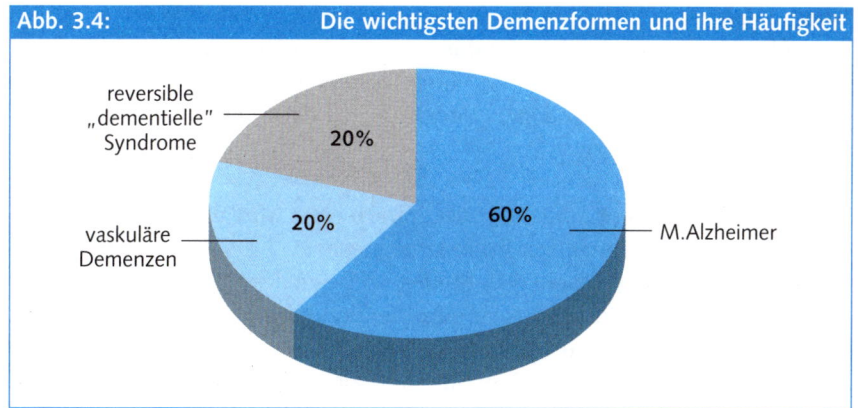

Abb. 3.4: **Die wichtigsten Demenzformen und ihre Häufigkeit**

reversible „dementielle" Syndrome — 20%

vaskuläre Demenzen — 20%

60% — M.Alzheimer

Alzheimer-Demenz

Die Alzheimer-Demenz ist die häufigste Demenzform (s. Abb. 3.4). Früher unterschied man hinsichtlich des Erkrankungsbeginns eine präsenile und senile Form.

Heute hat man diese Unterteilung aufgegeben und unterscheidet nur noch:

- Spontan auftretende Fälle (ca. 95%)
- Familiär gehäuft auftretende Fälle (ca. 5%) mit mehreren Erkrankungs-fällen bei Verwandten 1. Grades. Bei diesen genetisch bedingten Alzheimer-Demenzen finden sich Mutationen in den Genen des Amyloid-Präkursor-Proteins und der Präseniline auf den Chromosomen 1, 14 und 21.

Zwischen beiden Formen bestehen jedoch hinsichtlich Symptomatik und Verlauf der Erkrankung keine wesentlichen Unterschiede.

Die Alzheimer-Demenz entwickelt sich schleichend und verläuft in der Regel langsam progredient (s. Abb. 3.5). Es kommt jedoch auch in seltenen Fällen zu längeren stabilen Phasen und geringfügigen Schwankungen der Symptomatik.

Vor dem Einsetzen eigentlicher kognitiver Symptome zeigen sich oft Frühsymptome wie Apathie, Rückzug, Motivationsverlust, Reizbarkeit und Stimmungslabilität. Kognitive Symptome sind Gedächtnisstörungen, Orientierungsstörungen, Wortfindungsstörungen, Schwierigkeiten beim Verständnis von Sinnzusammenhängen und beim Ausführen von Tätigkeiten – Symptome, die zu einer ausgeprägten **Hilflosigkeit** des Patienten führen. Im weiteren Verlauf stellen sich psychiatrische und neurologische Symptome ein. Die Erkrankung führt zum Tod.

Wichtigster **Risikofaktor** für das Auftreten einer Alzheimer-Demenz ist das Alter als solches. So beträgt die Prävalenz bei den 30–59jährigen 0,02%, bei den 60–69jährigen 0,3%, bei den 70–79jährigen 3,2% und bei den 80–90jährigen 10,8%. Weitere Risikofaktoren sind familiäre Häufung neurologischer Erkrankungen, frühere Schädel-Hirn-Traumen, niedrige Schulbildung und Homozygotie für das ApoE4-Gen.

Diagnostik

Ziel aller diagnostischen Maßnahmen ist zum einen die Objektivierung eines für die Diagnose „Demenz" hinreichenden kognitiven Defizits, zum anderen der Ausschluß anderer Erkrankungen, die zu einer ähnlichen Symptomatik führen können.

Dazu bedient man sich folgender **diagnostischer Maßnahmen**:
- Anamnese (einschließlich Fremdanamnese)
- Erhebung des psychischen Befundes, insbesondere Beurteilung des Alt- und Neugedächtnisses, der Orientierung und der Merkfähigkeit
- Anwendung von Testinventaren zur Objektivierung und Quantifizierung kognitiver Defizite, z. B. Mini-Mental-State-Examination (MMSE) und Hamilton-Depressions-Skala zur Abgrenzung einer Depression
- Körperliche Untersuchung
- Laborchemische Untersuchungen je nach differentialdiagnostischen Erwägungen
- Apparative Zusatzdiagnostik (EKG, Röntgen-Thorax, EEG, CT und/oder NMR, Positron-Emissions-Tomographie).

Die letzte Sicherheit über die Diagnose bleibt einer neuropathologischen Verifikation vorbehalten.

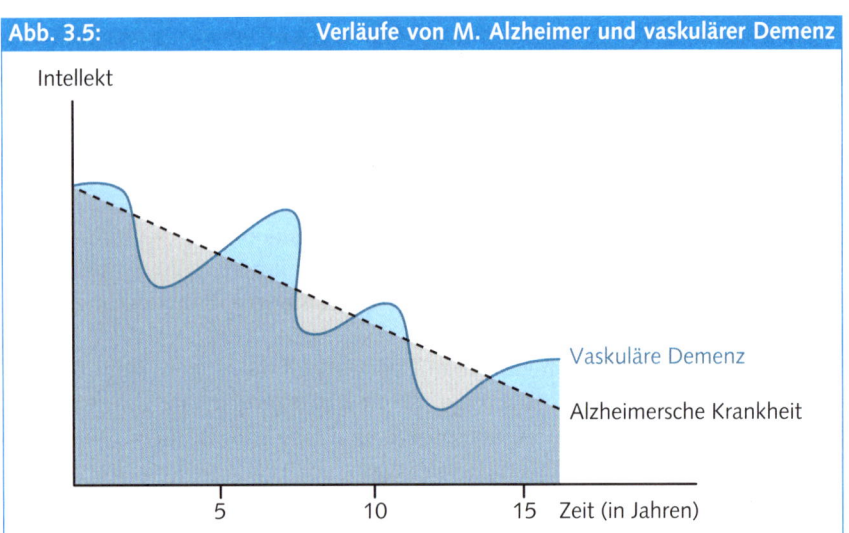

Abb. 3.5:   Verläufe von M. Alzheimer und vaskulärer Demenz

Zu den differentialdiagnostisch auszuschließenden Erkrankungen gehören:
- **Vaskuläre Demenzen**: Sie entstehen entweder durch eine subkortikale arteriosklerotische Mikroangiopathie (Morbus Binswanger), durch mehrere zerebrale Infarkte (Multi-Infarkt-Demenz) oder durch sog. strategische Infarkte (z. B. bilaterale Thalamus-Infarkte). Die Diagnosestellung erfolgt hauptsächlich durch die Computertomographie. Typi-

scherweise finden sich bei den vaskulären Demenzen eher ein plötzlicher Beginn, kardiale Probleme (z.B. arterielle Hypertonie) und neurologische Herdsymptome. Außerdem kommt es oft zu einem stark fluktuierenden Verlauf und einer stufenweisen Verschlechterung der Symptomatik (s. Abb. 3.5).

- **Morbus Pick (Picksche Atrophie)**: Hier handelt es sich um eine dominant erbliche, progressive **umschriebene** Großhirnatrophie, bei der vornehmlich Stirn- und Schläfenlappen betroffen sind. Manifestationsalter ist das 50.–60. Lebensjahr.
  Während hier mnestische Funktionen noch relativ lange erhalten bleiben, soll es schon früh zu Persönlichkeitsveränderungen mit Triebenthemmung und persönlichkeitsfremden Handlungen kommen. Beim sog. **Schläfenlappen-Pick** können Sprachstörungen ganz im Vordergrund stehen.
- **Demenzen im Rahmen anderer neurologischer Erkrankungen**, z.B. Chorea Huntington, multipler Sklerose, progressiver Paralyse oder M. Parkinson.
- **Amnestische Syndrome**: meist im Rahmen eines Wernicke-Korsakow-Syndroms bei chronischem Alkoholabusus.
- **Reversible „dementielle" Syndrome:**
  - **Altersdepression**: Bis zu 60% aller Patienten mit einer Altersdepression klagen über Gedächtnisstörungen. Im Vergleich zur Alzheimer-Demenz gibt es hier jedoch einige klinische Unterscheidungskriterien: Depressive Patienten klagen sehr über die kognitiven Defizite, während Patienten mit Alzheimer-Demenz die kognitiven Defizite eher dissimulieren, und bei depressiven Patienten besteht oft ein Widerspruch zwischen Testleistung und Alltagskompetenzen. Weiterhin weisen Symptome wie depressiver Affekt, Früherwachen und Grübeln auf eine Depression hin, und die kognitiven Störungen bessern sich durch eine erfolgreiche antidepressive Behandlung.
  - **Delirante Syndrome**: Sie beginnen meist plötzlich und sind von relativ kurzer Dauer (meist < 1 Woche). Die Symptomatik fluktuiert und verschlechtert sich oft nachts. Delirante Syndrome entstehen oft als Folge von Intoxikationen (z.B. Alkohol) oder Medikamentenüberdosierungen und können das erste Anzeichen einer beginnenden Demenz sein (s.a. 2.2.2.2).
  - **Weitere reversible „dementielle" Syndrome**: z.B. als Folge eines Vitamin B12- oder Folsäuremangels, einer Hypothyreose, einer Nebenschilddrüsenerkrankung, eines Normaldruckhydrozephalus, einer Vaskulitis oder einer zerebralen Raumforderung.

Therapie

Eine kurative Therapie der Alzheimer-Erkrankung gibt es bisher nicht. Alle heute zur Verfügung stehenden medikamentösen Therapieansätze haben zum Ziel, den Krankheitsprozeß aufzuhalten bzw. zu verlangsamen. Man unterscheidet:

- Nootropika mit unspezifischer Wirkung auf Stoffwechsel und Durchblutung: z. B. Nicergolin (z. B. Sermion®), Piracetam (z. B. Nootrop®) oder Gingko-Präparate (z. B. Tebonin®). Diese werden auch bei vaskulären Demenzen eingesetzt.
- Medikamente mit Einfluß auf die Neurotransmission: z. B. Cholinesterase-Hemmer wie Tacrin (Cognex®) oder das besser verträgliche Donezepil (Aricept®), MAO-B-Hemmer wie Selegilin/L-Deprenyl oder der Glutamat-Modulator Memantine (Akatinol®).

Nicht-medikamentöse Maßnahmen umfassen vornehmlich eine Strukturierung des Tagesablaufs mit ausreichender motivationaler, mentaler und körperlicher Aktivierung des Patienten.

Neuropathologisch findet man bei der Alzheimer-Demenz sog. Amyloid-Plaques und eine neurofibrilläre Degeneration (Bildung von sog. „paired helical filaments", die im Wesentlichen aus hyperphosphoryliertem tau-Protein bestehen). Letztere korreliert gut mit dem Schweregrad der Demenz. Die Degeneration cholinerger Neurone (bes. im Nucleus basalis Meynert) wird für einen Teil der kognitiven Defizite verantwortlich gemacht und dient als Ansatzpunkt therapeutischer Überlegungen. Ein frühes morphologisches Korrelat der Alzheimer-Demenz ist die Abnahme der kortikalen Synapsendichte, weshalb man annehmen muß, daß eine synaptische Schädigung am Beginn der Erkrankung steht.

Fallbeispiel

Ein 78jähriger ehemaliger leitender Angestellter kommt zusammen mit seiner Frau in die Gedächtnissprechstunde. Er klagt, daß er so vergeßlich sei und daß ihm beim Einkaufen das Addieren der Preise kaum noch möglich sei. Auch möge er nicht mehr gerne Freunde einladen, da er ihren Gesprächen nicht mehr folgen könne. Er kam sich schon richtig nutzlos vor und hatte das Gefühl, seiner gehbehinderten Frau zur Last zu fallen. Die Ehefrau bestätigte, daß sich die Vergeßlichkeit schleichend entwickelt habe. Eigentlich könne sie gar nicht mehr genau sagen, wann ihr klar geworden war, daß ihr Mann nicht in Ordnung war. Erst habe er über Vergeßlichkeit geklagt, dann habe er sich mit dem Auto öfters verfahren, danach Rechenprobleme entwickelt und sei später auch vermehrt reizbar geworden und habe sich mehr mit ihr gestritten.
In der neuropsychologischen Testung hatte er 20 von 30 Punkten im Minimental-State und neben einem Versagen des Kurzzeitgedächtnisses zeigten sich große Schwierigkeiten im Rückwärtsrechnen, Buchstabieren und beim Abzeichnen geometrischer Figuren. Die neurologische und internistische Untersuchung einschließlich Laborparameter war unauffällig. Kardiale Risikofaktoren bestanden nicht. Auch EKG, EEG und CCT waren ohne pathologischen Befund.
Verdachtsdiagnose: Alzheimer Demenz.

Im triadischen System werden die **affektiven (manisch-depressiven) Erkrankungen** zu den **endogenen Psychosen** gezählt (s. Abb. 4.1). Man nimmt also an, daß ihnen eine körperliche, auf heredo-konstitutionellen Faktoren beruhende Ursache zugrunde liegt, die allerdings bis heute noch nicht nachweisbar ist. Davon grenzt man Depressionen ab, die als psychogen verursacht angesehen werden, also die neurotischen und reaktiv-situativen Depressionen, die im triadischen System zu den psychogenen Störungen zählen.

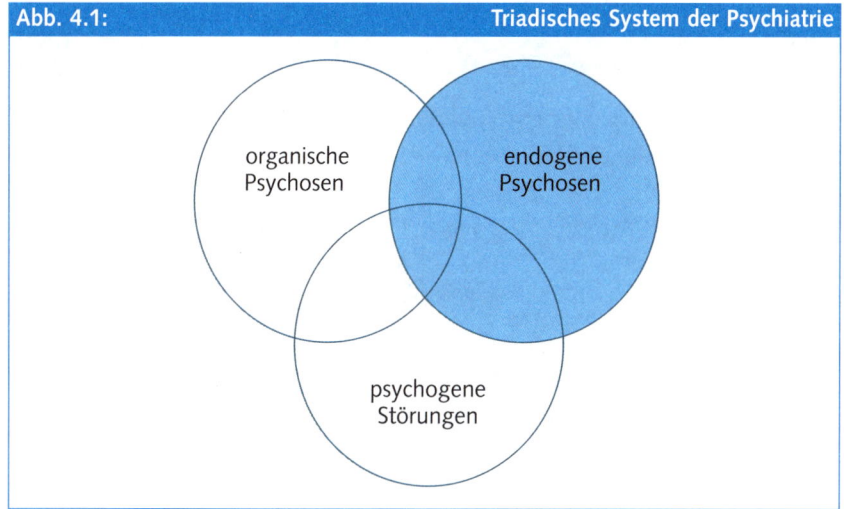

Abb. 4.1: Triadisches System der Psychiatrie

organische Psychosen

endogene Psychosen

psychogene Störungen

In den letzten Jahren klinischer Forschung hat sich jedoch gezeigt, daß diese verschiedenen Arten von Depression hinsichtlich Genetik, Symptomatologie, Epidemiologie, Verlauf und Ansprechen auf unterschiedliche Therapieverfahren keine entscheidenden Unterschiede aufweisen. Daher hat man eine ätiopathologische Einteilung der Depressionen und damit die Dichotomisierung in endogene und psychogene Depressionen in den neuen Klassifikationssystemen des ICD-10 und DSM-IV aufgegeben. Eine Typisierung unterschiedlicher Depressionen erfolgt heute nur noch anhand der Kategorien Symptomatologie, Schweregrad, Krankheitsdauer und Rückfallrisiko.

Demnach wird nach der ICD-10 eine depressive Episode bei Vorliegen bestimmter diagnostischer Kriterien (s. 4.4.1) diagnostiziert, egal ob sie situativ-reaktiv (früher reaktive Depression) oder ohne Auslöser (früher endogene Depression) auftritt. Als endogene Depression bezeichnet man heute am ehesten den melancholischen Subtyp der Depression bzw. die Depression mit somatischen Symptomen, als neurotische Depression die Dysthymie (s. 4.4.1). Vergleichbar wie im Triadischen System werden von diesen Formen der Depression auch in der ICD-10 die organisch bedingten Depressionen (körperlich begründbare Psychosen) abgegrenzt.

Definition

Affektive Erkrankungen sind nach Huber „durch Verstimmungen depressiv-gehemmter oder manisch-erregter Art gekennzeichnet. Sie treten phasenhaft auf, d. h. zeitlich abgrenzbar (episodisch) innerhalb einer vorher und nachher normalen, ausgeglichenen affektiven Verfassung und gewöhnlich mehrfach während des Lebens".

Aus didaktischen Gründen ist es sinnvoll, die Depression und die Manie als zwei Extrempole einer Verstimmung zu beschreiben. In Tab. 4.1 werden die wichtigsten Symptome der beiden Formen gegenübergestellt.

Tab. 4.1:	Symptomatik der Depression und Manie
Depression	**Manie**
depressive Verstimmung	manische Verstimmung
gehemmtes Denken	„erregtes" Denken (Ideenflucht)
psychomotorische Hemmung	psychomotorische Erregung
negative Vitalgefühle	gehobene Vitalgefühle
depressive Wahnideen	manische Größenideen

4.1 Vorkommen und Entstehungsbedingungen

(GK Kap. 12.1)

4.1.1 EPIDEMIOLOGIE

Merkkasten 4.1:	Epidemiologische Daten für das Auftreten affektiver Erkrankungen

Prävalenz (Häufigkeit zu einem bestimmten Zeitpunkt): ca. 0,6–0,8 %
Punktprävalenz von Depressionen: 2–7 %
Lebenszeitrisiko für Depressionen: 5–20 %
Lebenszeitrisiko für Manien: 1–2 %

Alter bei der Erstmanifestation:
- 2 Häufigkeitsgipfel: – zw. 20 und 29 Jahren
                      – zw. 50 und 59 Jahren
- Unipolare Depressionen beginnen später als bipolare Erkrankungen. Mittleres Alter bei Erstmanifestation: 40 Jahre bzw. 20–25 Jahre.

Frauen erkranken **häufiger** als Männer an depressiven Phasen: Verhältnis ca. 2:1 (bei manischen Phasen besteht kein Geschlechtsunterschied)

4.1.2 ENTSTEHUNGSBEDINGUNGEN

Affektive Erkrankungen (insbesondere der melancholische Subtyp der Depression und die Manie) können als **vorwiegend erblich** bedingte Erkrankungen angesehen werden, denen eine gewöhnlich vorübergehend auftretende, und daher reversible, Stoffwechselstörung des Gehirns zugrunde liegt. Für die vorwiegende Erbbedingtheit sprechen die **Ergebnisse der Zwillings- und Familienstudien**, die in zwei Aussagen zusammengefaßt werden können:

- In den Familien der Patienten, die an einer affektiven Erkrankung leiden, häufen sich gleichartige Erkrankungen. In diesem Sinne steigt das Risiko einer affektiven Erkrankung, mit zunehmendem Verwandtschaftsgrad zu einer Person, die bereits an einer solchen erkrankt ist (s. Abb. 4.2).
- Für das Auftreten affektiver Erkrankungen bei eineiigen und zweieiigen Zwillingen besteht ein deutlicher Konkordanzunterschied (s. Abb. 4.2).

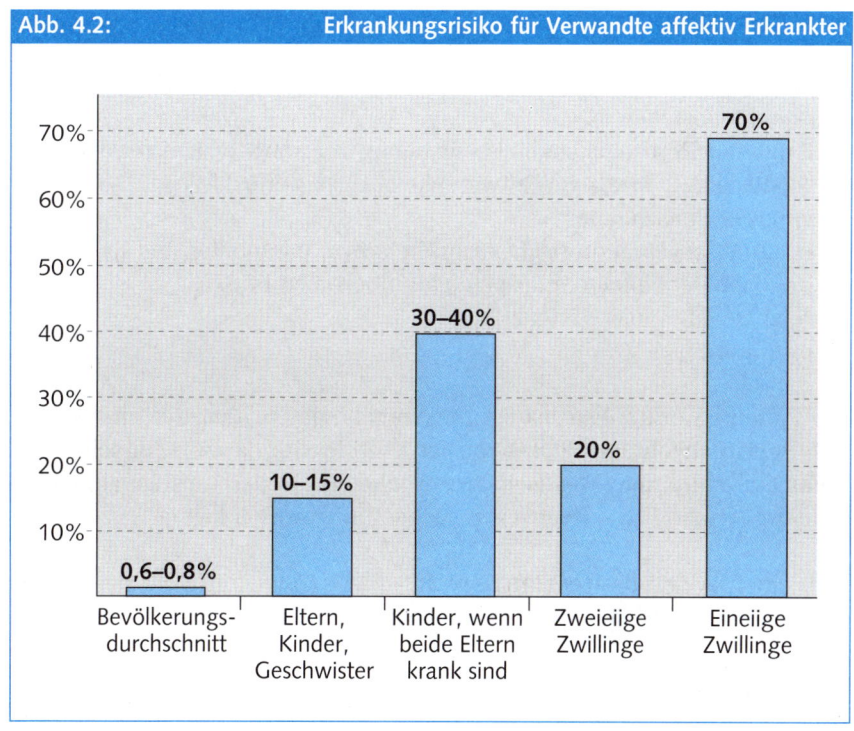

Abb. 4.2: **Erkrankungsrisiko für Verwandte affektiv Erkrankter**

Wie bei den Schizophrenien gilt auch hier, daß **peristatische Faktoren** (Umweltfaktoren) bei der Manifestation einer affektiven Erkrankung eine Rolle spielen. Dafür spricht unter anderem die nicht seltene Diskordanz der Erkrankung bei eineiigen Zwillingen (ca. 30 %). Dabei kann man sich folgendes Konzept zurechtlegen:

Man geht davon aus, daß den affektiven Erkrankungen eine genetische Anlage (Vulnerabilität) zugrundeliegt, die eine individuell unterschiedliche **Penetranz** aufweist. Bei hoher Penetranz sind keine peristatischen Auslösefaktoren nötig, die Erkrankung entwickelt sich nach ihrer eigenen Gesetzlichkeit. Ist die Penetranz geringer, können Umweltfaktoren pathogenetisch wirksam werden (jedoch nur dann, wenn eine erblich bedingte Disposition besteht!).

Peristatische Faktoren sind auch für den weiteren Verlauf der Phase von Bedeutung, z. B. kann durch eine ungünstige lebensgeschichtliche Situation die Remission verzögert werden.

4.1.3 SPÄTDEPRESSIONEN ODER „INVOLUTIONS“-DEPRESSIONEN

Definition

Als **Spätdepressionen** bezeichnet man depressive Phasen nach dem 45. Lebensjahr bei Patienten, die bisher noch keine manische oder depressive Phase durchgemacht haben. Sie stellen somit eine Spätform unipolarer Depressionen dar.

Besonderheiten im Gegensatz zu den sich früher manifestierenden Depressionen bestehen in:
- längerem Prodromalstadium mit häufigerer somato- und psychogener Auslösung (z. B. soziale Entwurzelung, Hirnarteriosklerose),
- längerer Phasendauer,
- Häufung psychomotorischer Unruhe sowie paranoider und hypochondrischer Denkinhalte im psychopathologischen Bild,
- relativer Therapieresistenz,
- erhöhter Suizidgefahr.

Die Patienten erkranken häufig nur einmal, spätere Rezidive sind selten. Der Begriff Involutionsdepression ist irreführend, da sie wahrscheinlich **nicht** auf endokrine (Wechseljahre, Wochenbett) oder sonstige alterstypische organische Veränderungen zurückgeführt werden kann.

Von einer **Altersdepression** spricht man beim Auftreten der ersten depressiven Phase nach dem 65. Lebensjahr.

4.1.4 AUSLÖSUNG DER PHASEN

Mit dem Begriff der „endogenen“ Depression wollte man früher im Gegensatz zu den reaktiven und neurotischen Depressionen zum Ausdruck bringen, daß sie normalerweise ohne erkennbaren äußeren Anlaß auftreten. Entsprechend fand sich in Krisen- und Notzeiten kein Anstieg der Inzidenz „endogener Depressionen“.

Eine somatische *Auslösung* wurde in 3–10 % der Fälle angenommen (häufiger bei Depressionen als bei Manien), eine psychische in 7–20 %, z. B. Insuffizienzerfahrungen, Entwurzelungs- oder auch Entlastungssituationen, chronische spannungsreiche Konflikte.

4.1.5 BIOCHEMISCHE BEFUNDE

Man geht heute aufgrund der Ergebnisse neurobiologischer Forschung davon aus, daß Störungen der Reizübertragung und Weiterleitung im Gehirn von entscheidender Bedeutung für die Ätiopathogenese affektiver Erkrankungen sind. Deren Korrektur erklärt die Wirksamkeit verschiedener somatischer Therapieverfahren (z. B. von Antidepressiva).

Wichtige neurobiologische Hypothesen:
- Die **Monoamin-Mangelhypothese** geht von einem funktionalen Mangel an Noradrenalin und Serotonin (Vorstufe: Tryptophan) im synaptischen Spalt aus. Durch eine Wiederaufnahmehemmung von Noradrenalin und Serotonin durch Antidepressiva kann dieses Defizit ausgeglichen werden.
- Darüber hinaus nimmt man eine **Supersensitivität noradrenerger Betarezeptoren** an. Die chronische Gabe von Antidepressiva kann eine Verminderung der Empfindlichkeit der Betarezeptoren induzieren. Interessanterweise tritt diese sog. Beta-Downregulation erst nach ca. 2 Wochen auf, was der Dauer bis zum Wirkungseintritt der Antidepressiva entspricht.
- Die **cholinerg-noradrenerge Imbalance-Hypothese** postuliert ein relatives Überwiegen des cholinergen Systems während der Depression und ein Überwiegen des noradrenergen Systems während der Manie.
- Charakteristisch für depressive Erkrankungen sind **Veränderungen des REM-Schlafmusters**, die in einer Verkürzung der REM-Latenz und Verlängerung der ersten REM-Phase sowie einer erhöhten Augenbewegungsdichte (REM-Intensität) bestehen.
- Bei depressiven Patienten besteht oft ein Hypercortisolismus.

4.1.6 PRÄMORBIDE PERSÖNLICHKEIT

Man ist sich heute darüber einig, daß es für Depressive und Maniker **keine** typische prämorbide Persönlichkeitsstruktur gibt.
Häufig finden sich jedoch unter den depressiven Patienten zaghaft-vital-arme, empfindsam-launische und gewissenhaft-korrekt-pedantische Charaktere. Letzterer wird von Tellenbach auch als Typus melancholicus bezeichnet.

4.2 Symptomatik (GK Kap. 12.2)

4.2.1 DEPRESSION

Das psychopathologische Bild der Depression ist durch eine Reihe psychischer und vegetativer Symptome gekennzeichnet. Dabei muß wie immer beachtet werden, daß keines dieser Symptome obligat oder spezifisch für das Vorliegen einer Depression ist. Leichtere Formen mit weniger typischen Symptomen sind häufiger als die ausgeprägten Vollbilder.

Merkkasten 4.2:	Psychische Symptome der Depression

- Depressive Verstimmung
- Verlust von Freude und Interesse
- Konzentrations- und Gedächtnisstörungen
- Denkhemmung   – Verlangsamtes und einfallsarmes Denken
                               – Gedankensperrung
                               – Neigung zu Grübeln
- Psychomotorische Hemmung und Antriebslosigkeit oder innere Unruhe
- Leibliche Mißempfindungen und Vitalstörungen
- Depressive Wahnideen – Schuld- und Versündigungswahn
                               – Verarmungswahn
                               – Kleinheits- und Nichtigkeitswahn
                               – Hypochondrischer Wahn
- Suizidgedanken und -absichten
- Tagesschwankungen   – Morgentief
- Ein- und Durchschlafstörungen, morgendliches Früherwachen
- Appetitlosigkeit, Gewichtsverlust

Leitsymptom der Depression ist die **depressive Verstimmung**. Sie drückt sich aus in einer oft mit schweren Insuffizienzgefühlen gekoppelten Traurigkeit und im Verlust der emotionalen Schwingungs- und Resonanzfähigkeit. Die Patienten klagen mit traurigem und erstarrtem Gesichtsausdruck über ihre Unfähigkeit, sich freuen oder an irgendetwas Interesse zeigen zu können (sog. **Anhedonie**) und über einen Verlust der Sympathiegefühle gegenüber nahestehenden Bezugspersonen.

Diese Unfähigkeit, Liebe und Zuneigung z. B. für die Familie aufzubringen, bezeichnet man auch als **Gefühl der Gefühllosigkeit** oder Minderung des Fremdwertgefühls. Die Patienten leiden sehr darunter und machen es häufig zum Gegenstand von Selbstanklagen.

Wird die Traurigkeit leiblich erlebt, d. h. z. B. in der Brust- oder Magengegend als Druckgefühl, als ein Reifengefühl um den Kopf o. ä., spricht man von einer sog. **vitalen Depression** oder einer **vitalen Traurigkeit**.

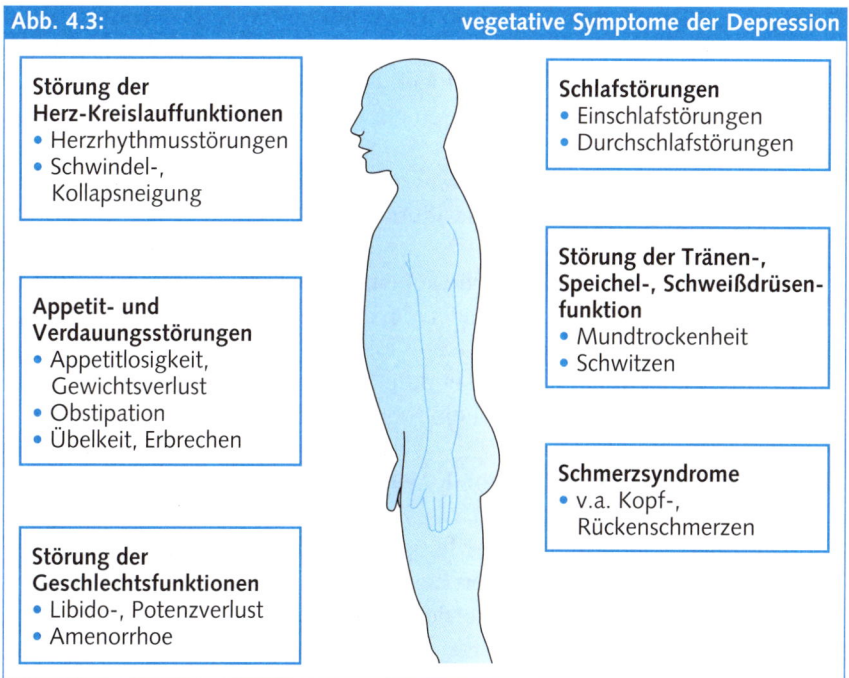

Abb. 4.3:   **vegetative Symptome der Depression**

Störung der Herz-Kreislauffunktionen
- Herzrhythmusstörungen
- Schwindel-, Kollapsneigung

Appetit- und Verdauungsstörungen
- Appetitlosigkeit, Gewichtsverlust
- Obstipation
- Übelkeit, Erbrechen

Störung der Geschlechtsfunktionen
- Libido-, Potenzverlust
- Amenorrhoe

Schlafstörungen
- Einschlafstörungen
- Durchschlafstörungen

Störung der Tränen-, Speichel-, Schweißdrüsen-funktion
- Mundtrockenheit
- Schwitzen

Schmerzsyndrome
- v.a. Kopf-, Rückenschmerzen

Dieser Begriff darf nicht mit der in 4.2.4 besprochenen „larvierten Depression" verwechselt werden. Bei der vitalen Traurigkeit bestehen Affektstörung und Vitalstörungen (leibliche Befindlichkeitsstörungen) gleichermaßen nebeneinander („Ich bin unendlich traurig **und** habe das Gefühl, die Traurigkeit säße mir wie ein Stein auf der Brust"). Dagegen tritt bei der **„larvierten Depression"** mit Zunahme der vegetativen Symptomatik und der Leibgefühlsstörungen zugleich die depressive Verstimmung in den Hintergrund („Ich kann so schlecht schlafen und habe ständig ein Druckgefühl in der Brust, traurig bin ich aber nicht").

Die meisten depressiven Patienten leiden auch unter **Angstgefühlen**, die meist ungerichtet und Ausdruck einer ausgeprägten Unsicherheit und Zukunftsangst sind.

Formale Denkstörungen treten als Denkhemmung auf, die sich in einer Verlangsamung des Gedankenablaufs oder in Gedankensperrung äußern kann, seltener auch in Gedankenabreißen, das oft als typisch schizophrenes Symptom beschrieben wird. Das Denken des Depressiven ist auf nur wenige Themen beschränkt (eingeengt), um die seine Gedanken ständig kreisen. Diese **Grübelneigung** kann sich bis zu einem Grübelzwang steigern.

Die Patienten sind wortkarg und einsilbig, und man hat den Eindruck, daß sie zwar durchaus den Wunsch verspüren, etwas zu erzählen, dies aber trotz größter Anstrengung nicht zustande bringen. Die Verlangsamung im formalen Denken verbunden mit einer verminderten Konzentrations- und Aufnahmefähigkeit sowie Merkfähigkeitsstörungen kann den Verdacht einer Störung intellektueller Funktionen erwecken und v. a. bei älteren Patienten zu der Fehldiagnose einer Demenz führen.

> Da das psychopathologische Bild sehr ähnlich ist, spricht man im Rahmen einer Depression von einer **Pseudodemenz** (s. a. 3.2.2.3).

Eine Abgrenzung von einer echten Demenz gelingt meist durch die Anwendung psychologischer Tests, bei denen die Diskrepanz zwischen der schlechten Selbsteinschätzung und den realen Fähigkeiten der Patienten deutlich wird. Durch eine antidepressive Therapie verschwinden die kognitiven Beeinträchtigungen wieder, was bei einer echten Demenz nicht der Fall ist.

Auch **Antrieb** und **Psychomotorik** sind gehemmt: Sämtliche Bewegungsabläufe verlangsamen sich, und die Entschluß- und Handlungsfähigkeit sind vermindert. Man findet zwar häufiger leichtere Formen der Antriebshemmung, sie kann sich jedoch bis zum „**depressiven Stupor**" steigern, in dem die Patienten fast bewegungslos verharren und auf Aufforderungen kaum noch reagieren.

Besonders typisch ist, daß der Depressive nicht mehr seine Tätigkeiten in Haushalt und Beruf in gewohnter Weise verrichten kann. Zu allem muß er sich aufraffen; es fällt ihm schwer, sich zu einer Tätigkeit zu entschließen, diese dann zu beginnen und durchzuhalten. Für jede Beschäftigung braucht er viel mehr Zeit als früher. Die Antriebshemmung kann dazu führen, daß sich die Patienten sozial zurückziehen.

Oft sind depressive Verstimmung und Antriebshemmung morgens stärker ausgeprägt als abends, wo sie manchmal ganz verschwinden. Diese Tagesschwankungen, die sich meist als **Morgentief** (seltener als Abendtief) äußern, sind ein wichtiges Kriterium für eine Depression mit somatischen Symptomen (früher endogene Depression).

Unter den **vegetativen Symptomen** sind Schlafstörungen und Appetitverlust mit Gewichtsabnahme, die bei fast allen Patienten auftreten, diagnostisch von größter Bedeutung. Die weiteren in Abb. 4.3 aufgeführten vegetativen Symptome spielen wegen ihrer Unspezifität eine untergeordnete Rolle.

Schlafstörungen treten meist in Form von Ein- und Durchschlafstörungen, verbunden mit morgendlichem Früherwachen, auf. Ca. 10% der Patienten klagen über eine Hypersomnie. Eine Besserung der Schlafstörung ist häufig erstes Zeichen einer Besserung des depressiven Zustandsbildes.

Die meisten Patienten haben einen ausgeprägten Appetitmangel, der oft zu massiven **Gewichtsverlusten** führt, wobei eine Minderung des Ausgangsgewichts um 5% pro Monat diagnostisch als relevant erachtet wird.

Es gibt kaum einen depressiven Patienten, der sich nicht mit der Frage beschäftigt, ob es nicht besser sei, tot zu sein, als diesen Zustand weiter ertragen zu müssen. Depressionen stellen dementsprechend mit 50 % die häufigste Ursache für **Suizide** dar. 10–15 % der depressiven Patienten sterben durch Suizid.

4.2.2 WAHN

Depressive Wahnideen treten bei den psychotischen („wahnhaften") Depressionen auf. Die Thematik läßt sich aus der depressiven Verstimmung ableiten (man spricht von **synthymen** oder **stimmungskongruenten Wahnideen**) und kreist um die Fragen materielle Existenz, Gesundheit und Seelenheil, nach K. Schneider um die Urängste des Menschen, die durch die Depression aufgedeckt werden. Somit äußert sich der Wahn des Depressiven als Verarmungswahn, als hypochondrischer Wahn oder als Schuld- und Versündigungswahn.

Beim **Verarmungswahn**, der vornehmlich bei Spätdepressionen auftritt, ist der Patient davon überzeugt, daß er kein Geld mehr besitzt, daß die Krankenkasse seinen Krankenhausaufenthalt nicht bezahlt und die Familie durch ihn in den finanziellen Ruin gestürzt wird. **Hypochondrischer Wahn** bezeichnet die krankhafte Überzeugung, an einer Krankheit wie Krebs, Syphilis oder AIDS zu leiden und daran zugrunde zu gehen. Der **Schuldwahn** kann verschiedene Inhalte haben: z. B. die unbeirrbare Befürchtung, durch bestimmte Verfehlungen oder Unterlassungen in der Vergangenheit am jetzigen Zustand schuld zu sein, so daß das Leiden als eine verdiente Strafe angesehen wird; oder die Überzeugung, an allem Übel der Welt schuld und dafür verantwortlich zu sein. Eine weitere Form des Wahns ist der **Kleinheits-** oder **Nichtigkeitswahn**, bei dem sich der Patient total unbedeutend und verloren fühlt. Dieser Wahn kann sich zu einem **nihilistischen Wahn** steigern, in dem der Patient davon überzeugt ist, nicht mehr oder nur noch zum Schein zu existieren oder alle seine Verwandten und Freunde verloren zu haben.

Wahnwahrnehmungen treten bei der Depression nicht auf.

4.2.3 UNTERFORMEN DER DEPRESSION

Nach der ICD unterscheidet man folgende Unterformen der Depressionen: Leichte, mittelschwere und schwere Depressionen, Depressionen mit somatischen Symptomen (s. 4.4.1), psychotische („wahnhafte") Depressionen und saisonale Depressionen sowie Dysthymien (s. 4.4.1).

Von einer **psychotischen Depression** spricht man, wenn psychotische Symptome wie Wahnideen, akustische Halluzinationen (selten, z. B. eine Stimme, die den Patienten zum Suizid auffordert) oder ein depressiver Stupor auftreten.

Depressionen zeigen normalerweise zwei Häufigkeitsgipfel im Frühjahr und im Herbst. Demgegenüber grenzte man eine Depressionsform ab, die im Spätherbst oder Winter auftritt und im Frühjahr abklingt. Hier spricht man von **saisonalen Depressionen**, wobei dieses Auftretensmuster mindestens zwei Jahre bestehen muß. Die Symptomatik ist oft atypisch mit Hypersomnie, Gewichtszunahme und „Kohlenhydrathunger". Die saisonale Depression spricht gut auf Lichttherapie an.

Steht die Antriebshemmung im Vordergrund, spricht man auch von einer **gehemmten Depression**. Oft ist hinter der Antriebshemmung eine innere Unruhe und Getriebenheit ängstlicher Färbung versteckt. Tritt diese in den Vordergrund, spricht man von **ängstlich-agitierter Depression**, die sich in hektischem Bewegungsdrang oder auch in einem aufdringlich-stereotypen Lamentieren äußern kann (sog. **„Jammerdepression"**).

Depressionen, bei denen vegetative Symptome vorherrschen, bezeichnet man auch als **vegetative** oder **„larvierte" Depressionen**.
Die eigentliche depressive Verstimmung sowie die Denk- und Antriebshemmung sind hinter der „Larve" dieser mehr körperlichen Symptome verborgen, so daß sie oft vom zunächst aufgesuchten Allgemeinarzt oder Internist als körperliche Erkrankung verkannt werden. Die Patienten werden dann von Arzt zu Arzt geschickt, bis endlich die dahinterliegende Depression erkannt wird. Meist ist es möglich, durch eine ausführliche Exploration die grundlegenden und für eine Depression diagnostisch relevanten psychopathologischen Symptome aufzudecken (z. B. Schlaf- und Appetitstörungen, Konzentrationsstörungen).
Weitere typische Symptome (neben den in Abb. 4.3 genannten) sind z. B. allgemeines Abgeschlagensein, andauernde Müdigkeit ohne Erholung durch Schlaf, Druckgefühl über der Brust oder im Bauchraum, „Reifen um den Kopf" und „Kloß im Hals".

Wenn qualitativ eigenartige Körpermißempfindungen ganz im Vordergrund der Symptomatik stehen, spricht man von einer **zönästhetischen Depression**, bei Entfremdungserlebnissen in Form von Depersonalisation und Derealisation von einer **Entfremdungsdepression**. Hier kann die differentialdiagnostische Abgrenzung zu verschiedenen Formen der Neurose und Schizophrenie schwierig werden.

4.2.4 MANIE

Die Manie kann als Umkehrbild der Depression betrachtet werden (vgl. Tab. 4.1).
Die **3 Kardinalsymptome** der Manie lauten:
- Gehobene, ansteckende und leicht irritierbare Stimmung
- Steigerung des Antriebs
- Ideenflucht

Weitere bei der Manie häufig vorkommende **Symptome** sind:
- Fehlendes Krankheitsgefühl, mangelnde Kritikfähigkeit und vermindertes Fremdwertgefühl,
- Logorrhoe
- Selbstüberschätzung bis hin zu Größenideen (Megalomanie),
- Ausgeprägte Anregbarkeit und Ablenkbarkeit,
- Gehobenheit der Vitalgefühle mit vermindertem Schlafbedürfnis.

Die **Stimmung** des Manikers ist durch drei Charakteristika gekennzeichnet:
Sie ist **gehoben**, d.h. der Patient ist grundlos gut gelaunt, heiter, ausgelassen, sie ist **ansteckend** und sie ist **leicht irritierbar**. Letzteres bedeutet, die fröhliche Stimmung des Manikers kann in eine gereizte, aggressive und streitsüchtige umschwenken, wenn er z.B. Unannehmlichkeiten begegnet oder seinem Tatendrang Einhalt geboten werden muß. In diesem Sinne unterscheidet man heiter-ausgelassene **(euphorische Manie)** und mehr gereizt-streitsüchtige Manieformen **(dysphorische Manie)**.
Die optimistische und übermütige Stimmung des Manikers kann natürlich wirken, so daß sie oft schwierig vom gesunden Ausgelassensein abgrenzbar ist.
Durch das gesteigerte Selbstwerterleben des Manikers kann es zu einem Verlust der Fremdwertgefühle kommen sowie zu einem Verlust der kritischen Selbstreflexion auf die krankheitsbedingten psychischen Veränderungen: Krankheitsgefühl und Krankheitseinsicht fehlen in den meisten Fällen.

Der **Antrieb** des Manikers ist gesteigert. Die Antriebssteigerung äußert sich in einem gesteigerten Rededrang bis hin zur Logorrhoe sowie in einem gesteigerten Bewegungs- und Betätigungsdrang, der für die Umgebung sehr lästig werden kann. Durch die ständige Betätigung schlafen die Patienten weniger, klagen aber im Gegensatz zum Depressiven nicht darüber, sondern haben sogar ein **vermindertes Schlafbedürfnis**.
Ein besonderes Kennzeichen ist das unüberlegte und kritiklose Umsetzen von Gedanken und Antrieben in Entschlüsse und Handlungen. Dadurch kann es zu **unsinnigen Geldausgaben**, Vertragsabschlüssen und Spekulationen kommen, wodurch der Patient sich u.U. in den finanziellen Ruin stürzt. Können diese unsinnigen Handlungen ambulant nicht beherrscht werden, wird eine Unterbringung und stationäre Behandlung auf einer geschlossenen Abteilung notwendig.
Die Antriebssteigerung kann auch zu einer **Enthemmung** führen, die sich in Distanzlosigkeit, Aufdringlichkeit oder Verletzung des Schamgefühls äußert, z.B. durch sexuelle Belästigung oder Erzählen ordinärer Witze.

Das sog. **ideenflüchtige Denken** des Manikers ist gekennzeichnet durch ein unbeständiges und einfallsreiches Denken, durch einen unaufhörlichen Wechsel des Denkziels und eine erhöhte Ablenkbarkeit durch Außeneindrücke. Die Patienten springen von einem Thema zum anderen, verlieren sich dabei im Unwesentlichen und sind kaum in der Lage, einen längeren Gedankengang zu Ende zu führen. Im Gegensatz zum zerfahrenen Denken des Schizophrenen sind jedoch die assoziativen Brücken zwischen den Gedanken noch erkennbar, d. h. die Gedankengänge sind noch weitgehend nachvollziehbar.

Liegt nicht mehr Ideenflucht sondern Denkzerfahrenheit vor, d. h. steht ein Gedanke beziehungslos neben dem anderen, spricht man auch von einer **verworrenen Manie**. Diese Form kann man dann ebenso wie Manien mit zusätzlich halluzinatorischer, katatoner oder paranoider Symptomatik dem Übergangsgebiet zu den Schizophrenien zuordnen und als „**Mischpsychose**" oder „**schizoaffektive Psychose**" bezeichnen (siehe 4.2.5).

Beim Maniker fehlen negative Vitalgefühle, über die der depressive Patient so häufig klagt. Eher sind die **Vitalgefühle gehoben**, die Patienten fühlen sich ungewöhnlich gesund und leistungsfähig, nehmen oft trotz des guten Appetits an Gewicht ab und haben eine gesteigerte Libido.

Ein echter primärer **Wahn** wird bei Manikern **kaum** beobachtet. Alle wahnähnlichen Inhalte, die man treffender als Größenideen bezeichnen sollte, sind Konkretisierungen der eigenen Selbstüberschätzung, von der die Patienten, im Gegensatz zum echten Wahn, nicht felsenfest überzeugt sind.
Die Inhalte wechseln rasch: Heute halten sie sich für den besten Therapeuten, der alle Probleme spielend lösen kann, morgen für den erfolgreichsten Unternehmer, den die Welt je gesehen hat. Wahnwahrnehmungen treten bei der endogenen Manie nicht auf.

4.2.5 SCHIZOAFFEKTIVE PSYCHOSEN

Definition

Zwischen den affektiven Psychosen und Schizophrenien gibt es fließende Übergänge, sog. „**Zwischen-Fälle**" (K. Schneider) oder **Mischpsychosen** (E. Kretschmer), die als **schizo-affektive Psychosen** bezeichnet werden. Von einer schizo-affektiven Psychose spricht man, wenn neben der depressiven oder manischen Symptomatik auch ausgeprägte schizophrene Symptome bestehen, die über weite Strecken das Bild beherrschen und in ihrer Schwere der Symptomatik einer Schizophrenie ähneln.

Ebenso verwendet man die Bezeichnung schizo-affektive Psychose, wenn neben einer schizophrenen Symptomatik auch ausgeprägte depressive oder manische Symptome bestehen.

Man spricht hier auch von einer **Differentialtypologie** zwischen Schizophrenien und affektiven Psychosen. Das bedeutet, daß ein Fall hier zwar mehr oder weniger zum schizophrenen oder affektiven Typ gehört, ohne daß man wie bei einer Differentialdiagnose streng alternativ den Fall genau einem Typ zuordnen kann.

4.3 Verlauf (GK Kap. 12.3)

4.3.1 VERLAUFSFORMEN

Wie schon bemerkt, verlaufen affektive Erkrankungen in **Phasen**, d.h. es kommt zwischen den Phasen zu einer vollständigen Remission mit Wiederherstellung der Ausgangspersönlichkeit. Verläufe, die zu Residualzuständen führen und dann **Schübe** genannt werden, wie es bei den Schizophrenien häufiger der Fall ist, werden seltener beobachtet. **Episode** stellt den neutralen Oberbegriff von Phase und Schub dar.

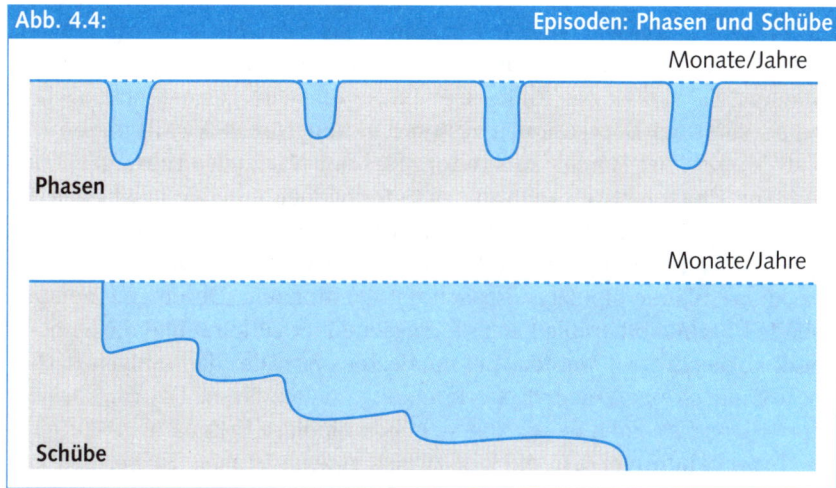

Abb. 4.4: Episoden: Phasen und Schübe

Affektive Erkrankungen können **unipolar** oder **bipolar** verlaufen. Bei der unipolaren Verlaufsform treten nur depressive oder manische Phasen auf, während sich bei der bipolaren depressive und manische Phasen regelmäßig oder unregelmäßig abwechseln. Abb. 4.5 gibt einen Überblick über die möglichen Verlaufsformen und ihre Häufigkeit.

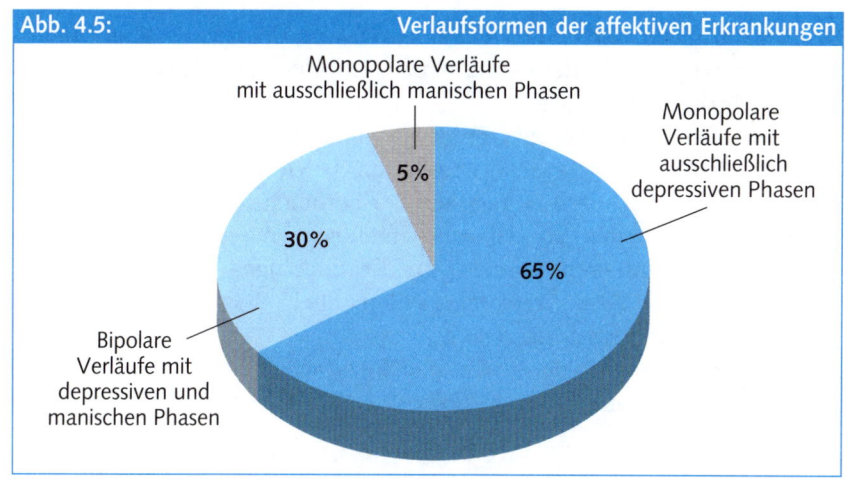

Abb. 4.5: Verlaufsformen der affektiven Erkrankungen

Depressionen und Manien können **monophasisch** (einmalig) oder **polyphasisch** (wiederholt) auftreten, wobei einphasische depressive Verläufe mit ca. 15 % relativ selten sind. Häufiger sind mehrphasische Verläufe, wobei die Phasenzahl bei bipolaren Formen mit ca. 9 etwa doppelt so hoch ist wie bei unipolar-depressiven mit ca. 4 Phasen.

Etwa 20 % der Patienten mit einem bipolaren Verlauf sind sog. „**Rapid Cycler**", d. h. es treten mehr als 4 Phasen pro Jahr auf. 80–90 % sind Frauen. Die Prognose ist hier eher ungünstig.

4.3.2 VERLAUF

Die einzelnen Phasen beginnen in der Regel allmählich, weniger häufig akut oder subakut, d. h. der Beginn einer Phase ist meist nicht genau zu bestimmen. Ebenso ist das Ende einer Phase oft nicht genau festzumachen, und es kann bei Depressionen zu **hypomanen Nachschwankungen** (ca. 10–15 %) bzw. bei Manien zu **subdepressiven Nachschwankungen** kommen. Die **Phasendauer** schwankt interindividuell erheblich zwischen Tagen und Jahren. Durchschnittlich dauern die Phasen jedoch 4–9 Monate, wobei die unipolar depressiven Phasen mit 6 Monaten im Durchschnitt länger dauern als die bipolaren Phasen mit 4,5 Monaten. Durch eine entsprechende Pharmakotherapie kann die Phasendauer verkürzt und die Symptomatik abgeschwächt werden. Bei mindestens 50 % der depressiven Patienten kommt es nach einer Ersterkrankung zu Rezidiven. Bei ca. 20 % der depressiven Patienten entwickelt sich eine bipolare Erkrankung.

Die **Intervalldauer**, d. h. die Zeit zwischen zwei Phasen, ist bei den unipolar-depressiven Formen im Durchschnitt länger als bei den bipolaren Formen. Bei multi-phasischen Verläufen wird der Abstand von Phase zu Phase oft kürzer. In seltenen Fällen können freie Intervalle zwischen den Phasen vollständig fehlen.

4.3.3 PROGNOSE

Bei etwa $^2/_3$ der Patienten heilen die depressiven Episoden voll aus, bei $^1/_3$ tritt nur eine partielle Besserung ein. 10–15 % der depressiven Patienten bleiben chronisch depressiv.

Das Risiko einer ungünstigen Prognose steigt bei älteren Patienten, bei schwerer familiärer genetischer Belastung, bei fehlender sozialer Unterstützung und chronischen familiären oder beruflichen Konfliktsituationen. Darüber hinaus nimmt das Risiko für einen schlechten Verlauf zu bei Komorbidität mit anderen psychischen Erkrankungen wie Angsterkrankungen, Abhängigkeitserkrankungen, Persönlichkeitsstörungen, Zwangserkrankungen oder Eßstörungen.

Die Prognose wird auch durch die hohe Suizidrate unipolar depressiver Erkrankter (10–15 %) und bipolar Erkrankter (15–30 %) beeinträchtigt.

4.4 Diagnostik und Differentialdiagnostik (GK Kap. 12.4)

4.4.1 DIAGNOSTIK DER DEPRESSION UND MANIE

Wie in der Einleitung zum Kap. 4 bereits ausgeführt, hat man eine **Einteilung der Depressionen** nach ätiopathologischen Gesichtspunkten in den Klassifikationssystemen des ICD-10 und DSM-IV aufgegeben. Eine Einteilung erfolgt nur noch nach phänomenologischen Kriterien wie Symptomatologie, Schweregrad, Krankheitsdauer und Rückfallrisiko in folgende **Kategorien** (jeweils mit Subkategorien):

- depressive Episode (leicht, mittel, schwer, mit/ohne somatischem Syndrom, mit/ohne psychotischer Symptomatik)
- rezidivierende depressive Störungen
- anhaltende affektive Störungen: Dysthymien und Zyklothymien
- andere affektive Störungen
- nicht näher bezeichnete affektive Störungen

Merkkasten 4.3	ICD-10 Kriterien für depressive Episoden

Die Patienten leiden mindestens zwei Wochen unter mindestens zwei der folgenden Hauptsymptome:

- depressive Verstimmung
- Verlust von Freude und Interesse
- erhöhte Ermüdbarkeit

sowie unter zwei (leichte Depression), drei (mittelschwere) oder mindestens vier (schwere Depression) weiteren Symptomen:

- verminderte Konzentration und Aufmerksamkeit
- vermindertes Selbstwertgefühl und Selbstvertrauen
- Schuldgefühle und Gefühle von Wertlosigkeit
- negative und pessimistische Zukunftsperspektiven
- Suizidgedanken oder erfolgte Selbstverletzung
- Schlafstörungen
- verminderter Appetit

Für die Diagnose einer **depressiven Episode mit somatischen Symptomen** (melancholischer Subtyp, früher „endogene" Depression) müssen mindestens vier der folgenden Kriterien erfüllt sein:

- Verlust von Freude und Interesse
- Mangelnde emotionale Schwingungsfähigkeit
- Frühmorgendliches Erwachen
- Morgentief der Stimmung
- psychomotorische Hemmung oder Agitiertheit
- deutlicher Appetitverlust
- Gewichtsverlust (mehr als 5 % in einem Monat)
- deutlicher Libidoverlust

Dysthymien und **Zyklothymien** sind über mindestens zwei Jahre verlaufende, chronische, unipolar-depressive bzw. bipolare Erkrankungen. Sie erreichen jedoch nie einen solchen Schweregrad, daß die Diagnose einer depressiven oder manischen Episode nach ICD-10 gestellt werden könnte. Mit dem Begriff Dysthymie bezeichnet man daher heute im wesentlichen die neurotischen Depressionen oder depressiven Persönlichkeiten. Die Bezeichnung Zyklothymie hat eine gänzlich neue Bedeutung erhalten. Früher bezeichnete man damit allgemein die manisch-depressiven Erkrankungen.

Außerdem können Depressionen diagnostiziert werden als:
- Angst und Depression gemischt: Wenn gleichzeitig Angst besteht, aber Depression und Angst nicht ein Ausmaß erreichen, das eine einzelne Diagnose rechtfertigen würde.
- Depresssive Anpassungsstörung: Wenn eine depressive Reaktion auf massive Belastungen oder eine schwere körperliche Erkrankung besteht (früher reaktive Depression).
- Schizodepressive Störung: Wenn Depressionen zusammen mit schizophrenen Symptomen auftreten.
- Organische affektive Störung: Wenn depressive Symptome infolge einer Schädigung oder Funktionseinschränkung des Gehirns bestehen.
- Depression als Folge des Gebrauchs von psychotropen Substanzen (Drogen).

Auch **Testverfahren** wie Beurteilungsskalen, Fragebögen und Leistungstests werden zur standardisierten Befunderhebung (v.a. zu Forschungszwecken) eingesetzt. Selbstbeurteilungsskalen sind z.B. die Depressionsskalen von Beck und von v. Zerssen, Fremdbeurteilungsskalen z.B. die Depressionsskala nach Hamilton.

Die **Diagnose einer Manie** kann ungleich schwerer sein als die einer Depression, da die Symptome isoliert betrachtet noch unspezifischer sind als die Symptome der Depression. Besonders schwierig ist u.U. die Abgrenzung von den Schizophrenien, besonders bei jungen Patienten.

4.4.2 DIFFERENTIALDIAGNOSTIK

Eine exakte Diagnose und Differentialdiagnose ist die wichtigste Voraussetzung für eine erfolgversprechende Therapie, denn depressive und manische Verstimmungszustände können auch somatogenen Ursprungs sein und bedürfen entsprechend einer differentiellen Therapie. In den meisten Fällen gelingt es, durch eine genaue psychopathologische und körperliche Untersuchung die somatogenen Depressionen und Manien zu identifizieren.

4.4.2.1 Differentialdiagnose der Depression

Depressionen müssen differentialdiagnostisch abgegrenzt werden gegenüber:
- schizoaffektiven Erkrankungen
- Angsterkrankungen
- sekundären Depressionen im Rahmen von Eßstörungen, Angsterkrankungen, somatoformen Störungen und Schizophrenien (hohe Komorbidität!)
- organisch oder **körperlich begründbaren** Depressionen (ca. 20%)
  - medikamentös bedingt (Reserpin, Neuroleptika, β-Blocker, Methyl-Dopa)
  - bei metabolisch-endokrinen Störungen (Anämien, D. mellitus, Urämie, Hyper- oder Hypothyreose, M. Cushing, M. Addison, intermittierende Porphyrie)
  - bei Tumoren
  - bei Infektionskrankheiten
  - bei degenerativen Erkrankungen (M. Parkinson, MS, M. Alzheimer, Chorea Huntington)
  - bei anderen Erkrankungen (Pankreatitis, Kollagenosen, Herzinsuffizienz, subdurales Hämatom)

4.4.2.2 Differentialdiagnose der Manie

Manien müssen differentialdiagnostisch abgegrenzt werden gegenüber:
- schizoaffektiven Erkrankungen
- schizophrenen Psychosen
- **körperlich begründbaren** Manien
  - medikamentös bedingt (Steroide, L-Dopa, Sympathomimetika, Halluzinogene, Alkohol)
  - bei metabolisch-endokrinen Störungen (M. Cushing, Hyperthyreose, postinfektiös, Hämodialyse)
  - bei Tumoren
  - bei Infektionskrankheiten
  - bei neurologischen Erkrankungen (MS, Epilepsien)

4.5 Therapie und Prävention (GK Kap. 12.5)

Die Behandlung einer depressiven Erkrankung stützt sich auf **zwei wesentliche Therapieverfahren**:
- medikamentöse Therapie
- psychotherapeutische Maßnahmen.

Neben diesen Verfahren können noch weitere zur Anwendung kommen:
- Schlafentzugstherapie,

- Elektrokrampftherapie (EKT),
- Lichttherapie.

Indikationen für eine stationäre Behandlung depressiver Patienten sind v. a. Suizidalität und psychotische (wahnhafte) Symptomatik. Oft werden auch alleinstehende Patienten, Patienten mit schweren familiären Konflikten und ambulant therapieresistente Patienten aufgenommen.

4.5.1 PHARMAKOTHERAPIE DEPRESSIVER ERKRANKUNGEN

4.5.1.1 Definition und Indikationen von Antidepressiva

Definition
Antidepressiva (früher auch **Thymoleptika** genannt) sind Psychopharmaka, die mit verschiedener Schwerpunktbildung stimmungsaufhellend, antriebssteigernd oder psychomotorisch dämpfend wirken. Toleranz, Abhängigkeit und Sucht sind ebenso wie bei den Neuroleptika nicht zu befürchten.

Anwendungsbereiche von **Antidepressiva** sind:
- depressive Erkrankungen
- Panikstörungen und Phobien
- Zwangsstörungen
- chronische Insomnien
- Entzugssyndrome
- chronische Schmerzzustände.

4.5.1.2 Einteilung von Antidepressiva

Antidepressiva lassen sich in folgende Gruppen einteilen (vgl. Tab. 4.2):
- **Tri- und tetrazyklische Antidepressiva**
  wirken, indem sie die Wiederaufnahme von Noradrenalin und Serotonin im synaptischen Spalt hemmen und die postsynaptische Rezeptorempfindlichkeit verändern. Sie haben eine ähnliche klinische Wirkung und erzeugen eine unterschiedlich starke Sedation.
- **Selektive Serotonin-Wiederaufnahme-Hemmer**
  sind in ihrer Wirksamkeit vergleichbar mit den tri- und tetrazyklischen Antidepressiva. Sie haben jedoch einen eher aktivierenden Effekt und sind weniger toxisch (v. a. kardial) als die trizyklischen Antidepressiva. Als Nebenwirkungen treten v. a. initial Übelkeit und Erbrechen auf. Die sedierende und anticholinerge Wirkung ist jedoch gering, was sie relativ sicher bei Überdosierung und bei alten Patienten macht. Die Halbwertszeit ist z. T. erheblich länger als bei den Trizyklika, weshalb Kumulationsgefahr besteht (v. a. bei Fluoxetin)

Tab. 4.2:	Antidepressiv wirkende Psychopharmaka (zur Dosierung s. Anhang Tab. 1)	
Generikum	**Handelsname**	**Typ**
Tri- und tetrazyklische Antidepressiva		
Amitriptylin	Saroten®, Laroxyl®	I
Amitriptylinoxid	Equilibrin®	I
Doxepin	Aponal®, Sinquan®	I
Imipramin	Tofranil®	II
Clomipramin	Anafranil®	II
Dibenzepin	Noveril®	II
Maprotilin	Ludiomil®	II
Desipramin	Pertofran®	III
Nortriptylin	Nortrilen®	III
Selektive Serotonin-Wiederaufnahme-Hemmer		
Fluvoxamin	Fevarin®	II
Fluoxetin	Fluctin®	II
Paroxetin	Tagonis®	II
Sertralin	Zoloft®	II
Selektive Noradrenalin-Wiederaufnahme-Hemmer		
Reboxetin	Edronax®	II
Monoaminooxidase-Hemmer		
Tranylcypromin	Jatrosom®	III
Moclobemid	Aurorix®	III
Atypische Antidepressiva		
Buspiron	Bespar®	I
Trazodon	Thombran®	II
Trimipramin	Stangyl®	I
Mianserin	Tolvin®	II
Mirtazapin	Remergil®	II

Typ I = stärker sedierend, dämpfend (Amitriptylin-Typ)
Typ II = neutral (Imipramin-Typ)
Typ III = eher stimulierend, antriebssteigernd (Desipramin-Typ)

- **Selektive Noradrenalin-Wiederaufnahme-Hemmer**
- **Monoaminooxidase-Hemmer**

hemmen den Abbau von Noradrenalin und Serotonin. Sie wirken nicht sedierend, sondern können zu Beginn der Therapie Unruhe und Schlafstörungen verursachen. Empfohlen werden sie insbesondere bei sog.

atypischen Depressionen, die mit deutlicher Angstsymptomatik, Hypersomnie, Gewichtszunahme und einer extrovertiert-hysterischen Persönlichkeitsstruktur einhergehen.

● **Atypische Antidepressiva**
haben einen anderen Wirkungsmechanismus, unterscheiden sich aber in der klinischen Wirksamkeit nicht von den tri- und tetrazyklischen Antidepressiva.

Hinsichtlich der eher sedierenden oder eher aktivierenden Wirkung der Antidepressiva nahm Kielholz folgende Einteilung vor (s. a. Tab. 4.2):

Einteilung entsprechend der Wirkungsqualität in:
● Antidepressiva vom **Amitriptylin-Typ**:
stärker sedierend, dämpfend
● Antidepressiva vom **Imipramin-Typ**:
neutral
● Antidepressiva vom **Desipramin-Typ**:
eher stimulierend, antriebssteigernd

4.5.1.3 Pharmakokinetik

Antidepressiva werden in der Regel oral verabreicht und so gut wie vollständig aus dem Magen-Darm-Trakt resorbiert. Noch bevor sie ihre Wirkung im Gehirn entfalten, werden sie mit großer interindividueller Variabilität in der Leber metabolisiert (**First-pass-Effekt**). Dadurch entstehen wieder antidepressiv wirksame Metaboliten; z. B. wird aus Amitriptylin Nortriptylin, aus Imipramin Desipramin und aus Clomipramin Desmethylclomipramin. Die **Plasmahalbwertszeit** der Antidepressiva ist daher mit ca. 15–40 Stunden lang, Steady-state-Plasmaspiegel werden erst nach 5–7 Tagen erreicht.

Aufgrund des interindividuell unterschiedlich stark ausgeprägten First-pass-Effektes korrelieren die Plasmaspiegel der Antidepressiva relativ schlecht mit der oral verabreichten Dosis. Da für die therapeutische **Wirkung** aber der **Plasmaspiegel entscheidend** ist, kann bei starker Metabolisierung des Medikaments eine parenterale Infusionstherapie notwendig werden. Dadurch wird der First-pass-Effekt z. T. umgangen und es kommt zu einem schnelleren Anfluten des Medikaments im ZNS.

Die **Ausscheidung** der Antidepressiva und ihrer Metaboliten erfolgt nach Oxidation und Konjugation mit Glukuronsäure in der Leber hauptsächlich über die Nieren.

Die meisten Antidepressiva werden über Zytochrom P450-Subsysteme der Leber verstoffwechselt. Seit kurzem weiß man, daß durch genetische Polymorphismen dieser Enzyme „poor" und „high metabolizer" entstehen können, wodurch etwa 10% der Bevölkerung schon bei geringen Dosen massive Nebenwirkungen entwickeln („poor metabolizer") und etwa 1% der Bevölkerung höhere als übliche Medikamentendosen benötigen („high oder rapid metabolizer"). Durch Enzyminduktoren wie Carbamazepin und Phenytoin kann es zu einer Verminderung, durch Neuroleptika und selektive Serotonin-Wiederaufnahme-Hemmer zu einer Erhöhung von Antidepressiva-Plasmaspiegeln kommen.

4.5.1.4 Plasmakonzentrationsbestimmung

Die Messung der Plasmakonzentration von Psychopharmaka ist heute in vielen Kliniken möglich. Bedeutung hat die Messung der Plasmakonzentration v. a. bei der Behandlung mit Antidepressiva und Medikamenten zur Phasenprophylaxe affektiver Erkrankungen (Lithium, Carbamazepin, Valproat).

Plasmakonzentrationsbestimmungen können folgende praktische **Bedeutung** haben:
- Überprüfung der Compliance des Patienten
- Überprüfung der Richtigkeit der gewählten Dosis bei Nichtansprechen eines Medikaments oder beim Auftreten überdurchschnittlich stark ausgeprägter Nebenwirkungen.

Die Möglichkeit der Kontrolle von Plasmaspiegeln darf allerdings nicht dazu verleiten, „Spiegelkosmetik" zu betreiben, d. h. die Therapie nur nach dem gemessenen Plasmaspiegel auszurichten. Entscheidend für jede medikamentöse Intervention bleibt immer noch das klinische Zustandsbild des Patienten, und das um so mehr, als bis heute noch nicht eindeutig und für jedes Medikament die Frage des Zusammenhangs zwischen therapeutischer Wirksamkeit und Plasmakonzentration geklärt ist.

Die Blutentnahme zur Plasmakonzentrationsbestimmung sollte ca. 12 Stunden nach der letzten Medikamenteneinnahme erfolgen.

4.5.1.5 Wirkungsmechanismus

Akute und längerfristige Anwendung von Antidepressiva führen zu unterschiedlichen neurochemischen Wirkungen.

Akute Wirkungen antidepressiver Medikamente:
- Hemmung der Wiederaufnahme von Noradrenalin (eher antriebssteigernder Effekt, z. B. Desipramin oder Maprotilin) oder Serotonin (eher sedierender Effekt, z. B. Amitriptylin),
- Freisetzung monoaminerger Botenstoffe aus präsynaptischen Vesikeln,
- Blockade von Histaminrezeptoren (Sedation),
- Blockade von muskarinischen Acetylcholinrezeptoren (anticholinerge Nebenwirkungen),
- Blockade von α_1-Adrenorezeptoren (antiadrenerge Nebenwirkung).

Wirkungen bei chronischer Anwendung von Antidepressiva:

- Abnahme (Down-Regulation) zentraler Beta-Rezeptoren,
- Abnahme der Zahl und Zunahme der Empfindlichkeit zentraler Serotonin-2-Rezeptoren,
- Zunahme (Up-Regulation) postsynaptischer Alpha-Rezeptoren.
- Beeinflussung von second-messenger-Systemen
- Beeinflussung der Transkription von Genen

Die Down-Regulation zentraler Rezeptoren korreliert am engsten mit der Zeit, nach der sich ein therapeutischer Effekt beim Patienten zeigt, d. h. nach ca. 8–14 Tagen.

4.5.1.6 Nebenwirkungen

Neben den erwünschten antidepressiven Wirkungen zeigen Antidepressiva auch z. T. stark ausgeprägte Nebenwirkungen, die sich durch die Beeinflussung des cholinergen, adrenergen, serotonergen und histaminergen Systems ergeben. Diese können besonders zu Beginn einer Therapie sehr störend sein, bilden sich aber bei langfristiger Therapie mit Ausnahme der orthostatischen Regulationsstörungen meist wieder zurück.

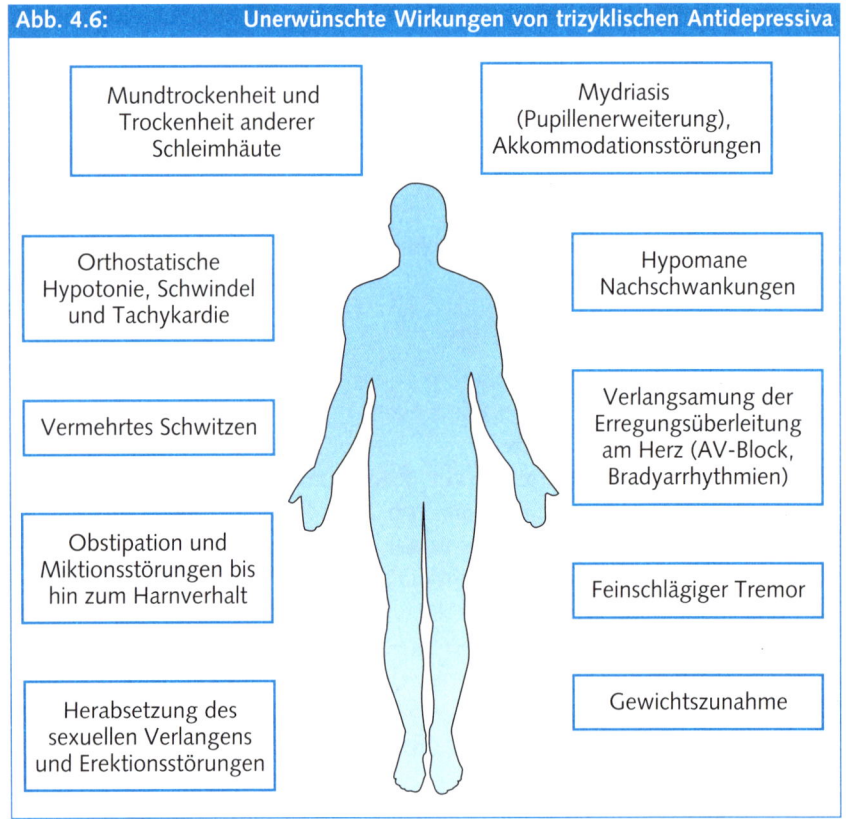

Abb. 4.6:   **Unerwünschte Wirkungen von trizyklischen Antidepressiva**

Mundtrockenheit und Trockenheit anderer Schleimhäute

Mydriasis (Pupillenerweiterung), Akkommodationsstörungen

Orthostatische Hypotonie, Schwindel und Tachykardie

Hypomane Nachschwankungen

Vermehrtes Schwitzen

Verlangsamung der Erregungsüberleitung am Herz (AV-Block, Bradyarrhythmien)

Obstipation und Miktionsstörungen bis hin zum Harnverhalt

Feinschlägiger Tremor

Herabsetzung des sexuellen Verlangens und Erektionsstörungen

Gewichtszunahme

Da die Nebenwirkungen von den pharmakologischen Eigenschaften der verwendeten Substanz und dem komplizierten Zusammenspiel zentraler und peripherer vegetativer Effekte abhängen, sind sie von Patient zu Patient oft sehr unterschiedlich oder sogar entgegengesetzt ausgeprägt.

Merkkasten 4.4:	Ernste, aber seltene Nebenwirkungen der Antidepressiva

● Krampfanfälle durch Senkung der Krampfschwelle
● Delirante Syndrome oder schizophrenieforme Durchgangssyndrome
● Veränderungen des weißen Blutbildes und cholestatische Hepatose
● Paralytischer Ileus
● Kardiomyopathien.

Therapie der Nebenwirkungen:
Die meisten Nebenwirkungen werden vom Patienten toleriert, wenn er durch den Arzt darauf aufmerksam gemacht wurde, daß es sich um vorübergehende Begleiterscheinungen der Therapie handelt und diese schon die ersten Zeichen dafür sind, daß das Medikament zu wirken beginnt. Einige Nebenwirkungen können therapeutisch angegangen werden:

Tab. 4.3:	Behandlung der Nebenwirkungen von Antidepressiva
Nebenwirkung	**Therapie**
Mundtrockenheit	Kaugummi, Emser-Pastillen, Anetholthrition (Mucinol®)
Hypotonie/Orthostatische Blutdrucksenkung	Dihydroergotamin (Dihydergot®) 4–6 mg täglich
Harnverhalt	Carbachol (Doryl®) 0,25 mg = 1 Amp. i.m. oder s.c.
Obstipation	z.B. Agiolax® oder Dulcolax®

4.5.1.7 Intoxikationen und Kontraindikationen

Bei **Überdosierungen** z.B. aus suizidaler Absicht muß eine intensivtherapeutische Behandlung erfolgen, da es auf Grund der anticholinergen Wirkungen zu lebensbedrohlichen Zuständen wie Arrhythmien, Hyperthermie, Delir, Koma oder Krampfanfällen kommen kann. Als **Antidot** kann der auch zentral wirksame Cholinesterasehemmer Physostigmin injiziert werden.

Aus den oben aufgezählten Nebenwirkungen lassen sich leicht **Kontraindikationen** ableiten: Prostatahyperplasie, Engwinkelglaukom (Glaucoma congestivum), Pylorusstenose, schwere Schäden an Leber oder Herz, Überleitungsstörungen des Herzens, Thromboseneigung sowie floride Psychosen aus dem schizophrenen Formenkreis.

Bei kardial vorbelasteten Patienten empfehlen sich nicht-trizyklische Antidepressiva (z. B. selektive Serotonin-Wiederaufnahme-Hemmer), bei denen die kardiovaskulären Nebenwirkungen schwächer ausgeprägt sind.

4.5.1.8 Wechselwirkungen

An Wechselwirkungen können auftreten:
- Verstärkung der sedierenden Wirkung durch:
  zentral dämpfende Substanzen (z. B. Alkohol und Hypnotika)
- Verstärkung der Blutdrucksenkung durch:
  Antihypertensiva
  Evtl. hypertensive Krisen durch:
  Sympathomimetika
- Senkung der Plasmakonzentration und damit verminderte Wirkung durch: Carbamazepin und Phenobarbital (Enzyminduktion) oder Nikotin
- Erhöhung der Plasmakonzentration und damit verstärkte Wirkung (und Nebenwirkung) durch:
  Neuroleptika (Enzymhemmung)
  Anm.: Auch Fluoxetin kann den Abbau von Trizyklika hemmen und daher deren Plasmaspiegel deutlich erhöhen.

4.5.1.9 Monoaminooxidase-Hemmer

Die sog. MAO-Hemmer, hemmen die oxidative Desaminierung von Noradrenalin, Dopamin und Serotonin. Als Monosubstanzen sind heute Tranylcypromin (Jatrosom®) und Moclobemid (Aurorix®) auf dem Markt. Sie werden inzwischen wieder zunehmend eingesetzt, und zwar bei folgenden **Indikationen**:
- Therapie von Depressionen (größter Indikationsbereich)
- Prophylaxe von Panikattacken
- Therapie von Phobien (v.a. Agoraphobie).

MAO-Hemmer zeichnen sich durch ihre **aktivierende Wirkung** aus, weshalb sie bei **gehemmt-depressiven Syndromen** oder sog. atypischen Depressionen eingesetzt werden. Wegen der erhöhten Gefahr von Nebenwirkungen wird oft empfohlen, MAO-Hemmer wie Tranylcypromin erst bei Versagen der Therapie mit üblichen Antidepressiva und Beachtung verschiedener Vorsichtsmaßnahmen (s. u.) einzusetzen.

Die wichtigsten **Nebenwirkungen** sind orthostatische Regulationsstörungen, Schwindel und Kopfschmerzen. Besonders durch den Genuß tyraminhaltiger Nahrungsmittel (Rotwein, Schokolade, fermentierter Käse, Salami) können **hypertone Blutdruckkrisen** ausgelöst werden, die gefürchtet, insgesamt jedoch sehr selten sind. Unruhe- und Erregungszustände sowie Krampfanfälle treten gelegentlich auf.

Bei dem MAO-Hemmer **Moclobemid (Aurorix®)** treten die Nebenwirkungen seltener auf, da dieser das Enzym reversibel blockt. Außerdem müssen die Vorsichtsmaßnahmen beim Genuß tyraminhaltiger Nahrung und bei der Kombination mit üblichen Antidepressiva, wie sie weiter unten aufgeführt sind, nicht beachtet werden.

Kontraindiziert sind MAO-Hemmer bei Suizidalität, ängstlich-agitierten Depressionen, erhöhter Krampfbereitschaft und Leber- oder Nierenschäden.

4.5.1.10 Vorgehen und Richtlinien bei der Therapie mit Antidepressiva

Vor Therapiebeginn
- Durchführung von Routineuntersuchungen und körperliche Untersuchung zur Abklärung etwaiger Kontraindikationen
- Aufklärung des Patienten über Ziel und zeitlichen Ablauf der Therapie, über eine mögliche Latenz des Wirkungseintritts und latenzloses Einsetzen von oft unangenehmen Nebenwirkungen wie Mundtrockenheit oder Sedierung.

Beginn der Therapie
- **Einschleichende** Dosierung des Antidepressivums mit kontinuierlicher Dosissteigerung, bis spätestens am 4. Tag die Erhaltungsdosis erreicht ist (unter stationären Bedingungen auch schneller). Die mittlere Dosis liegt für die meisten Antidepressiva bei 75–150 mg pro Tag (siehe Tab. 1 im Anhang). Bei ängstlich-agitierten Depressionen sollten eher Antidepressiva vom Amitriptylin-Typ, bei gehemmten Depressionen eher Antidepressiva vom Imipramin- bzw. Desipramin-Typ eingesetzt werden. Die **Erfolgsquote** von Antidepressiva liegt bei 60–70 %.

Vorsicht bei antriebssteigernden Antidepressiva: Hier kann der antriebssteigernde Effekt dem depressionslösenden vorausgehen, wodurch die Suizidgefahr ansteigt.

- Stark **ängstlich-agitierte** Patienten müssen zu Beginn der Therapie gegebenenfalls zusätzlich mit Benzodiazepinen oder niederpotenten Neuroleptika, wahnhaft-depressive Patienten mit hochpotenten Neuroleptika behandelt werden.
- Bei Patienten mit Risikofaktoren und bei älteren Patienten muß eine geringere Dosis gewählt werden, die oft bei 50 % der sonst üblichen Tagesdosis liegt.
- Patienten mit depressivem Stupor können nach Gabe von Lorazepam (Tavor©) kurzfristig gelockert und gesprächsbereit werden.

Hauptphase der Therapie

- Dosisverteilung meist über den Tag zwei bis drei Mal, bei Retardpräparaten auch einmal abends oder morgens und abends. Die Hauptdosis sollte bei sedierenden Antidepressiva abends, bei antriebssteigernden morgens verabreicht werden.
  Zuerst bessert sich gewöhnlich die Antriebslage, dann erst Depression, Hoffnungslosigkeit und Angst.
- Zeigt das Antidepressivum bei mittlerer Tagesdosis nach zwei bis drei Wochen keinen therapeutischen Effekt, muß die Dosis bis auf **Maximalwerte** erhöht werden. Evtl. kann die Bestimmung eines Serumspiegels für die geeignete Dosisanpassung hilfreich sein.
- Eine **Umstellung** auf ein anderes Antidepressivum sollte erst nach fünf bis sechs Wochen erfolgloser Therapie (inklusive Dosiserhöhung) erfolgen, zumal experimentelle Befunde darauf hinweisen, daß die **Wirkung** eines **Antidepressivums frühestens nach 8–14 Tagen** einsetzen kann.
  Das neu gewählte Antidepressivum sollte eine andere Wirkungscharakteristik besitzen: Statt trizyklischer jetzt nicht-trizyklische Struktur, statt serotonerger jetzt noradrenerge Wirkung usw.
- Eine **Infusionstherapie** kann bei schwer behandelbaren Depressionen durchgeführt werden (gute Kontrolle der Compliance und psychologische Wirksamkeit der invasiven Applikation). Eine größere Effektivität auf pharmakologischer Basis ließ sich jedoch im Vergleich zur oralen Einnahme nicht nachweisen.

Beendigung der Therapie

Da es ohne Medikation im ersten halben Jahr nach Remission der Depression in 75 % der Fälle zu einem Rückfall kommt, ist auch bei einer Erstmanifestation eine **Erhaltungstherapie** über mindestens 6 Monate durchzuführen. Dabei soll mit der vollen Dosis des Antidepressivums, unter dem die Remission eingetreten ist, weiterbehandelt werden. Erst dann kann das Antidepressivum langsam ausschleichend abgesetzt werden.
Noch während der Beendigung der Therapie kann bei rezidivierenden Verläufen mit einer **phasenprophylaktischen Therapie** begonnen werden (s. 4.5.5).

4.5.1.11 Vorgehen bei Therapieresistenz

Folgende Maßnahmen können bei Wirkungslosigkeit eines Antidepressivums ergriffen werden:

- Überprüfung des Plasmaspiegels und entsprechende Dosisanpassung
- Einsatz adjuvanter Therapiemaßnahmen wie die zusätzliche Gabe von Lithium (sog. Lithiumaugmentation) oder 25–50 µg Trijodthyronin (Schilddrüsen-Hormon-Augmentation)
- Wechsel des Antidepressivums, MAO-Hemmer

- Kombinationstherapie eines tri- oder tetrazyklischen Antidepressivums mit einem Serotonin-Wiederaufnahme-Hemmer
- Zusätzlicher Einsatz anderer Therapieverfahren, z. B. Kombination mit einer Schlafentzugsbehandlung
- Elektrokrampftherapie
- Bei therapieresistenten Depressionen ist immer auch eine Intensivierung der psychosozialen Diagnostik und Therapie anzustreben.

4.5.2 THERAPIE DER MANIE

Zur Akut-Behandlung von Manien werden Neuroleptika, Benzodiazepine, Lithium, Valproat und Carbamazepin allein oder meist in Kombination eingesetzt.
Dabei werden im einzelnen verwendet:

- Euphorische Manie (ca. 40%): Lithium, wegen des relativ langsamen Wirkeintritts zu Beginn zusätzlich hochpotente Neuroleptika und Benzodiazepine; Valproat
- Dysphorische Manie (ca. 40%): Valproat und anfangs Benzodiazepine; Carbamazepin; Lithium wenig wirksam
- Rapid Cycling (ca. 20%): Valproat und anfangs Benzodiazepine; seltener Carbamazepin

Um eine Schädigung der eigenen Interessen und eine Störung und Gefährdung der Umwelt zu verhindern, müssen Patienten mit einer akuten Manie in der Regel stationär behandelt werden.
Im Umgang mit dem Patienten sollte sich der Therapeut nicht mitreißen oder provozieren lassen und dem Patienten gegenüber distanziert und entschieden auftreten. Wichtig ist die Abschirmung von Außenreizen, um sprachliche und motorische Erregung nicht zu fördern.

4.5.3 ANDERE SOMATISCHE THERAPIEVERFAHREN

4.5.3.1 Schlafentzugstherapie

Bei der Schlafentzugstherapie erhofft man sich einen antidepressiven Effekt durch einen Eingriff in die 24-Stunden-Rhythmik. Man unterscheidet dabei einen **kompletten** (eine ganze Nacht) und einen **partiellen** (zweite Hälfte der Nacht) Schlafentzug, wobei letzterer in seiner Effektivität dem kompletten Schlafentzug gleichkommt.
Selektive Schlafentzüge (Entzug nur von REM-Phasen) haben zwar die größte therapeutische Wirksamkeit, werden heute jedoch wegen des großen personellen und technischen Aufwands (Schlaf-EEG) nicht mehr durchgeführt. Ca. 60–70% aller depressiven Patienten reagieren auf einen kompletten Schlafentzug mit einer deutlichen Stimmungsverbesserung, wobei insbesondere Tagesschwankungen der Stimmung und eine verkürzte REM-Latenz im Schlaf-EEG positive Prädiktoren sind. Die meisten

Patienten erleben jedoch einen Rückfall in die Depression in der darauffolgenden Nacht. Der Schlafentzugseffekt kann bei 60–70% der Patienten durch eine sog. Schlafphasenvorverlagerung aufrechterhalten werden.

4.5.3.2 Elektrokrampftherapie (EKT) oder Elektrische Therapie

Die Elektrokrampftherapie wurde 1937 durch Bini und Cerletti eingeführt. Während dieses schnell wirkende und nebenwirkungsarme Verfahren heute in den USA häufig zum Einsatz kommt, bestehen in Deutschland erheblich Vorbehalte gegen die Anwendung einer Elektrokrampftherapie.

Diese sind allerdings vornehmlich ideeller Art, handelt es sich hierbei doch um eine wirkungsvolle antidepressive Maßnahme, die einem Patienten, der an einer medikamenten- und schlafentzugsresistenten Depression leidet, nicht vorenthalten werden sollte.

Prinzipien der Anwendung:
- Kurznarkose und Muskelrelaxation
- Unilaterale temporo-parietale Elektrodenplazierung an der nicht-dominanten Hemisphäre
- Auslösung eines durch die Muskelrelaxation kaschierten epileptischen Krampfanfalls durch Verwendung möglichst minimaler Stromstärken (200–900 mA).

Beachtet man diese Grundprinzipien, liegt das Risiko dieser Methode nicht höher als das Risiko der Kurznarkose. An Nebenwirkungen werden akute reversible Verwirrtheitszustände, Merkfähigkeits- und Konzentrationsstörungen sowie Muskelschmerzen beobachtet. In der Regel wird eine Serie von 6–10 Elektrokrampfbehandlungen im Abstand von je 2–3 Tagen durchgeführt.

Bis zu 80 oder 90% der Patienten mit endogener Depression sollen auf eine EKT-Therapie ansprechen. Besonders geeignet ist sie für Patienten mit einer psychotischen Depression.

Kontraindiziert ist die EKT bei organischen Hirnerkrankungen (Erhöhung des intrakraniellen Drucks), bei schweren Herz-Kreislauferkrankungen, z. B. einem noch frischen Herzinfarkt, bei Herzschrittmacherträgern und bei Schwangerschaft. Höheres Lebensalter stellt keine Kontraindikation dar.

4.5.3.3 Lichttherapie oder Phototherapie

Dieses Verfahren soll v. a. bei sog. saisonalen Depressionen, also Depressionen, die nur während bestimmter Jahreszeiten (Spät-Herbst und Winter) auftreten, therapeutisch wirksam sein. Durch eine Veränderung des wichtigsten exogenen **Zeitgebers**, des Hell-Dunkel-Rhythmus, durch „Bestrahlung" des Patienten mit einer artifiziellen Lichtquelle (mindestens 2000 Lux) zweimal pro Tag erhofft man sich einen Einfluß auf die endogene 24-Stunden-Rhythmik des Körpers, die bei dieser Depression gestört sein soll.

4.5.4 PSYCHOTHERAPIE

Psychotherapieverfahren zur Behandlung von Depressionen sind:
- **Kognitive Psychotherapie**: Diese entwickelte sich aus dem kognitiven Depressionsmodell von Beck. Sie geht davon aus, daß Depressionen auf negativen Denkschemata bezüglich der eigenen Person sowie der gegenwärtigen und zukünftigen Umwelterfahrungen („kognitive Triade") beruhen und die Umwelt selektiv, und zwar nur bezüglich ihrer negativen Aspekte, wahrgenommen wird. Ziel der Therapie ist die Erfassung dieser verzerrten Wahrnehmungen und die Erarbeitung alternativer Kognitionen und Verhaltensmuster.
- **Interpersonelle Psychotherapie (IPT)**: Die IPT ist ein 12–20 Sitzungen umfassendes strukturiertes Therapieverfahren. Der Schwerpunkt liegt auf der Behandlung zwischenmenschlicher Probleme, die die Depression bedingen und/oder durch die Depression verschlimmert werden.
- **Verhaltenstherapie**: Techniken sind z.B. Aktivitätstraining, Selbstkontrollverfahren wie z.B. Gedankenstop zur Unterbrechung automatischer Gedankenketten oder soziales Kompetenztraining
- **Tiefenpsychologische Therapien**: siehe dort

Insbesondere die kognitive und die interpersonelle Psychotherapie sind bei leichten und mittelschweren Depressionen der Antidepressivatherapie vergleichbar. Bei schweren Depressionen muß immer zusätzlich eine pharmakologische Behandlung erfolgen.

4.5.5 PROPHYLAXE

Eine Prophylaxe (**Sekundärprävention**) affektiver Erkrankungen wird durchgeführt, um die Häufigkeit und Intensität depressiver und manischer Phasen herabzusetzen.
Eine rezidivprophylaktische Behandlung sollte bei unipolar verlaufenden Depressionen begonnen werden, wenn zwei Episoden innerhalb von 5 Jahren stattgefunden haben, bei bipolaren Psychosen bei zwei Episoden innerhalb von 4 Jahren.

Eingesetzt werden folgende Medikamente:
- bei unipolaren Depressionen: Lithium und/oder Antidepressiva
- bei bipolaren Störungen: Lithium, Carbamazepin, Valproat
- bei rapid cycling: Valproat, Carbamazepin

4.5.5.1 Lithium

Lithium wurde erstmals 1949 von dem australischen Psychiater Cade zur Behandlung der Manie eingesetzt. Obwohl es auch heute noch zur Akutbehandlung der Manie eingesetzt wird (meist in Kombination mit einem Neuroleptikum oder Benzodiazepinen), besteht die **Hauptindikation** für Lithium in der Prophylaxe manisch-depressiv und unipolar depressiv verlaufender Psychosen. Weitere Indikationen sind die Behandlung und Prophylaxe schizo-affektiver Psychosen (v.a. vom manischen Typ) sowie die Behandlung endogener Depressionen, wenn Antidepressiva allein nicht wirksam sind (sog. Lithium-Augmentation).

PHARMAKOKINETIK

Lithiumsalze werden nach oraler Gabe vollständig aus dem Magen-Darm-Trakt resorbiert und erreichen nach 1–3 Stunden maximale Serumspiegel. Lithium wird weder an Plasmaproteine gebunden, noch metabolisiert, sondern **unverändert über die Nieren ausgeschieden**.

Die Lithium-Clearance liegt bei etwa 20% der Kreatinin-Clearance. Da sie von Patient zu Patient sehr schwankt, muß Lithium individuell entsprechend dem erreichten Plasmaspiegel dosiert werden. Bei älteren Patienten sind geringere Tagesdosen zum Erreichen therapeutischer Serumspiegel notwendig, weil im Alter die glomeruläre Filtrationsrate abnimmt.

Die Halbwertszeit von Lithium beträgt ca. 24 Stunden, so daß erst nach etwa 5–6 Tagen **Steady-State-Bedingungen** erreicht werden. Daher sind Lithiumspiegel-Kontrollen erst 5–6 Tage nach einer Dosisänderung sinnvoll. Die **therapeutische Breite** von Lithium ist **klein**, was regelmäßige Serumspiegel-Kontrollen notwendig macht.

Lithiumsalze stehen in rasch resorbierbarer Tablettenform und in Retardform zur Verfügung. Durch Verwendung der Retardform werden gleichmäßige Serumspiegel erreicht und Serumlithiumspitzen verhindert, so daß die Nebenwirkungen geringer ausgeprägt sind.

WIRKUNGSMECHANISMUS

Der Wirkungsmechanismus von Lithium ist bisher noch nicht geklärt.

Es wird diskutiert, daß Lithium regulierend in die Funktion verschiedener Neurotransmitter wie z.B. Serotonin, GABA, Dopamin oder Acetylcholin eingreift. Von noch größerer Bedeutung scheint jedoch der Einfluß auf Second messenger- und Signaltransduktionsprozesse zu sein, wie z.B. die Hemmung der Adenylatzyklase und des Phosphatidyl-Inositol-Systems oder Interaktionen mit der Proteinkinase C.

VORGEHEN UND RICHTLINIEN BEI DER THERAPIE MIT LITHIUM

Vor Therapiebeginn

Aufklärung des Patienten über mögliche Nebenwirkungen und ein bis zu 6 Monaten verzögertes Einsetzen der prophylaktischen Wirkung von Lithium. Keinesfalls darf das Wiederauftreten von Symptomen in diesem Zeitraum als Zeichen einer Wirkungslosigkeit von Lithium angesehen werden und zum Absetzen führen! Die antimanische Wirkung von Lithium setzt dagegen schon mit einer Latenz von ca. 5–7 Tagen ein.

Hauptphase der Therapie

● Einschleichender Beginn der Lithium-Behandlung
● Nach 1 Woche **Bestimmung** des **Serum-Lithium-Spiegels** mit einer Blutentnahme genau $12 \pm \frac{1}{2}$ Stunden nach der letzten Gabe. Dann entsprechende Anpassung der Dosis, bis der therapeutische Spiegel für die prophylaktische Wirkung mit Werten **zwischen 0,6 und 0,8 mmol/l** erreicht ist (der therapeutische Spiegel für die Akutbehandlung der Manie liegt dagegen zwischen 0,8 und 1,2 mmol/l).
Bei Werten unter 0,5 mmol/l besteht wahrscheinlich keine prophylaktische Wirkung mehr, bei Werten über 1,2 mmol/l treten verstärkt unerwünschte Nebenwirkungen auf.

Beendigung der Therapie:

● Lithium darf niemals abrupt abgesetzt werden, da dann das Rückfallrisiko stark erhöht ist. Bei prophylaktischer Wirkung und guter Verträglichkeit sollte frühestens nach 3 Jahren eine langsame Dosisreduktion versucht werden, die sich über ein weiteres Jahr hinziehen kann.
● Falls nach der erfolgreichen Behandlung einer Manie mit Lithium eine Phasenprophylaxe durchgeführt werden soll, ist der Serum-Spiegel zu bestimmen. Dann kann eine Dosisreduktion durchgeführt werden, bis die Serumkonzentration für die prophylaktische Wirkung erreicht ist.

NEBENWIRKUNGEN UND KONTRAINDIKATIONEN

Sehr häufig treten zu Beginn der Behandlung **initiale Nebenwirkungen** auf, die selten gefährlich sind und meist spontan wieder abklingen.
Im weiteren Verlauf der Behandlung können noch weitere Nebenwirkungen dazukommen, die ebenfalls meist harmlos sind (s. Abb. 4.7).

INTOXIKATIONEN

Eine Lithium-Intoxikation liegt bei Serumspiegeln über 1,6 mmol/l vor, eine vitale Gefährdung des Patienten besteht ab Serumspiegeln von 3,5 mmol/l. Wichtig ist die Kenntnis von **Initialsymptomen** einer Intoxikation, um

Merkkasten 4.5: **Kontraindikationen für Lithium**

- Schwere Nierenfunktionsstörungen (Niereninsuffizienz, Glomerulonephritis, Pyelonephritis)
- Morbus Addison = Nebennierensuffizienz
- Schwere Herz- und Kreislauferkrankungen (z. B. schwere Herzinsuffizienz)
- Störungen des Na-Haushalts mit kochsalzarmer Diät
- Gravidität im 1. Trimenon: V. a. Teratogenität (kardiovaskuläre Mißbildungen, bes. Ebstein Anomalie)
- Stillperiode

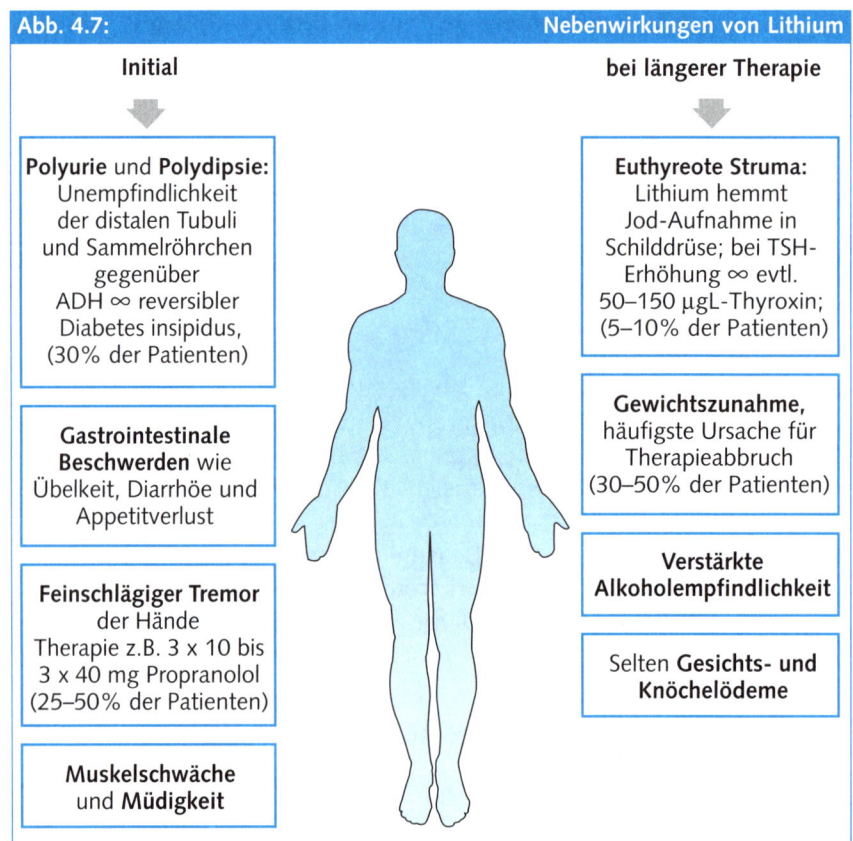

Abb. 4.7: **Nebenwirkungen von Lithium**

Initial

Polyurie und **Polydipsie:** Unempfindlichkeit der distalen Tubuli und Sammelröhrchen gegenüber ADH ∞ reversibler Diabetes insipidus, (30% der Patienten)

Gastrointestinale Beschwerden wie Übelkeit, Diarrhöe und Appetitverlust

Feinschlägiger Tremor der Hände Therapie z.B. 3 x 10 bis 3 x 40 mg Propranolol (25–50% der Patienten)

Muskelschwäche und **Müdigkeit**

bei längerer Therapie

Euthyreote Struma: Lithium hemmt Jod-Aufnahme in Schilddrüse; bei TSH-Erhöhung ∞ evtl. 50–150 µgL-Thyroxin; (5–10% der Patienten)

Gewichtszunahme, häufigste Ursache für Therapieabbruch (30–50% der Patienten)

Verstärkte Alkoholempfindlichkeit

Selten **Gesichts- und Knöchelödeme**

frühzeitig therapeutische Maßnahmen ergreifen zu können. Initialsymptome sind Schläfrigkeit, Schwindel, verwaschene Sprache und Ataxie sowie Erbrechen, Durchfall und grobschlägiger Tremor der Hände. Später können Rigor, Reflexsteigerung und Krampfanfälle hinzukommen. Sehr hohe Lithiumspiegel führen zu Bewußtlosigkeit und Tod.

Als **Ursachen** einer Lithium-Intoxikation kommen Suizidversuche und unkontrolliertes Einnehmen der Lithiummedikation in Frage. Sie kann aber auch sekundär auftreten als Folge einer kochsalzarmen Diät (verminderte Lithiumausscheidung), einer Kombination mit Diuretika (verminderte Lithium-Ausscheidung bei verstärkter Natriurese, daher Diuretika kontraindiziert!), einer Niereninsuffizienz, eines Flüssigkeitsverlustes oder einer interkurrenten Erkrankung.

Entscheidend ist, daß Lithium die Na-Rückresorption im distalen Tubulus hemmt, wodurch es zu einer verstärkten Rückresorption von Na und Li am proximalen Tubulus kommt. Alle renalen Funktionseinschränkungen mit Na-Verlust führen also zu einer verstärkten proximalen Li-Rückresorption.

Ein spezifisches Antidot zur Behandlung der Lithium-Intoxikation ist unbekannt. Bei Auftreten einer der o.g. Symptome ist Lithium sofort abzusetzen und der Lithiumspiegel zu bestimmen. Bei hohen Lithiumspiegeln wird eine intensivmedizinische Betreuung notwendig. **Therapiemaßnahmen** umfassen forcierte Diurese sowie Peritoneal- oder Hämodialyse.

4.5.5.2 Carbamazepin

KLINISCHE WIRKUNG UND INDIKATIONEN

Das strukturchemisch dem Imipramin sehr ähnliche Carbamazepin (Tegretal®, Timonil®) wird nicht nur zur Behandlung von zerebralen Anfallsleiden oder Schmerzsyndromen (z.B. Trigeminus-Neuralgie) verwendet, sondern in jüngster Zeit auch zur Behandlung manisch-depressiver Erkrankungen. Hier ist Carbamazepin **indiziert** zur:
- Phasenprophylaxe bipolarer Erkrankungen (evtl. in Kombination mit Lithium)
- Behandlung bipolarer Erkrankungen (v.a. bei raschem Wechsel zwischen manischen und depressiven Phasen, sog. „rapid cyclers").

Die Wirksamkeit von Carbamazepin scheint der von Lithium vergleichbar zu sein. Vorteile des Carbamazepins liegen in der größeren therapeutischen Breite und dem wahrscheinlich schneller einsetzenden therapeutischen Effekt.

Nachteile sind, daß Carbamazepin zum einen seinen eigenen Metabolismus fördert (daher sind anfangs regelmäßige Dosisanpassungen nötig), zum anderen aber auch den anderer Medikamente. Dadurch kann es u.U. zum Wirkverlust gleichzeitig verordneter Antidepressiva kommen.

THERAPEUTISCHE RICHTLINIEN

Carbamazepin sollte **einschleichend dosiert** werden, da v.a. bei Therapiebeginn Nebenwirkungen wie Müdigkeit, Schwindel oder ataktische Störungen auftreten können. Auch Sehstörungen, gastrointestinale Be-

schwerden oder Herzrhythmusstörungen kommen vor. Treten Blutbildveränderungen (z.B. aplastische Anämie, Agranulozytose) oder allergische
Exantheme auf, muß Carbamazepin abgesetzt werden.

Wie bei der antikonvulsiven Therapie sollten **Serumspiegel** zwischen 6
und 8 (12) µg/ml angestrebt werden, für die Dosen zwischen 400 und
1600 mg täglich benötigt werden. Um konstante Plasmaspiegel zu erhalten,
werden Retardformen verwendet, die eine einmalige Gabe am Abend oder
eine Gabe morgens und abends notwendig machen.

4.5.5.3 Valproinsäure (Valproat)

Valproat wird sowohl zur Akuttherapie als auch zur Rezidivprophylaxe
bipolarer affektiver Erkrankungen eingesetzt. Es wird gut vertragen,
Nebenwirkungen wie leichte initiale Sedierung, Tremor, Lebertransamina-
senerhöhung, Magen-Darm-Probleme, Gewichtzunahme und Gerinnungs-
störungen sind selten. Der therapeutische Plasmaspiegel liegt zwischen
50 und 125 µg/ml.

4.5.5.4 Trizyklische Antidepressiva

Verschiedene Studien weisen darauf hin, daß trizyklische Antidepressiva
wie z.B. Imipramin (Tofranil®) oder Maprotilin (Ludiomil®) in voller Dosis
bei **unipolar** verlaufenden **depressiven Erkrankungen** eine dem Lithium
vergleichbare phasenprophylaktische Wirkung haben.

4.5.6 REHABILITATION

s. 12.2.2

Fallbeispiel

Eine 43jährige, verheiratete Verkäuferin kommt in Begleitung des Ehemanns zur stationären Aufnahme. Seit fünf Wochen ist sie von ihrem Hausarzt krankgeschrieben. Sie hatte sich plötzlich bei der Arbeit nicht mehr
konzentrieren können, hatte eine „Leere im Kopf" verspürt. Am Abend fand
sie nicht mehr in den Schlaf, und wenn sie endlich nach zwei Stunden ein-
geschlafen war, wachte sie schon wieder gegen 5 Uhr morgens auf. Sie war
traurig und hatte Interesse und Freude an allen Dingen verloren, die ihr
früher Spaß gemacht hatten. Morgens kam sie nicht mehr aus dem Bett,
weil die Symptomatik morgens besonders schlimm ausgeprägt war. Innerlich fühlte sie sich angespannt und unruhig, sie hatte Angst vor jedem Tag
und den kleinsten Verrichtungen, die ihr nicht bewältigbar schienen. Den
Haushalt konnte sie nicht mehr versorgen, weshalb sie sich wertlos und
schuldig vorkam. In den vergangenen Wochen hatte sie 6 kg an Gewicht
verloren.

Nachdem eine körperliche Erkrankung als Ursache der Symptomatik ausgeschlossen war, konnte die Diagnose gestellt werden. Die Therapie erfolg-

te einschleichend mit einem eher dämpfend wirkenden trizyklischen Antidepressivum, z. B. Amitriptylin in einer Enddosis von 150 mg.
Diagnose: mittelschwere bis schwere Depression.

Die 65jährige verwitwete ehemalige Krankenschwester kommt in Begleitung der Tochter zur stationären Aufnahme. In den letzten acht Wochen hatte sich wieder eine schwere Depression angekündigt, an der sie bereits vor zwei Jahren nach dem Tod des Ehemanns gelitten hatte. Die Symptome kannte sie. Doch jetzt war die ansonsten sehr aktive Frau nicht nur freudlos und ohne Interesse, sie klagte auch darüber, daß die Leute auf der Straße sich nach ihr umblickten, sie anstarrten, wie schlecht es ihr doch ginge. Dies steigerte sich zu den Gedanken, daß sie an einer schweren Krebserkrankung leide und der Tod kurz bevorstehe. An diesem Zustand sei sie selber schuld; es geschehe ihr recht so, da sie es unterlassen habe, sich rechtzeitig um die Erkrankung ihres verstorbenen Mannes zu kümmern. Im Aufnahmegespräch äußerte die Patientin die Befürchtung, die Krankenkasse würde die Kosten für eine stationäre Therapie nicht übernehmen und der Aufenthalt sie in den finanziellen Ruin stürzen. Von ihrem Hausarzt war die Patientin mit 100 mg Doxepin behandelt worden, worunter es zu einer leichten Besserung der depressiven Verstimmung, nicht aber zu einer Beeinflussung der Wahninhalte (hypochondrischer Wahn, Schuldwahn, Verarmungswahn) gekommen war.
Nach Ausschluß einer körperlichen Erkrankung als Ursache der Depression wurde die Diagnose gestellt. Die Therapie erfolgte weiter mit Doxepin in höherer Dosis bei zusätzlicher Gabe eines hochpotenten Neuroleptikums (z. B. Bromperidol 2×5 mg) zur Beeinflussung der Wahnideen.
Diagnose: Depression mit stimmungskongruenter (synthymer) psychotischer Symptomatik.

Die 39jährige Opernsängerin wird von ihrem Ehemann zur stationären Aufnahme gebracht, nachdem sie die Familie nächtelang durch einen „Gebets- und Sing-Marathon" wachgehalten hatte. Sie trägt ein langes rotes Kleid, ist in den grellsten Farben geschminkt, reichlich mit Schmuck behangen. Sie spricht schnell und ist kaum zu bremsen. Wenn man sie unterbrechen will, wird sie aggressiv und fängt an zu singen und Gott zu preisen, daß er ihr die Gabe zu singen geschenkt habe, um die ganze Welt damit zu beglücken. Die Patientin wurde wegen ähnlicher Vorfälle bereits dreimal stationär behandelt. Vor zwei und vor vier Jahren hatte sie Phasen einer schweren Depression mit akuter Suizidalität, die ebenfalls eine stationäre Therapie notwendig machten.
Gegenwärtig besteht eine manische Episode ohne psychotische Symptome. Die Therapie erfolgt mit hochpotenten und niederpotenten Neuroleptika.
Diagnose: bipolare affektive Störung.

5.1 Vorkommen und Entstehungsbedingungen
(GK Kap. 13.1)

Die **Schizophrenien (schizophrenen Psychosen, Psychosen aus dem schizophrenen Formenkreis)** gehören im Rahmen des triadischen Systems zu den „endogenen Psychosen" (s. Abb. 5.1).

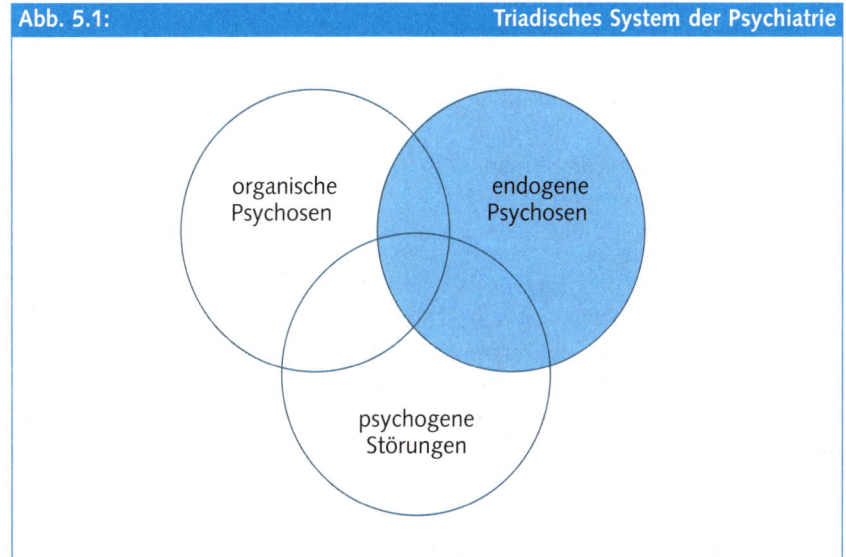

Abb. 5.1:   Triadisches System der Psychiatrie

organische Psychosen

endogene Psychosen

psychogene Störungen

Im Vordergrund der Symptomatik stehen nach K. Schneider im Gegensatz zu den affektiven Psychosen sog. **abnorme Erlebnisweisen**, d.h. Störungen, die das Empfinden und Wahrnehmen, Vorstellungen und Denken, Fühlen und Werten, Streben und Wollen sowie das Ich-Erlebnis betreffen.

Emil Kraepelin (1856–1926) beschrieb das Krankheitsbild 1896 als „Dementia praecox" und grenzte es bereits von den manisch-depressiven Psychosen ab. Der Begriff Schizophrenie wurde 1911 von Eugen Bleuler (1857–1939) eingeführt und sollte die typische Spaltung zwischen Denken, Emotion und Verhalten bei schizophrenen Patienten kennzeichnen.

5.1.1 ERKRANKUNGSHÄUFIGKEIT, MANIFESTATIONS-ALTER

Die Schizophrenien stellen eine der häufigsten Psychoseformen dar. Im folgenden wird ein Überblick über die wichtigsten epidemiologischen Daten gegeben.

Merkkasten 5.1:   Epidemiologische Daten für das Auftreten der Schizophrenie

Erkrankungs-Risiko (Wahrscheinlichkeit, mindestens einmal im Leben an einer Schizophrenie zu erkranken): 1%

Prävalenz (Häufigkeit zu einem bestimmten Zeitpunkt): 0,3%

Alter bei der Erstmanifestation:
- Erstmanifestation vom 1. bis 7. Lebensjahrzehnt möglich:
  - vor dem 14. Lebensjahr: 2%
  - zw. Pubertät und 30. Lebensjahr: 50%
  - zw. 30. und 40. Lebensjahr: 25%
  - d. h. vor dem 40. Lebensjahr über 75%

Männer und **Frauen** erkranken gleich häufig, aber:
- Männer erkranken im Durchschnitt früher als Frauen
  - Manifestationsgipfel Männer   15.–25. Lebensjahr
  - Manifestationsgipfel Frauen   25.–35. Lebensjahr
- Frauen haben im allgemeinen eine bessere Langzeitprognose

Vor dem 14. Lebensjahr treten Schizophrenien, wenn überhaupt, sehr selten auf. Diese Schizophrenieformen, bei denen Erst- und Zweitrangsymptome weitgehend fehlen, müssen sehr sorgfältig gegen den **frühkindlichen Autismus** abgegrenzt werden, der zwar schizophrenieähnliche Symptome bietet, aber nicht zur Gruppe der Schizophrenien gerechnet wird.

Schizophrenien, die nach dem 40. Lebensjahr auftreten, bezeichnet man als **Spätschizophrenien**, treten sie erstmals nach dem 60. Lebensjahr in Erscheinung, spricht man von **Altersschizophrenien**.

5.1.2 HEREDITÄRE UND PERISTATISCHE FAKTOREN

Die Schizophrenie ist eine bis heute ätiologisch ungeklärte Erkrankung. In der Schizophrenieforschung konnte bisher keine allein wirksame Ursache gefunden werden, sondern eine Reihe von Einzelfaktoren, die mehr oder weniger ursächlich an der Entstehung einer Schizophrenie beteiligt sind.

Wie Zwillingsuntersuchungen gezeigt haben, stellt die Schizophrenie eine **weitgehend erbbedingte** Erkrankung dar. Die nicht gerade seltene Diskordanz bei eineiigen Zwillingen weist jedoch darauf hin, daß in nicht unerheblichem Maße auch Umweltfaktoren, sog. **peristatische Faktoren** an der Entstehung der Schizophrenie beteiligt sind.

Diese können von Fall zu Fall unterschiedlich starkes Gewicht haben. Sie haben jedoch meist nur Bedeutung als Auslöser einer schizophrenen Phase und sind weitgehend unspezifisch. So lautet zumindest das Ergebnis neuester soziologischer und psychologischer Studien zur Ätiopathogenese schizophrener Erkrankungen, die entgegen früherer Annahmen keinen Befund von entscheidender Bedeutung liefern konnten. Im einzelnen können folgende Feststellungen getroffen werden:

- Hinsichtlich der Herkunftsschicht Schizophrener besteht keine Überrepräsentation der Unterschicht, auch Broken-home-Situationen finden sich nicht häufiger als in der Durchschnittsbevölkerung.
  Solche Theorien sind eher im Rahmen einer **Drift-Hypothese** zu erklären, die besagt, daß Schizophrene aufgrund ihrer Erkrankung in sozial schlechter gestellte Schichten „abrutschen".
- Die Schizophrenie ist keine Zivilisationskrankheit, sie kommt in allen untersuchten Völkern und Kulturkreisen etwa gleich häufig vor.
- Als pathogen angesehene **familiäre Interaktionsmuster** sind unspezifisch, d.h. sie kommen auch in Familien ohne schizophrene Familienangehörige vor. Der Begriff „pathogene" Interaktion ist uneindeutig, und familiäre Auffälligkeiten sind oft Ausdruck der Reaktion der Familie auf das erkrankte Kind. Das trifft auch zu für die gängigste Theorie, nämlich die des double-bind bzw. der schizophrenogenen Mutter (s. 11.9).

Gut belegt ist der rückfallfördernde Effekt einer ungünstigen Familienatmosphäre mit sog. „**high expressed emotions**". Diese bestehen entweder in häufigen kritischen Kommentaren und allgemeiner Feindseligkeit gegenüber dem Patienten oder in einer (entmündigenden) Überbehütung.

Für weitgehende Erbbedingtheit sprechen auch Forschungsergebnisse, die im folgenden angerissen werden:

5.1.2.1 Zwillings-, Familien- und Adoptionsforschung

Viele Studien bestätigten, daß das **Erkrankungsrisiko mit** dem Grad der **Blutsverwandschaft zunimmt**. So haben z.B. Verwandte Schizophrener ein Risiko von ca. 8%, ebenfalls an einer Schizophrenie zu erkranken, Kinder mit einem schizophrenen Elternteil ein Risiko von ca. 16%, Kinder mit zwei schizophrenen Elternteilen eines von ca. 40%, zweieiige Zwillinge eines von ca. 12% und eineiige Zwillinge eines von ca. 50% (s. Abb. 5.2).

In **Adoptionsstudien** konnte außerdem die These widerlegt werden, daß Familienmitglieder mit zunehmender Blutsverwandtschaft deshalb häufiger erkranken, weil das Milieu zunehmend ähnlicher wird.

So wurde gezeigt, daß unmittelbar nach der Geburt in fremde Familien adoptierte Kinder aus Familien mit einem schizophrenen Elternteil genauso häufig an einer Schizophrenie erkrankten wie Kinder Schizophrener, die in ihren biologischen Familien blieben. Umgekehrt erkrankten Kinder nicht schizophrener Eltern, die von Schizophrenen adoptiert wurden, nicht häufiger an einer Schizophrenie.

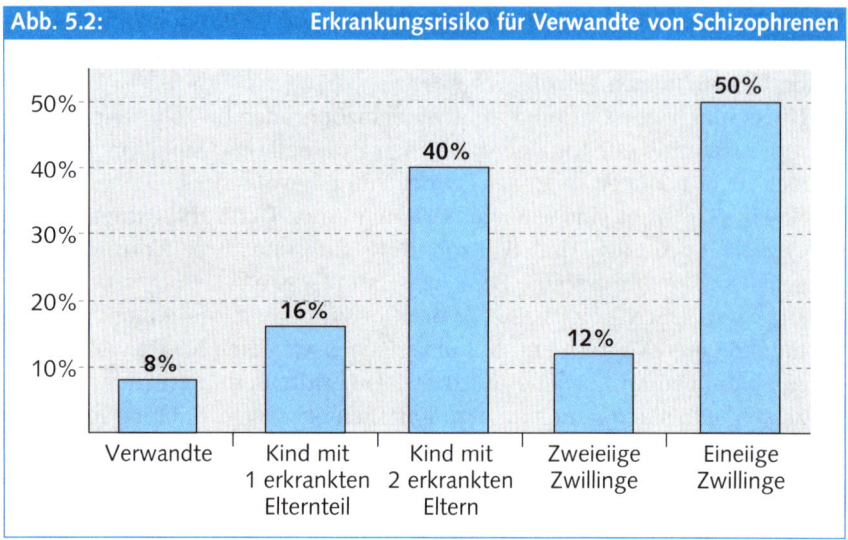

Abb. 5.2: Erkrankungsrisiko für Verwandte von Schizophrenen

5.1.2.2 Hirnforschung

Von pathogenetischer Bedeutung bei der Schizophrenie sollen v.a. Störungen im Bereich des Limbischen Systems, des frontalen Cortex, des Thalamus und der Basalganglien sein. Durch verschiedene Forschungsstrategien wurden u.a. folgende stabile Befunde erhoben:

- Biochemische Untersuchungen: Veränderungen zentraler Transmittersysteme, z. B. Hyperaktivität des dopaminergen und serotonergen Systems.
- Neuropathologische Befunde und Befunde bildgebender Verfahren (CT und NMR): Volumenverminderungen des Hippocampus, des Gyrus parahippocampalis und des Corpus amygdaloideum und leichte Erweiterung des Ventrikelsystems.
- Neurophysiologische Befunde: Störungen der Informationsverarbeitung, linkshemisphärische Dysfunktion, Hypofrontalität.

Sicherlich ist keiner dieser vorgestellten Faktoren als einzelner ursächlich für das Entstehen einer schizophrenen Erkrankung. Vielmehr geht man im Sinne einer **multifaktoriellen Genese** davon aus, daß verschiedene Faktoren zusammenwirken müssen, damit eine Schizophrenie entstehen kann. Als ein geeignetes Modell für die Ätiologie der Schizophrenie hat sich die **Vulnerabilitäts/Streß-Konzeption** erwiesen. Sie wurde ursprünglich von Zubin und Spring entwickelt und kann in abgewandelter Form etwa so beschrieben werden: Durch verschiedene Erbfaktoren kommt es zu neuropathologischen oder biochemischen Veränderungen im Gehirn, die schon lange vor Ausbruch der Erkrankung bestehen können. Diese stellen eine „Verletzbarkeit", eine „**Vulnerabilität**" für die Entstehung einer Schizophrenie dar, reichen für die Auslösung der manifesten Erkrankung aber nicht aus. Zusätzlich müssen noch peristatische Faktoren („**Streß**") wirksam werden, die eine Belastung auf das System Gehirn ausüben. Infolgedessen kommt es zum Ausbruch der Erkrankung, da die Kompensationsmechanismen des schon vorgeschädigten Gehirns nicht mehr ausreichen, um die Erkrankung zu verhindern.

Das sog. **Basisstörungskonzept** wurde von der Bonner Schule um Gerd Huber entwickelt. Es ging von der Beobachtung aus, daß sich schizophrene Psychosen aus unspezifischen Prodromen heraus entwickeln, dann in ein charakteristisch schizophrenes Stadium übergehen und schließlich oft wieder in uncharakteristischen Zuständen, sog. Residualzuständen, enden. Diese unspezifischen postpsychotischen Zustände werden als **Basisstadien** bezeichnet. Sie stimmen vom psychopathologischen Bild weitgehend mit den präpsychotischen Prodromen (s. 5.3.1) sowie den postpsychotischen reinen Residuen (s. 5.3.2) überein, weshalb diese Zustände auch unter dem Begriff der **Basisstadien i.w.S.** zusammengefaßt werden.

Zu den **Basisstörungen** gehören:
- **Automatismusverlust**: Selbstverständliche Handlungsabläufe können nicht mehr automatisch durchgeführt werden, sondern müssen immer wieder überlegt und durchdacht werden. Das führt dazu, daß die Alltagsbewältigung (Hygiene, Haushalt) nur noch unter verstärkter Anstrengung und Konzentration gelingt.
- **Antriebsminderung** und **erhöhte Erschöpfbarkeit**
- **Anhedonie** und **zunehmende, oft unerklärbare Ängste**: Die Patienten klagen über die Einschränkung ihres Gefühlslebens und häufige Ängste. Gefühlsqualitäten können oft nicht mehr richtig zugeordnet werden.
- **Kognitive Denk- und Wahrnehmungsstörungen**: Die Patienten sind leicht ablenkbar und können sich nicht gut konzentrieren bzw. ihre Aufmerksamkeit fokussieren. Durch einen Mangel an Abschirmung kann es zur Reizüberflutung kommen. Oft gelingt eine Integration verschiedener Sinnesmodalitäten nicht mehr, so daß es z.B. schwierig wird, beim Fernsehen Bild und Ton gleichzeitig zu verfolgen. Diese kognitiven Störungen tragen zur allgemeinen **Unsicherheit** des Patienten im Denken und Handeln bei, führen zu Vermeidungsreaktionen und Versagensängsten und können Rückzugstendenzen der Patienten verstärken.

Basissymptome bleiben im Subjektiven und können daher nur anhand der Selbstschilderung der Patienten eruiert werden. Unter diesen Einbußen leiden die Patienten, sie sind aber auch zu kritischer Distanzierung, Bewältigung, Kompensation und Selbstgestaltung fähig.
Mit der Beschreibung von Basisstadien meint Huber, einem somatisch zerebralen Substrat als Ursache der Schizophrenien näher zu sein. Im Unterschied hierzu steht die Schilderung abnormer schizophrener Erlebnis- und

Ausdrucksweisen, auf die sich jeder konventionelle Schizophreniebegriff stützt und die grundsätzlich reversibel und restitutionsfähig sind.

5.1.3 AUSLÖSUNG DER EPISODEN

Akute schizophrene Psychosen können bei bestehender Disposition sowohl durch somatische Anlässe (eher selten, z. B. eine körperliche Erkrankung) als auch durch psychische Faktoren wie Konflikte und Belastungen ausgelöst (nicht verursacht!) werden. Psychisch-reaktive Auslöser sollen sich in 25–30 % der Fälle finden lassen, wobei diese aber nie typisch oder gar spezifisch sind.

Äußere Belastungen wie Krieg, Not- und Katastrophensituationen spielen dabei eine geringere pathogenetische Rolle als Konflikte in den zwischenmenschlichen Beziehungen, z. B. Mangel an Zuwendung, allzu intensive Bindungen oder Verlust eines Mitmenschen.

Auch Generationsvorgänge können Psychosen auslösen, wobei hier die hormonellen Umstellungen verantwortlich gemacht werden.

Zu den **Generationspsychosen** gehören:

- die **Wochenbettpsychosen** (0,5–6/1000 Geburten), die sich meist in den ersten beiden Wochen post partum entwickeln. Dabei handelt es sich meist um im Wochenbett ausgelöste Depressionen, seltener Schizophrenien (Verhältnis ca. 5:1). Etwa 5 % der schizophrenen Psychosen manifestieren sich erstmals im Wochenbett. Sie haben zwar keine bessere Langzeitprognose als die übrigen Schizophrenien, die soziale Remissionsrate soll jedoch günstiger sein.
- Psychosen, die während der **Schwangerschaft** auftreten bzw. sich verschlechtern. Im Laufe der Schwangerschaft sollen sich ca. 60 % der affektiven Psychosen und 15 % der Schizophrenien verschlimmern.
- **Symptomatische Psychosen**, z.B. als Folge einer Eklampsie oder Sinusvenenthrombose.

5.1.4 PRIMÄRPERSÖNLICHKEIT

Es ist nicht gelungen, eine typische Persönlichkeitsstruktur, die zur Schizophrenie prädisponiert, herauszuarbeiten. Eine ausgeprägte abnorme, speziell schizoide Persönlichkeitsstruktur läßt sich bei der Mehrzahl der Schizophrenen zu Beginn der Erkrankung **nicht** feststellen.

Im DSM-IV wird die sog. **schizotypische** Persönlichkeitsstörung als prämorbide Persönlichkeit Schizophrener **diskutiert**. Dabei soll es sich um eine im frühen Erwachsenenalter beginnende Störung handeln, die durch Eigentümlichkeiten in folgenden Bereichen gekennzeichnet ist:

- Vorstellungen (seltsame Glaubensinhalte oder magisches Denken, Wahrnehmungsstörungen wie Illusionen),
- äußere Erscheinung und Verhalten (ungepflegt, seltsam, exzentrisch, maniert),

- zwischenmenschliche Beziehungen (Beziehungsideen, extreme soziale Ängstlichkeit, keine engen Freunde und Vertraute, verarmte Sprache und spröder, unnahbarer Eindruck).

5.2 Symptomatik (GK Kap. 13.2)

5.2.1 PSYCHOPATHOLOGISCHE SYMPTOME

Die Diagnose einer Schizophrenie gründet sich bis heute noch allein auf den psychopathologischen Befund und die Verlaufsbeobachtung der Erkrankung. Bisher gibt es keinen Laborparameter, der spezifisch für die Schizophrenie wäre.
Ebenso existiert kein psychopathologisches Symptom, das allein bei der Schizophrenie vorkäme und für diese Erkrankung spezifisch wäre. Trotzdem unterscheidet sich das psychopathologische Bild der Schizophrenie mehr oder weniger deutlich von der Symptomatik der affektiven und organischen Psychosen.

Die für die psychopathologische Erforschung der Schizophrenie bedeutendsten Psychiater waren Eugen Bleuler (1857–1939) und Kurt Schneider (1887–1967). **E. Bleuler** unterschied die Symptome in Grundsymptome und akzessorische Symptome, wobei allein die Grundsymptome relativ charakteristisch für die Schizophrenie sind, während die akzessorischen Symptome gehäuft auch bei anderen Psychosen vorkommen.

Merkkasten 5.2:   **Symptome der Schizophrenie nach E. Bleuler**

Grundsymptome
Störungen von:
- formalem Denken (Zerfahrenheit)
- Antrieb (Autismus)
- Affektivität (Parathymie)
- Ambivalenz

Akzessorische Symptome:
- Wahrnehmungsstörungen (Halluzinationen)
- Inhaltliche Denkstörungen
- Katatone Störungen

K. Schneider unterschied sog. **abnorme schizophrene Erlebnisweisen**, zu denen die Erst- und Zweitrangsymptome der Schizophrenie (s. Tab. 5.1) gerechnet werden, und die schizophrenen **Ausdrucksstörungen**.

Tab. 5.1:	Abnorme schizophrene Erlebnisweisen nach K. Schneider		
	Symptome 1. Ranges	Symptome 2. Ranges	uncharakteristische Symptome
Wahrnehmungsstörungen	dialogische, kommentierende, imperative Stimmen	optische, olfaktorische, gustatorische, taktile Halluzinationen	sensorische Störungen
	Gedankenlautwerden		illusionäre Verkennungen
	leibliche Beeinflussungserlebnisse (Leibhalluzinationen)	Zönästhesien	
Ich-Störungen	Gedankeneingebung		Depersonalisation
	Gedankenentzug		Derealisation
	Gedankenausbreitung		
	Willensbeeinflussung		
Inhaltliche Denkstörungen	Wahnwahrnehmung (Personenverkennung)	Wahneinfall	

Merkkasten 5.3:	Schizophrene Ausdrucksstörungen nach K. Schneider

- Formale Denkstörungen
- Katatone Symptome
- Affekt- und Kontaktstörungen
- Ausdrucksstörungen im engeren Sinn (s. 5.2.7)

Im folgenden werden die wichtigsten psychopathologischen Symptome der Schizophrenie besprochen.

5.2.2 WAHN (s. a. 2.6)

Wie aus Tabelle 5.1 ersichtlich, äußert sich der Wahn des Schizophrenen in Wahnwahrnehmungen und Personenverkennungen (Symptome 1. Ranges nach K. Schneider) und im Wahneinfall (Symptom 2. Ranges).

Wahneinfälle, die ja auch bei Depressionen beobachtet werden, äußern sich bei schizophrenen Patienten vornehmlich als Verfolgungs-, Vergiftungs- oder Beeinträchtigungswahn und als Größenwahn oder Abstammungswahn, weniger typisch als hypochondrischer Wahn. Oft haben die Wahnideen einen magisch-mystischen Charakter und sind **bizarr**, z. B. Wahn, das Wetter kontrollieren zu können oder mit Außerirdischen in Verbindung zu stehen.

Wahnwahrnehmung und Wahneinfall geht meist die sog. **Wahnstimmung** voraus, in der dem Kranken alles unheimlich, verändert und verdächtig vorkommt.

Inhaltliche Denkstörungen haben bei E. Bleuler im Gegensatz zu K. Schneider eine geringere diagnostische Bedeutung und werden zur Gruppe der akzessorischen Symptome gerechnet.

5.2.3 HALLUZINATIONEN

Bei Schizophrenen stehen akustische Halluzinationen (am häufigsten) und Leibhalluzinationen bzw. leibliche Beeinflussungserlebnisse im Vordergrund (Symptome 1. Ranges). Optische, Geruchs- und Geschmackshalluzinationen sowie Zönästhesien sind weniger typisch und werden daher zu den Symptomen 2. Ranges gerechnet. Einfache Wahrnehmungsveränderungen (sensorische Störungen) und illusionäre Verkennungen sind uncharakteristische Symptome.

Akustische Halluzinationen können sich in vier verschiedenen Formen äußern, als dialogische Stimmen (Stimmen in Form von Rede und Gegenrede), kommentierende Stimmen (die die eigenen Handlungen mit Bemerkungen begleiten), imperative/befehlende Stimmen sowie Gedankenlautwerden, das auch zu den Ich-Störungen gerechnet werden kann (s. 2.8.1).

Treten Halluzinationen kombiniert mit Wahnerlebnissen auf, spricht man von einer **paranoid-halluzinatorischen Form** der Schizophrenie. Dabei werden Halluzinationen oft sekundär im Sinne eines Erklärungswahns verarbeitet.

Bsp.: Handlungsbegleitende Stimmen werden vom Patienten als von einer Fernseh-Mikrofon-Anlage ausgehend erklärt.

Wahrnehmungsstörungen sind nach E. Bleuler diagnostisch weniger bedeutend, er zählt sie zur Gruppe der akzessorischen Symptome.

5.2.4 LEIBLICHE BEEINFLUSSUNGSERLEBNISSE

Leibliche Beeinflussungserlebnisse oder Leibhalluzinationen haben im Gegensatz zu den Zönästhesien den „Charakter des von außen Gemachten" und sind bei ca. 40% aller Schizophrenen zu beobachten. Besonders häufig werden Leibmißempfindungen dann als Elektrisierung, Bestrahlung oder sexuelle Beeinflussung, also als Einflüsse von außen, interpretiert und erlebt. Leibliche Beeinflussungserlebnisse stellen ein schizophrenes Erstrangsymptom dar.

5.2.5 ZÖNÄSTHESIEN

Die sog. Zönästhesien, die schizophrene Zweitrangsymptome darstellen, lassen sich definieren als **qualitativ eigenartige Leibmißempfindungen,** die den Charakter des von außen Gemachten vermissen lassen. Den Patienten ist, **„als ob"** sie aus Stein wären oder „als ob" ihnen Wasser über die Arme laufe o. ä.

5.2.6 FORMALE DENKSTÖRUNGEN (s. a. 2.4)

Während formale Denkstörungen bei K. Schneider eine geringere diagnostische Bedeutung besitzen und von ihm zu den Ausdrucksstörungen gezählt werden, rechnet E. Bleuler sie zu den Grundsymptomen der Schizophrenie.

● **Typisch** für die Schizophrenie sind:
  – Zerfahrenheit, Dissoziation oder Inkohärenz des Denkens (Bleulersches Grundsymptom), dazu gehören auch: Begriffszerfall, Begriffsverschiebung, Kontamination und Symboldenken
  – Gedankensperrung und Gedankenabreißen
● sowie auch anderweitig vorkommende formale Denkstörungen:
  – Gehemmtes und umständliches Denken
  – Ideenflucht
  – Vorbeireden.

Beim **Begriffszerfall** verlieren Begriffe ihre genaue Bedeutung und werden nicht scharf von anderen Begriffen abgegrenzt. Wenn verschiedene zueinander nicht passende Begriffe verbunden werden, entstehen Begriffsverdichtungen wie „Eisbärenengel" (E. Bleuler) oder „Zugkarussell" usw.
Benutzen Schizophrene Begriffe nicht mehr in ihrer übertragenen Bedeutung, sondern nehmen sie wörtlich, liegt eine **Begriffsverschiebung** vor. Den Patienten ist es dann z. B. nicht möglich, den Sinngehalt von Sprichwörtern wiederzugeben.
Unsinnige Wortkombinationen wie z. B. „Gott ist die Wirbelsäule" bezeichnet man als **Kontaminationen**.
Von **Symboldenken** spricht man, wenn der Schizophrene bestimmte Begriffe in symbolischer Weise an die Stelle anderer Begriffe setzt. Symboldenken ist genaugenommen eine Sonderform der Begriffsverschiebung, zu der E. Bleuler sie auch rechnet. **Bsp.**: Eine Patientin hört in ihrem Leib einen Storch klappern. Damit will sie ausdrücken, daß sie schwanger ist.

Die formalen Denkstörungen, v. a. Denkzerfahrenheit und Gedankenabreißen, werden vom Patienten selbst oft als sehr unangenehm erlebt. Denkstörungen sind nie konstant vorhanden, sondern kommen häufig neben oder abwechselnd mit geordnetem Denken vor. Oft machen die Patienten andere Personen für ihre Denkstörungen verantwortlich, dann führen sie z. B. das Gedankenabreißen auf einen **von außen** gemachten Gedankenentzug (**Ich-Störung**, s. 2.8) zurück.

5.2.7 SPRACHLICHER AUSDRUCK

Vielen Störungen von Ausdruck und Verhalten, die früher sehr häufig waren und als typische Symptome angesehen wurden, begegnet man heute nur noch selten, weshalb sie auch ihre diagnostische Bedeutung eingebüßt haben.

Daher soll Abb. 5.3 auch nur einen Überblick über die **schizophrenen Ausdrucksstörungen im engeren Sinn** nach K. Schneider geben.

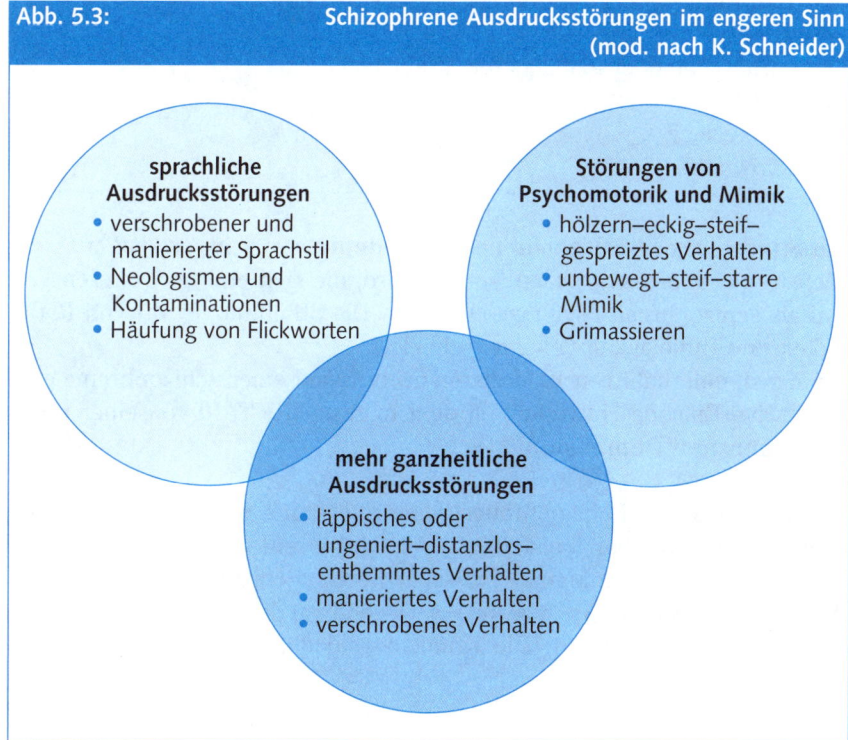

Abb. 5.3: Schizophrene Ausdrucksstörungen im engeren Sinn (mod. nach K. Schneider)

sprachliche Ausdrucksstörungen
- verschrobener und manierierter Sprachstil
- Neologismen und Kontaminationen
- Häufung von Flickworten

Störungen von Psychomotorik und Mimik
- hölzern–eckig–steif–gespreiztes Verhalten
- unbewegt–steif–starre Mimik
- Grimassieren

mehr ganzheitliche Ausdrucksstörungen
- läppisches oder ungeniert–distanzlos–enthemmtes Verhalten
- manieriertes Verhalten
- verschrobenes Verhalten

Unter **Manieriertheit** versteht man eine Ausdrucksform, die sich sprachlich in einer unnatürlichen Sprachtechnik mit übertriebener, gezielter Artikulation, verschrobener Wortwahl und gespreizter Ausdrucksweise zeigt (auch „**Stelzensprache**" genannt), im Verhalten als Attitüden und bizarr-abstruse Haltungen oder Bewegungsabläufe.

Bsp. für Stelzensprache: „Die Trinkung von flüssigfeuchtem Naß zieht eine Gelabtheit der Dürstung als angestrebten Folgezustand nach sich".

5.2.8 EMOTIONALE UND ANTRIEBSSTÖRUNGEN

5.2.8.1 Störungen der Affektivität

Störungen der Affektivität sind bei schizophrenen Erkrankungen ein häufiges Symptom mit unterschiedlichster Ausprägung. Sie werden nach E. Bleuler zu den Grundsymptomen der Schizophrenie gerechnet.

Einen Überblick gibt Merkkasten 5.4. Bestehen bei einer Schizophrenie über längere Zeit und deutlich ausgeprägt affektive Symptome, spricht man auch von sog. **schizoaffektiven Psychosen**.

Merkkasten 5.4:   **Störungen der Affektivität bei Schizophrenen**

- Depressive Verstimmungen
- Maniforme Gereiztheit und „läppische Affektivität"
- Affektverflachung
- Parathymie oder inadäquater Affekt
- Angst
- Ambivalenz
- Autismus

Die Stimmung des Schizophrenen kann **depressiv** sein, so daß u.U. zunächst eine Depression diagnostiziert wird, die sich erst im weiteren Verlauf als schizophrene Psychose entpuppt. Die Stimmung ist oft von Ratlosigkeit und Hilflosigkeit gekennzeichnet.

Wenn sich innerhalb von 12 Monaten nach Ablauf einer Schizophrenie eine depressive Episode entwickelt, spricht man nach ICD-10 von einer **postschizophrenen Depression**.

Die Stimmung des Schizophrenen kann aber auch **manisches Gepräge** haben, wobei sie aber meist weniger vital, mitreißend und produktiv ist als bei der endogenen Manie. Typischer für die Schizophrenie ist die sog. **„läppische Affektivität"**, wie sie vorwiegend bei der **hebephrenen Form** der Schizophrenie auftritt. Die Kranken sind dann laut, enthemmt, ausgelassen und rücksichtslos.

Weitere typische Merkmale der schizophrenen Affektivität sind die **verminderte emotionale Modulationsfähigkeit**, die **Instabilität der Stimmungslage** mit oft schnellem Wechsel zwischen gegensätzlichen Stimmungen und die **Parathymie**, der inadäquate Affekt.

Angst ist ein fast immer anzutreffendes Symptom des schizophren Erkrankten. Die Ursache kann z.B. die Angst vor der eigenen Persönlichkeitsveränderung sein oder vor dem vermeintlichen Verfolger bei einer paranoiden Psychose. Die Angst des Patienten wird u.U. so groß, daß er entweder erstarrt und es ihm sozusagen „vor Angst die Sprache verschlägt" (Stupor und Mutismus) oder aber daß Erregung, Aggressivität und Selbst- bzw. Fremdgefährdung die Folge sind.

Als **Ambivalenz** bezeichnet man das Nebeneinander gegensätzlicher Gefühlsregungen oder widersprüchlicher Bestrebungen. E. Bleuler rechnet sie zu den Grundstörungen der Schizophrenie.

5.2.8.2 Kontaktstörungen

Bei der Schizophrenie kann sich eine Störung des emotionalen Kontaktes quantitativ (z.B. völlige Kontaktunfähigkeit des stuporösen Patienten oder Distanzlosigkeit eines Patienten mit einer hebephrenen Schizophrenie) oder qualitativ (z. B. aggressiv, oberflächlich, mißtrauisch, ängstlich) äußern.

Kontaktstörungen, wie subjektiv empfundene Gefühle des Erkaltens von mitmenschlichen Beziehungen, sind u. U. für die Diagnose der Erkrankung im Prodromalstadium von großer Bedeutung. Dies trifft v. a. zu bei blanden Verläufen (s. 5.3.5.4).

5.2.8.3 Antriebsstörungen

Der Antrieb kann bei schizophrenen Patienten in akuten und chronischen Stadien vermindert, gesteigert oder gar dranghaft enthemmt sein. Dann kommt es u. U. auch zu **Störungen der Impulskontrolle**, die jedoch nur selten zu Impulshandlungen mit strafbaren Delikten führen.

Eine **Antriebsminderung** findet sich typischerweise zusammen mit Störungen der Affektivität und des Denkens im Rahmen chronischer Residualzustände.

5.2.8.4 Störungen der Psychomotorik (katatone Symptomatik)

Unter **Katatonie** versteht man eine psychomotorische Spannung und Erregung, die sich in Hyperphänomenen (psychomotorische Hyperkinesen) oder Hypophänomenen (psychomotorische Hypokinesen) äußern kann. Merkkasten 5.5 gibt einen Überblick über die katatonen Symptome, die infolge der heutigen intensiven Neuroleptikatherapie meist nur noch passager beobachtet werden.

Merkkasten 5.5:	Katatone Symptome

Psychomotorische Hyperkinesen:
- Psychomotorische Erregung
- Bewegungs- und Sprachstereotypien
- Befehlsautomatie (Echopraxie, Echolalie)
- Manierismen

Psychomotorische Hypokinesen:
- Sperrung, Stupor und Mutismus
- Negativismus und Ambitendenz
- Katalepsie und Haltungsstereotypien
- Flexibilitas cerea (wächserne Biegsamkeit)

Stehen sie im Vordergrund der schizophrenen Symptomatik, spricht man von einer **katatonen Schizophrenie**.

PSYCHOMOTORISCHE ERREGUNG UND STEREOTYPIEN

Die psychomotorische Erregung kann sich psychomotorisch und sprachlich äußern: Die Patienten leiden unter einem sinnlosen Bewegungsdrang, sind in ständiger Unruhe, schreien, heulen, schimpfen, sind selbst- oder fremdaggressiv. Drückt sich diese Erregung im stereotypen Wiederholen zweckloser Bewegungsabläufe oder Redensarten aus, die ohne äußeren Reiz oder situativen Auslöser spontan entstehen, spricht man von **Bewegungs-** und **Sprachstereotypien**: Die Patienten machen kontinuierlich die gleichen Bewegungen, wippen mit den Beinen, schaukeln mit dem Rumpf oder öffnen und schließen ständig ihre Hemdknöpfe. Unter Sprachstereotypien versteht man das ununterbrochene Wiederholen immer derselben Sätze oder das sinnlose Aneinanderreihen von Silben (**Verbigeration**), wobei oft neue Worte (**Neologismen**) gebildet werden.

BEFEHLSAUTOMATIE

Befehlsautomatie stellen das Gegenstück zum Negativismus dar. Bei der **Echopraxie** ahmen die Patienten ständig Bewegungen und Handlungen der Umgebung nach, z. B. die Gesten und Haltungen des Untersuchers. Bei der **Echolalie** werden gehörte Worte und Sätze vom Patienten „mechanisch" nachgesprochen.

SPERRUNG, STUPOR UND MUTISMUS

Halten Schizophrene mitten in einem Bewegungsablauf inne, spricht man von einer **Sperrung** des Antriebs. Extremform einer Sperrung ist der **Stupor**, währenddessen der Patient bei klarem Bewußtsein vollkommen bewegungs- und regungslos ist. Obwohl er sieht, hört und versteht, was man zu ihm sagt, kann er sich weder bewegen noch irgendwelche Aufforderungen befolgen. Ist das Sprechen des Patienten gesperrt, spricht man von **Mutismus**.

NEGATIVISMUS UND AMBITENDENZ

Darunter versteht man ein Widerstreben gegen jede äußere Einwirkung, z. B. Aufforderungen oder Befehle (sog. **äußerer Negativismus**) oder gegenüber den eigenen Intentionen (sog. **innerer Negativismus**). Die Patienten tun dann immer das Gegenteil von dem, was man ihnen aufträgt oder was sie eigentlich wollen, sie essen z. B. die Suppe mit der Gabel oder bringen einen Teller, wenn sie ein Glas holen sollen. Wenn Antrieb und Gegenantrieb nebeneinander bestehen, spricht man von **Ambitendenz**, z. B. Hand reichen und zurückziehen.

KATALEPSIE UND HALTUNGSSTEREOTYPIEN

Von **Katalepsie** spricht man, wenn passiv gegebene, noch so unbequeme Körperhaltungen abnorm lange, d. h. für Stunden oder gar Tage beibehalten werden. Man bezeichnet dies auch als **Haltungsstereotypien**, d. h. der Patient verharrt lange in bestimmten Haltungen und setzt jedem Versuch einer Änderung energischen Widerstand entgegen.
Bsp.: Ein Patient hebt stundenlang seinen Kopf von der Unterlage ab, ohne dabei zu ermüden („psychisches Kopfkissen").

FLEXIBILITAS CEREA (WÄCHSERNE BIEGSAMKEIT)

Bei der passiven Bewegung der Gliedmaßen des Patienten verspürt der Untersucher einen zähen Widerstand, ähnlich wie beim Formen einer Wachspuppe (Differentialdiagnose: Rigor bei Neuroleptikatherapie).

5.2.9 STÖRUNGEN DES ICH-ERLEBNISSES (DER MEINHAFTIGKEIT) (s. a. 2.8.1)

Definition _____

Ich-Störungen oder **Störungen der Meinhaftigkeit** gehören nach K. Schneider zu den Erstrang-Symptomen und bestehen darin, daß eigene seelische Vorgänge und Zustände nicht mehr als zum eigenen Ich zugehörige, sondern als von außen und von anderen gemachte, gelenkte und beeinflußte erlebt werden.

Betreffen sie das Denken, spricht man von **Gedankeneingebung, Gedankenentzug** oder **Gedankenausbreitung**. Erlebt der Schizophrene seine Handlungen als von außen gemacht oder gelenkt, spricht man von **Willensbeeinflussung**.
Bsp.: Ein Schizophrener klagt darüber, daß er ständig hypnotisiert werde, daß er nicht so denken und fühlen könne, wie er wolle und Handlungen ausführen müsse, die er nicht wolle. Als Erklärung dafür werden typischerweise Suggestion, Hypnose oder Apparate genannt (sog. Erklärungswahn).
Dagegen haben **Depersonalisations-** und **Derealisationserlebnisse**, die auch zu den Ich-Störungen gerechnet werden, keine diagnostische Bedeutung für die Schizophrenie, da sie z. B. auch bei endogenen Depressionen, neurotischen Persönlichkeiten oder bei starker Übermüdung vorkommen.

5.2.10 AUTISMUS

Nach E. Bleuler gehört der Autismus zu den Grundsymptomen der Schizophrenie und wird zu der Gruppe der **affektiven Grundstörungen** gerechnet. Unter Autismus versteht man eine allgemeine Absonderung von der

Gemeinschaft und der gemeinsamen Welt-Wirklichkeit mit Rückzug auf das subjektive „Binnen-Leben", die eigene individuelle Wirklichkeit. Gründe für autistisches Verhalten Schizophrener können sein das Befangensein im eigenen Wahnerleben oder eine Reaktion darauf, daß emotionale Beanspruchung und Kontakt mit Mitmenschen als nachteilig erfahren werden. Man spricht dann von **sekundärem Autismus**, der Folge von Bewältigungs-, Schutz- und Selbsthilfestrategien (coping behavior) ist: Die Patienten lernen, wie weit sie sich hinsichtlich sozialer Kontakte (und Arbeitsleistung) belasten dürfen und vermeiden Situationen, welche die Symptome verschlimmern können.

Davon zu unterscheiden ist der sog. **primäre Autismus**, bei dem es zuerst zu einer Abkehr von der Umwelt und zu einer Minderung des Kontaktbedürfnisses kommt. Der autistische Patient wirkt abwesend, in sich gekehrt und isoliert; er redet vor sich hin, als ob er allein wäre oder stellt eine Frage, ohne eine Antwort zu erwarten. In Extremform zeigt sich der Autismus als Mutismus oder Stupor.

5.2.11 VEGETATIVE SYMPTOME

Vegetative Symptome findet man sehr häufig und in unterschiedlichster Ausprägung. Beispiele sind: Schlafstörungen, Pulsfrequenzänderungen, Gewichtsschwankungen, Störungen der Speichel- und Schweißdrüsensekretion, Tachypnoe sowie gastrointestinale und urogenitale Symptome.

5.3 Verlauf (GK Kap. 13.3)

5.3.1 VORPOSTEN-SYNDROME, PRODROME

Vor Ausbruch einer schizophrenen Psychose beobachtet man häufig uncharakteristische Syndrome, z. B. asthenische, zönästhetische, vegetative, depressive oder pseudoneurotische. Diese bestehen entweder nur vorübergehend (im Durchschnitt etwa 5 Monate, sog. **Vorpostensyndrome**) oder gehen nach einer Dauer von 2 Monaten bis maximal 35 Jahren (im Durchschnitt nach ca. 1–3 Jahren) kontinuierlich in die Psychose über (sog. **Prodrome**).

Während dieser Vorstadien sind die Betroffenen besonders empfindsam, reizbar und weniger leistungsfähig. Sie verlieren ihr Interesse an dem, für das sie sich früher noch begeistern konnten und ziehen sich immer mehr zurück.

Die Vorstadien können schleichend über Jahre hinweg in die volle Manifestation der Schizophrenie übergehen (ca. 30 % aller Verläufe), jedoch ist ein akuter oder subakuter Beginn der Psychose häufiger (ca. 70 %). Dieser kann durch einen plötzlichen **Knick in der Lebenslinie** mit Leistungsabfall, Versanden der Interessen und ungewöhnlichem Verhalten angezeigt werden.

Gerade weil die Vorpostensyndrome und Prodrome meist uncharakteristische Symptome zeigen, werden sie häufig nicht erkannt, was besonders für den nicht psychiatrisch tätigen Arzt von Bedeutung ist. Wenn die Betroffenen noch jung sind, kann es sehr schwierig sein, Vorposten-Syndrome von neurotischen Entwicklungen oder Reifungskrisen zu unterscheiden. Daher sollte die Diagnose einer Schizophrenie bei Jugendlichen nur mit aller Vorsicht gestellt werden.

5.3.2 VERLAUF, AUSGANG, PROGNOSE

5.3.2.1 Verlauf

Entgegen einer früher weitverbreiteten Meinung ist die Schizophrenie keine prinzipiell unheilbare Erkrankung! Sie verläuft auch nicht überwiegend ungünstig, und wiederholte Schübe, Chronifizierung und Residualzustand sind nicht die Regel!
Nach der ersten Manifestation einer schizophrenen Psychose gibt es mehrere Möglichkeiten des Verlaufs, die im folgenden dargestellt sind.

Merkkasten 5.6:	Verlaufsformen schizophrener Psychosen

Der Erstmanifestation folgt:
- eine Vollremission (ca. 30%)
- wellenförmig weitere **Phasen**, während der Intervalle sind die Patienten gesund (ca. 70%).
  Der Fortgang kann dann sein:
  - folgenlose Ausheilung (ca. 30%)
  - Ausbildung eines **uncharakteristischen Residualzustandes** (ca. 40%)
  - Ausbildung eines **charakteristischen Residualzustandes** (ca. 30%)
- weitere **Schübe**, wobei schon bei der ersten Episode der Persönlichkeitsverfall beginnt, der sich von Schub zu Schub verstärkt (selten)
- ein **einfach progredienter** Verlauf zu typisch schizophrenen Persönlichkeitswandlungen (selten)

Unter einem **uncharakteristischen Residualzustand** versteht man ein irreversibles, d.h. länger als 3 Jahre kontinuierlich persistierendes Syndrom. Dies ist gekennzeichnet durch unterschiedlichste Formen kognitiver und dynamischer Defizite, die vom Patienten selbst wahrgenommen werden und unter denen er leidet. Man spricht auch von „dynamischer Insuffizienz" oder von einer „Reduktion des psychischen energetischen Potentials".
Die Patienten leiden unter Konzentrations- und Gedächtnisstörungen, körperlicher und geistiger Erschöpfbarkeit und Leistungsinsuffizienz, Einbuße an Spannkraft und Energie, Zönästhesien, Schlafstörungen usw. Schizophrene Erst- und Zweitrangsymptome sowie die Symptome der charakteri-

stischen Residualzustände fehlen völlig. Im Großteil der Fälle sind diese Residualzustände nur schwach ausgeprägt, und die Patienten lernen, durch Anpassung ihres Verhaltens, die Einbußen weitgehend zu bewältigen und zu kompensieren, so daß eine „**soziale Remission**" möglich ist.

Beim **charakteristischen Residualzustand (gemischtes Residuum** oder **typisch schizophrenes Residualsyndrom**) dominieren über die Symptome der uncharakteristischen Residuen einzelne reversible schizophrene Symptome, vornehmlich die schizophrenen Ausdrucksstörungen nach K. Schneider, aber auch Erst- und Zweitrangsymptome. Kennzeichnend sind das eigentümlich Unzugängliche, die Kontakt- und Realitätsferne, Antriebsverlust und Passivität, der parathyme Affekt, die Gemütsabstumpfung, Denkzerfahrenheit, der Autismus und die fehlende Krankheitseinsicht.
Die Merkmale der reinen Defizienzsyndrome sind hier ebenso vorhanden, jedoch durch die Interferenz mit den psychotischen Symptomen nicht ohne weiteres erkennbar.

Die Residualzustände zeigen, wenn sie sich einmal ausgebildet haben, im weiteren Verlauf in der Regel keine Verschlechterung. Es kann sogar zu einer Rückbildung typisch schizophrener Züge und damit einer Umwandlung charakteristischer in uncharakteristische Residualzustände kommen.

 Schizophrenien führen grundsätzlich nicht zur Ausbildung einer Demenz!

5.3.2.2 Prognose

Zu Beginn der Erkrankung ist eine verläßliche prognostische Einschätzung nicht möglich. Statistisch gesehen lassen sich jedoch Merkmale hervorheben, die für eine günstige oder ungünstige Prognose sprechen (s. Tab. 5.2), wobei man nur beim Zusammentreffen mehrerer Faktoren vorsichtig eine prognostische Aussage treffen darf.

Generell läßt sich sagen, daß ca. 60 % der schizophren Erkrankten innerhalb von zwei Jahren nach der ersten Klinikaufnahme einen Rückfall erleiden. Der entscheidenste rückfallverhütende Faktor ist die Neuroleptikatherapie, unter der die Rückfallrate gegenüber Placebo mindestens 50 % niedriger ist.
Allgemein läßt sich sagen, daß sich nach Einführung der Psychopharmakotherapie die Individualprognose der Schizophrenie wesentlich verbessert hat. Vollremissionen sowie uncharakteristische und nur relativ leichte charakteristische Residuen sind häufiger geworden. Schizophrene „Katastrophenverläufe" und typische „Defektpsychosen" – den Ausdruck „Defekt" sollte man heute nicht mehr verwenden – kommen kaum noch vor.
Die **Prognose** hinsichtlich des Lebens ist fast ausschließlich beeinträchtigt durch die mit 10–15 % erheblich höhere Suizidrate als in der Gesamtbevölkerung. Etwa 50 % aller schizophrenen Patienten unternehmen mindestens

Tab. 5.2:	Merkmale für einen günstigen oder ungünstigen Verlauf	
	gute Prognose	**schlechte Prognose**
Krankheitsbeginn	spät	früh
	akut	schleichend
Auslösefaktoren	offensichtlich psychoreaktiv	keine erkennbar
prämorbide Persönlichkeitsstruktur	unkompliziert	asthenisch, sensitiv, schizoid
Familienanamnese	affektive Psychosen	Schizophrenien
Ablauf der Phasen	lange Intervalle	kurze Intervalle
Verlauf	gute Remission früherer Phasen	chronisch
Symptomatik	affektive Symptome, v. a. Depression	zurückgezogen, hebephrenes autistisches Verhalten
	akzessorische Symptome	Grundsymptome
	positive Symptome	negative Symptome

einmal in ihrem Leben einen Suizidversuch. Risikofaktoren sind v. a. depressive Symptomatik, junges Alter und hoher prämorbider Status (z. B. Student).

5.3.3 SOZIALE HEILUNG

Man bezeichnet einen Patienten als dauerhaft „**sozial geheilt**" oder **sozial remittiert**, wenn er nach Ablauf der akuten Erkrankung wieder auf früherem beruflichen Niveau oder auch darunter dauerhaft tätig sein kann. In diesem Sinne sind nach Huber ca. 60 % der schizophrenen Patienten nach jahrzehntelangem Verlauf sozial geheilt, wobei ca. 40 % auf prämorbidem Niveau, 20 % unter dem früheren Niveau voll arbeitsfähig sind. Im Erwerbsleben begrenzt arbeitsfähig sind ca. 20 %, erwerbsunfähig (jedoch zuhause begrenzt arbeitsfähig) ca. 10 % und völlig arbeitsunfähig ca. 10 %.

Die soziale und die psychopathologische Langzeitprognose korrelieren hochsignifikant, d. h. fast alle Patienten mit psychopathologischen Vollremissionen sind auf früherem Niveau voll erwerbstätig. Von den Patienten mit uncharakteristischen Residuen dagegen sind nur 60 %, von denen mit charakteristischen Residuen sogar nur 25 % sozial geheilt.

Die soziale Remission ist bei Frauen im allgemeinen besser als bei Männern. Von Bedeutung für die soziale Langzeitprognose sind neben einem rezidivprophylaktischen Einsatz von Psychopharmaka besonders Arbeits- und Beschäftigungstherapie sowie milieutherapeutische Maßnahmen. Man darf jedoch nicht vergessen, daß die Patienten vielfältige individuelle Kompensationsmechanismen, Eigenaktivität und Selbstgestaltung entwickeln, auf deren therapeutische Förderung es ankommt.

5.3.4 SCHIZOPHRENE RESIDUALZUSTÄNDE UND PERSÖNLICHKEITSVERÄNDERUNGEN

s. 5.3.2

5.3.5 UNTERFORMEN

Abb. 5.4 gibt einen Überblick über die verschiedenen Unterformen der Schizophrenien, wobei diese nur nach dem klinisch im Vordergrund stehenden psychopathologischen Bild benannt werden. Natürlich gibt es diese Ausprägungen selten in reiner Form, vielmehr können die einzelnen Syndrome ineinander übergehen, sich kombinieren oder im Verlauf einer Erkrankung abwechseln.

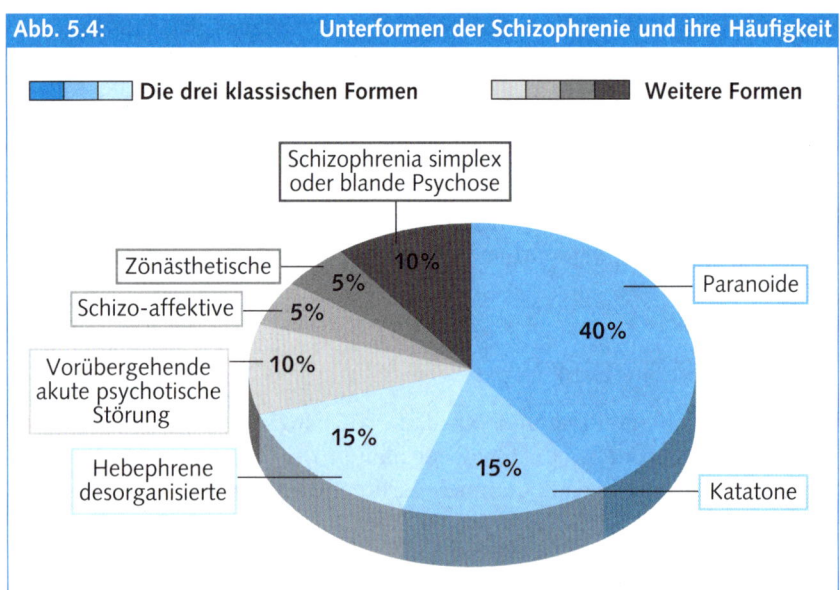

Abb. 5.4: Unterformen der Schizophrenie und ihre Häufigkeit

Die drei klassischen Formen — Weitere Formen

Schizophrenia simplex oder blande Psychose: 10%
Zönästhetische: 5%
Schizo-affektive: 5%
Vorübergehende akute psychotische Störung: 10%
Hebephrene desorganisierte: 15%
Paranoide: 40%
Katatone: 15%

5.3.5.1 Paranoide Schizophrenie

Im Vordergrund der psychopathologischen Symptomatik stehen wahnhafte (paranoide) und halluzinatorische Erlebnisweisen.

Diese Schizophrenieform findet sich in bis zu 75% der Fälle als initiale Form, sie beginnt jedoch in der Regel später als andere: Bei über 80% der Schizophrenien, die sich nach dem 40. Lebensjahr manifestieren (sog. **Spätschizophrenien**) finden sich initial paranoid-halluzinatorische Bilder, ca. 50% aller Schizophrenen haben mindestens einmal in ihrem Leben eine paranoid-halluzinatorische Episode.

Die **Prognose** der paranoid-halluzinatorischen Formen ist als recht **günstig** anzusehen. Meist sprechen sie gut auf Neuroleptika an.

5.3.5.2 Katatone Schizophrenie

Hier stehen katatone Symptome, wie z. B. Erregungszustände, Stupor oder Mutismus, im Vordergrund der Symptomatik. Die katatone Form beginnt oft akut, wird seltener bei Spätschizophrenien beobachtet und zeigt sich selten während der ersten psychotischen Manifestation.
Die **Prognose** ist außer bei Patienten im jugendlichen Alter als relativ **günstig** zu bezeichnen.

Eine maximale Steigerung der Katatonie ist die heute fast verschwundene akute **perniziöse** oder **febrile Katatonie**. Sie ist gekennzeichnet durch einen Wechsel an schwer ausgeprägten hypo- und hyperkinetischen katatonen Symptomen (Stupor und Bewegungssturm) sowie hohes Fieber und langandauernde Tachykardien. Seltener kommt es zu Zyanose und spontanen Hämatomen. Im Blut ist als Folge einer Muskelschädigung die Kreatinkinase erhöht, durch eine Myoglobinurie kann es zu einem akuten Nierenversagen kommen. Therapie der Wahl ist die Elektrokrampftherapie, evtl. auch die hochdosierte Infusionstherapie mit dem Butyrophenonderivat Benperidol (Glianimon®).

5.3.5.3 Hebephrene (desorganisierte) Schizophrenie

Bei der hebephrenen Form findet sich psychopathologisch die **Trias** von Affekt-, Denk- und Aktivitätsstörungen in Verbindung mit einer heiterläppischen Gestimmheit.
Diese äußert sich in einer Enthemmung mit albernem und ungeniertdistanzlosem Benehmen, in Überschwang sowie Erregungs- und Unruhezuständen, in pathetischem Ausdruck, Geziertheit und Altklugheit. Schizophrene Erst- und Zweitrangsymptome sowie katatone Störungen fehlen weitgehend.
Diese Form beginnt meistens in oder nach der Pubertät und hat besonders bei Frauen eine **ungünstige Prognose**. Wenn der hebephrenen Symptomatik im weiteren Verlauf andere Schizophreniesymptome folgen, bessert sich die Prognose.

5.3.5.4 Undifferenzierte Schizophrenie

Nach ICD-10 ist diese Diagnose zu stellen, wenn nicht eindeutig die Kriterien der paranoiden, hebephrenen oder katatonen Schizophrenie erfüllt werden.

5.3.5.5 Schizophrenia simplex

Als Schizophrenia simplex bezeichnet man einen symptomarmen Verlauf mit langsam progredientem blandem Wesenswandel (sog. **blande Psychose**). Die Diagnose **einfache Schizophrenie** ist nur dann gerechtfertigt, wenn schizophrene Grundsymptome (z. B. Autismus) das Bild beherrschen und akzessorische Symptome sowie hebephrene Ausdrucksstörungen fehlen. Die Differentialdiagnose gegen Persönlichkeitsstörungen kann oft schwierig sein.

Insgesamt ist die **Prognose schlecht**, da sie zwar anfangs leicht, jedoch chronisch progredient verläuft. Häufig kommt es zur Ausbildung ausgeprägter schizophrener Residualzustände. Eine therapeutische Beeinflussung dieser Schizophrenieform ist schwierig.

5.3.5.6 Zönästhetische Schizophrenie

Ganz im Vordergrund der Symptomatik stehen hier eng mit affektiven Wandlungen verbundene, zönästhetische Körpermißempfindungen. Sie sind mit vegetativen, motorischen und sensorischen Symptomen verknüpft.

Abnorme schizophrene Erlebnisweisen und Ausdrucksstörungen treten nur passager auf und fehlen über weite Strecken, so daß eine Diagnose nur während dieser kurzen psychotischen Exazerbationen möglich ist.

Diese Form beginnt meist mit langen uncharakteristischen Prodromen und verläuft im Allgemeinen chronisch progredient zu reinen Residuen. Vollremissionen und charakteristische Residualzustände sind gleichermaßen eher selten. Eine therapeutische Beeinflussung gestaltet sich oft schwer.

5.3.5.7 Schizo-affektive Psychose

Von einer schizo-affektiven Psychose spricht man, wenn neben der schizophrenen Symptomatik auch ausgeprägte affektive Störungen wie manische oder depressive Verstimmungen bestehen. Sie beherrschen über weite Strecken das Bild und ähneln in ihrer Schwere der Symptomatik von Depressionen oder Manien.

Man sollte dabei beachten, daß natürlich nicht jede Schizophrenie, die mit affektiven Störungen einhergeht, als eine schizo-affektive bezeichnet wird, denn affektive Grundsymptome sind bei Schizophrenien häufig. Die affektiven Störungen müssen sehr ausgeprägt sein und zumindest zeitweise das Bild beherrschen. Diesen Formen wird eine besonders **günstige Prognose** zugeschrieben.

5.3.5.8 Typ I und Typ II-Schizophrenie

T. Crow schlug 1980 eine Unterscheidung in eine Typ I- und eine Typ II-Schizophrenie vor. Typ I-Patienten haben v. a. Plussymptome (positive oder produktive Symptome, s. Tab. 5.3) und sprechen relativ gut auf die klassischen Neuroleptika an. Bei Typ II-Patienten dagegen dominieren Minussymptome (negative oder Defizienzsymptome), die relativ schlecht durch Neuroleptika beeinflußbar sind.

Tab. 5.3:	Plus- und Minussymptome bei Schizophrenie
Plussymptome (produktive oder positive Symptome)	**Minussymptome** (negative oder Defizienzsymptome)
Halluzinationen	Anhedonie
Wahn	Affektverflachung
Zerfahrenes Denken	Sprachverarmung (Alogie)
Erregtheit	Antriebsverlust, Apathie
Bizarres Verhalten	Aufmerksamkeitsstörungen

5.3.5.9 Andere psychotische Störungen

Andere psychotische Störungen sind:
- **Anhaltende wahnhafte Störung (Paranoia)**: Chronischer Verlauf mit Entwicklung einer einzelnen Wahnidee oder mehrerer aufeinander bezogener Wahninhalte („systematisierter Wahn"). Häufige Themen sind Verfolgung und Eifersucht (Othello-Syndrom) sowie Liebe und Sexualität (Erotomanie).
- **Vorübergehende akute psychotische Störung**: Kurzer (< 1 Monat) und damit gutartiger Krankheitsverlauf, meist akuter oder sogar abrupter Beginn.
- **Induzierte wahnhafte Störung (Folie à deux)**: Übernahme wahnhafter Überzeugungen eines psychisch Kranken durch eine ansonsten gesunde Person (oft Ehepartner).

5.4 Diagnostik und Differentialdiagnostik (GK Kap. 13.4)

5.4.1 DIAGNOSTISCHE BEDEUTUNG DER SYMPTOME

Die Diagnose „Schizophrenie" stützt sich auf **zwei Pfeiler**:
- den psychopathologischen Befund
- den Ausschluß einer körperlichen Erkrankung

K. Schneider und E. Bleuler haben Symptome beschrieben, bei deren Vorliegen die Diagnose „Schizophrenie" gestellt werden kann, wenn der Patient bei klarem Bewußtsein ist und eine körperliche Grunderkrankung ausgeschlossen wurde.

In diesem Sinn ist es möglich, eine Schizophrenie zu diagnostizieren, wenn:
- **ein** Erstrangsymptom nach K. Schneider vorliegt,
- **mehrere** Zweitrangsymptome oder Ausdrucksstörungen nach K. Schneider vorliegen,
- Grundsymptome der Schizophrenie nach E. Bleuler vorliegen.

Merkkasten 5.7:	Diagnosekriterien der Schizophrenie nach ICD-10

Mindestens eines der unter 1 bis 4 oder mindestens zwei der unter 5 bis 8 genannten Symptome müssen fast ständig während eines Monats oder länger deutlich vorhanden sein. Eine körperliche Erkrankung, die die Symptome erklären kann, muß ausgeschlossen sein.

1. Gedankeneingebung, -entzug, -lautwerden, -ausbreitung
2. dialogische oder kommentierende Stimmen oder Stimmen, die aus bestimmten Körperteilen kommen
3. Wahnwahrnehmung, Kontrollwahn, Beeinflussungswahn, Gefühl des Gemachten
4. anhaltender kulturell unangemessener, bizarrer Wahn
5. anhaltende Halluzinationen jeder Sinnesmodalität
6. Denkzerfahrenheit, Gedankenabreißen, Vorbeireden, Neologismen
7. katatone Symptome
8. negative Symptome

5.4.2 DIFFERENTIALDIAGNOSTIK

Alle abnormen Erlebnisweisen 1. und 2. Ranges können auch bei körperlich begründbaren Psychosen vorkommen. Liegt eine solche Psychose vor, darf die Diagnose „Schizophrenie" nicht gestellt werden, auch wenn eine frühere organische Hirnschädigung nur anamnestisch festgestellt wird, z. B. bei frühkindlichem Hirnschaden. Für diese Fälle prägte man den Begriff **„symptomatische Schizophrenien"**, also körperlich begründbare Psychosen mit schizophrener Symptomatik.

Ursachen für symptomatische Schizophrenien können sein:
- Schädel-Hirn-Traumen, Epilepsien (v. a. Temporallappen-Epilepsie), Hirntumoren, ZNS-Infektionen (v. a. Herpes-Enzephalitis, Neurolues und AIDS), Chorea Huntington, systemische Autoimmunerkrankungen (v. a. Lupus erythematosus)
- Endokrinopathien (v. a. der Schilddrüse und Nebennierenrinde), metabolische Störungen (v. a. Porphyrie und M. Wilson), Vitamin-B12-Mangel
- Drogen, v. a. Psychostimulantien wie Kokain und Amphetamin, Halluzinogene, Alkohol und Anticholinergika.

Eine Abgrenzung schizophrener Psychosen muß v. a. gegenüber folgenden psychiatrischen Erkrankungen erfolgen: Bipolare affektive Störungen (v. a. psychotische Manie), akute vorübergehende psychotische Störungen, anhaltende wahnhafte Störung, psychotische Depression, Zwangsstörung, Autismus, paranoide Persönlichkeitsstörung.

5.4.3 TESTVERFAHREN UND SKALEN

Mit Hilfe der **SANS** (Scale for the Assessment of Negative Symptoms) können negative Symptome oder Minussymptome der Schizophrenie mit der **SAPS** (Scale for the Assessment of Positive Symptoms) positive oder Plussymptome der Schizophrenie (s.a. 5.3.5.8) erfaßt werden. Die **BPRS** (Brief Psychiatric Rating Scale) erfaßt das aktuelle psychopathologische Zustandsbild des Patienten mit Schwerpunkt auf Positivsymptomatik.

5.5 Therapie

Grundpfeiler jeder Behandlung stellt die Therapie mit Neuroleptika dar, die sowohl in der Akutphase als auch in der Langzeittherapie zum Tragen kommt. Zusätzlich zur neuroleptischen Therapie werden psycho- und soziotherapeutische Maßnahmen ergriffen, die nach Ablauf der Akutphase einsetzen und für die Rehabilitation und Rezidivprophylaxe von großer Bedeutung sind. In einzelnen Fällen kann eine Elektrokrampftherapie indiziert sein.

Merkkasten 5.8:   **Therapie der Schizophrenie**

- **Psychopharmakotherapie mit Neuroleptika:**
  - Akuttherapie
  - Medikamentöse Langzeittherapie
- **Elektrokrampftherapie (EKT)**
- **Psychotherapeutische Maßnahmen:**
  - Supportive Psychotherapie
  - Verhaltenstherapie
  - Familientherapie
  - Gruppentherapie („social skill training")
- **Angehörigengruppe**
- **Soziotherapeutische Maßnahmen:**
  - Beschäftigungs- und Arbeitstherapie (Ergotherapie)
  - Milieugestaltung
- **Rehabilitationsmaßnahmen**

Akute schizophrene Psychosen müssen in der Regel stationär behandelt werden. Die wichtigsten Indikationen für eine stationäre Aufnahme sind:
- Durchführung der Diagnostik,
- medikamentöse Ein- bzw. Neueinstellung,
- Schutz des Patienten bzw. der Umwelt bei Eigen- oder Fremdgefährdung, hier muß unter Umständen eine Unterbringung auch gegen den Willen des Patienten erfolgen,
- ausgeprägtes desorganisiertes Verhalten mit der Unfähigkeit des Patienten, für sich zu sorgen, wodurch er sich selbst in Gefahr bringt.

5.5.1 NEUROLEPTIKA (s. a. GK Klinische Pharmakologie 20.1)

5.5.1.1 Definition und Indikationen

Neuroleptika gehören zur Gruppe der psychisch vorwiegend dämpfenden Pharmaka, die über ihren sedierenden Effekt hinaus eine antipsychotische Wirkung entfalten. Dadurch unterscheiden sie sich grundlegend von den Tranquilizern und Hypnotika. Die sedierende und hypnotische Wirkung nimmt mit zunehmender antipsychotischer Wirkung ab.

Definition

Es gibt verschiedene Versuche, Neuroleptika zu definieren. Eine zutreffende und umfassende Definition liefert Hippius: „Der klinisch-therapeutische Effekt der Neuroleptika beruht in ihrer dämpfenden Wirkung auf:
psychomotorische Erregtheit, aggressives Verhalten, affektive Spannungen, psychotische Sinnestäuschungen, psychotisches Wahndenken, katatone Verhaltensstörungen und schizophrene Ich-Störungen.
Wenn ein Pharmakon dieses Wirkungsprofil besitzt, sollte es unabhängig davon, ob es extrapyramidalmotorisch wirksam ist oder nicht, als Neuroleptikum bezeichnet werden".

Neuroleptika sind indiziert:
- bei psychotischen Zustandsbildern, v. a. Schizophrenie, aber auch z. B. bei wahnhaften Depressionen,
- bei psychomotorischer Erregtheit, v. a. Schizophrenie, aber auch z. B. bei organischen Psychosen und Manien,
- zur Rezidivprophylaxe schizophrener Psychosen.

Außerhalb der Psychiatrie werden Neuroleptika zur Behandlung schwerer chronischer Schmerzen in Kombination mit Analgetika – dadurch wird eine Verzögerung der Dosiserhöhung erreicht – und als Antiemetika (z. B. bei zytostatischer Therapie) eingesetzt. Wegen der Gefahr des Auftretens von extrapyramidalmotorischen Nebenwirkungen sollten zur Sedierung statt Neuroleptika die besser verträglichen Benzodiazepine eingesetzt werden.

5.5.1.2 Einteilung und Substanzen

Bei den Neuroleptika lassen sich zwei große Gruppen unterscheiden:
- klassische Neuroleptika, die hauptsächlich über eine Blockade der Dopamin-Typ II-Rezeptoren wirken und damit zu extrapyramidalmotorischen Nebenwirkungen führen,
- atypische Neuroleptika, die sich durch einen anderen Wirkungsmechanismus auszeichnen und daher nur schwache extrapyramidalmotorische Effekte zeigen.

KLASSISCHE NEUROLEPTIKA (DOPAMINREZEPTOR-ANTAGONISTEN)

Die klassischen Neuroleptika lassen sich hinsichtlich ihrer chemischen Struktur und ihrer neuroleptischen Potenz in verschiedene Gruppen einteilen.

Einteilung nach der chemischen Struktur

Ihre wichtigsten Vertreter sind:
- **Trizyklische Neuroleptika**
  - Phenothiazin-Derivate: Thioridazin, Perazin, Levomepromazin, Chlorpromazin, Perphenazin, Fluphenazin
  - Thioxanthen-Derivate: Chlorprotixen, Flupentixol
- **Butyrophenon-Derivate:** Haloperidol, Bromperidol, Benperidol, Trifluperidol
- **Diphenylbutylpiperidine:** Pimozid, Fluspirilen

Einteilung nach der neuroleptischen Potenz

Die neuroleptische Potenz der verschiedenen Neuroleptika orientiert sich an der Wirkungsintensität des Chlorpromazins, dem per definitionem die neuroleptische Potenz 1 übertragen wurde (vgl. Tab. 5.5).
Neuroleptika mit:

schwacher neuroleptischer Potenz:	Potenz < 1
mittelschwacher neurolept. Potenz:	Potenz 1–10
starker neuroleptischer Potenz:	Potenz 10–50
sehr starker neurolept. Potenz:	Potenz 50– >400

Neuroleptika mit schwacher neuroleptischer Potenz zeigen eine stark sedierende, aber schwach antipsychotische Wirkung, während sehr starke Neuroleptika eine schwach sedierende, aber sehr starke antipsychotische Wirkung entfalten. Daraus ergeben sich auch die **Einsatzbereiche der Neuroleptika**:
Schwache Neuroleptika werden vornehmlich zur Sedierung und Dämpfung psychotischer Erregungszustände eingesetzt, während starke Neuroleptika bei der Therapie produktiver psychotischer Symptome wie Wahn, Denkstörungen und Sinnestäuschungen zur Anwendung kommen. Eine Kombination schwach und stark wirksamer Neuroleptika wird häufig durchgeführt.
In der folgenden Tabelle 5.4 sind die unterschiedlichen Wirkprofile nieder- und hochpotenter Neuroleptika aufgeführt:

Tab. 5.4:	Wirkprofil nieder- und hochpotenter Neuroleptika	
	niederpotent	**hochpotent**
Sedation	stark	gering
Antriebshemmung	stark	gering
antipsychotische Wirkung	gering	stark
extrapyramidalmotorische NW	gering	stark
antiemetische Wirkung	schwach	mittelstark

Tab. 5.5:		Neuroleptika (zur Dosierung s. Anhang Tab. 2)	
Potenz	**Generikum**	**Handelsname**	**EPS**
mit schwacher neuroleptischer Potenz			
1/2–2/3	Thioridazin	Melleril®	–
	Promethazin	Atosil®	–
	Perazin	Taxilan®	(+)
2/3–4/5	Chlorprothixen	Truxal®	–
	Levomepromazin	Neurocil®	–
mit mittelstarker neuroleptischer Potenz			
2–3	Clopenthixol	Ciatyl®	(+)
	Zuclopenthixol	Ciatyl-Z®	(+)
mit starker neuroleptischer Potenz			
10	Perphenazin	Decentan®	+
mit sehr starker neuroleptischer Potenz			
20–50	Fluphenazin	Lyogen®	+
	Flupentixol	Fluanxol®	+
	Haloperidol	Haldol-Jansen®	+
	Bromperidol	Impromen®	+
> 400	Benperidol	Glianimon®	++

EPS = extrapyramidalmotorische Symptome:
– gering, (+) mäßig, + stark, ++ sehr stark ausgeprägt

Pharmakokinetik

Neuroleptika werden aus dem Magen-Darm-Trakt gut resorbiert und unterliegen einem **First-pass-Effekt** in der Leber, der mit einer großen interindividuellen Variationsbreite zwischen 10 und 70% betragen kann. Dadurch können bei parenteraler Applikation geringere Dosen den gleichen Effekt zeigen. Bei oraler Gabe werden maximale Plasmaspiegel nach ca. 1–6 Stunden erreicht, nach intramuskulärer Injektion schneller; daher sind im Akutfall i.m.-Injektionen vorzuziehen! Aus intramuskulär injizierten Depot-Präparaten erfolgt die Wirkstoff-Freigabe sehr langsam.

Wirkungsmechanismus

Während sich die Wirkung der Antidepressiva in erster Linie durch Beeinflussung der Transmitter Noradrenalin und Serotonin erklären läßt, ist für das Verständnis der Wirkung der Neuroleptika das **Dopamin** besonders wichtig.

Bei der Schizophrenie nimmt man eine **dopaminerge Überfunktion** in den **mesolimbisch-mesocorticalen** Bahnen an. Diese Bahnen sind eng mit dem Limbischen System verbunden und werden mit Gedächtnis-, Lern- und affektiven Funktionen im Sinne der Emotionskontrolle in Verbindung gebracht. Hier soll der Hauptangriffspunkt für die antipsychotische Wirkung der Neuroleptika liegen.

Die antipsychotische Wirkung der klassischen Neuroleptika korreliert am engsten mit einer **Blockade** der **Dopamin-Typ-II-(D$_2$-) Rezeptoren**, wodurch die Bindung von Dopamin an diese Rezeptoren verhindert wird.

Die Entwicklung der atypischen Neuroleptika, die trotz schwacher Dopaminrezeptor-Blockierung gut antipsychotisch wirken, hat die Dopaminhypothese der Schizophrenie in Frage gestellt und gezeigt, daß auch andere Transmittersysteme beteiligt sind.

Die Blockade der Dopamin-Rezeptoren im **nigrostriatalen System** führt zu den parkinsonähnlichen Nebenwirkungen, die unten ausführlich beschrieben sind. Durch die Rezeptorblockade im **tuberoinfundibulären System** kommt es zu neuroendokrinologischen Nebenwirkungen wie z. B. Hyperprolaktinämie.

Dosierungen und Therapierichtlinien

Die Auswahl des speziellen Neuroleptikums richtet sich nach dem Zielsyndrom, d. h. dem psychopathologischen Zustand, der behandelt werden soll. Vereinfachend lassen sich **zwei** wichtige **Zielsyndrome** unterscheiden:

- **Hochgradige psychotische Erregung:**
  Hier kommen wegen ihrer vorwiegend sedierenden Wirkung primär niederpotente Neuroleptika in hoher Dosierung zum Einsatz: z. B. Neurocil 50–200 mg täglich i.m. oder 250–400 mg (max. 600 mg) täglich oral. Zusätzlich werden dann hochpotente Neuroleptika wie Haldol (10–15 mg i.m., max. 40 mg oral) oder Glianimon (1–6 mg i.m., max. 60 mg oral) hinzugegeben. Häufig werden zur Sedierung statt niederpotenter Neuroleptika Benzodiazepine (z. B. 10–40 mg Diazepam) gegeben.
- **Paranoid-halluzinatorisches Syndrom und katatoner Stupor sowie lebensbedrohliche Katatonien:**
  Hier werden primär starke Neuroleptika in hoher Dosierung, z.B. Haldol bis 40 mg oral oder Glianimon bis 60 mg oral, eingesetzt. Eventuell

kann bei Versagen der Neuroleptikatherapie im Falle einer seltenen lebensbedrohlichen Katatonie eine Elektrokrampfbehandlung lebensrettend sein.

Allgemeine Therapierichtlinien

- Vor Therapiebeginn sollten Kontraindikationen ausgeschlossen und Routineuntersuchungen durchgeführt werden, falls es die Situation zuläßt. In Notfallsituationen ist jedoch eine Gabe auch ohne vorherige körperliche und laborchemische Untersuchung aufgrund der relativ hohen Sicherheit der klassischen Neuroleptika möglich.
- Als Faustregel kann man sagen, daß bei i.m.-Applikation nur die Hälfte der oralen Dosis gegeben werden muß, um denselben Effekt zu erreichen.
- Früher wurde die Neuroleptikatherapie einschleichend begonnen. Man hat jedoch die Erfahrung gemacht, daß bei **sofortiger** Gabe der **Erhaltungsdosis** nicht mehr Nebenwirkungen als bei einschleichendem Beginn auftraten und die Dauer der Krankheitsphasen in vielen Fällen verkürzt werden konnte. Da mögliche Nebenwirkungen in der **ambulanten Therapie** weniger gut aufgefangen werden können, sollte hier die Neuroleptikatherapie weiterhin einschleichend begonnen werden.
- **Extrem hohe Neuroleptikadosen** (z. B. 50–200 mg Haldol) sollten nur in Ausnahmefällen bei therapieresistenten schizophrenen Patienten über einen begrenzten Zeitraum eingesetzt werden, da noch keine Erfahrungen über eventuell später auftretende Nebenwirkungen vorliegen. Grundsätzlich muß bemerkt werden, daß dem Patienten kein Schaden entsteht, wenn kurzfristig höhere Dosen verordnet werden, was in der klinischen Praxis gang und gäbe ist. In den meisten Fällen sind die mittleren Tagesdosen jedoch ausreichend. Keineswegs sollte allerdings zu niedrig dosiert werden, da sonst die Behandlung unnötig verzögert wird.
- Grundsätzlich kommt es bei sog. positiven Symptomen zu einem besseren und schnelleren Wirkungseintritt als bei negativen Symptomen.
- **Therapieresistenz:** Tritt nach 4–6 Wochen ausreichend hochdosierter Therapie keine Besserung ein, sollte auf ein Neuroleptikum aus einer anderen chemischen Gruppe umgesetzt werden. Spätestens dann, wenn auch mit diesem zweiten Neuroleptikum kein Erfolg zu erzielen ist, sollten atypische Neuroleptika eingesetzt werden.
- Häufige Blutspiegelkontrollen bei der Einstellung werden nicht empfohlen, da bisher keine eindeutige Korrelation zwischen Plasmaspiegel und therapeutischer Wirkung gefunden wurde.
- **Antiparkinsonmittel** wie z. B. Biperiden (Akineton®) sollten nicht prophylaktisch eingesetzt werden, sondern erst beim Auftreten extrapyramidalmotorischer Nebenwirkungen.

- Bei **Schlafstörungen** sollte zunächst die abendliche Neuroleptikadosis erhöht werden. Falls das nicht ausreicht, können zusätzlich niederpotente Neuroleptika gegeben werden.

Kombinationstherapie

Da eine Kombinationstherapie den Patienten stärker belastet als Monotherapien, ist diese nur bei Vorliegen bestimmter Indikationen durchzuführen:

- Hochpotente Neuroleptika sollten mit niederpotenten Neuroleptika oder Benzodiazipinen nur in Fällen **ausgeprägter Erregung** oder **Angst,** wie sie in der Klinik häufig anzutreffen sind, kombiniert werden. Oft ist jedoch eine Therapie mit einem hochpotenten Neuroleptikum allein ausreichend.
- Treten **depressive Symptome** auf, so sind diese meist Teil der Erkrankung und können dann zusätzlich mit Antidepressiva behandelt werden. In selteneren Fällen sind sie pharmakogen bedingt und machen dann eine Dosisreduktion erforderlich.

Nebenwirkungen

Unerwünschte Wirkungen der klassischen Neuroleptika treten in folgenden Bereichen auf:

- Extrapyramidal-motorisch
- Vegetativ
- Somatisch
- Psychisch.

Extrapyramidal-motorische Nebenwirkungen

Die wichtigsten Nebenwirkungen der Neuroleptika stellen die extrapyramidalmotorischen Nebenwirkungen dar. Man unterscheidet:

1. Frühdyskinesien
2. Parkinsonoid
3. Akathisie und Tasikinesie
4. Spätdyskinesien
5. Malignes neuroleptisches Syndrom.

1. Frühdyskinesien:

Zu den Frühdyskinesien, die v. a. bei der Gabe hochpotenter Neuroleptika bei ca. 20 % der Patienten vorübergehend auftreten, werden folgende Symptome gerechnet:
Zungen-, Schlund- und Blickkrämpfe (am häufigsten), unwillkürliche Bewegungen der Gesichtsmuskulatur, Verkrampfungen der Kiefermuskulatur (Trismus), torticollisartige, choreatische, athetoide und auch torsionsdystone Bewegungsabläufe in der Muskulatur des Halses und der oberen Extremitäten.

Die Frühdyskinesien manifestieren sich fast ausschließlich zu **Behandlungsbeginn** (meist in der 1. Behandlungswoche) und korrelieren deutlich mit der Geschwindigkeit der Dosissteigerung. Später treten sie dann nur noch auf, wenn die Dosis plötzlich erhöht oder abgesetzt wird.

Prophylaxe: – Langsames Ein- und Ausschleichen der Neuroleptika
              – Antiparkinsonmittel können zwar prophylaktisch gegeben werden, sollten aber nur zum Einsatz kommen, wenn Nebenwirkungen auftreten.

Behandlung: – Beruhigung und Aufklärung des Patienten über diese in der Regel harmlose Nebenwirkung
              – Dosisreduktion, falls vom Krankheitsbild her vertretbar
              – Gabe von Anticholinergika oral oder i.v.

Bei der Verordnung von **Anticholinergika (Antiparkinsonmitteln)** muß folgendes beachtet werden:

- Von den Antiparkinsonmitteln sind die Anticholinergika **Biperiden (Akineton®)** und **Trihexyphenidyl (Artane®)** geeignet, während L-DOPA und Bromocriptin nicht wirken.
- Antiparkinsonmittel wirken den Neuroleptika entgegengesetzt und können somit die neuroleptische Potenz der Neuroleptika verringern oder sogar neutralisieren.
- V.a. bei der Gabe von Biperiden (Akineton®) besteht aufgrund dessen euphorisierender Wirkung **Suchtgefahr** und die Gefahr des Auftretens **deliranter Syndrome**.
- Frühdyskinesien werden gelegentlich für Manifestationen der Psychose gehalten, so daß sich der Einsatz von Anticholinergika verzögert.
- Das Auftreten einer Frühdyskinesie und eine inadäquate Behandlung ist eine häufige Ursache für **spätere Noncompliance** des Patienten.

2. Parkinsonoid oder **medikamentöses Parkinson-Syndrom:**
Symptome des medikamentösen Parkinson-Syndroms, das v.a. bei der Verwendung hochpotenter Neuroleptika in hohen Dosierungen bei ca. 20–30% der Patienten auftritt, gleichen denen des Parkinson-Syndroms:
Einschränkung zunächst der Feinmotorik, dann der allgemeinen Beweglichkeit (Bewegungsarmut = Akinese), Erhöhung des Muskeltonus (Rigor), kleinschrittiger Gang, Hypo- bis Amimie und Salbengesicht sowie Tremor.
Das Parkinsonoid manifestiert sich **frühestens nach 1–2 wöchiger Therapie** und wird häufig als Zeichen des negativen Symptombildes der Schizophrenie fehlgedeutet.

Behandlung: – Dosisreduktion
              – Ab- bzw. Umsetzen des Neuroleptikums
              – Gabe von Anticholinergika, jedoch meist unbefriedigender therapeutischer Effekt

Nach Absetzen des Neuroleptikums bildet sich das Parkinsonoid wieder vollständig zurück, ohne Dauerschäden zu hinterlassen.

3. Akathisie und Tasikinesie:

Besonders bei der Verwendung hochpotenter Neuroleptika kommt es bei ca. 30 % der Patienten zu einer **motorischen Unruhe**, die sich als Unfähigkeit, sitzen bleiben zu können (**Akathisie**) oder als Drang zu ständiger Bewegung (**Tasikinesie**) äußern kann.

Diese motorische Unruhe kann sich zu jeder Zeit der Behandlung zeigen, meist jedoch erst nach einigen Wochen und nach der Manifestation eines Parkinsonoids. Wichtig ist auch hier die Unterscheidung der Nebenwirkung von der inneren Unruhe als Zeichen der Psychose, um eine Dosiserhöhung der Neuroleptika und damit Zunahme der motorischen Unruhe zu verhindern.

Behandlung: – Dosisreduktion, Ab- bzw. Umsetzen des Neuroleptikums
  – β-Rezeptorenblocker (z. B. Propranolol)
  – Benzodiazepine oder schwach potente Neuroleptika
Antiparkinsonmittel helfen praktisch nicht!

4. Spätdyskinesien oder tardive Dyskinesien:

Bei den Spätdyskinesien handelt es sich um abnorme, unwillkürliche Bewegungen hauptsächlich der Muskeln des Kopfes und der Extremitäten. Am häufigsten sind Bewegungen im Bereich des Mundes wie Herausstrekken der Zunge, Schmatzbewegungen, Seitwärtsbewegungen des Unterkiefers, rhythmischer Lippentremor (Rabbit-Syndrom, rabbit = Kaninchen) und Grimassieren.

Ebenso oft kommt es zu unwillkürlichen Bewegungen der Finger und der Hände, z. B. Fäuste ballen. In schwereren Fällen treten vereinzelt Schleuderbewegungen (Ballismus), Torti- und Retrocollis sowie das Pisa-Syndrom (Schiefhaltung von Kopf, Hals und Schultern) auf. Die Symptome, welche die Patienten von allen Nebenwirkungen subjektiv am wenigsten belasten, werden durch Streß verstärkt, während des Schlafs verschwinden sie.

Spätdyskinesien entwickeln sich meist innerhalb 3 Jahren einer Therapie mit v. a. hochpotenten Neuroleptika und sind umso wahrscheinlicher, je länger der Patient mit Neuroleptika behandelt wurde. Etwa 20 % aller chronisch mit Neuroleptika behandelten Patienten haben Spätdyskinesien, wobei diese glücklicherweise nur in ca. 1 % der Fälle schwer ausgeprägt und irreversibel sind. Besonders betroffen sind Patienten über 50 Jahren mit zerebralen Vorschädigungen. Als **Ursache** der Spätdyskinesien vermutete man bisher immer eine Überempfindlichkeit postsynaptischer Dopamin-Rezeptoren in den Basal-Ganglien. In neuester Zeit geht man jedoch von einem neuroleptikabedingten Schwund GABA-erger Neurone im Striatum kombiniert mit einer Aktivitätsverminderung des GABA-synthetisierenden Enzyms Glutaminsäure-Decarboxylase (GAD) aus.

Es ist besonders wichtig, Frühzeichen zu erkennen. Da sich die ersten spätdyskinetischen Symptome im lingualen oder digitalen Bereich zeigen, läßt man den Patienten z. B. die Zunge herausstrecken oder die Hand vorstrecken und achtet auf feine dyskinetische Bewegungen.

Prävention: – Überprüfung, ob Neuroleptika indiziert sind,
                    – Wahl der niedrigsten noch wirksamen Neuroleptikadosis,
                    – **kein** abruptes Absetzen der Neuroleptika.
Behandlung: – langsames Absetzen der Neuroleptika über Monate,
                    – Umsetzen auf z.B. Clozapin oder Sulpirid,
                    – Gabe schwach wirksamer Neuroleptika in niedriger Dosis; evtl. Benzodiazepine,
                    – evtl. Gabe von Tiaprid (Tiapridex®),
                    – Antiparkinsonmittel helfen nicht, sie können sogar u. U. das Auftreten von Spätdyskinesien begünstigen.

5. Malignes neuroleptisches Syndrom:

Ein lebensbedrohliches malignes neuroleptisches Syndrom tritt bei bis zu 1% der mit Neuroleptika behandelten Patienten auf und verläuft in 20–30% der Fälle tödlich. Es ist gekennzeichnet durch folgende **Leitsymptome**, die sich innerhalb von 1–3 Tagen entwickeln:

- Extrapyramidale Störungen, v. a. **schwerer Rigor**
- Vegetative Störungen, v. a. **hohes Fieber**, aber auch Tachykardien, Blutdruckveränderungen, vermehrtes Schwitzen und Exsikkose
- **Bewußtseinsveränderungen** bis hin zum Koma.

Im Labor findet sich in 40–50% d. F. eine Erhöhung der Kreatinkinase (CK), weniger oft eine Leukozytose und ein Anstieg der Leberenzyme. Eine Myoglobinurie kann zu renalen Komplikationen führen.

Therapeutische Maßnahmen sind:
- sofortiges Absetzen der Neuroleptika,
- Sicherung der Vitalfunktionen und intensivmedizinische Überwachung,
- Gabe des Hydantoinderivates Dantrolen (Dantamacrin®), evtl. in Kombination mit dem Dopaminagonisten Bromocriptin (Pravidel®). Dantrolen ist ein direkt-wirkendes Muskelrelaxans, das die Kalzium-Freisetzung aus dem endoplasmatischen Retikulum hemmt. Dadurch reduziert es die Muskelzerstörung und Hyperthermie.
- Heparinisierung wegen der erhöhten Gefahr von thromboembolischen Komplikationen.

Differentialdiagnostisch kann eine perniziöse, febrile Katatonie schwer abgrenzbar sein, was zu einem therapeutischen Dilemma führt, da bei dieser die Neuroleptika höher dosiert, während sie beim malignen neuroleptischen Syndrom unbedingt abgesetzt werden müssen. Vom klinischen Bild ähnelt das maligne neuroleptische Syndrom auch einer malignen Hyperthermie, die aber nur bei Narkosen auftritt.

Vegetative Nebenwirkungen

Vegetative Nebenwirkungen werden häufiger bei niederpotenten Neuroleptika beobachtet, da bei diesen die anticholinerge Wirkkomponente stärker ausgeprägt ist als bei den hochpotenten. Die vegetativen Nebenwirkungen gleichen denen der Antidepressiva, sind aber meist geringer ausgeprägt.

Klinisch im Vordergrund stehen:
- Hypotonie und orthostatische Dysregulation (Therapie mit Dihydro-ergotamin)
- Herzfrequenzzunahme
- Mundtockenheit oder vermehrter Speichelfluß (z. B. bei Clozapin).

Seltener treten auf:
- Akkommodationsstörungen (cave Glaukom)
- Miktionsstörungen, selten Harnverhalt (cave Prostatahyperplasie)
- Störung der Temperaturregulation (Senkung oder Steigerung der Temperatur).

Psychische Nebenwirkungen

Zu den psychischen Nebenwirkungen gehören:
- Müdigkeit und Einschränkung der Konzentrationsfähigkeit v.a. zu Therapiebeginn (cave Verkehrstüchtigkeit),
- selten depressive Syndrome (sog. **pharmakogene Depression**); deren alleinige Zurückführung auf die Neuroleptika ist umstritten, da depressive Syndrome im Rahmen schizophrener Psychosen auch ohne Neuroleptikatherapie auftreten. Therapie durch Dosisreduktion.

> Neuroleptika führen wie auch Antidepressiva weder zu einer psychischen, noch zu einer physischen Abhängigkeit! **!!**

Intoxikationen

Eine Überdosierung mit Neuroleptika ist in seltenen Fällen lebensbedrohlich, außer es wurden gleichzeitig andere zentral dämpfende Psychopharmaka wie Alkohol oder Hypnotika in hoher Dosis eingenommen.
Symptome sind Schläfrigkeit bis hin zum Koma, Delirien, Dystonien und Krampfanfälle. Die Pupillen sind weit, der Blutdruck sinkt, die Herzfrequenz steigt. Möglicherweise kommt es zu einer Störung der Überleitung am Herzen, die zu Kammerflimmern führen kann.

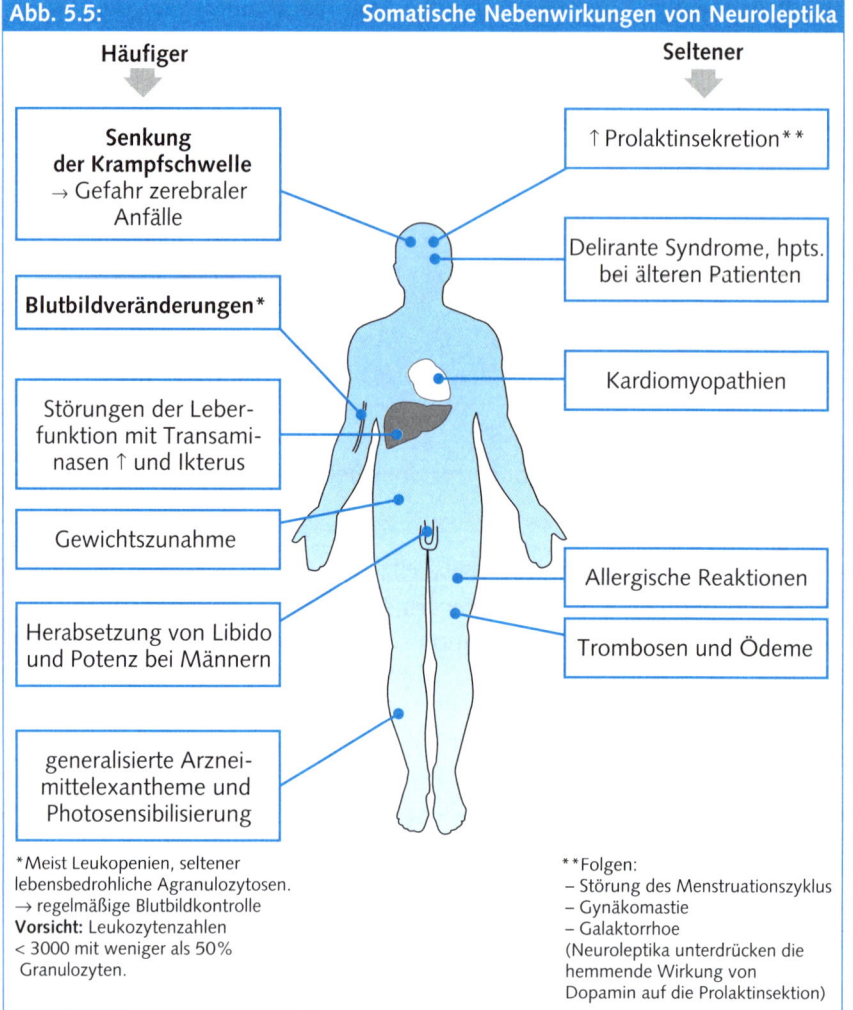

Abb. 5.5: Somatische Nebenwirkungen von Neuroleptika

Häufiger — Seltener

Senkung der Krampfschwelle
→ Gefahr zerebraler Anfälle

↑ Prolaktinsekretion**

Blutbildveränderungen*

Delirante Syndrome, hpts. bei älteren Patienten

Störungen der Leberfunktion mit Transaminasen ↑ und Ikterus

Kardiomyopathien

Gewichtszunahme

Herabsetzung von Libido und Potenz bei Männern

Allergische Reaktionen

Trombosen und Ödeme

generalisierte Arzneimittelexantheme und Photosensibilisierung

*Meist Leukopenien, seltener lebensbedrohliche Agranulozytosen.
→ regelmäßige Blutbildkontrolle
Vorsicht: Leukozytenzahlen < 3000 mit weniger als 50% Granulozyten.

**Folgen:
– Störung des Menstruationszyklus
– Gynäkomastie
– Galaktorrhoe
(Neuroleptika unterdrücken die hemmende Wirkung von Dopamin auf die Prolaktinsektion)

Wechselwirkungen

Die wichtigste Wechselwirkung ist die **Verstärkung** der **zentral dämpfenden Wirkung** von Neuroleptika. Dies tritt insbesondere auf bei der Kombination mit Alkohol, Hypnotika, Tranquilizern, starken Analgetika und zentral wirkenden Antihypertensiva, z.B. Clonidin. Durch eine Kombination mit Antidepressiva können die anticholinergen Nebenwirkungen verstärkt werden.

Kontraindikationen

Hinsichtlich der anticholinergen Wirkkomponente der Neuroleptika bestehen dieselben Kontraindikationen wie bei den Antidepressiva, jedoch wegen der geringeren Ausprägung keine absoluten, sondern relative: Glaukom, Pylorusstenose, Prostatahyperplasie und Harnverhalt.

Trizyklische Neuroleptika können Veränderungen des weißen Blutbildes (bes. Leukopenie, Agranulozytose) bewirken und sollten deshalb nicht Patienten mit entsprechender Anamnese verabreicht werden. Ein schwerer Leberschaden stellt eine relative Kontraindikation dar: Die Neuroleptika können kumulieren, und es kann so zu einer Überdosierung kommen.

Vorsicht ist geboten bei Patienten mit vorgeschädigtem Gehirn, Neigung zu Krampfanfällen oder kardiovaskulären Komplikationen. Bei akuten Intoxikationen mit zentral wirksamen Substanzen sollten Neuroleptika nicht zur Anwendung kommen.

Neuroleptika in Schwangerschaft und Stillzeit

Obwohl das teratogene Potential von Neuroleptika umstritten ist – in Einzelfällen soll es zu Organmißbildungen gekommen sein –, ist v. a. im 1. Trimenon auf die Gabe von Neuroleptika möglichst zu verzichten. Zumindest müssen sie 1–2 Wochen vor der Geburt abgesetzt werden, um extrapyramidalmotorische Nebenwirkungen beim Neugeborenen zu verhindern. Mütter, die mit Neuroleptika behandelt werden, sollten nicht stillen.

ATYPISCHE NEUROLEPTIKA

Im Gegensatz zu den klassischen Neuroleptika zeichnen sich die atypischen Neuroleptika durch eine geringe oder fehlende Auslösung extrapyramidalmotorischer Nebenwirkungen bei guter antipsychotischer Wirkung aus. Auf pharmakologischer Ebene werden folgende Unterscheidungskriterien zu den klassischen Neuroleptika diskutiert:

- starke Blockierung von Serotonin-Typ-II-Rezeptoren bei geringerer Dopamin-Typ-II-Rezeptorblockade,
- bevorzugte Blockade mesolimbischer bei vergleichsweise geringer Blockierung nigrostriataler Dopamin-Typ II-Rezeptoren,
- verstärkte Blockade von Dopamin-Typ I-Rezeptoren.

Zu den wichtigsten atypischen Neuroleptika zählt man:
- Clozapin (Dibenzodiazepinderivat),
- Risperidon (Benzisoxazolderivat),
- Sulpirid (Benzamidderivat),
- Melperon (Butyrophenonderivat).

Dosierung s. Tabelle 3 im Anhang.

Clozapin (Leponex®)

Clozapin stellt ein sehr effektives Neuroleptikum dar, dessen Einsatz jedoch limitiert ist durch Agranulozytosen mit einer recht hohe Inzidenz von 1–2%. Aus diesem Grund wird das Medikament von der Firma Wander nur kontrolliert abgegeben, und es sind regelmäßige Kontrollen des Differentialblutbildes notwendig, in den ersten 18 Wochen wöchentlich, danach monatlich. Clozapin ist indiziert bei therapieresistenten Psychosen, d.h. Psychosen, die auf zwei 4–6 wöchige Versuche mit klassischen Neuroleptika nicht ansprechen, und wenn im Vordergrund Negativsymptomatik steht. Da unter Leponex bisher keine Spätdyskinesien beobachtet wurden, kann es auch bei Patienten, die darunter leiden, eingesetzt werden. Besonders zu Beginn der Therapie treten Nebenwirkungen wie Sedierung, orthostatische Dysregulationen, Hypotonie, Tachykardie, vermehrte (!) Speichelbildung und Temperaturerhöhungen auf. Clozapin muß daher einschleichend und langsam auf eine Zieldosis von 200–300 mg aufdosiert werden. Clozapin senkt deutlicher als andere Neuroleptika die Krampfschwelle (erhöhtes Risiko für Krampfanfälle).

Risperidon (Risperdal®)

Risperidon ist insbesondere bei chronischen schizophrenen Psychosen mit positiver und negativer Symptomatik indiziert. Die beste Wirkung erreicht man bei einer Gabe von 6 mg täglich. Es kann auch bei akuten Psychosen gegeben werden, wobei jedoch beachtet werden muß, daß bei einer Dosis von 6 mg kein sedierender oder psychomotorisch dämpfender Effekt zu beobachten ist. Zu Beginn kommt es aufgrund der α_1-adrenolytischen Eigenschaften oft zu orthostatischer Hypotonie. Da es keine anticholinergen Wirkungen besitzt, sind weitere vegetative Nebenwirkungen nicht zu erwarten.

Sulpirid (Dogmatil®, Meresa®)

Sulpirid hat in niedriger Dosis eine antidepressive Wirkung, die schizophrene Positivsymptomatik wird erst ab einer Dosis von 300–600 mg beeinflußt. Indiziert ist es v. a. bei wahnhaften Psychosen, aber auch bei chronischen schizophrenen Psychosen mit Antriebsminderung. Es kann ebenso bei therapieresistenten Depressionen eingesetzt werden.

Melperon (Eunerpan®)

Melperon wirkt v.a. sedierend und schlafanstoßend. Aufgrund der fehlenden anticholinergen Wirkungen wird es häufig in der Geriatrie zur Behandlung von psychomotorischen Erregungszuständen und Schlafstörungen eingesetzt. Angeblich soll es die Krampfschwelle nicht, oder sogar günstig beeinflussen.

5.5.2 MEDIKAMENTÖSE LANGZEITTHERAPIE

Nach Ablauf einer akuten schizophrenen Erkrankung stellt sich die Frage, wie lange und in welcher Form eine weitere Therapie erfolgen soll. Hier einige **Leitlinien**:

● Therapie nach schizophrener Ersterkrankung und vollständiger Remission:
  Erhaltungsdosis für 12 Monate und langsames Absetzen über 3 Monate

- Therapie nach einem ersten Rezidiv und vollständiger Remission: Langzeitmedikation über mindestens 5 Jahre und langsames Absetzen
- Therapie bei chronischen Schizophrenien: Lebenslange Medikation

Tab. 5.6:	Depot- und Langzeitneuroleptika (zur Dosierung s. Anhang Tab. 4)	
Generikum	**Handelsname**	**Applikationsintervall**
Zuclopenthixol-Decanoat	Ciatyl-Z Depot®	2–3 Wochen i.m.
Zuclopenthixol-Azetat kurzwirksam, Initial- behandlung akuter Psychosen, 1–2 mal wiederholbar	Ciatyl-Z Acuphase®	2–3 Tage i.m.
Flupentixol-Decanoat	Fluanxol-Depot®	2–3 Wochen i.m.
Fluphenazin-Decanoat	Lyogen-Depot®, Dapotum D®	2–4 Wochen i.m.
Haloperidol-Decanoat	Haldol-Decanoat®	4 Wochen i.m.
Perphenazin-Önanthat	Decentan-Depot®	2–4 Wochen i.m.
Fluspirilen	Imap®	1 Woche i.m.
Pimozid	Orap®	1 x täglich oral

Vorteile einer Langzeitmedikation

- Herabsetzung der Rezidivhäufigkeit auf ca. 30 % und damit Senkung der Anzahl stationärer Klinikaufenthalte,
- Verzögerung oder Verhinderung der Ausbildung von Residualzuständen.

Grundsätzlich läßt sich eine Langzeittherapie auch oral durchführen, aus folgenden Gründen wird jedoch meist auf eine Therapie mit intramuskulär injizierbaren Depotneuroleptika, die eine Wirkungsdauer von 1–4 Wochen haben, zurückgegriffen:
- Wesentliche Verbesserung der „Compliance" des Patienten
- Günstige Pharmakokinetik:
  - Umgehung des „first-pass-Effekts"
  - Geringe Schwankungen der Plasmakonzentration
  - Geringe Wirkstoffbelastung des Organismus durch geringere Dosen pro Tag als bei täglicher oraler Applikation.

Es ist prinzipiell sinnvoll, zur Dauertherapie dasselbe Präparat in Depot-Form und in reduzierter Dosis anzuwenden, auf das der Patient während der akuten Krankheitsphase in oraler Form gut angesprochen hat. Bei der Dauertherapie werden **starke Neuroleptika** bevorzugt, da sie einen gerin-geren sedierenden Effekt und weniger vegetative Nebenwirkungen zeigen. Je nach Bedarf muß die Dosis vom Psychiater geändert, das Spritzeninter-vall verkürzt oder verlängert oder auf ein anderes Depot-Neuroleptikum übergegangen werden.

Ein erster **Absetzversuch** darf immer nur als langsames Ausschleichen, **nie abrupt**, erfolgen. Er sollte frühestens nach einem 12-monatigen symptomlosen Intervall durchgeführt werden, jedoch umso später, je mehr Rezidive vorher aufgetreten sind. Die wichtigsten Gründe für zahlreiche Rezidive sind unregelmäßige Medikamenteneinnahme bzw. abruptes Absetzen der Therapie.

Ohne neuroleptische Rezidivprophylaxe liegt neuesten Studien zufolge nach einer schizophrenen Ersterkrankung die Rückfallrate im 1. Jahr bei 60% und im 2. Jahr bei 80%. Nach der 2. Phase der Erkrankung liegt die Rückfallrate sogar noch höher: im 1. Jahr bei 75%, im 2. Jahr zwischen 80 und 90%.

5.5.3 ELEKTROKRAMPFBEHANDLUNG (ELEKTROKRAMPFTHERAPIE, EKT) (s. a. 4.5.3)

Eine primäre Indikation für die EKT stellt heute nur noch die seltene **lebensbedrohliche (perniziöse) Katatonie** dar. Ansonsten kann die EKT mit 6–10 Behandlungen zur Anwendung kommen, wenn die Psychopharmakotherapie versagt. Dann wird sie simultan oder alternierend zur Neuroleptikatherapie eingesetzt.

Einige EKT-Verfahren verbessern möglicherweise das Ansprechen auf Neuroleptika. Insgesamt ist die EKT bei der Behandlung Schizophrener nur in 15–20% der Fälle erfolgreich. Besonders gut sollen Patienten mit akuten, katatonen oder affektiven Symptomen ansprechen.

5.5.4 PSYCHOTHERAPIE

Obwohl die Neuroleptikatherapie den Grundpfeiler jeder Therapie schizophrener Psychosen darstellt, hat sich gezeigt, daß **zusätzlich** eingesetzte psycho- und soziotherapeutische Maßnahmen in ca. 30–50% den Zustand des Patienten weiter verbessern. Bei längerer Anwendung sind sie auch für die Verhinderung von Rezidiven bedeutsam, z.B. durch die Behandlung situativer Schwierigkeiten und Konflikte, die sonst zu einer Dekompensation führen würden. All diese psychosozialen Therapieformen haben zum Ziel, dem Patienten eine Wiedereingliederung in sein soziales Umfeld (Familie und Beruf) zu erleichtern und ihn zu befähigen, tragfähige soziale Bindungen aufzubauen und aufrechtzuerhalten.

Unter den individuellen psychotherapeutischen Maßnahmen haben die sog. **supportive (führende** und **stützende) Therapie** und die **Verhaltenstherapie** die größte Bedeutung.

Die supportive Therapie beruht auf einer tragfähigen Arzt-Patient-Beziehung und soll den Patienten „führen, stützen, beruhigen, ermutigen, beraten und ermahnen" (G. Huber). Bei den verhaltenstherapeutischen Verfahren unterscheidet man drei Ansätze: **Operante Verfahren**, welche die Häufigkeit des Auftretens von Symptomen durch Verstärkung oder Bestrafung verändern sollen, spielen heute nur noch eine untergeordnete Rolle.

In der Anwendung von **Selbstkontroll-Verfahren** lernen die Patienten, durch den Einsatz geeigneter Bewältigungsstrategien ihre Symptome selbst zu kontrollieren. **Kognitive Verfahren** basieren auf der Veränderung der kognitiven Prozesse, die zwischen Wahrnehmen/Erleben und Verhalten vermitteln.

Im Mittelpunkt des sog. **„Integrierten psychologischen Therapieprogramms für schizophrene Patienten"** steht die Modifikation kognitiver Störungen. Es beinhaltet die Einübung basaler kognitiver Fertigkeiten, Übungen zur sozialen Wahrnehmung und verbalen Kommunikation sowie das Training von Fähigkeiten zur Lösung sozialer und interpersoneller Probleme.

Psychoeducative Maßnahmen schließen die Erarbeitung eines Krankheitskonzepts ein und stärken die Selbsthilfe- und Bewältigungskompetenzen der Patienten im Umgang mit ihrer Vulnerabilität.

In der **Familien- und Gruppentherapie** werden Störungen zwischenmenschlicher Beziehungen und des sozialen Verhaltens bearbeitet und korrigiert. Eine hochstrukturierte Form der Gruppentherapie stellt das **„social skill training"** dar. Dabei können mit Hilfe verschiedener psychotherapeutischer Instrumente wie Rollenspiele, soziale Verstärkung oder Feedback soziale Verhaltensweisen des Patienten analysiert und wenn nötig korrigiert werden.

Im Zentrum der **Arbeit mit Angehörigen** steht einerseits die Vermittlung von Wissen über und den Umgang mit der Erkrankung. Andererseits bietet sie die Möglichkeit des gegenseitigen Erfahrungsaustauschs der Angehörigen untereinander.

5.5.5 SOZIOTHERAPIE UND REHABILITATION

5.5.5.1 Ergotherapie und Milieugestaltung

Ergotherapeutische Maßnahmen (Beschäftigungs- und Arbeitstherapie) machen die Arbeit zum Mittel der Therapie und sind ein Grundpfeiler der gerade für Schizophrene besonders wichtigen Strukturierung des Tagesablaufes. In der **Beschäftigungstherapie** soll durch eine sinnvolle Aufgabe die Kreativität und Phantasie des Patienten angeregt sowie Eigeninitiative und Selbstbewußtsein gestärkt werden. Die **Arbeitstherapie** ist zusätzlich produktzentriert, d.h. in Vorbereitung auf den zukünftigen Arbeitsprozeß – nach der Entlassung aus der stationären Behandlung – sollen Selbständigkeit und Eigenverantwortung in der Herstellung nützlicher Produkte gefördert werden.

Milieugestaltung hat zum Ziel, im Krankenhaus für den Patienten eine Atmosphäre zu schaffen, die den normalen Lebensbedingungen möglichst nahe kommt.

5.5.5.2 Rehabilitationsmaßnahmen

Die Rehabilitation des schizophrenen Patienten beginnt mit den therapeutischen Maßnahmen, die in Form der Pharmakotherapie, Psychotherapie und Soziotherapie bereits im psychiatrischen Krankenhaus durchgeführt werden. Sie soll aber auch nach der Entlassung des Patienten aus der Klinik fortgeführt werden, um ihn wieder in das Zusammenleben und -arbeiten mit anderen Menschen in der Gesellschaft zu integrieren und ihm ein weitgehend selbständiges und menschenwürdiges Leben zu ermöglichen.

Im Rahmen der Rehabilitation besonders schwer erkrankter Patienten sind für eine gewisse Zeit zwischen stationärer und ambulanter Behandlung **Übergangseinrichtungen** erforderlich. Darin werden vor der vollständigen Reintegration die Anforderungen an den Patienten allmählich gesteigert. Die Art der gewählten Übergangseinrichtung hat sich nach den speziellen Beeinträchtigungen des Patienten zu richten.
Die **Stufenrehabilitation** betrifft den Bereich des Wohnens, der Arbeit und der Erkrankung selbst, wobei eine exakte Trennung der drei Bereiche natürlich niemals möglich ist (s. Abb. 5.6).

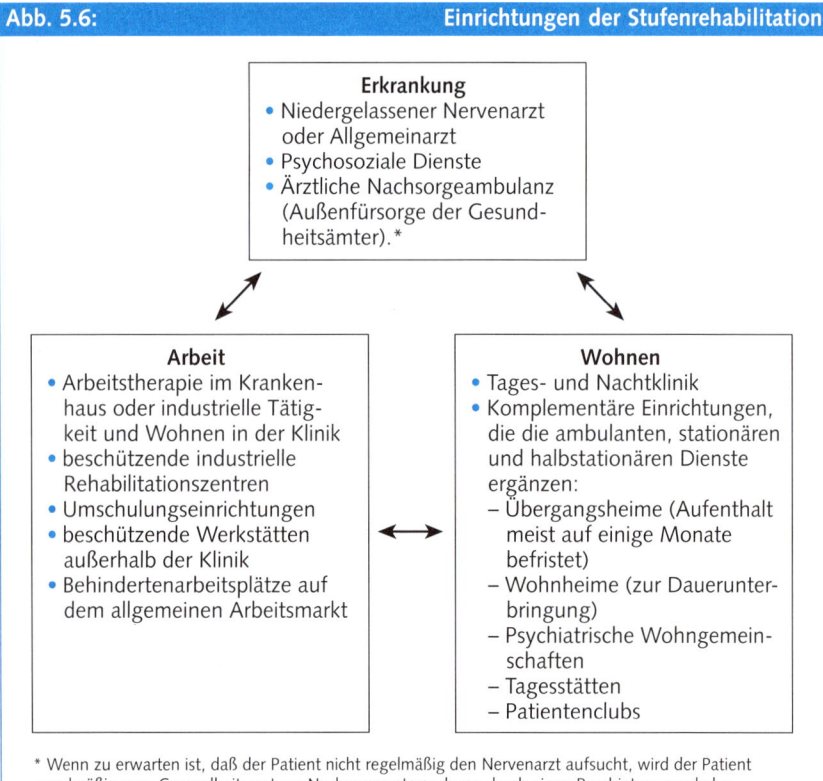

Abb. 5.6:   **Einrichtungen der Stufenrehabilitation**

Erkrankung
• Niedergelassener Nervenarzt oder Allgemeinarzt
• Psychosoziale Dienste
• Ärztliche Nachsorgeambulanz (Außenfürsorge der Gesundheitsämter).*

Arbeit
• Arbeitstherapie im Krankenhaus oder industrielle Tätigkeit und Wohnen in der Klinik
• beschützende industrielle Rehabilitationszentren
• Umschulungseinrichtungen
• beschützende Werkstätten außerhalb der Klinik
• Behindertenarbeitsplätze auf dem allgemeinen Arbeitsmarkt

Wohnen
• Tages- und Nachtklinik
• Komplementäre Einrichtungen, die die ambulanten, stationären und halbstationären Dienste ergänzen:
– Übergangsheime (Aufenthalt meist auf einige Monate befristet)
– Wohnheime (zur Dauerunterbringung)
– Psychiatrische Wohngemeinschaften
– Tagesstätten
– Patientenclubs

* Wenn zu erwarten ist, daß der Patient nicht regelmäßig den Nervenarzt aufsucht, wird der Patient regelmäßig vom Gesundheitsamt zur Nachsorgeuntersuchung durch einen Psychiater vorgeladen.

5.5.6 ARTEN VON BEHINDERUNGEN

Nach Wing lassen sich drei Arten der Behinderung unterscheiden, die auch für den Schizophrenen zutreffen (s. a. 12.2.2):
- Äußere (prämorbide) Behinderung
- Innere (primäre, morbogene, krankheitsbedingte) Behinderung
- Sekundäre (soziale) Behinderung.

Rehabilitationsmaßnahmen müssen dementsprechend immer allen drei Arten der Behinderung gerecht werden.

5.5.6.1 Rehabilitation der äußeren (prämorbiden) Behinderung

Prämorbide Persönlichkeitsstruktur und Intelligenzniveau beeinflussen den Verlauf der Erkrankung und damit auch die Rehabilitationschancen. Die wichtigste prämorbide Behinderung ist wohl die **Störung der Kommunikationsfähigkeit**. Sie wird heute mit Verhaltenstherapie und speziellen Übungsprogrammen angegangen.

5.5.6.2 Rehabilitation der inneren Behinderung

Die Rehabilitation der krankheitsbedingten Behinderung stützt sich u. a. auf folgende Maßnahmen:
- medikamentöse Langzeittherapie,
- langfristig begleitende, führende und stützende Psychotherapie,
- Vermeidung von Streßfaktoren, die ein psychotisches Rezidiv auslösen können,
- Ausbalancierung zwischen sozialer und beruflicher Über- und Unterstimulation:
  - Verhinderung von **Unterstimulation** und verstärkte soziale Stimulation bei Vorherrschen von Minussymptomen
  - Verhinderung von **Überstimulation** bei Vorherrschen von Plussymptomen.

5.5.6.3 Fahrtauglichkeit schizophren erkrankter Patienten

Die Fahrtauglichkeit ist nur während der floriden Psychose aufgehoben. Krankheitsbedingt und unter neuroleptischer Therapie muß man jedoch mit Störungen der Konzentrationsfähigkeit und Aufmerksamkeit im Straßenverkehr rechnen. Es besteht die Verpflichtung, auf diesen Umstand hinzuweisen, da sich daraus versicherungsrechtliche Folgen ergeben können. Ein Führerscheinentzug sollte möglichst vermieden werden.

Fallbeispiel

Ein 25jähriger junger Mann kommt in Begleitung der Mutter und eines Freundes zur stationären Aufnahme. Der Patient hatte nach erfolgreich bestandenem Abitur eine Lehre zum Bankkaufmann begonnen, diese dann abgebrochen, anschließend ein Sozialpädagogikstudium angefangen, wobei er bisher keine ausreichenden Studienleistungen erbringen konnte. Vor ca. 8 Wochen hatte er erstmals das Gefühl, daß die Mitstudenten sich über ihn lustig machten. Jedesmal, wenn er zu einer Gruppe von Studenten dazukam, lachten sie auf oder wechselten schnell das Thema. Auch bemerkte er, daß sie über ihn sprachen und ihn mit verstärkter Aufmerksamkeit betrachteten. Einige Wochen später erhielt er erstmals geheime Botschaften von Kommilitonen, die ihm zeigten, daß er in Gefahr sei, daß eine Verschwörung gegen ihn im Gange sei, daß man ihm nach dem Leben trachtete. Er zog sich daraufhin immer mehr in sein Zimmer zurück und traute sich aus Angst kaum noch auf die Straße. Damals hörte er auch erstmals Stimmen, die ihn beschimpften und jede seiner Handlungen mit Kommentaren begleiteten. Er glaubte, in seinem Zimmer seien Wanzen und Kameras versteckt, womit er kontrolliert und sein Handeln gesteuert werde. Wenn er fernsah, wurden bald viele seiner Tätigkeiten vom Ansager kommentiert. Dies steigerte sich so, daß er nicht mehr in der Lage war, das Zimmer zu verlassen und schließlich daran dachte, sich lieber umzubringen als diesen Zustand weiter aushalten zu müssen. Da er zu einem verabredeten Termin mit seinem Freund nicht erschienen war, suchte dieser ihn auf und brachte ihn in die Klinik.

Die Behandlung erfolgte wegen der bestehenden Suizidalität auf einer geschlossenen Station. Der Patient erhielt hochpotente Neuroleptika zur Behandlung der psychotischen Symptomatik (akustische Halluzinationen und Wahn) und niederpotente Neuroleptika zur Dämpfung der psychomotorischen Unruhe. Nach ca. drei Wochen war die Produktivsymptomatik verschwunden und der Patient wurde auf eine offene Station zur weiteren Rehabilitation verlegt.

Diagnose: paranoid-halluzinatorische Schizophrenie.

Abhängigkeit von Alkohol, Arzneimitteln und illegalen Drogen

6.

(GK Kap. 14)

6.1 Allgemeines über Abhängigkeit (Sucht) (GK Kap. 14.1)

6.1.1 BEGRIFFSBESTIMMUNG

Sucht kann sich ganz verschieden äußern, als Medikamenten- oder Alkoholsucht, aber auch als Sucht nach Arbeit oder Sexualität. Bis 1964 grenzte die WHO gegen den Begriff der **Sucht**, deren entscheidendes Merkmal die **psychische Abhängigkeit** ist, den Begriff der **Gewöhnung** ab, mit dem die **körperliche Abhängigkeit** gekennzeichnet wurde. Da aber psychische und körperliche Abhängigkeit bei beiden Formen nie scharf trennbar waren, verzichtete man auf diese Unterscheidung und führte den Begriff der **Abhängigkeit** ein, die körperlicher und/oder psychischer Art sein kann.

Wir werden uns im folgenden weniger mit nicht stoffgebundenen Abhängigkeiten wie z. B. der Spielleidenschaft beschäftigen, sondern vielmehr mit den **stoffgebundenen** Abhängigkeiten, die auch als **Drogenabhängigkeit** oder **Toxikomanie** (Giftsucht) bezeichnet werden. Hierbei kommen neben den psychologischen und sozialen Faktoren der Entwicklung der Abhängigkeit noch die schädigenden Wirkungen des Suchtmittels auf den Organismus, v. a. auf das ZNS, hinzu.

Zunächst einige **Begriffserklärungen**:
- **Abhängigkeit**: Von Abhängigkeit spricht man nach ICD-10, wenn drei oder mehr der folgenden Kriterien erfüllt sind:

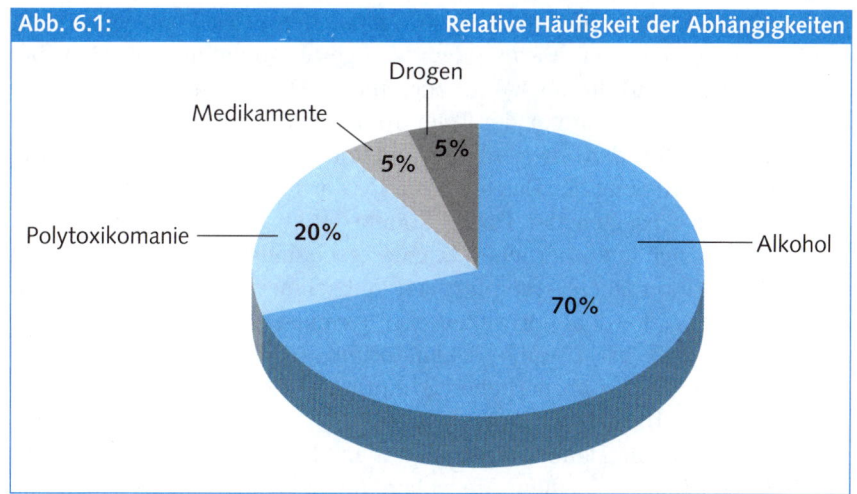

Abb. 6.1: Relative Häufigkeit der Abhängigkeiten

Drogen

Medikamente

Polytoxikomanie — 20%

5% 5%

Alkohol

70%

- – ein starker Wunsch oder Zwang, Substanzen oder Alkohol zu konsumieren
- – verminderte Kontrollfähigkeit bezüglich des Beginns, der Beendigung und der Menge des Substanz- oder Alkoholkonsums
- – ein körperliches Entzugssyndrom
- – Nachweis einer Toleranzentwicklung
- – fortschreitende Vernachlässigung anderer Vergnügen oder Interessen zugunsten des Substanzkonsums
- – anhaltender Substanz- oder Alkoholkonsum trotz Nachweis eindeutiger schädlicher Folgen (körperlich, sozial oder psychisch)

- **Psychische Abhängigkeit**: Unter psychischer Abhängigkeit versteht man ein starkes, unwiderstehliches Verlangen nach einer Substanz oder Alkohol (Droge) (engl.: craving)
- **Körperliche Abhängigkeit:** Diese ist gekennzeichnet durch einen Zustand des Organismus, in dem gegen die Droge eine Toleranz eingetreten ist und infolgedessen die Droge ständig zugeführt werden muß, um das Auftreten eines Entzugssyndroms zu verhindern.
- **Mißbrauch oder schädlicher Gebrauch**: Dieser ist nach ICD-10 definiert als ein Konsumverhalten, das zu einer körperlichen oder psychischen Gesundheitsschädigung führt.
- **Drogen**: Unter Drogen verstand man früher zunächst pflanzliche Arzneistoffe, später auch alle Arten von synthetischen Medikamenten. Heute nennt man Drogen **Stoffe,** die eine **Wirkung auf das ZNS** haben, also psychotrop sind, und daher **Abhängigkeit erzeugen können**.
- **Drogenabhängigkeit:** Damit bezeichnet man nach der Definition der WHO die chronische oder periodische Einnahme einer psychotropen Substanz, durch die der Abhängige selbst und/oder die Gemeinschaft geschädigt werden.
- **Toleranzentwicklung**: Darunter versteht man die Tatsache, daß sich der Körper an die Zufuhr von Drogen gewöhnt. Dies geschieht z. B. durch beschleunigten enzymatischen Abbau in der Leber, Absinken der Empfindlichkeit zellulärer Rezeptoren an den Wirkorten, verzögerte Resorption aus dem Darm oder verzögerte Aufnahme ins Gewebe. Gleichzeitig muß die Menge an zugeführter Droge erhöht werden, um denselben Effekt wie vor der Toleranzentwicklung zu erzielen. Daraus ergibt sich für den Drogenkonsumenten der **Zwang zur Dosiserhöhung** (Erhöhung der Einzeldosis oder der Einnahmefrequenz). Beim plötzlichen Absetzen der Droge kommt es zu einem **Abstinenzsyndrom**, das sich in körperlichen Entzugserscheinungen wie Schweißausbrüchen, Durchfällen, krampfartigen Leibschmerzen und Krampfanfällen äußert. Außerdem entwickeln sich psychische Entziehungserscheinungen, z. B. Angst, Unruhe, Schlafstörungen, delirante Psychosen, die zusammen mit den körperlichen Symptomen den Drogenkonsumenten zur weiteren Drogeneinnahme zwingen.
- **Suchtpotential:** Damit bezeichnet man das Ausmaß der Fähigkeit einer Substanz, bei einem Menschen Abhängigkeit zu erzeugen. Das

Suchtpotential einer Substanz ist umso höher, je mehr Menschen davon abhängig werden und je schneller die Abhängigkeitsentwicklung erfolgt. Ein Beispiel für eine Substanz mit sehr hohem Suchtpotential ist das Heroin (Abhängigkeitsentwicklung bei praktisch allen Menschen in sehr kurzer Zeit), eine mit niedrigem Suchtpotential der Alkohol (eine Abhängigkeit entwickelt sich im Laufe von Jahren bei ca. 5 % aller Menschen, die Alkohol trinken).

Die ICD-10 unterscheidet folgende **Formen der Abhängigkeit** von psychotropen Substanzen:

Merkkasten 6.1:	Abhängigkeitsformen

- Alkohol
- Opioide
- Cannabinoide
- Sedativa oder Hypnotika
- Kokain
- andere Stimulantien, einschließlich Koffein
- Halluzinogene
- Tabak
- flüchtige Lösungsmittel
- multipler Substanzgebrauch (Polytoxikomanie)

6.1.2 POLYTOXIKOMANIE

Definition

Der Begriff **Polytoxikomanie** bezeichnet eine Mehrfachabhängigkeit, die folgendermaßen definiert ist: Die Betroffenen haben über einen Zeitraum von mindestens 6 Monaten wiederholt psychotrope Substanzen aus mindestens 3 der in Merkkasten 6.1 genannten Kategorien konsumiert, wobei keine psychotrope Substanz für sich alleine dominierte.

Die Entwicklung einer Polytoxikomanie kann verschiedene Ursachen haben: Zum einen beruht sie möglicherweise auf der wechselnden Verfügbarkeit der Mittel, zum anderen darauf, daß ein Mittel gegen Nebenwirkungen oder Entzugserscheinungen eines anderen Stoffes eingesetzt wird. So führt z. B. der Mißbrauch von Psychostimulantien zu Schlafstörungen, die dann wiederum mit Hypnotika bekämpft werden, Benzodiazepine sollen die Entzugserscheinungen von Opiaten erträglich machen usw. In diesem Sinne kann auch die Verschreibungspraxis von Ärzten die Entwicklung einer Polytoxikomanie fördern. Das geschieht z. B. wenn bei Alkoholentzugssymptomen ambulant Distraneurin verordnet wird, was seinerseits ein Abhängigkeitspotential besitzt, oder wenn von einem Arzt mehrere abhängigkeitserzeugende Medikamente gleichzeitig und über lange Zeit verschrieben werden.

Hinsichtlich Diagnostik und Therapie kann die Mehrfachabhängigkeit Schwierigkeiten bereiten, da aus dem meist uncharakteristischen Zustandsbild der akuten Intoxikation oft nicht geschlossen werden kann, welche Droge konsumiert wurde und welche Therapie demnach zum Zuge kommen muß.

6.1.3 ENTSTEHUNG UND ENTWICKLUNG VON ABHÄNGIGKEIT

Beim Entstehen von Abhängigkeit spielen unterschiedliche Faktoren eine Rolle, die nie für sich allein genommen Abhängigkeit verursachen können, sondern im Sinne einer **multifaktoriellen Genese** zusammenwirken:

- **Genetische Faktoren**
  - Man nimmt an, daß genetische Faktoren bei Abhängigkeitserkrankungen eine Rolle spielen. Dies zeigt sich z. B. durch die deutlich höheren Konkordanzraten für die Prävalenz der Alkoholabhängigkeit bei ein- als bei zweieiigen Zwillingen. Für die Alkoholabhängigkeit wurden bisher vier polymorphe Genorte identifiziert, die wahrscheinlich die Entwicklung der Erkrankung beeinflussen.
- **Psychiatrische Komorbidität**
  - Bei ca. 50 % der Suchtpatienten findet sich eine andere psychiatrische Erkrankung, wobei Persönlichkeitsstörungen, depressive Störungen und Angststörungen besonders häufig sind. In vielen Fällen beginnt die Sucht damit, die bereits vorliegende psychische Erkrankung selbst zu „behandeln".
- **Soziale Faktoren**
  - Abhängige stammen häufig aus Familien, in denen unter den Vorfahren gehäuft Alkohol- und Drogenabhängigkeit vorkommen.
  - Gestörte Familienverhältnisse, familiäre Belastungssituationen und soziale Isolation finden sich häufig.
  - **Drogenangebot** („Griffnähe"): Legale und illegale Drogen sind heute weltweit verbreitet und überall leicht beschaffbar. Das gilt v. a. auch für medizinisches Personal.
- **Konsumgewohnheiten in der Gesamtbevölkerung**
- **Aktuelle sozio-kulturelle Belastungen**
  - In der Vorgeschichte finden sich häufig Überforderungssituationen, Streßbelastung und Leistungsdruck, chronische Schlafstörungen und Schmerzzustände. Die Droge wird dann z. B. benutzt, um Spannungs- und Schmerzzustände zu lösen oder Leistung und Selbstvertrauen zu steigern.
- **Eigenwirkungen der Substanzen**
  - Bei der gewohnheitsmäßigen Einnahme von Substanzen entwickelt sich u. U. neben der psychischen Abhängigkeit von der Substanz eine physische Abhängigkeit. Diese zeigt sich typischerweise in einer Toleranzsteigerung gegenüber dem Suchtstoff mit nachfolgendem Zwang zur Dosiserhöhung und Entzugssymptomen bei Absetzen der Droge.

6.1.4 PRÄVENTIVE MASSNAHMEN

Zweifellos kommt den präventiven Maßnahmen zur Verhinderung und Eindämmung der v. a. unter Jugendlichen zunehmenden Drogenabhängigkeit
eine besondere Bedeutung zu. Grundsätzlich sollten diese im familiären
Bereich sowie in der Schule bei der Erziehung der Kinder und Jugendlichen ansetzen (Bedeutung positiver Vorbilder!). Darüber hinaus kommen
auch folgende Maßnahmen in Betracht:

- Erschweren der sog. **„Griffnähe"**, z. B. kein Ausschank von Alkohol an
  Jugendliche oder Abschaffung von Zigarettenautomaten,
- Gesundheitserzieherische Maßnahmen, z. B. Anleitung zur Überwin-
  dung von Unannehmlichkeiten ohne „chemische Krücke",
- Aufklärungsarbeit,
- Eindämmung der Reklame,
- Gesetzgebung, z. B. höhere **Steuern** für Alkohol und Nikotin,
- Zurückhaltung der Ärzte bei der Verordnung potentiell suchterzeugen-
  der Stoffe.

6.1.5 AUSWIRKUNGEN

Abhängigkeit kann weitreichende psychische, physische und soziale Auswirkungen haben, die im folgenden aufgeführt werden.

6.1.5.1 Psychisch

Die durch eine Abhängigkeit bedingten psychischen Veränderungen sind
Folge der

- **hirnschädigenden** Wirkungen der konsumierten Substanzen,
- **psychoreaktiven** Persönlichkeitsveränderungen, die durch das Erlebnis der Abhängigkeit, des sozialen Abstiegs, des schlechten Gewissens
  oder durch die Vorwürfe der Umgebung bedingt sein können.

6.1.5.2 Körperlich

Im Vordergrund der sehr vielfältigen Störungen durch Drogen stehen Schädigungen folgender Organsysteme:

- ZNS: Entwicklung organischer Psychosyndrome, Polyneuropathien und
  neurologischer Ausfälle
- Leber: Hepatitis, Zirrhose
- Vegetativum: Gewichtsverlust, Schlafstörungen
- Immunsystem: Erhöhte Infektanfälligkeit
- Intravenös weitergegebene Infektionskrankheiten, v. a. Hepatitis B und
  C und AIDS

6.1.5.3 Sozial

Die sozialen Auswirkungen der Abhängigkeit können in besonderer Weise zu einem Teufelskreis werden (s. Abb. 6.2), da sie eine zunehmende Isolation des Süchtigen herbeiführen, die wiederum das Suchtverhalten negativ beeinflußt.

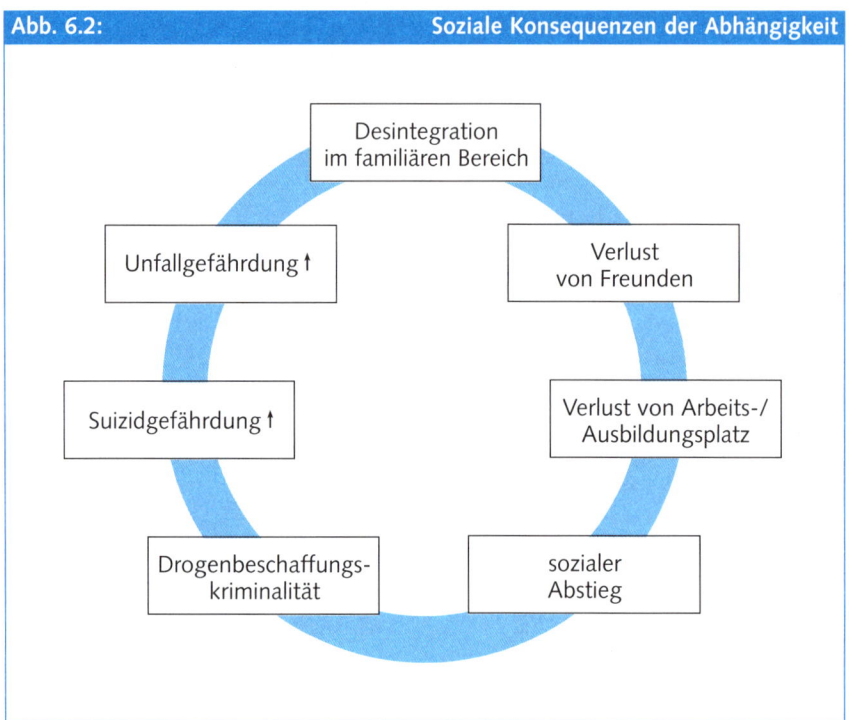

Abb. 6.2:   **Soziale Konsequenzen der Abhängigkeit**

Desintegration im familiären Bereich

Unfallgefährdung ↑

Verlust von Freunden

Suizidgefährdung ↑

Verlust von Arbeits-/ Ausbildungsplatz

Drogenbeschaffungs- kriminalität

sozialer Abstieg

6.1.6 BEHANDLUNG

Der **zeitliche Ablauf** einer Therapie Alkohol- und Drogenabhängiger verläuft in **vier Stufen**:

- Kontaktphase: Ambulanz, Praxis, Beratungsstelle o. ä.
- Entgiftungsphase: psychiatrisches oder internistisches Krankenhaus
- Entwöhnungsphase: hpts. in speziellen Kliniken für Suchtkranke
- Nachsorgephase: niedergelassener Arzt, Selbsthilfegruppen, therapeutische Wohngruppen o. ä.

6.1.6.1 Kontakt- oder Motivationsphase

Das Ziel der Kontaktphase, die weitestgehend durch die ambulanten Drogenberatungsstellen getragen wird, ist die **Motivation** des Betroffenen zu einer Therapie. Diese Motivation beruht auf seiner Überzeugung, daß er eine Therapie benötigt, um aus der Sucht herauszufinden.

In dieser Phase wird auch ein **Therapieplan** entworfen und die Frage nach der Kostenübernahme der Behandlung und die Notwendigkeit einer Entgiftungsbehandlung geklärt.

6.1.6.2 Entgiftungs- (Entzugs-)phase

Während der Entgiftungsphase soll der Zustand chronischer Intoxikation, in dem sich der Patient befindet, beendet und eine **komplette Abstinenz** erreicht werden. Diese Phase erfolgt am besten auf einer geschlossenen Abteilung eines psychiatrischen Krankenhauses, um den vielfältigen Ausweichmanövern der Süchtigen wirkungsvoll entgegnen zu können.

Mit Ausnahme des Entzugs von barbiturathaltigen Medikamenten und Benzodiazepinen, der fraktioniert erfolgen muß, ist immer ein plötzliches und komplettes Absetzen der Droge möglich. Auf die Phase des akuten Entzugs folgt eine längere Phase der körperlichen Erholung mit einem langsamen Abklingen der vegetativen Fehlregulation.

Pharmaka zur Erleichterung der Entzugssymptomatik (Abstinenzsyndrom) sind meist nur in den ersten 6–8 Behandlungstagen notwendig. Bewährt haben sich:

- Clomethiazol (Distraneurin®): Oral bis zu 20 Kps./Tag oder Infusionstherapie; wegen des hohen Abhängigkeitspotentials sollte es nur max. 10 Tage und nur stationär eingesetzt werden,
- Clonidin (Paracefan®): Ein Alpha-II-Rezeptoragonist, der den „Noradrenalinansturm" im Gehirn, der für die Entzugserscheinungen verantwortlich gemacht wird, verhindern soll (Infusion von bis zu 4 mg/Tag),
- Doxepin (Aponal®): Bis zu 3×75 mg/Tag, ab dem 3.–4. Tag Ausschleichen bis zum 6.–8. Tag,
- Niederpotente Neuroleptika (z.B. Thioridazin, Levomepromazin) zur Behandlung von innerer Unruhe und Schlafstörungen.

An die Entgiftungsphase, die etwa 3–6 Wochen dauert, sollte sich möglichst nahtlos die Entwöhnungsphase anschließen.

6.1.6.3 Entwöhnungsphase

Die Entwöhnungsphase ist der eigentliche **Kern** der Therapie mit dem Ziel, daß die Patienten folgende Fähigkeiten erlernen oder wiedererlernen, um eine dauerhafte **psychosoziale Stabilisierung** zu erreichen:

- Ohne Drogen leben.
- Sich selbst und die Realität kritisch einschätzen.
- Mit eigenen und fremden Dingen verantwortlich umgehen.
- Die Kluft zwischen eigenem Anspruch und tatsächlichen Fähigkeiten überwinden.

Diese Ziele sollen in 4–6monatiger psycho- und soziotherapeutischer Arbeit mit dem Betroffenen in einer Spezialklinik erarbeitet werden. Neben psychotherapeutischen Gesprächen sind natürlich auch Aktivitäten wie Arbeit, Hobbies, Sport, künstlerische Tätigkeit usw. von großer Wichtigkeit. Dadurch vermittelt man dem Betroffenen einen anderen Lebensinhalt als Drogen und bereitet ihn auf ein selbständiges Leben in der Gesellschaft vor. Meist ist eine Einbeziehung von Partner, Familie und sozialem Umfeld nützlich.

Am Ende der Entwöhnungsphase muß geklärt sein,
- wo der Betroffene wohnt und arbeitet,
- welchem Bekanntenkreis er sich jetzt anschließt,
- wie er seine Freizeit gestaltet,
- in welcher Form die Nachsorgephase gestaltet wird.

Eine heute nicht mehr eingesetzte medikamentöse Therapie zur Entwöhnung vom Alkohol stellt die Gabe von **Antabus (Disulfiram®)** dar. Hierdurch kommt es bei gleichzeitigem Alkoholgenuß zu vegetativen Störungen wie z. B. Übelkeit, Erbrechen oder Kopfschmerzen.

Als Anti-Craving-Substanz wird heute häufig **Acamprosat (Campral®)** eingesetzt. Acamprosat sollte nach dem Entzug von Alkohol für 12 Monate gegeben werden. Es senkt das Verlangen nach Alkohol (Craving) durch eine glutamatmodulierende Wirkung.

6.1.6.4 Nachsorgephase

Das Ziel der Nachsorgephase ist die **Stabilisierung** des Zustandes, der während der ersten 3 Stufen der Therapie erreicht wurde. Neben Ärzten, Beratungsstellen, Sozialamt, Arbeitsamt und Arbeitgeber kommt **Selbsthilfegruppen** eine besondere Bedeutung zu.

Die wichtigsten Gruppen sind: Anonyme Alkoholiker (AA), Blaues Kreuz, Guttempler, Kreuzbund.

Einzige Voraussetzung für die Aufnahme in die **AA** ist der vom Betroffenen geäußerte Wunsch, mit dem Trinken aufhören zu wollen. Der Einzelne soll sich seiner Schwäche und Machtlosigkeit der Droge gegenüber bewußt werden, um dann die Hauptstütze in seinem lebenslangen Kampf gegen die Sucht („einmal Alki, immer Alki") in der Solidarität der Gruppengemeinschaft zu sehen, die auch Rückfälle auffangen kann. Außerdem soll in der besonderen Gruppendynamik das Verantwortungsgefühl für sich und die anderen gestärkt werden. Um sich selbst nicht zu überfordern, werden die Abstinenzversprechen nur für einen kurzen Zeitraum gegeben. Ein weiteres wichtiges Element bildet der Grundsatz, daß die Botschaften der AA an andere Alkoholiker weitergegeben werden.

Ist ein selbständiges Leben des Betroffenen nicht möglich, bietet sich die Möglichkeit des Lebens in einer therapeutischen Wohngemeinschaft oder einer betreuten Wohngruppe an.

Auch wenn sämtliche therapeutischen und rehabilitativen Maßnahmen durchgeführt werden, ist die **Prognose** nicht günstig. Die Rezidivquote nach 5 Jahren beträgt für Alkoholiker leider immer noch 50–80%, für Heroinabhängige 80–90%. Grundsätzlich haben drogenfreie Langzeitprogramme und das vollständige Durchlaufen von Programmen die größten Erfolgsaussichten.

6.2 Alkoholabhängigkeit (GK Kap. 14.2)

6.2.1 DEFINITION

Definition
Von einer Alkoholabhängigkeit spricht man, wenn mindestens 3 von 6 allgemeinen Abhängigkeitskriterien nach ICD-10 (s.o.) erfüllt sind. Am wichtigsten sind bei der Alkoholabhängigkeit Kontrollverlust, Entzugserscheinungen und Toleranzentwicklung.
„Biologische Marker" zum Nachweis von erhöhtem Alkoholkonsum sind eine Erhöhung der γ-GT und des mittleren Erythrozytenvolumens (MCV) sowie des sog. „Carbohydrat-defizienten Transferrin" (CDT).

6.2.2 VERBREITUNG

Der folgende Merkkasten 6.2 gibt die wichtigsten epidemiologischen Daten zum Alkoholismus an:

Merkkasten 6.2:	Epidemiologische Daten zum Alkoholismus
● Life-time-Risiko, alkoholabhängig zu werden:	ca. 5%
● Prävalenz (Anteil behandlungsbedürftiger Alkoholiker):	ca. 1%
davon Frauen:	ca. 20%
● Anteil alkoholismusgefährdeter Erwachsener:	ca. 4%
● Anteil alkoholismusgefährdeter Jugendlicher:	ca. 5–6%
● Anteil der Alkoholiker unter Patienten in	
Allgemeinkrankenhäusern:	ca. 10–15%
Psychiatrischen Kliniken:	ca. 20–35%
● Höchste Rate der Alkoholiker bei Männern: Selbständige, Freiberufliche und ungelernte bzw. angelernte Arbeiter	
● Höchste Rate der Alkoholiker unter Frauen: Frauen aus den oberen sozialen Schichten	
● Bundesdurchschnitt an Bierkonsum:	ca. 150 Liter/Jahr pro Kopf
● Ausgaben für Alkoholika im Jahr:	ca. 60 Mrd. DM
● Volkswirtschaftliche Schäden pro Jahr:	ca. 55–60 Mrd. DM

Im Trinkverhalten der Bevölkerung ist ein Trend erkennbar, nämlich häufiger, mehr und allein zu trinken. Außerdem nimmt der Anteil alkoholabhängiger Frauen und Jugendlicher ständig zu. Frauen trinken häufiger allein als Männer.

6.2.3 ENTWICKLUNGSSTADIEN DER ALKOHOLABHÄNGIGKEIT

Bei der Entwicklung der schweren Alkoholabhängigkeit lassen sich nach Jellinek vier Stadien differenzieren (s. Abb. 6.3), die oft beim Gamma-Typ (s. u.) in charakteristischer Weise ausgeprägt sind. Die Dauer für das Durchlaufen dieser Stadien beträgt im Durchschnitt 6–12 Jahre, kann sich aber gerade bei Jugendlichen auf 2–3 Jahre reduzieren.

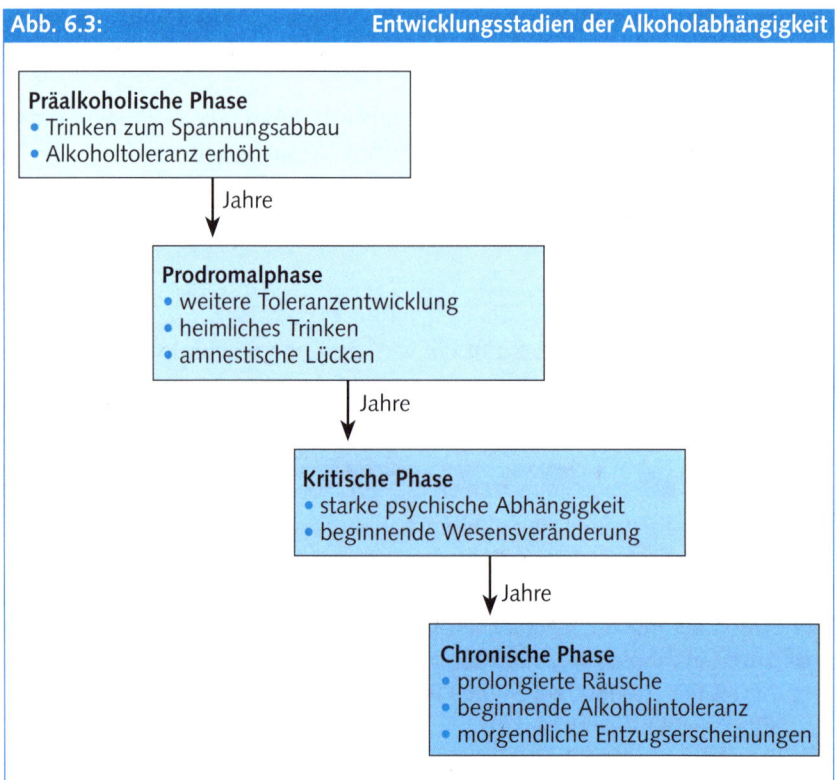

Abb. 6.3: Entwicklungsstadien der Alkoholabhängigkeit

Präalkoholische Phase
• Trinken zum Spannungsabbau
• Alkoholtoleranz erhöht

Jahre

Prodromalphase
• weitere Toleranzentwicklung
• heimliches Trinken
• amnestische Lücken

Jahre

Kritische Phase
• starke psychische Abhängigkeit
• beginnende Wesensveränderung

Jahre

Chronische Phase
• prolongierte Räusche
• beginnende Alkoholintoleranz
• morgendliche Entzugserscheinungen

Die einzelnen Phasen sind durch folgende Merkmale gekennzeichnet:

präalkoholische Phase
• Trinken mäßiger Alkoholmengen bei bestimmten Gelegenheiten, um Spannungen zu beseitigen
• Eine leichte **Erhöhung der Alkoholtoleranz** führt zu einem beinahe täglichen Alkoholkonsum

Prodromalphase
- Alkoholkonsum und **Toleranzentwicklung** nehmen weiter zu
- Ständiges Denken an Alkohol, Anlegen von Alkoholvorräten
- **Heimliches Trinken** und Schuldgefühle
- Verniedlichung des Alkoholkonsums
- Erste **amnestische Lücken** für die Ereignisse während des Alkoholkonsums

kritische Phase
- Entwicklung einer **starken psychischen Abhängigkeit**
- **Kontrollverlust**
- Morgendliches Trinken und nur noch kurze Abstinenzphasen
- Dissimulation und Bagatellisierung des Alkoholkonsums
- Ablehnen jeglicher Hilfe
- Zunehmende familiäre und berufliche Schwierigkeiten
- Beginnende Wesensveränderung mit Nivellierung, Affektlabilität, Reizbarkeit und Interessenverlust

chronische Phase
- Immer häufiger **prolongierte** tagelange **Räusche**, die situationsunabhängig sind
- **Morgendliche Abstinenzerscheinungen**, die auf Alkoholkonsum verschwinden
- Somatische Komplikationen
- Minderung der bisher erhöhten Alkoholtoleranz bis zur **Alkoholintoleranz**
- Prädelirien, Delirien und Alkoholpsychosen
- Evtl. pathologische Räusche

6.2.4 TYPOLOGIEN ALKOHOLABHÄNGIGER

Nach **Jellinek** lassen sich verschiedene Typen der Alkoholabhängigkeit unterscheiden. Diese Einteilung ist in Tabelle 6.1 aufgeführt.
Als alkoholabhängig im engeren Sinn wird der Gamma- und der Delta-Typ bezeichnet. Alpha-, Beta- und Epsilon-Typ stellen häufig Vorformen der erstgenannten Typen dar, können aber auch für sich bestehen bleiben.
Cloninger unterscheidet den Typ-I- und den Typ-II-Alkoholiker. Der **Typ-I-Alkoholiker** weist einen späteren Krankheitsbeginn, kaum familiäre Belastung, keine Geschlechtsprävalenz und eine bessere Prognose auf. Der **Typ-II-Alkoholiker** ist gekennzeichnet durch einen Beginn vor dem 25. Lebensjahr, eine erhöhte familiäre Belastung, ein Dominieren des männlichen Geschlechts, häufiges Auftreten von antisozialen Persönlichkeitseigenschaften und eine schlechtere Prognose.

Tab. 6.1:			Alkoholikertypen nach Jellinek
Art	**Typisierung**	**Abhängigkeit**	**Suchtkennzeichen**
Alpha	Konflikttrinker	zeitweilig psychisch	kein Kontrollverlust, Fähigkeit zur Abstinenz
Beta	Gelegenheitstrinker „Wochenendtrinker"	keine	kein Kontrollverlust, Fähigkeit zur Abstinenz
Gamma	süchtiger Trinker	zuerst psychisch, dann physisch	Kontrollverlust, zeitweilige Fähigkeit zur Abstinenz
Delta	Gewohnheitstrinker	physisch	kein Kontrollverlust, Unfähigkeit zur Abstinenz
Epsilon	episodischer Trinker (Dipsomanie)	psychisch	Kontrollverlust, Fähigkeit zur Abstinenz

6.2.5 ALKOHOLTOLERANZ

Die Alkoholtoleranz ist individuell unterschiedlich ausgeprägt und hängt insbesondere von folgenden Faktoren ab:
- Körperliche Konstitution, z. B. Alter, Blutvolumen, Körpergewicht, Aktivität der Alkoholdehydrogenase
- Momentane körperliche Verfassung, z. B. Krankheit, Medikamenteneinnahme, Leberschaden

Die Alkoholtoleranz ist **herabgesetzt** bei:
- Lebererkrankungen, hirnorganischen Schäden und Epilepsien,
- Einnahme von Psychopharmaka, z. B. Benzodiazepinen, Neuroleptika, und Analgetika,
- Schwächung des Organismus, z. B. durch Überanstrengung, Infektionen, Kälte, Hitze oder Ermüdung.

Psychische und soziale Folgen: s. 6.1.5

6.2.6 KÖRPERLICHE FOLGEN DES ALKOHOLISMUS

Sie betreffen unterschiedliche Organsysteme (s. Abb. 6.4):

Alkoholiker konsultieren den Arzt schon sehr früh wegen Magen- und Kreislaufbeschwerden, vegetativer Störungen usw. Gerade in diesem noch frühen Stadium sollte die Alkoholabhängigkeit erkannt werden, um noch vor der Entwicklung oben genannter Folgeschäden präventiv und therapeutisch intervenieren zu können. Die Gefahr der Entwicklung einer Leberzirrhose besteht schon bei einem täglichen Alkoholkonsum von 60 g bei Männern und 20 g bei Frauen.

6.2.7 ALKOHOLRAUSCH

6.2.7.1 Einfacher Rausch

Der einfache Alkoholrausch stellt im Prinzip eine **reversible körperlich begründbare Psychose** dar und ist durch folgende Symptome gekennzeichnet:

Merkkasten 6.3:	Symptomatik des einfachen Alkoholrausches
● Psychopathologische Symptome:	– gehobene Stimmung – Abbau von Ängsten und Hemmungen – Steigerung von Antrieb und Motorik – Störungen von Aufmerksamkeit und Urteilskraft
bei zunehmenden Dosen:	– Dysphorie, Gereiztheit – Bewußtseinsstörungen (Ermüdung bis Koma)
● Vegetative Symptome:	– Gesichtsrötung, Augentränen – Tachykardie, Schwitzen, Übelkeit
● Neurologische Symptome:	– Zerebelläre Ataxie – Dysarthrie

Die Symptome korrelieren intraindividuell, jedoch nicht interindividuell mit dem Alkoholgehalt im Blut. Dennoch lassen sich einige orientierende Angaben zur Schwere des Rausches und Blutalkoholgehalt (in Promille) machen:

0,5 bis 1,5: Leichter Alkoholrausch
1,5 bis 2,5: Mittelgradiger Alkoholrausch
2,5 bis 3,5: Schwerer Alkoholrausch
  > 3,5: Lebensgefahr

Indikationen für eine **stationäre Beobachtung** oder **Behandlung** können sich ergeben, wenn der Patient z.B. gestürzt ist (V.a. Schädel-Hirn-Trauma), wenn er während eines Alkoholrausches in einen Erregungszustand gerät, einen Krampfanfall erleidet oder wenn die Alkoholintoxikation lebensgefährlich ist. Diese Situationen sollte man immer nutzen, mit dem Patienten die Möglichkeiten einer Entzugs- und Entwöhnungstherapie zu besprechen.

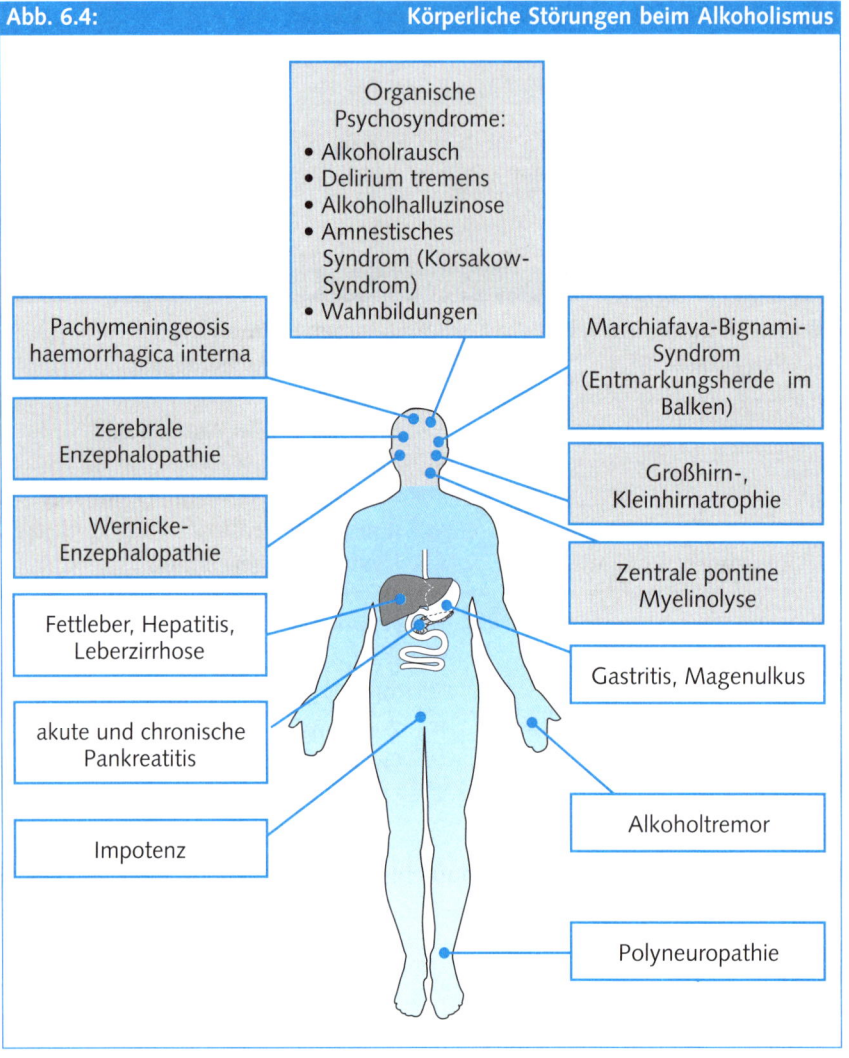

Abb. 6.4:   **Körperliche Störungen beim Alkoholismus**

6.2.7.2 Komplizierter Rausch

Vom einfachen Rausch unterscheidet sich der komplizierte Rausch nur quantitativ, wobei v. a. Erregung und Bewußtseinsstörung intensiver ausgeprägt sind. Komplizierte Rauschzustände, die forensisch eine wesentlich größere Rolle spielen als die selteneren pathologischen Rauschzustände treten v. a. bei zerebraler Vorschädigung (z. B. Demenzen) auf.

6.2.7.3 Pathologischer Rausch

Vom einfachen Rausch unterscheidet sich der pathologische Rausch hinsichtlich:

● Entstehungsgrundlage,

- Auslösung durch schon kleine Alkoholmengen,
- oft nur kurze Dauer,
- komplette Amnesie für den Zustand,
- psychotische und persönlichkeitsfremde Symptomatik,
- relativ seltenes Auftreten.

Ein pathologischer Rausch kann auftreten, wenn es infolge einer organischen Hirnschädigung zu einer herabgesetzten Alkoholtoleranz kommt. Am häufigsten ist dies der Fall im chronischen Stadium der Alkoholabhängigkeit, aber auch bei anderen organischen Hirnschäden wie Schädel-Hirn-Trauma oder Epilepsie oder Hepatopathien, die nicht alkoholtoxisch bedingt sein müssen. Daraus wird verständlich, daß ein pathologischer Rausch auch schon durch kleine Alkoholmengen ausgelöst werden kann. Er ist oft nur von kurzer Dauer (einige Minuten bis zu einer Viertelstunde), und es besteht eine komplette Amnesie für diesen Zustand.
Der pathologische Rausch kann als **Dämmerzustand** verstanden werden, in dem es bei Störung von Orientierung und Bewußtsein zu persönlichkeitsfremden Verhaltensstörungen (z. B. Aggressivität) kommt.
Der pathologische Rausch tritt relativ selten auf, kann aber von forensischer Bedeutung sein.

6.2.8 FORENSISCHE BEDEUTUNG VON EINFACHEM, KOMPLIZIERTEM UND PATHOLOGISCHEM RAUSCH

Bei Straftaten im Rahmen eines recht seltenen pathologischen Rausches ist im Gegensatz zum einfachen Alkoholrausch Schuldunfähigkeit nach § 20 StGB anzunehmen.
Kommt es während eines komplizierten Rausches zu einer kurzschlußartigen Gewalttat, kann die Schuldfähigkeit aufgehoben oder vermindert sein (§ 21 StGB).
Wird ein Patient nach § 20 StGB exkulpiert, kann er nach § 323a StGB bestraft werden, wenn er „sich vorsätzlich oder fahrlässig durch den Genuß geistiger Getränke oder durch berauschende Mittel in einen die Zurechnungsfähigkeit ausschließenden Rausch versetzt hat".
Unabhängig von der Schuldfrage kann das Gericht die Unterbringung in einem psychiatrischen Krankenhaus anordnen (§ 63 StGB).

6.3 Mißbrauch und Abhängigkeit von Arzneimitteln

(GK Kap. 14.3)

6.3.1 EPIDEMIOLOGIE UND ENTSTEHUNGSBEDINGUNGEN

Für lange Zeit waren Morphin und Morphinderivate, später auch Barbiturate die von Abhängigen bevorzugten Pharmaka. Heute läßt sich als allgemeiner Trend eine Zunahme des Mißbrauchs von Analgetika, Hypnotika und Stimulantien sowie eine Ausweitung des Mißbrauchs auch rezeptfrei erhältlicher Analgetika und Schlafmittel beobachten. Man rechnet in Deutschland zur Zeit mit mindestens 500 000 Medikamentenabhängigen (hohe Dunkelziffer!). 1983 wurden 84,5 Millionen Rezepte über Analgetika bzw. Antirheumatika ausgestellt, wodurch ein Umsatz von 1,4 Mrd. DM erzielt wurde. Analgetika/Antirheumatika wurden damit zu den am häufigsten verschriebenen Medikamenten. Psychopharmaka wurden etwa 40 Millionen mal verordnet (Umsatz ca. 950 Millionen DM).

Diese Zahlen machen die **Bedeutung der ärztlichen Verschreibung** für die Entwicklung von Abhängigkeit deutlich. Niemals dürfen Analgetika oder Psychopharmaka z.B. bei vegetativen Störungen, Schmerzsyndromen oder Angsterkrankungen leichtfertig verschrieben werden. Damit schafft sich der Arzt ein Alibi, sich nicht intensiver um die dahinterliegenden Ursachen und andere therapeutische Ansätze bemühen zu müssen.

Um einer Abhängigkeitsentwicklung vorzubeugen, sollten daher folgende **therapeutische Richtlinien** beachtet werden:

Merkkasten 6.4:	Therapeutische Grundsätze bei Verordnung von Medikamenten mit Abhängigkeitspotential

- Strenge Indikationsstellung und regelmäßige Überprüfung der Indikation
- Einsatz nicht-medikamentöser Therapieverfahren, z.B. Gesprächsangebote, autogenes Training, wo immer es möglich ist
- Verordnung in der Regel nicht länger als 3–4 Wochen
- Verordnung kurzwirksamer Substanzen in kleinen Packungen und Verwendung der niedrigst möglichen Dosierung
- Keine Medikamente mit Suchtpotential an abhängigkeitsgefährdete Patienten, d.h. an Patienten, die entweder alkohol- oder drogenabhängig sind oder es früher einmal waren

6.3.2 SUBSTANZEN

Folgende Medikamentengruppen besitzen ein unterschiedlich stark ausgeprägtes **Abhängigkeitspotential**:

- Opiate
- Antipyretische Analgetika (Pyrazolone und Salizylate)
- Tranquilizer (v.a. Benzodiazepine)
- Hypnotika (Benzodiazepinhypnotika, Barbiturate, z.B. Phenobarbital, barbituratfreie Hypnotika, z.B. Aldehyde wie Chloralhydrat, und Bromharnstoffe, z.B. Bromural)
- Clomethiazol (Distraneurin®)
- Amphetamine

Wirkstoffe aus den ersten beiden Gruppen führen zu psychischer und körperlicher Abhängigkeit, Amphetamine „nur" zu einer psychischen Abhängigkeit. Während sich die Abhängigkeit bei den Morphinen und seinen Derivaten oft sehr schnell entwickelt, entsteht sie bei den Substanzen des Barbiturat-Alkohol-Typs meist langsam im Verlauf von Monaten bis Jahren.

6.3.2.1 Analgetika

Nicht nur die unter das Betäubungsmittel-Gesetz fallenden Analgetika (Morphin und Morphinderivate) können zu Abhängigkeiten führen, sondern auch „einfache" und sogar rezeptfrei erhältliche Schmerzmittel, v. a. die antipyretischen Analgetika wie Pyrazolon-Derivate und Salizylate.
Besonders problematisch sind dabei die häufig verordneten Mischpräparate: z. B. Analgetika mit zugesetztem Coffein (Thomapyrin®, Spalt®, Vivimed®), bei denen die stimulierende Wirkung des Coffeins die Abhängigkeitsentwicklung fördert. Ebenso kritisch sind Kombinationspräparate mit Barbituraten oder Tranquilizern zu sehen, die den euphorisierenden Effekt der analgetischen Wirkung noch verstärken können.

Werden Analgetika nach langem und regelmäßigem Gebrauch abgesetzt, können **Entzugserscheinungen** auftreten wie:
● Kopfschmerzen und Schlafstörungen,
● Verstimmungszustände und ängstliche Unruhe,
● Durchfälle oder Tremor,
● in seltenen Fällen sogar Krampfanfälle und Delirien.

Neben der Gefahr der Abhängigkeitsentwicklung besteht bei Phenacetin die Gefahr der Entstehung von Nierenschäden (Phenacetin-Niere), weshalb es vom Markt genommen wurde, bei Pyrazolonderivaten wie Propyphenazon Agranulozytosegefahr.

6.3.2.2 Tranquilizer

Definition

Die sog. Tranquilizer gehören zur Gruppe der psychisch vorwiegend dämpfenden Pharmaka mit folgendem Wirkungsprofil: Tranquilizer wirken beruhigend, angstlösend, sedierend (schlafanstoßend) und affektiv-entspannend.

Mit diesem Wirkungsprofil ähneln sie den Neuroleptika und den Hypnotika, die auch zur Gruppe der vorwiegend dämpfenden Psychopharmaka gerechnet werden. Von den Neuroleptika unterscheiden sich die Tranquilizer dadurch, daß sie bei Psychosen therapeutisch nicht wirksam sind.

Tranquilizer lassen sich in folgende Hauptgruppen einteilen:
- Benzodiazepine
- β-Blocker
- Buspiron (ein Azapiron-Derivat)
- Pflanzliche Präparate

Die **Benzodiazepine** haben heute zweifelsohne die größte Bedeutung unter den Tranquilizern und werden deshalb weiter unten ausführlich besprochen.

β-**Rezeptorenblocker** kommen vorwiegend bei der Behandlung von Ängsten zur Anwendung, die mit ausgeprägten körperlichen Symptomen einhergehen oder die situationsabhängig sind, z. B. Examensangst. Durch die Verminderung somatischer Angstsymptome in der Peripherie sollen hier sekundär auch psychische Angstsymptome reduziert werden. Dosierung: z. B. 40–120 mg Propranolol (Dociton®). Die β-Rezeptorenblocker führen nicht zu einer Abhängigkeitsentwicklung.

Buspiron (Bespar®) wirkt gut anxiolytisch, ohne gleichzeitig zu sedieren oder eine muskelrelaxierende Wirkung zu entfalten. Es besitzt kein Abhängigkeitspotential. Aufgrund der langen Wirklatenz (14 Tage) ist es für die Akutbehandlung von Angstzuständen nicht geeignet. Indiziert ist es bei der Behandlung generalisierter Angststörungen. Dosierung: Einschleichend auf eine Erhaltungsdosis von 15–30 mg/Tag, Höchstdosis 60 mg, Dosisverteilung auf 3–4 Einzelgaben.

Pflanzliche Präparate wie Baldrian, Hopfen oder Kavain haben auch eine sedative oder anxiolytische Wirkung. Diese ist aber nicht stark genug ausgeprägt, so daß sie für eine klinische Standardanwendung nicht empfohlen werden können.

BENZODIAZEPINE

Die wichtigste Gruppe der Tranquilizer stellen die Benzodiazepine dar.

Pharmakologische Wirkungen und therapeutische Anwendung

Merkkasten 6.5:	Wirkung der Benzodiazepine
- Anxiolytisch und affektiv entspannend - Sedierend und schlafanbahnend (hypnotisch) - Muskelrelaxierend - Antikonvulsiv	

Aus diesen Eigenschaften ergeben sich auch die **therapeutischen Einsatzbereiche:**

- **Psychiatrie und Psychosomatik**
  - Benzodiazepine sind zur **Akutbehandlung** von **Angst**- und **Unruhezuständen** indiziert. Weitere Anwendungsbereiche bestehen in motorischen Spannungszuständen und Hypervigilanz, insbesondere wenn gleichzeitig Gereiztheit, vegetative Übererregbarkeit und Schlafstörungen vorliegen. Beispiele:
    Kupierung akuter Panikattacken,
    Zusatzmedikation zur antidepressiven Therapie bei schwer ängstlich-agitierten oder suizidalen depressiven Patienten,
    schwere Angst- oder Erregungszustände im Rahmen einer Schizophrenie oder Manie,
    kurzfristige Stupor- und Mutismuslösung (2 mg Lorazepam oral),
    Schlafstörungen (s. Benzodiazepinhypnotika).
- **Neurologie**
  - Antiepileptikum (v. a. Clonazepam, Diazepam),
  - Muskelrelaxation (Tetrazepam).
- **Anästhesie**
  - Sedation in der Notfallsituation,
  - Prämedikation und Narkoseeinleitung (v. a. Diazepam, Flunitrazepam und Lormetazepam).
- **Innere Medizin, Gynäkologie, Pädiatrie usw.**

Gerade in den letztgenannten Bereichen werden Benzodiazepine oft leichtfertig verordnet, weshalb sie sehr in Verruf gekommen sind. Jedoch sollte man nicht prinzipiell gegen Benzodiazepine argumentieren, sondern die Indikationsbereiche eindeutig beschreiben und eingrenzen, in denen sie von Nutzen sind.

Grundsätzlich müssen besonders bei leichten Ängsten und Schlafstörungen psychotherapeutische Maßnahmen im Vordergrund der Therapie stehen. Dazu gehören Entspannungsverfahren und die Ausschaltung von Umweltfaktoren und -stressoren, die Angst und Schlaflosigkeit auslösen können. In der Praxis ist das jedoch oft nicht möglich, so daß Benzodiazepine allein zum Einsatz kommen. Die Medikation darf dann allerdings nicht zum Alibi für den Arzt werden. Um eine Abhängigkeitsentwicklung zu verhindern, muß die Einnahme immer zeitlich begrenzt und ärztlich streng überwacht werden.

Einteilung

Im Prinzip wirken alle Benzodiazepine gleich, insbesondere dann, wenn äquipotente Dosen verordnet werden. Trotzdem unterscheiden sie sich in ihrem Wirkprofil, d. h. ob sie eher anxiolytisch, hypnotisch, antikonvulsiv oder muskelrelaxierend wirken (vgl. Abb. 6.5). Dementsprechend ist auch das Anwendungsgebiet unterschiedlich: Tranxilium wird z. B. vornehmlich

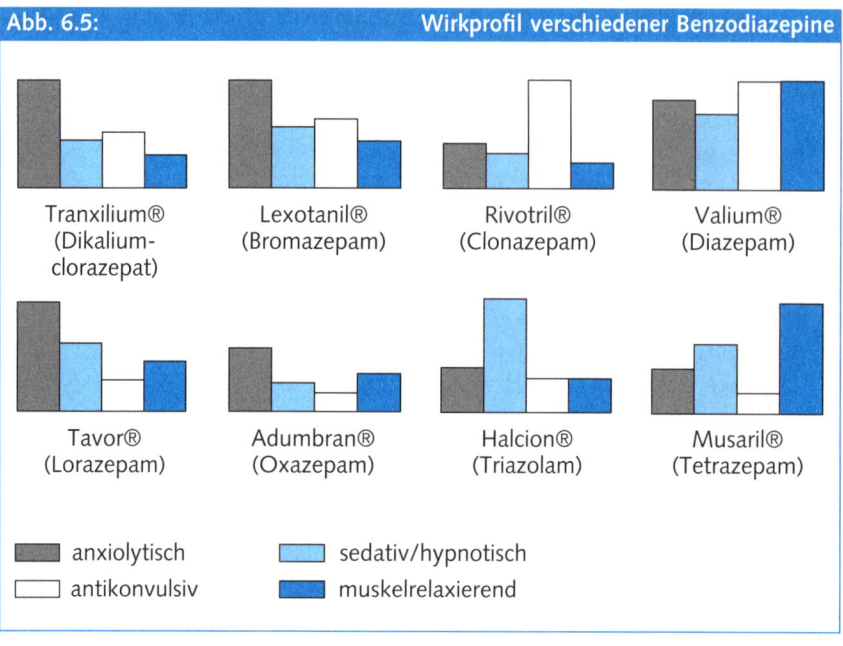

Abb. 6.5: Wirkprofil verschiedener Benzodiazepine

anxiolytisch

sedativ/hypnotisch

antikonvulsiv

muskelrelaxierend

Tab. 6.2:	Benzodiazepine (zur Dosierung s. Anhang Tab. 5)	
Generikum	**Handelsname (Beispiele)**	**Einsatz ***
mit lang wirksamen Metaboliten (v. a. Nordiazepam und Oxazepam) und damit langer Halbwertszeit		
Chlordiazepoxid	Multum®	A, M
Clobazam	Frisium®	A
Diazepam	Diazepam®, Diazemuls®, Valium®	A, S, M, AK
Dikaliumclorazepat	Tranxilium® (1)	A
Prazepam (1)	Demetrin®	A
Benzodiazepine mit mittlerer bis kurzer Halbwertszeit und verschiedenen aktiven Metaboliten		
Alprazolam	Tafil®	A
Bromazepam	Lexotanil®	A
Clotiazepam	Trecalmo®	A
mit kurzer Halbwertszeit ohne aktive Metaboliten		
Lorazepam	Tavor®, Pro Dorm®	A
Oxazepam	Adumbran®, Praxiten®	A
(1) = Prodrug (eigentliche Wirksubstanz: Nordiazepam bzw. Oxazepam) * Einsatzbereiche: A = Anxiolyse, S = Schlafinduktion, M = Muskelrelaxation, AK = Antikonvulsion		

zur Anxiolyse, Tetrazepam zur Muskelrelaxation und Clonazepam vorwiegend als Antikonvulsivum eingesetzt.

Darüber hinaus unterscheiden sich die Benzodiazepine hinsichtlich pharmakokinetischer Gesichtspunkte. Diese betreffen u. a.:
- Halbwertszeit (s. Tab. 6.2),
- Latenz bis zum Wirkungseintritt.

Sehr schnell wirken z. B. Diazepam und Dikaliumclorazepat, relativ schnell z. B. Lorazepam und verhältnismäßig langsam z. B. Oxazepam.

Wirkungsmechanismus

Benzodiazepine verstärken die hemmende Funktion **GABA-erger Neurone** durch Interaktion mit spezifischen Benzodiazepinrezeptoren auf der neuronalen Zellmembran. Durch Bindung an den Rezeptor wird die Bindungsfähigkeit von GABA an GABA-Rezeptoren erhöht, wodurch es infolge eines vermehrten Chloridioneneinstroms zu einer Hyperpolarisation und damit Mindererregbarkeit der Nervenzellen kommt.

Die höchste Dichte von Benzodiazepinrezeptoren finden sich im Großhirncortex, im limbischen System und im Kleinhirn.

Warum Benzodiazepine im Gegensatz zu Barbituraten auch in hohen Dosen relativ ungefährlich und daher zum Suizid nicht geeignet sind, läßt sich auf molekularer Ebene erklären: Benzodiazepine können die Kopplung zwischen GABA-Rezeptor und Chloridionenkanal nur bis zu einem bestimmten Grenzwert steigern. Dagegen führen Barbiturate, die durch direkten Angriff am Chloridionenkanal (also GABA-unabhängig) die GABA-erge Hemmwirkung verstärken, dosisabhängig zu einer praktisch unbegrenzten Zunahme der Chloridionenleitfähigkeit.

Pharmakokinetik

Wegen ihrer stark lipophilen Struktur werden Benzodiazepine nach oraler Gabe **gut resorbiert**. Am schnellsten kommt es zur Resorption von Diazepam und Dikaliumclorazepat, von Oxazepam dagegen relativ langsam. Die meisten Benzodiazepine werden nach intramuskulärer Gabe nur langsam und zum Teil unzuverlässig resorbiert, so daß die orale Gabe vorgezogen werden sollte.

Falls ein sehr schneller Wirkungseintritt erwünscht ist, kann Diazepam auch langsam i.v. appliziert werden (cave Atemdepression!).

In der Leber läuft die **Metabolisierung** in zwei Schritten ab:
- Oxidative Demethylierung bzw. Dealkylierung und Hydroxylierung
- Konjugation mit Glucuronsäure.

Die metabolisierten Substanzen werden dann über die **Nieren ausgeschieden**. Man muß beachten, daß die Schritte der Demethylierung und Hydroxylierung langsam ablaufen und meist zur Bildung **pharmakologisch wirksamer Metaboliten** führen, die ihrerseits wieder eine lange Halbwertszeit besitzen und für Kumulationseffekte verantwortlich sein können. Diazepam wird z. B. erst zu Nordiazepam dealkyliert, dann zu Oxazepam hydroxyliert und anschließend erst nach der Konjugation ausgeschieden. Im Gegensatz dazu können alle Benzodiazepine, die bereits eine OH-Gruppe besitzen, z.B. Lorazepam, Lormetazepam und Oxazepam, direkt glukuronidiert und damit schnell ausgeschieden werden. Für viele Medikamente (sog. **Prodrugs**) stellt der Metabolit **Nordiazepam** die eigentliche Wirksubstanz dar (s. Tab. 6.2).

Die Prozesse der Demethylierung und Hydroxylierung in der Leber zeigen im Gegensatz zur Glucuronidierung eine deutliche Abhängigkeit von der Leberfunktion und dem Alter. Daher kann bei alten Patienten und Patienten mit **Leberfunktionsstörungen** die Halbwertszeit von Diazepam deutlich verlängert und somit die Kumulationsgefahr erhöht sein, während die Verstoffwechslung von Lorazepam, Lormetazepam und Oxazepam nicht beeinflußt wird. Eine **renale Insuffizienz** hat normalerweise keinen Einfluß auf die Pharmakokinetik der Benzodiazepine.

Die **einmalige Verabreichung** hat gegenüber der **Daueranwendung** einen wichtigen pharmakologischen Unterschied: Bei einmaliger Gabe wird die Dauer der Wirkung nicht durch die Halbwertszeit, sondern durch das Ausmaß der Verteilung im Organismus bestimmt. Daher hat Diazepam trotz langer HWZ wegen seiner ausgeprägten Verteilung in lipidhaltigen peripheren Geweben bei einmaliger Gabe nur eine kurze Wirkdauer, während Lorazepam und Oxazepam trotz kurzer HWZ, aber schlechter Verteilung relativ lange wirken. Nach Aufdosieren und Erreichen von Steady state-Bedingungen (nach 4 HWZ) stellt die Halbwertszeit ein geeignetes Maß für die Dauer bis zum Abklingen der Wirkung dar.

Wechselwirkungen

Durch Hemmung des oxidativen Abbaus der Benzodiazepine in der Leber kann ihre HWZ verlängert werden. Folgende Pharmaka kommen in Betracht: Cimetidin, Propranolol, Östrogene, Isoniazid u. a.

 Andere zentral dämpfende Substanzen (Alkohol, Neuroleptika, Barbiturate, Antihistaminika usw.) verstärken die Benzodiazepinwirkung.

Kontraindikationen

Benzodiazepine sind kontraindiziert bei bekannter Benzodiazepinüberempfindlichkeit, bei Myasthenia gravis (muskelrelaxierende Wirkung), beim akuten Engwinkelglaukom und bei einer akuten Vergiftung durch Alkohol, Opiate, Schlafmittel oder Psychopharmaka.

Nebenwirkungen

Benzodiazepine zeichnen sich aus durch sehr gute Verträglichkeit und eine sehr große therapeutische Breite, so daß es auch bei sehr hohen Dosen nicht zu einer Lebensbedrohung kommt. (Bei Überdosierung kann die zentraldämpfende Wirkung der Benzodiazepine mit **Flumazenil (Anexate®)** antagonisiert werden). Aus diesem Grund sind vor und während der Therapie keine routinemäßigen Labor-, EEG- oder EKG-Untersuchungen notwendig.

An unerwünschten Nebenwirkungen treten besonders zu **Beginn** Müdigkeit, selten Mundtrockenheit, Einschränkung der Konzentrationsfähigkeit und Aufmerksamkeit sowie eine Verlangsamung der Reaktionszeit ein, wodurch die **Fahrtüchtigkeit herabgesetzt** ist. In **höherer Dosierung** kann es zu Dysphorie, Dysarthrie, Ataxie und einer anterograden Amnesie kommen. Die muskelrelaxierende Wirkung stellt oft die unangenehmste Nebenwirkung dar. Auch Appetitzunahme, Menstruationsbeschwerden und Abnahme der sexuellen Potenz wurden beobachtet. Bei hohen Dosen können v.a. bei älteren Menschen **Paradoxphänomene** auftreten, die sich in Agitiertheit, Erregungszuständen, Schlaflosigkeit und Euphorie äußern.

Bei sehr **schneller i.v. Applikation** kann es zu Blutdruckabfall und Atemdepression, in seltenen Fällen sogar zum Kreislaufstillstand kommen. Außerdem kann i.v. Applikation zu lokalen Gefäßirritationen bis hin zu Thrombophlebitiden führen.

Abhängigkeit und Sucht

Die Entwicklung einer psychischen und körperlichen Abhängigkeit stellt die größte Gefahr der Benzodiazepine dar.

Um einer Abhängigkeitsentwicklung vorzubeugen, sollten folgende **therapeutische Richtlinien** beachtet werden:
- strenge Indikationsstellung und regelmäßige Überprüfung der Indikation,
- Verordnung in der Regel nicht länger als 3–4 Wochen,
- Verwendung der niedrigst möglichen Dosierung – die anxiolytische Wirkung tritt in der Regel bei niedrigeren Dosen ein als die sedative,
- **keine** Benzodiazepine bei abhängigkeitsgefährdeten Patienten (Alkoholiker, Polytoxikomane usw.); hier sollten niederpotente Neuroleptika oder Antidepressiva verordnet werden, die keine Abhängigkeit erzeugen,
- **Toleranzentwicklung** gegen den sedierenden, nicht jedoch gegen den anxiolytischen Effekt; eine Toleranz stellt sich auch gegenüber der muskelrelaxierenden und antikonvulsiven Wirkung ein.

Werden diese Regeln mißachtet, besteht die Gefahr, daß es nach längerer Einnahme von Benzodiazepinen zu einer zunächst psychischen, dann aber auch körperlichen Abhängigkeit kommt, bei der bei plötzlichem Absetzen **Entzugssymptome** auftreten können. Genauere Angaben über die Häufigkeit von Abhängigkeitsentwicklungen liegen bisher nicht vor. Grundsätzlich kann man sagen, daß das Abhängigkeitsrisiko mit zunehmender Dauer der Verordnung und Höhe der Dosierung zunimmt.

Nach längerer Behandlung mit Benzodiazepinen muß bei plötzlichem Absetzen mit Entzugssymptomen gerechnet werden, die je nach HWZ der Substanz **2–10 Tage nach Absetzen** der Medikation auftreten.

Entzugssymptome sind unterschiedlich stark ausgeprägt:
- meist leicht:
  - innere Unruhe, Schlaflosigkeit und Angst,
  - Dysphorie und erhöhte Irritabilität,
  - Tremor, Tachykardie, Schwitzen, Übelkeit, Erbrechen.
- schwer, in 20 % der Fälle:
  - paranoid-halluzinatorische Syndrome, Verwirrtheitszustände und Delirien,
  - Krampfanfälle,
  - einfache Wahrnehmungsveränderungen (relativ typisch).

Benzodiazepinentzugssyndrome lassen sich durch eine **schrittweise Dosisreduktion** über einen Zeitraum von mindestens 4 Wochen vermeiden. Jede Woche ist die Dosis um maximal ein Viertel der vorherigen Dosis zu reduzieren. In den letzten Wochen der Dosisreduktion sollte sie besonders vorsichtig und in kleinen Schritten erfolgen (**fraktionierter Entzug**).

Nach Entzug sind erneut auftretende Angstsymptome oft nicht von Entzugserscheinungen zu unterscheiden. Dies gilt v. a. für die sog. „**low dose dependency**". Hierbei braucht der Patient die Dosis zwar nicht zu steigern, er kann jedoch auf eine bestimmte niedrige Dosis nicht verzichten. Bei Absetzen dieser üblichen, therapeutisch verordneten Dosen, die über einen langen Zeitraum eingenommen wurden, kommt es zu Entzugssymptomen. Sie nehmen dann nach Absetzen kontinuierlich zu und können über viele Wochen fluktuieren, so daß sie von primär wiederauftretenden Angstsymptomen nicht sicher zu unterscheiden sind.

Benzodiazepine in der Schwangerschaft

Bei Einnahme während der Schwangerschaft soll es häufiger zu Embryopathien wie Gesichtsfehlbildungen, Spaltbildungen, Strabismus, kongenitalen Vitien, Inguinalhernien und Pylorusstenosen kommen, was jedoch umstritten ist. Bei Einnahme kurz vor oder während der Geburt kann beim Kind ein sog. **floppy infant-Syndrom** mit Muskelhypotonie, Lethargie und gestörten Saugreflexen auftreten. Möglicherweise zeigt sich auch ein **Benzodiazepinentzugssyndrom** mit Tremor, Irritierbarkeit, Muskeltonuserhöhung, verstärkten Saugreflexen, Durchfall und Erbrechen.

6.3.2.3 Hypnotika (Schlafmittel)

Definition

Als Hypnotika (Schlafmittel) bezeichnet man alle Pharmaka, die Schlaf erzeugen. In diesem Sinne ist die Gruppe der Hypnotika von der Gruppe der Tranquilizer nicht deutlich abgrenzbar, da diese in höherer Dosierung nicht nur sedierend, sondern auch hypnotisch und narkotisch wirken können. Als Hypnotika sollte man aber nur die Medikamente bezeichnen, die vornehmlich zur Therapie von Schlafstörungen oder in der Anästhesie zur Prämedikation bzw. Narkoseeinleitung verwendet werden.

Zu den Hypnotika rechnet man insbesondere folgende **Substanzgruppen**:
- Benzodiazepinhypnotika,
- „Non-Benzodiazepinhypnotika",
- Barbiturate
- andere Hypnotika (Chloralhydrat, Antihistaminika, Antidepressiva und Neuroleptika sowie pflanzliche Präparate).

Die **Ursachen von Schlafstörungen** sind sehr vielfältig. Daher darf sich kein Arzt mit der leichtfertigen Verschreibung von Hypnotika zufrieden geben. In jedem Fall muß zuerst geprüft werden, welche Ursache der Schlafstörung zugrunde liegt und wie sie kausal angegangen werden könnte. Das gilt besonders für umweltbedingte Schlafstörungen (z.B. Schichtarbeit, Lärm), Schlafstörungen bei Körpererkrankungen (z.B. Herzinsuffizienz, Schmerzsyndrome), psychischen Erkrankungen (z.B. Angst) und medikamentös induzierte Schlafstörungen (z.B. durch Cortison, Schilddrüsenhormone, β-Blocker oder Kontrazeptiva). Erst wenn die Behandlung dieser Ursachen ausgeschöpft ist, sollte man Hypnotika einsetzen.

BENZODIAZEPINHYPNOTIKA

Bei **Schlafstörungen**, die medikamentös behandelt werden müssen, stellen die Benzodiazepinhypnotika das **Mittel der Wahl** dar. Für sie gilt prinzipiell alles, was oben bereits über die Benzodiazepine im allgemeinen ausgeführt wurde.

Benzodiazepinhypnotika verändern die Schlafarchitektur, indem sie das Tiefschlafstadium zugunsten des leichteren Schlafes verkürzen. Bei abruptem Absetzen kann neben den bereits beschriebenen Entzugssyndromen eine **Reboundinsomnie** (vermehrte Schlaflosigkeit) auftreten. Besonders bei der Verwendung von Benzodiazepinhypnotika mit langer und mittellanger HWZ kommt es u.U. am Tag nach der abendlichen Einnahme zu **Hangover-Effekten** mit verstärkter Tagesmüdigkeit, Einschränkung der kognitiven Leistungsfähigkeit und damit auch der Verkehrstauglichkeit. Außerdem können diese Substanzen auch kumulieren. Bei sehr kurz wirkenden Benzodiazepinhypnotika wie Triazolam besteht die Gefahr, daß tagsüber Entzugssymptome (Rebound-Symptomatik) mit

Angst und innerer Unruhe auftreten. Sie sollten daher nicht eingesetzt werden.

Am geeignetsten sind Benzodiazepinhypnotika mit kurzer HWZ, da sie eine für die Behandlung von Ein- und Durchschlafstörungen ausreichend lange hypnotische Wirkung garantieren und auch bei wiederholter Anwendung nicht kumulieren. Die Hangover-Effekte sind gering und eine Rebound-Symptomatik tritt nicht auf.

Beispiele für Benzodiazepinhypnotika mit unterschiedlichen Halbwertzeiten sind (zur Dosierung s. Anhang Tab. 6):

- lange HWZ:
  Flurazepam (Dalmadorm®)
- mittellange HWZ:
  Flunitrazepam (Rohypnol®), Nitrazepam (Mogadan®)
- kurze bis ultrakurze HWZ:
  Lormetazepam (Noctamid®), Temazepam (Remestan®), Brotizolam (Lendormin®), Loprazolam (Sonin®), Triazolam (Halcion®)

„NON-BENZODIAZEPINHYPNOTIKA"

Zu dieser Gruppe, die sich strukturell von den Benzodiazepinen unterscheidet, aber ähnlich wirkt, gehören das Zyklopyrrolon-Derivat **Zopiclon** (Ximovan®) und das Imidazolpyridin-Derivat **Zolpidem** (Bikalm®, Stilnox®). Diese erst kürzlich eingeführten Substanzen sollen im Vergleich zu Benzodiazepinen seltener zu Hangover-Effekten führen und beim Absetzen weniger Reboundphänomene verursachen. Aus letzterem wurde auf ein geringeres Abhängigkeitspotential geschlossen, wobei hierzu noch zu wenige Studien vorliegen. Über Einzelfälle von Toleranzentwicklungen und Entzugssyndromen ist bereits berichtet worden. Zopiclon hat eine kurze HWZ und ist bei Ein- und Durchschlafstörungen indiziert, Zolpidem aufgrund seiner sehr kurzen HWZ nur bei Einschlafstörungen.

Zur Dosierung der „Non-Benzodiazepinhypnotika" s. Anhang Tab. 7.

BARBITURATE

Barbiturate dürfen zur Behandlung von Schlafstörungen nicht mehr eingesetzt werden.

Barbiturate sind heute nur noch indiziert zur:
- Behandlung der Epilepsie, v. a. Phenobarbital (Luminal®)
- Narkoseeinleitung in der Anästhesie.

Im folgenden die wichtigsten **Eigenschaften** der Barbiturate:
Barbiturate wirken dosisabhängig zunächst sedierend, dann hypnotisch und schließlich narkotisch. Sie sind sicher wirkende, d. h. den Schlaf erzwingende Pharmaka. Stärker als die Benzodiazepine verändern Barbiturate die **Schlafarchitektur**, indem sie den Tiefschlaf sowie die REM-

Phasen verkürzen. Bei plötzlichem Absetzen kann es zu einem sog. **REM-Rebound** kommen mit Auftreten von Alpträumen. Der Wirkungsmechanismus der Barbiturate wurde schon weiter oben beschrieben. Zusätzlich soll es zu einer Interaktion mit Adenosinrezeptoren im ZNS kommen.

Man unterscheidet Barbiturate mit:
- kurzer HWZ, z. B. Hexobarbital, das als Einschlafmittel verwendet wurde,
- mittellanger HWZ, z. B. Pentobarbital (Neodorm®) oder Cyclobarbital (Somnupan®), die bei Ein- und Durchschlafstörungen verwendet wurden,
- langer HWZ, z. B. Phenobarbital (Luminal®), das heute als Antiepileptikum zum Einsatz kommt.

Barbiturate werden nach oraler Gabe schnell und fast vollständig resorbiert. Sie sind in beträchtlichem Maße an Plasmaalbumine gebunden. In der Leber **induzieren** sie das Enzym Cytochrom P 450, wodurch der eigene Abbau, aber auch der Abbau anderer Pharmaka beschleunigt wird.
Dadurch kommt es meist schon nach 10 Tagen zu einer zunehmenden **Toleranzentwicklung**, die zur Dosiserhöhung zwingt, um den hypnotischen Effekt aufrechtzuerhalten. Deshalb besteht eine große **Gefahr der Gewöhnung** und **Abhängigkeitsentwicklung**.
Bei lang-, aber auch bei kurzwirksamen Barbituraten in hoher Dosierung kann es zu Kumulation und **Hang-over-Effekten** mit verstärkter Müdigkeit und Konzentrationsschwäche am Tag kommen. **Überdosierung** z. B. in suizidaler Absicht kann letztendlich durch Atemdepression zum Tode führen. Aufgrund der Magen-Darm-Atonie kann es zu einer erheblichen Resorptionsverzögerung kommen, so daß eine Magenspülung auch noch nach 12–24 Stunden sinnvoll ist.
Der **Entzug** von Barbituraten muß fraktioniert über 3–4 Wochen erfolgen, da sonst Unruhezustände, delirante Syndrome oder Anfälle auftreten können.
Barbiturate werden häufig von Drogenabhängigen als Ersatzstoffe mißbraucht (Polytoxikomanie).

ANDERE ALS HYPNOTIKA VERWENDETE SUBSTANZEN

In der täglichen Praxis gelingt es häufig, gerade bei leicht ausgeprägten Schlafstörungen mit **pflanzlichen Präparaten** (Hopfen- und Baldrianpräparate) auszukommen. Zu den frei im Handel erhältlichen Hypnotika gehören auch bestimmte **Antihistaminika** wie z. B. Diphenhydramin (Dolestan®) oder Doxylamin (Gittalun®). Deren schlafinduzierende Wirkung ist gegenüber den eigentlichen Hypnotika relativ gering und sie sind deshalb bei leichten Schlafstörungen indiziert. Hier muß mit anticholinergen Nebenwirkungen gerechnet werden.

Als Einschlafmittel kann auch das gegenüber den Barbituraten weniger gefährliche **Chloralhydrat (Chloraldurat®)** empfohlen werden. Es handelt sich um ein Alkohol-Aldehyd-Derivat, dessen hypnotische Wirkung bei einer Dosis von 0,5–2 g einsetzt und etwa 5 Stunden anhält. Aufgrund einer Enzyminduktion tritt nach regelmäßiger Einnahme bald ein Wirkungsverlust auf. Die therapeutische Breite ist gering, die letale Dosis liegt bei 6–10 g. Patienten mit Erkrankungen von Magen/Darm, Leber oder Herz dürfen Chloralhydrat nicht einnehmen. Sucht und Gewöhnung können auftreten.

Für andere **sedierend wirkende Psychopharmaka** gibt es bestimmte Indikationsbereiche:
- Schlafstörungen im Rahmen einer Depression oder Schizophrenie: Erhöhung der abendlichen Dosis sedierend wirkender Antidepressiva bzw. initial dämpfender niederpotenter Neuroleptika oder Verschiebung der Tagesmedikation zum Teil oder ganz auf den Abend
- Abhängigkeitsgefährdete Patienten: Niederpotente Neuroleptika (z.B. Promethazin, Melperon, Pipamperon) oder Antidepressiva, die keine Abhängigkeit erzeugen. Manche Autoren empfehlen wegen des fehlenden Abhängigkeitspotentials bei Schlafstörungen generell den Einsatz sedierender Antidepressiva wie z.B. Doxepin (Aponal®).
- Sedierung während eines deliranten Zustandes mit **Clomethiazol (Distraneurin®)**

Neben den Barbituraten sind heute folgende Pharmaka bei der Therapie von Schlafstörungen **obsolet**:
- **Bromharnstoffderivate** wie z.B. Bromisoval oder Carbromal wegen der Gefahr der Abhängigkeitsentwicklung und des Bromismus,
- **Chinazolinonderivate** wie Methaqualon (Normi-Nox®), das wegen seiner erregenden Komponente häufig mißbraucht wurde und heute der Btm-Verordnung unterliegt,
- **Piperidinderivate** wie Methyprylon (Nodular®), das vom Markt genommen wurde,

6.3.2.4 Psychostimulantien

Als Psychostimulantien werden folgende **Substanzen** verwendet:
- Weckamine, z.B. **Amphetamin**, Methamphetamin (sog. „Speed"), Methylen-dioxy-met-Amphetamin (MDMA, „Ecstasy"), **Methylphenidat** und Amfetaminil
- Zentral anregende Sympathomimetika, z.B. Fenetyllin, Ephedrin
- Purinderivate, z.B. Coffein, Theobromin.

Die Wirkung liegt in einer Steigerung von Antrieb und subjektivem Kraftgefühl bei gleichzeitiger Minderung von Ermüdungsgefühl und Schlafbedürfnis. Außerdem kommt es zu einer Anregung und Enthemmung des

Denkablaufs sowie zur Appetitzügelung. Eine Stimmungsverbesserung oder ein Rausch tritt primär nicht auf.

Indiziert sind Amphetamine heute nur noch bei Narkolepsie und bei **hyper**kinetischen Syndromen im Kindesalter.

Zur Abhängigkeitsentwicklung **disponiert** sind Personen in chronischen Überforderungssituationen, Personen mit Leistungsstörungen, Schlafdefizit und Examensängsten sowie adipöse Menschen. Metamphetamin („Speed") hat wegen seiner aufpeitschenden und auch euphorisierenden Wirkung als Designerdroge Bedeutung erlangt.

Während sich eine psychische **Abhängigkeit** schnell entwickelt, kommt es kaum zu einer körperlichen Abhängigkeit. Bei wiederholtem Gebrauch nimmt die Wirkung rasch ab, so daß die Dosis erhöht werden muß. Die auftretenden Schlafstörungen können Schrittmacher einer Polytoxikomanie sein mit zusätzlicher Einnahme von Hypnotika.

Das **Entzugssyndrom** geht einher mit depressiver Verstimmung, Erschöpfung, Schlafstörungen, Angst- und Erregungszuständen sowie Hyperphagie. Es kann mehrere Wochen, manchmal Monate andauern.

Eine **Intoxikation** mit Stimulantien führt zu starken vegetativen Symptomen wie Tachykardie, Hypertonie, Herzrhythmusstörungen, Schwitzen und hohem Fieber. Auch zerebrale Krampfanfälle können auftreten. Zusätzlich werden u. U. durch die zentrale dopaminerge Stimulation psychotische Zustandsbilder ausgelöst mit v. a. optischen Halluzinationen, Beziehungs- und Beeinträchtigungserleben und Verfolgungswahn, selten auch einem Dermatozoenwahn, sog. **Weckaminpsychosen**. Diese Psychosen sprechen sehr gut auf Neuroleptika an.

6.4 Abhängigkeit von illegalen Drogen (GK Kap. 14.4)

6.4.1 VERBREITUNG, VERLAUF, BESONDERHEITEN

Bis zu den sechziger Jahren waren Drogenabusus und Drogenabhängigkeit in Europa weitgehend unproblematisch. Die Drogenabhängigen, die oft aus medizinischen Berufen stammten, mißbrauchten v. a. Morphin und Morphinersatzpräparate wie z. B. Dolantin, Fortral und Tilidin. Drogenabhängigkeit bei Jugendlichen spielte praktisch keine Rolle, und Kokain oder Cannabis wurden kaum konsumiert. Ende der sechziger Jahre griff die sog. Teenager-Drogenepidemie von den USA auf Europa über, die eine grundlegende Veränderung der Situation in Europa mit sich brachte. Generell läßt sich seit Ende der sechziger Jahre folgender allgemeiner **Trend** erkennen:

- Übergreifen der Drogenabhängigkeit auf Jugendliche (heute sind die meisten Drogenabhängigen unter 20 Jahre alt),
- Zunahme des Mißbrauchs stark suchterzeugender Stoffe wie Heroin,

- Anstieg der Polytoxikomanie,
- Zunahme der Drogenabhängigkeit in den unteren sozialen Schichten und auf dem Land,
- Beginn der „Drogenkarriere" zunächst mit „weichen" Drogen (v. a. Haschisch), dann Umsteigen auf „harte" Drogen.

Es läßt sich zwar keine typische **Drogensequenz** angeben, häufig sind jedoch: Haschisch-Morphin, Haschisch-LSD, Haschisch-LSD-Morphin, Haschisch-LSD-Morphin-Kokain, Haschisch-LSD-Weckamine-Morphin, Tranquilizer-Morphin, Barbiturate-Morphin. Fast immer wird gleichzeitig auch **Alkohol** mißbraucht.

Bis zu 95% der Drogenabhängigen beginnen mutmaßlich den Drogenkonsum mit sog. „weichen" Drogen, wobei Haschisch an erster Stelle steht (Bedeutung als Einstiegsdroge). Von diesen gehen etwa 15% auf den Dauerkonsum harter Drogen über.

Allgemein läßt sich sagen, daß sich eine Abhängigkeit von einer Rauschdroge umso schneller einstellt, je stärker euphorisierend sie wirkt. Entsprechend ist dann auch das Stadium des Mißbrauchs kürzer.

So läßt sich z. B. beim Heroin sehr selten ein Mißbrauchsstadium beobachten, während LSD fast immer mißbraucht wird, eine körperliche Abhängigkeit dagegen nur selten eintritt.

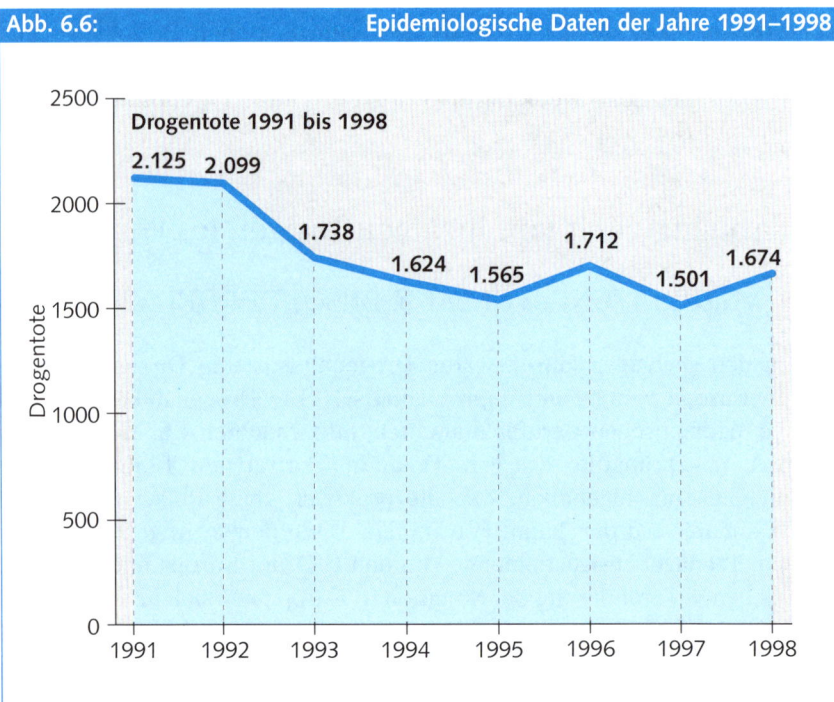

Abb. 6.6:   **Epidemiologische Daten der Jahre 1991–1998**

Drogentote 1991 bis 1998

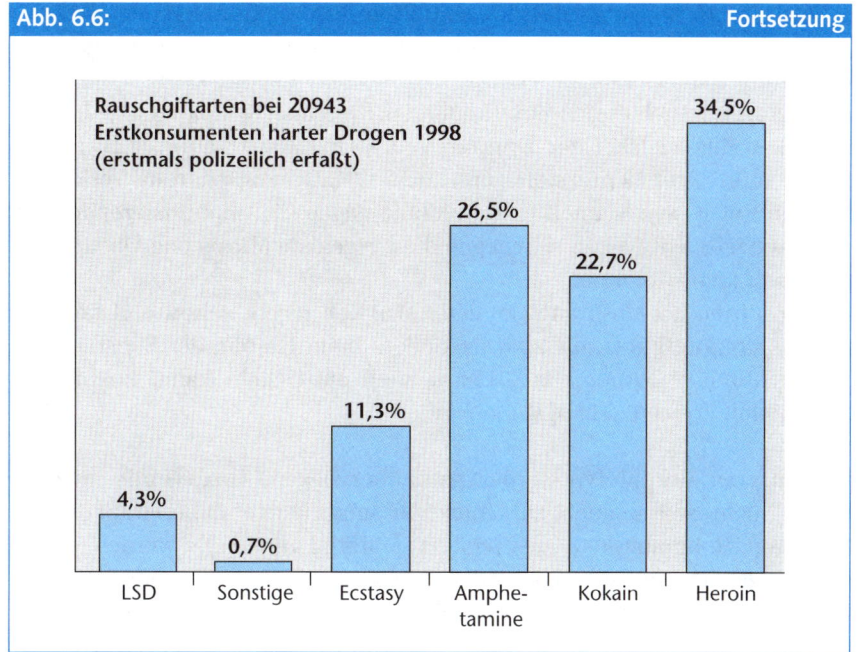

Abb. 6.6:　　　　　　　　　　　　　　　　　**Fortsetzung**

Rauschgiftarten bei 20943
Erstkonsumenten harter Drogen 1998
(erstmals polizeilich erfaßt)

LSD 4,3% · Sonstige 0,7% · Ecstasy 11,3% · Amphetamine 26,5% · Kokain 22,7% · Heroin 34,5%

6.4.2 SUBSTANZEN

Die wichtigsten illegalen Drogen sind:

Merkkasten 6.6:　　　　　　　　　　　　　**Illegale Drogen**

- **Morphinderivate** (Morphin-Typ der Drogenabhängigkeit)
- **Cannabis-Derivate** wie Haschisch und Marihuana (Cannabis-Typ der Drogenabhängigkeit)
- **Kokain** (Kokain-Typ der Drogenabhängigkeit)
- **Halluzinogene** (Halluzinogen-Typ der Drogenabhängigkeit)
- **Amphetamine** (Stimulantien-Typ der Drogenabhängigkeit)
- **Khat** (Khat-Typ der Drogenabhängigkeit)

6.4.2.1 Morphintyp

Die wichtigsten Substanzen sind Morphin, **Heroin** (Diacetylmorphin) und Codein (Methylmorphin; Paracodin®, Remedacen®), das z. B. in verschiedenen Husten- und Schmerzmitteln enthalten ist.
Wichtige Morphinderivate sind z.B. Hydromorphon (Dilaudid®), L-Methadon (L-Polamidon®), Tramadol (Tramal®), Pethidin (Dolantin®), Piritramid (Dipidolor®), Buprenorphin (Temgesic®), Pentazocin (Fortral®) und Dextropropoxyphen (Develin retard®), die heute in der Klinik z.T. als starke Schmerzmittel eingesetzt werden. Diese Stoffe unterliegen fast alle dem Betäubungsmittelgesetz.

Opiate wie Heroin und Morphin entfalten ihre euphorisierende Wirkung durch Bindung an sog. µ-Rezeptoren. Dadurch kommt es auch zu einer Hemmung der Spontanaktivität von Neuronen v.a. im Locus coeruleus, dem Ursprungsgebiet des noradrenergen Systems (Sympathikus). Daraus läßt sich eine Vielzahl der Symptome der Opiatintoxikation, z.B. Bradykardie und Atemdepression, und des Opiatentzugsyndroms erklären. Während sich sehr schnell eine Toleranz gegen die euphorisierende Wirkung einstellt, entwickelt sich gegen die ausgelöste Miosis und Obstipation praktisch keine Toleranz.

Opiate führen bei Mißbrauch zu einer **starken psychischen** und **körperlichen Abhängigkeit**, die sich besonders beim Heroin, der Substanz mit dem größten Suchtpotential, sehr schnell entwickeln kann: Schon 2–3 Injektionen können abhängig machen.

Drogen vom Morphintyp werden ganz überwiegend **intravenös** injiziert, wobei nicht selten auch zur Injektion ungeeignete Zubereitungen wie Tabletten, Rohopium und „gestrecktes" Material verwendet werden.

Dies birgt nicht nur die Gefahr der Infektion mit Hepatitis- oder HI-Viren bei Gebrauch derselben Nadel durch mehrere Drogenabhängige, sondern auch von Intoxikationen, die nicht selten tödlich ausgehen.

OPIATRAUSCH UND OPIATINTOXIKATION

Heroin führt innerhalb von ca. 15 Minuten zu einem Rauschzustand mit starker Euphorie, dem Gefühl des Losgelöstseins und einem gesteigerten Selbstbewußtsein.

Die Opiatintoxikation ist durch ein Überwiegen des Parasympathikus gegenüber dem Sympathikus gekennzeichnet. Zunächst treten eine Rötung des Gesichts, Hautjucken, **Miosis** und Benommenheit auf. Dann kommen Hypotonie, Bradykardie und Hypothermie, Blasensphinkterspasmen und evtl. auch Krampfanfälle hinzu. Gefährlichste Komplikation ist die **Atemdepression** und **Bewußtlosigkeit**. Die Therapie besteht in der i.v. Gabe des reinen Opiatantagonisten Naloxon (Narcanti®).

OPIATENTZUGSSYNDROM

Bei Abstinenz entwickeln sich ca. 8 h nach der letzten Opiatdosis **Abstinenzsymptome**, die sich von Stunde zu Stunde steigern, ihr Maximum nach 1–2 Tagen erreichen und sich über 1–2 Wochen hinziehen können (s. Abb. 6.7).

Die Behandlung des Entzugssyndroms besteht in der Hemmung der zentralen noradrenergen Überaktivität durch i.v.-Gabe von Clonidin (Paracefan®). Auch Doxepin (Aponal®) kann eingesetzt werden. Erregungszustände werden mit Neuroleptika behandelt.

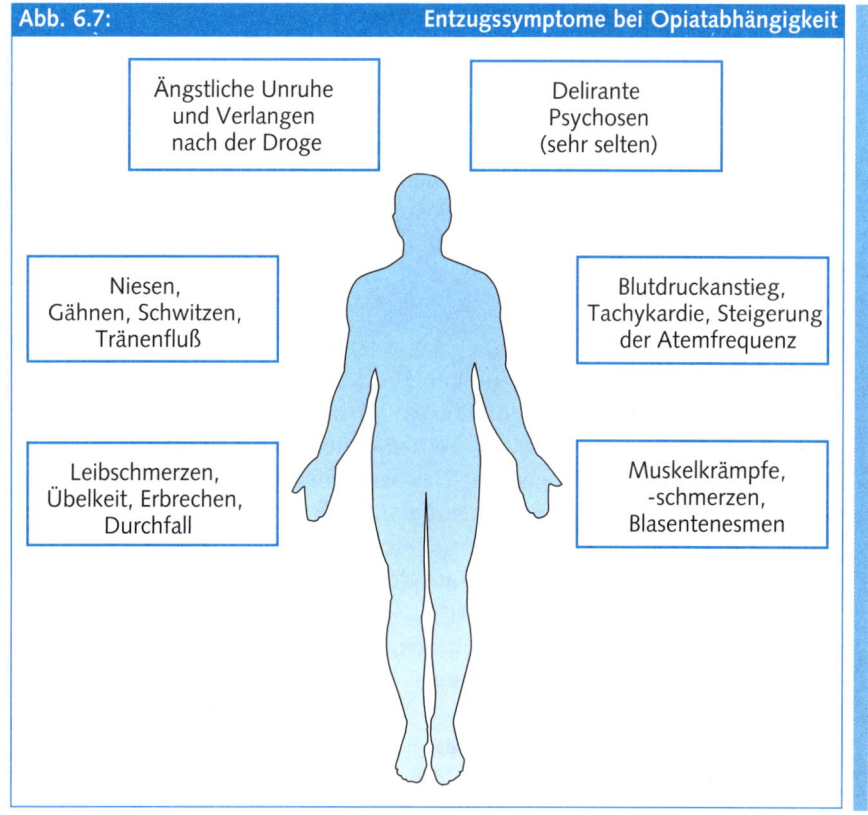

Abb. 6.7: Entzugssymptome bei Opiatabhängigkeit

Ängstliche Unruhe und Verlangen nach der Droge

Delirante Psychosen (sehr selten)

Niesen, Gähnen, Schwitzen, Tränenfluß

Blutdruckanstieg, Tachykardie, Steigerung der Atemfrequenz

Leibschmerzen, Übelkeit, Erbrechen, Durchfall

Muskelkrämpfe, -schmerzen, Blasentenesmen

REZIDIVPROPHYLAXE

Da der Erfolg reiner psychotherapeutischer und psychosozialer Behandlungsmethoden bei der Rezidivprophylaxe der Opiatabhängigkeit eher unbefriedigend ist, wurden komplementäre medikamentöse Behandlungsverfahren entwickelt.

● **Methadonsubstitutionstherapie:**
Hier werden i.v.-Opiatabhängige langfristig mit dem langwirksamen (mit 5–7 Stunden doppelt so lang wie Morphin) und oral einzunehmenden Morphinderivat Methadon substituiert, um so deren psychosoziale Rehabilitation zu ermöglichen.
Primäre Ziele der Substitutionstherapie sind also die Entkriminalisierung des Abhängigen durch Minderung der Beschaffungskriminalität, die Distanzierung von der Drogenszene, die Verbesserung der psychischen und körperlichen Gesundheit (einschließlich Senkung des HIV-Infektionsrisikos) und die Reintegration in den Arbeitsprozeß. Im Idealfall wird versucht, nach erfolgter Stabilisierung über eine langsame Dosisreduktion die vollständige Abstinenz zu erreichen.
Der Wert der Methadon-Behandlung Heroinabhängiger ist umstritten, da Methadon selbst ein Opiat ist und seinerseits zu einer Abhängigkeit führt.

● **„Nüchternheitshilfe" mit Naltrexon:**
Bei dieser noch in der Anfangsphase stehenden Therapie wird die psychotherapeutische Entwöhnungsbehandlung durch Gabe des langwirksamen (72 h) partiellen Opiatantagonisten Naltrexon (Nemexin®) unterstützt. Durch die Blockade der Opiatrezeptoren kann Heroin keine euphorisierende Wirkung mehr entfalten und verliert so seinen „positiven" Verstärkereffekt. Naltrexon führt nicht zu einer Abhängigkeit.

6.4.2.2 Cannabistyp

Cannabis ist eine der ältesten von Menschen benutzten psychotropen Drogen mit dem Hauptwirkstoff **Tetrahydrocannabinol**. Man muß zwei wichtige Formen unterscheiden, die beide aus dem indischen Hanf (Cannabis indica) hergestellt werden: Das wirksamere **Haschisch** (Harz der weiblichen Blütenstauden) und das **Marihuana** (tabakartiges Gemisch aus getrockneten Blüten und Blättern). Amerikanische Bezeichnungen für Haschisch sind dope, grass, pot, shit oder tea.

Haschisch wird meist geraucht („kiffen") oder gegessen. Der **Rauscheffekt** ist individuell sehr unterschiedlich ausgeprägt und hängt wahrscheinlich auch von der momentanen Stimmungslage, der Erwartung und der Persönlichkeitsstruktur ab.

Wichtigste Symptome des **einfachen Rausches** sind:
● Angenehme Indifferenz und heitere Euphorie,
● Veränderung von Raum- und Zeiterleben,
● Intensitätssteigerung optischer und akustischer Wahrnehmungen,
● Denkstörungen (vermindertes Abstraktionsvermögen, Ideenflucht, Denken in Bruchstücken).

An körperlichen Symptomen finden sich adrenerge und anticholinerge Symptome wie z. B. Tachykardie, Mydriasis oder trockener Mund.

Cannabis führt zu einer psychischen, nicht aber zu einer körperlichen Abhängigkeit. Bei häufigerem Drogenkonsum und chronischer Einnahme kann es auch infolge von Kumulationseffekten (lange HWZ) zu **prothahierten Räuschen** mit verstärkter Symptomatik kommen. Dabei entwickeln sich dann u. U. mißtrauisch-dysphorische Verstimmung in Form affektiv-aspontaner Durchgangssyndrome (Tage bis Wochen anhaltend), **schizophrenieartige Psychosen** paranoid-halluzinatorischer Art sowie ein sog. **amotivationales Syndrom**.

Dieses ist gekennzeichnet durch das gleichzeitige Bestehen von Konzentrations- und Gedächtnisstörungen, Apathie und Planlosigkeit, die den weiteren Drogenkonsum und das Umsteigen auf „harte Drogen" begünstigen sollen.

Die Gefährlichkeit des Haschisch liegt womöglich weniger in seiner direkten Schädlichkeit – ein bis zwei Joints täglich sind wahrscheinlich nicht schädlicher als 20 Zigaretten pro Tag –, als vielmehr in seiner Funktion als **Einstiegsdroge**.

Echopsychosen (flash-back) noch mehrere Wochen nach dem letzten Drogenkonsum sind möglich, jedoch seltener als beim Mißbrauch von Halluzinogenen.

6.4.2.3 Kokaintyp

Kokain gewinnt man aus den Blättern des Kokastrauches. Es wird meistens geschnupft, in den Heimatländern des Kokastrauches (z. B. Peru) auch gekaut. Das einfach und billig herzustellende Kokain-Derivat **Crack** wird geraucht. Es wirkt schneller und intensiver und ist auch hinsichtlich Komplikationen und Suchtentwicklung gefährlicher als Kokain.

Kokain wird heute meist von Polytoxikomanen konsumiert (auch i.v.). Zur Zeit nimmt der Konsum in Deutschland wieder zu.

Kokain bewirkt eine Unterdrückung von Hunger und Ermüdungsgefühl, eine Leistungs- und Antriebssteigerung, Reizabschirmung und eine Verstärkung des sexuellen Erlebens. Der **Rausch** ist durch eine euphorische Erlebnisveränderung mit nachfolgend depressiver Verstimmung gekennzeichnet. Letztere ist auch der Grund für die rasche Abhängigkeitsentwicklung: Kokain führt zu starker psychischer, nicht aber körperlicher Abhängigkeit.

Obwohl sich keine körperliche Abhängigkeit und damit auch keine Entzugserscheinungen beim Absetzen entwickeln, kommt es beim Kokainkonsum oft noch schneller zu körperlichem Verfall (starke Abmagerung) als beim Opiatmißbrauch.

Symptomatische Psychosen in Form apathisch-antriebsarmer Syndrome oder deliranter Art, z. T. mit taktilen, akustischen und szenischen Halluzinationen oder Verfolgungswahn können bei chronischem Mißbrauch auftreten.

Tab. 6.3:	Psychische und körperliche Abhängigkeit bei Drogen	
	Abhängigkeit	
Substanz	**psychisch**	**körperlich**
Morphinderivate	+++	+++
Cannabis	++	–
Kokain	+++	–
Halluzinogene	++	–
Khat	++	+
Amphetamine	++	–
– = keine, + = schwache, ++ = starke, +++ = sehr starke		

6.4.2.4 Halluzinogentyp

Die wichtigsten **Substanzen** sind das synthetische Muterkornalkaloid-Derivat LSD 25 (Lysergsäurediäthylamid), **Mescalin** (aus dem Peyote-Kaktus) und **Psilocybin** (ein Tryptaminderivat).
Neben initial auftretenden vegetativen Reizerscheinungen wie Schwindel, Tachykardie und Übelkeit sowie innerer Unruhe treten in der Rauschphase sog. **psychedelische Wirkungen** auf. Dabei handelt es sich um Pseudohalluzinationen v.a. auf optischem Gebiet mit szenenhaften Erlebnissen, Farb- und Formhalluzinationen, illusionäre Verkennungen und Intensivierung der Wahrnehmungsinhalte. Ein „**Trip**" dauert ca. 6–8 Stunden und kann in seiner Endphase („Herunterkommen") zu starken Depressionen führen, weshalb oft ein Trip „nachgeworfen" wird. Auf dem Höhepunkt eines Rausches kann es besonders bei Unerfahrenen zu einem sog. „**Horrortrip**" mit panischer paranoider Angst, intensiv erlebter Depersonalisation und extremen Wahrnehmungsstörungen kommen, die Grund für suizidale und fremdaggressive Handlungen sein können.

Flash-back-Erlebnisse (Echo-Phänomene, Nachhall-Phänomene) sind auch nach Tagen und Wochen möglich. Die Ursache dafür ist nicht ein psychologischer Effekt, sondern ein pharmakologisches Phänomen: Da die stark fettlöslichen Substanzen im Fettgewebe gespeichert werden, können sie später irgendwann wieder freigesetzt werden und zu einem erneuten Rauschzustand führen.
Halluzinogene führen zu einer psychischen, aber keiner körperlichen Abhängigkeit. Gegen die LSD-Wirkungen entwickelt sich sehr schnell eine Toleranz; nach Absetzen wird kein Entzugssyndrom beobachtet.
In der Psychiatrie haben Halluzinogene Bedeutung für die Erzeugung sog. **Modellpsychosen** erlangt.

6.4.2.5 Khattyp

Als **Khat** bezeichnet man die Blätter eines in Westafrika und im Jemen wachsenden wilden Strauches, dessen wichtigster Bestandteil das **Cathin** ist, welches mit dem synthetischen Appetitzügler D-Norpseudoephedrin identisch ist. Wirkungen, Abhängigkeit und Gefahr sind ähnlich wie bei den Amphetaminen.

6.4.2.6 Designerdrogen

Designerdrogen sind für den illegalen Drogenmarkt hergestellte, billige Abwandlungsprodukte von bekannten Suchtstoffen wie Amphetaminen, Fentanyl oder Phencyclidin, welche die Muttersubstanzen oft an Wirkung übertreffen. Die Stoffe besitzen die gleichen suchterzeugenden Eigenschaften wie die Muttersubstanzen und haben eine oft unberechenbare Wirkung, so daß tödliche Intoxikationen nicht selten sind. Wegen ihrer Neuartigkeit unterliegen sie nicht dem Betäubungsmittelgesetz. **Designerdrogen können in verschiedene Gruppen eingeteilt werden:**

- **Halluzinogene:** LSD (s. o.),
- **Arylhexylamine:** v. a. Phencyclidin (PCP, „Angel dust") und Ketamin. Die Wirkung von PCP ist dosisabhängig: In niedriger Dosis (< 5 mg) kommt es u. a. zu **Euphorie**, gesteigerten Denkabläufen und Wärmegefühl. An neurologischen Symptomen treten oft Rigor, Dysarthrie, Ataxie, Nystagmus und verminderte Schmerzwahrnehmung auf. Hohe Dosen (> 10 mg) können u. a. psychotische Bilder mit Halluzinationen, Verfolgungswahn und starker Angst verursachen. Sehr hohe Dosen (20 mg) führen zu Krampfanfällen, Koma und Tod. An den Rausch (3–6 h) schließt sich oft ein depressiver Zustand an, der einige Tage anhalten kann. PCP führt zu psychischer, nicht aber körperlicher Abhängigkeit,
- **Amphetamine:** Amphetamin, Methamphetamin („Speed") und Methylen-dioxy-met-Amphetamin („Ecstasy"). **Ecstasy** führt neben der amphetaminähnlichen Stimulation zu einer Induktion angenehmer emotionaler Zustände mit Entspannung, Angstfreiheit und Glücksgefühlen. Ecstasy gehört zur Gruppe der „Entaktogene", die eine „Berührung des eigenen Inneren" ermöglichen. Früher wurde es im Rahmen von Psychotherapien verordnet, heute hat es in Diskotheken bei Jugendlichen weite Verbreitung gefunden.
- **Kokainderivate:** z. B. Crack, eine Mischung aus Kokain und Natriumbikarbonat (s. o.).

6.4.2.7 Lösungsmittelmißbrauch ‌‌‌(„Schnüffeln", „Thinner-Sucht")

Bei dieser Suchtform werden unterschiedliche Mittel, v. a. Lösungs- und Reinigungsmittel, wie z. B. Benzin, Äther, Chloroform, Lacke oder Klebstoffe zur Erzeugung eines Rausches eingeatmet. Neben einer euphorisierenden Wirkung kann es zu einem Durchgangssyndrom kommen mit dem Auftreten von Halluzinationen und neurologischen Symptomen wie Dysarthrie, Gangataxie, Tremor und schließlich Bewußtlosigkeit.

Chronischer Abusus führt zu Schäden des ZNS (**organische Wesensänderung, Polyneuropathien**, motorische und sensible Ausfälle, Krampfanfälle und Atemdepression), Leber- und Niereninsuffizienz, Knochenmarksdepression und **kardialen Rhythmusstörungen**.

Auch beim Schnüffeln kann sich eine Toleranzentwicklung mit starker psychischer, aber selten körperlicher Abhängigkeit entwickeln.

6.5 Folgen und Komplikationen der Abhängigkeit von Alkohol, Arzneimitteln und illegalen Drogen

(GK Kap. 14.5)

Grundsätzlich können die unten besprochenen Komplikationen und Folgezustände bei Abhängigkeit von den verschiedensten Arzneimitteln und Drogen auftreten. Am häufigsten jedoch werden sie im Rahmen einer chronischen Alkoholabhängigkeit beobachtet, wobei sie unter dem Namen der **metalkoholischen Psychosen** zusammengefaßt werden: Das Prädelir und das Delir, die Wahnbildungen und drogeninduzierten Psychosen, z.B. die Alkoholhalluzinose, das amnestische Syndrom (Korsakow-Syndrom) und die Wernicke-Enzephalopathie. Letztendlich kann die Abhängigkeit in irreversible neuropsychiatrische Folgezustände einmünden.

6.5.1 DELIR

Ein Alkoholdelir **(Delirium tremens)** tritt bei ca. 5–15% der Alkoholabhängigen auf. Man unterscheidet **zwei Formen**:
- das Kontinuitätsdelir, das aus der Kontinuität des Trinkens heraus entsteht, (seltener),
- das Alkoholentzugsdelir, das sich etwa 1–3 Tage nach dem Alkoholentzug entwickelt, (häufiger).

Als Auslöser kommen in beiden Fällen meist Gelegenheitsursachen wie Infekte oder Unfälle in Betracht, die den Organismus schwächen bzw. das Fortsetzen des Alkoholkonsums nicht zulassen. Wird es nicht behandelt, liegt die Letalität bei ca. 20%.

Das Alkoholdelir, dessen Pathogenese noch wenig geklärt ist, dauert in der Regel 3–5 Tage (max. 20 Tage) und ist durch folgende Symptomatik gekennzeichnet, die interindividuell wechseln kann:

Merkkasten 6.7:	Symptomatik des Delirs

- Hauptsymptome:
  - Bewußtseinstrübung
  - Desorientiertheit
  - Optische szenenhafte Halluzinationen
  - Hypermotorik (Nesteln, Herumsuchen)
  - Vegetative Reaktionslage (Schwitzen, Gesichtsrötung, Tremor)
- Weitere Symptome:
  - Situations- und Personenverkennung
  - Erhöhte Suggestibilität
  - Ausgeprägte Angst und Schreckhaftigkeit
  - Beschäftigungsdrang
  - Akoasmen

Die **optischen Halluzinationen** können sich zu phantastisch-traumhaften Szenen zusammenbauen, wie z. B. einer mitten in der Nacht vor dem Klinikfenster auftretenden Tanzgruppe.

Die erhöhte **Suggestibilität** kann man beeindruckend zeigen, indem man den Patienten z. B. von einem leeren Blatt Papier vorlesen oder den vermeintlichen Faden von der Bettdecke nehmen läßt.

Das Alkoholdelir beginnt meist sehr plötzlich, es kann jedoch ein Vorstadium vorausgehen, das man als **Prädelir** bezeichnet und folgende Symptome zeigt:

- **keine** Bewußtseinstrübung,
- Schlaflosigkeit und Unruhe,
- Angst und Schreckhaftigkeit, Angstträume,
- Konzentrationsstörung und leichte Ablenkbarkeit,
- gesteigerte Empfindlichkeit für optische und akustische Reize sowie flüchtige Halluzinationen v. a. auf optischem Gebiet und illusionäre Verkennungen,
- ausgeprägte vegetative Symptome wie Schwitzen, Tremor, Muskelbeben.

Wird der Alkoholkonsum nach dem Delir fortgesetzt, können sich Delirien wiederholen. Ein Delir kann schließlich in ein Korsakow-Syndrom, eine Demenz oder eine Wernicke-Enzephalopathie übergehen.

Delirante Syndrome treten wie gesagt **nicht nur beim Alkoholismus** auf, sondern auch beim Konsum verschiedener anderer zentral wirkender Substanzen, wie z. B. Hypnotika, Antidepressiva oder Anticholinergika (Biperiden) und verschiedenen Drogen. Auch bei zerebralen Gefäßprozessen oder Traumen können delirante Psychosen auftreten (s. a. 2.2.2.1).

6.5.1.1 Therapie des Delirs und des Prädelirs

Die Behandlung prädeliranter und deliranter Zustände erfolgt durch sedierende Pharmaka. **Clomethiazol (Distraneurin®)** ist hier das Mittel der 1. Wahl. In den USA, wo Clomethiazol nicht zugelassen ist, erfolgt die Behandlung v. a. durch Diazepam und Chlordiazepoxid. Bei halluzinatorischen Symptomen werden zusätzlich auch Neuroleptika eingesetzt, v. a. Butyrophenonderivate wie Haloperidol, bei denen das Risiko der Auslösung von Krampfanfällen vergleichsweise gering ist. Zur Anfallsprophylaxe kann Carbamazepin gegeben werden.

Leichte Entzugssyndrome werden auch mit hohen Dosen von **Doxepin** (Aponal®, bis 300 mg/Tag) behandelt. Zur Therapie der noradrenergen Hyperaktivität während des akuten Alkoholentzugssyndroms eignet sich die i. v.-Gabe des zentralen α_2-Antagonisten **Clonidin (Paracefan®)**. Clonidin ist jedoch wie Doxepin aufgrund der fehlenden antikonvulsiven und delirverhütenden Wirkung dem Clomethiazol unterlegen.

Um der Entwicklung eines Korsakow-Syndroms bzw. einer Wernicke-Enzephalopathie vorzubeugen, sollte Vit. B$_1$ (Thiamin) in hohen Dosen gegeben werden (100 mg/Tag i.m.).

CLOMETHIAZOL (DISTRANEURIN®)

Clomethiazol wirkt sedierend, hypnotisch sowie antikonvulsiv und ist in der Lage, die Entwicklung eines Delirs zu verhindern. Durch diese Eigenschaften ist es hervorragend geeignet zur Behandlung folgender Zustände:
- des Prädelirs und des Delirs,
- zur Verhinderung der Entwicklung eines Delirs beim klinischen Entzug (abruptem Absetzen von Alkohol).

Pharmakokinetik: Maximale Serumspiegel werden bei Gabe einer Kapsel nach 30 Min. erreicht. Die Metabolisierung erfolgt durch die Leber, die Ausscheidung über die Nieren. Mit 3 h ist die HWZ kurz, weshalb es auch bei oraler Gabe gut steuerbar ist. Sie verlängert sich jedoch bei Vorliegen eines Leberschadens auf bis zu 8 h.

Therapierichtlinien: Beginn mit 2–4 Kapseln. Falls keine Sedierung innerhalb von 30 Min. eintritt, kann die Dosis schrittweise bis auf eine Maximaldosis von 20 Kapseln/Tag erhöht werden. Oft reichen 3×2 Kps. am Tag und 2×2 Kps. nur Nacht aus. Die i.v.-Infusion einer 0,8%igen Lösung sollte aufgrund der höheren Nebenwirkungsrate nur in dafür eingerichteten Kliniken (Möglichkeit zur künstlichen Beatmung) durchgeführt werden. Weitere Richtlinien sind:
- **nur stationäre Therapie**, ambulante Distraneurin®-Gabe ist aufgrund der Suchtentwicklung ein Kunstfehler,
- Überwachen von Bewußtseinslage, Atemfunktion und Blutdruck,
- Höchstdauer der Therapie 2–3 Wochen,
- ausschleichendes Absetzen.

Nebenwirkungen und Kontraindikationen

Bei hochdosierter Infusionstherapie kann die Bronchialsekretion zunehmen, die Pneumoniegefahr steigt. Außerdem kann es zu Bewußtlosigkeit, Atemdepression und massivem Blutdruckabfall kommen. Diese lebensbedrohlichen Komplikationen werden unter oraler Therapie nur sehr selten beobachtet. Bei akuten Alkoholintoxikationen ist Clomethiazol kontraindiziert, Vorsicht ist bei schweren obstruktiven Lungenerkrankungen geboten. Wegen der großen **Gefahr der** Entwicklung einer **psychischen und körperlichen Abhängigkeit** (Abhängigkeit vom Barbiturat-Alkohol-Typ) darf Clomethiazol nicht als Schlafmittel eingesetzt werden. Eine Ausnahme bilden geriatrische Patienten, wenn vorausgegangene Versuche mit anderen Hypnotika erfolglos waren.

6.5.2 WAHNBILDUNGEN

Bei Alkoholikern können isoliert Wahnbildungen auftreten, wobei der **Eifersuchtswahn** neben dem Verfolgungswahn mit paranoid-ängstlicher Gestimmtheit am häufigsten sein soll.

Bei der Entwicklung des Eifersuchtswahns, der sich überwiegend bei Männern zeigt, greifen mehrere Ursachen ineinander. Psychoreaktive Faktoren, z. B. alkoholbedingte Impotenz oder Eheschwierigkeiten, hirnorganische Faktoren, z. B. Hirnatrophie und Disposition zur Schizophrenie, und die Projektion eigener Schuldgefühle auf die Partnerin.

Der psychotisch-wahnhafte Charakter wird deutlich, wenn z. B. zufällige Beobachtungen kritiklos als sichere Beweise der Untreue der Partnerin angesehen werden. Die Behandlung erfolgt durch Neuroleptika.

6.5.3 DROGENINDUZIERTE PSYCHOSEN

Grundsätzlich ist es bei jeder Form des Medikamenten- oder Drogenmißbrauchs bei Intoxikationen oder bei abruptem Entzug möglich, daß **symptomatische, meist reversible Psychosen** auftreten. Die Ausprägungsformen wurden bei den einzelnen Substanzen beschrieben.

Auf der anderen Seite können durch den Konsum von Drogen auch Psychosen, für die bereits eine Disposition bestand (!), ausgelöst werden.

Eine **Sonderform** drogeninduzierter Psychosen stellen die **Halluzinosen** dar.

Definition

Von einer Halluzinose spricht man, wenn Halluzinationen auf einem einzelnen Sinnesgebiet ganz im Vordergrund des psychopathologischen Bildes stehen. Die Halluzinationen werden dann entsprechend als akustische Halluzinose, optische Halluzinose usw. benannt.

Halluzinosen treten typischerweise beim Mißbrauch von Halluzinogenen und Amphetaminen sowie bei der Alkoholabhängigkeit auf.

Bei der sog. **Alkoholhalluzinose**, die viel seltener als das Alkoholdelir beobachtet wird, handelt es sich um eine **akustische** Halluzinose, die im Rahmen des chronischen Alkoholismus auftreten und Tage bis Monate anhalten kann. Sie ist gekennzeichnet durch:

● fehlende Bewußtseinstrübung
● Wissen der Patienten, daß sie halluzinieren. Die Halluzinationen empfinden sie als störend und führen sie nicht wie bei der Schizophrenie auf eine Fremdbeeinflussung zurück,
● paranoid-ängstliche Gestimmtheit.

Die Alkoholhalluzinose verschwindet bei Abstinenz und Therapie mit Neuroleptika oft innerhalb von Tagen bis Wochen. Bei Fortsetzen des Alkoholkonsums kann sie aber auch in eine chronische halluzinatorische Psychose übergehen.

6.5.4 KORSAKOW-SYNDROM (s.a. 2.3.2)

Das **amnestische Durchgangssyndrom**, das auch als Korsakow-Syndrom bezeichnet wird, kann bei Hirnschädigungen verschiedenster Art auftreten, am häufigsten bei alkoholtoxischen Hirnschäden, jedoch auch bei Hirnverletzungen, CO-Vergiftungen, Infektionen usw. Es ist gekennzeichnet durch folgende **Trias**:

- Desorientiertheit zu Zeit, Ort und evtl. eigener Person
- Merkfähigkeitsstörung (bes. Kurzzeitgedächtnis)
- Konfabulationen.

Von **Konfabulationen** spricht man, wenn Patienten auf Fragen, die sie aufgrund ihrer amnestischen Lücken nicht beantworten können, mit erfundenen Aussagen antworten.

Das alkoholbedingte Korsakow-Syndrom entwickelt sich seltener langsam-allmählich, öfter jedoch im Anschluß an ein Alkoholdelir. Es ist in gewissem Maße rückbildungsfähig (akutes Korsakow-Syndrom), häufig kommt es aber zu irreversiblen Verläufen (chronisches Korsakow-Syndrom).

6.5.5 WERNICKE-ENZEPHALOPATHIE

Definition

Die Wernicke-Enzephalopathie stellt die **schwerste Alkoholfolgeerkrankung** dar. Neben einem **organischen Psychosyndrom** mit Bewußtseinstrübung und amnestischem Syndrom bestehen hier zusätzlich unterschiedliche **neurologische Symptome**, denen ursächlich ein Mangel an Vitamin B_1 (Thiamin) zugrunde liegt:

- Pathologischer Nystagmus
- Augenmuskellähmungen, bes. Abduzensparese
- Pupillenstörungen
- Ataxie

Pathologisch findet man einen spongiösen Gewebszerfall v.a. im Bereich um den Aquädukt und im Höhlengrau des III. und IV. Ventrikels mit Kapillardilatation und petechialen Blutungen. Typischerweise sind die **Corpora mamillaria** betroffen, die verkleinert und rostbraun verfärbt sind.

Die **Therapie** der Wahl besteht in der hochdosierten Gabe von Vitamin B_1 (Thiamin, z. B. Betabion®; 100 mg/Tag i.m.).
Wenn der Patient dieses lebensbedrohliche, sich akut bis subakut entwickelnde Krankheitsbild überlebt, findet sich als Residualzustand oft ein Korsakow-Syndrom.

6.5.6 CHRONISCHE FOLGEZUSTÄNDE

Die möglichen physischen, psychischen und sozialen Folgen der Alkohol-, Medikamenten- und Drogenabhängigkeit wurden in 6.1.5 besprochen.

6.5.7 NEUROLOGISCHE FOLGEZUSTÄNDE

s. GK Neurologie

Fallbeispiel

Ein 55jähriger Mann, der seit zehn Jahren alkoholkrank ist und täglich ca. 2 Liter Wein trinkt, wird nach einer Fraktur des Sprunggelenks in die chirurgische Notaufnahme eingeliefert; der Blutalkoholspiegel beträgt 2,8‰. Drei Tage nach der Operation wird der Patient zunächst vermehrt unruhig, schreckhaft, er schwitzt und zittert. Der Blutdruck steigt auf 170/100 mmHg, der Puls auf 120/min. Der Patient kennt nicht mehr seinen Aufenthaltsort und den Wochentag. Er weiß nicht mehr den Namen seines behandelnden Arztes, den er für seinen verstorbenen Vater hält. Insbesondere nachts zupft er ständig an seiner Bettdecke herum und sucht nach vermeintlich im Bett verlorenen Gegenständen. Von der Decke sieht er Fäden herunterhängen, im Zimmer weiße Mäuse umherrennen.

Die Behandlung erfolgt unter kontinuierlicher Überwachung von Bewußtseinslage, Atmung und Herz-Kreislauffunktion auf einer Wachstation. Medikamentös erhält der Patient zunächst oral, später auch i. v. Clomethiazol in steigender Dosierung bis eine Sedierung eintritt. Nach sechs Tagen ist die Symptomatik abgeklungen und Clomethiazol wird bis zur Entlassung langsam ausgeschlichen. Vor der Entlassung wird der Patient mit der Frage einer anschließenden Entwöhnungstherapie konsiliarisch einem Psychiater vorgestellt.

Diagnose: Alkoholentzugsdelir.

Eine 22jährige Patientin wird vom Notarzt in die Notaufnahme einer Akutklinik gebracht, nachdem sie von Passanten bewußtlos unter einer Brücke liegend gefunden worden war. Die Patientin war sehr ungepflegt, abgemagert, atmete nur noch schnappend, die Haut war livide verfärbt, Arme und Hände von Nadeleinstichen übersät, die Pupillen stecknadelkopfgroß. Sie wurde vom Notarzt unverzüglich intubiert, beatmet und erhielt eine Injektion mit einem Opiatantagonisten, woraufhin die Spontanatmung einsetzte und die Patientin das Bewußtsein wiedererlangte.

In der Klinik war von ihr zu erfahren, daß sie sich eigentlich den „goldenen Schuß" setzen wollte und es ihr nicht recht sei, daß sie gerettet wurde. Aufgrund dieser suizidalen Äußerungen wurde ein Psychiater hinzugezogen, der die Verlegung in die Psychiatrische Klinik empfahl. Dort war sie schon von zwei vorherigen Aufnahmen nach ähnlichen Anlässen bekannt.

Am Abend klagte die Patientin über zunehmende Ängste, innere Unruhe, Leibschmerzen, Übelkeit, Tränenfluß und Schweißausbrüche. Der Puls war auf 120/min. beschleunigt, der Blutdruck auf 150/90 erhöht, die Pupillen waren weit. Durch die Gabe von Promethazin kam es zu einer vorübergehenden Besserung der Symptomatik, die aber noch ca. eine Woche andauerte.

Diagnose: Heroinabhängigkeit, Opiatintoxikation in suizidaler Absicht, Opiatentzugssyndrom.

Neurosen, Persönlichkeits- störungen, Erlebnisreaktionen

7.

(GK Kap. 16)

Die Ätiologie der hier besprochenen Störungen ist weitgehend „psycho- gen", das heißt, nicht der angeborene oder organische Anteil, sondern die psychosozialen Faktoren sind für die Entstehung, Auslösung, den Verlauf sowie das klinische Bild besonders wichtig (Abb. 7.1). Aber auch bei die- sen Krankheitsbildern spielen biologische Faktoren eine Rolle. Die früher als abnorme Erlebnisreaktionen, Neurosen und Psychopathien klassifizier- ten Krankheitsbilder, werden jetzt eingeteilt in (Abb. 7.2):

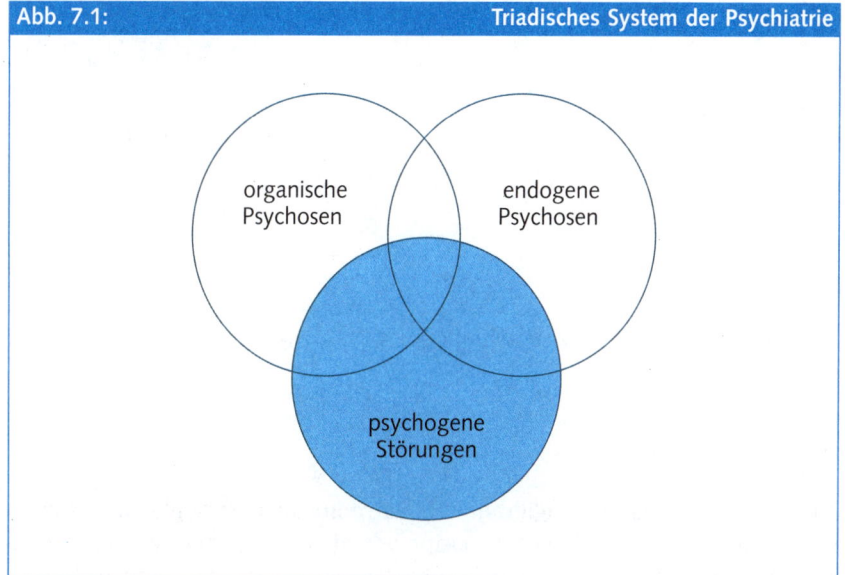

Abb. 7.1:   **Triadisches System der Psychiatrie**

- Anpassungs- und Belastungsstörungen
- Angst- und Zwangserkrankungen
- Konversionen und dissoziative Störungen
- Somatoforme Störungen
- Persönlichkeitsstörungen

7.1 Anpassungs- und Belastungsstörungen

Es handelt sich um eine Störungsgruppe, bei der einschneidende bzw. trau- matisierende Ereignisse zu einer über das zu erwartende Normalmaß hin- ausgehenden psychischen Reaktion führten. Diagnostisch wird ein zeit- licher Kausalzusammenhang zwischen Ereignis und psychischer Reaktion

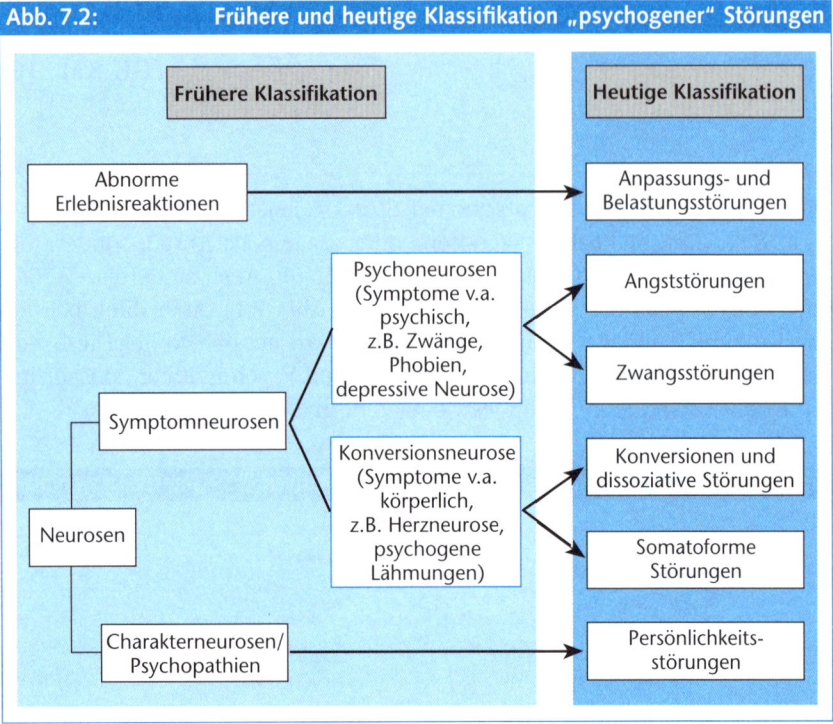

Abb. 7.2: Frühere und heutige Klassifikation „psychogener" Störungen

gefordert, das heißt, die Krankheitsbilder werden vor allem ätiologisch definiert.

7.1.1 ÄTIOLOGIE

Nicht alle Menschen reagieren auf Extrembelastungen gleich. Deshalb spielen neben der objektiven Situation vor allem subjektive Variablen eine wichtige Rolle. Hierzu zählen neben biologischen Faktoren (Angsttoleranz, vegetative Reaktionsbereitschaft) und dem Alter, persönlichkeitsgetragene Merkmale wie etwa Abwehr- und Copingstrategien und die soziale Integration. Bei den hier besprochenen Krankheitsbildern wird ein kausal und inhaltlich zuordenbarer Zusammenhang zwischen Belastung und psychopathologischem Befund gefordert. Das Zwei-Faktoren-Modell von Mowrer sowie das kognitive Modell von Foa dienen als neuere lerntheoretische Konzepte zum Verständnis der Entstehung von Anpassungs- und Belastungsreaktionen. Prämorbide Erkrankungen wie etwa Depressionen oder eine Borderline-Persönlichkeitsorganisation erhöhen die Bereitschaft, auf ein Trauma mit einer Belastungsreaktion oder Anpassungsstörung zu reagieren.

Einige Beispiele sollen den Schweregrad von Belastungen deutlich machen:

- Leicht: Familiäre Streitigkeiten, finanzielle Schwierigkeiten
- Mittel: Pensionierung, Heirat, Umzug in ein anderes Land
- Schwer: Armut, Arbeitslosigkeit, Scheidung
- Extrem: Tod des Lebenspartners, Vergewaltigung, schwere körperliche Erkrankung
- Katastrophal: Naturkatastrophen, Kriege, Geiselnahmen

7.1.2 FORMEN

Die Diagnosen richten sich nach dem Schweregrad des klinischen Zustandsbildes, nach dem objektiv traumatisierenden Ereignis sowie nach dem Zeitkriterium. Man unterscheidet im wesentlichen:
- Akute Belastungsreaktionen (F. 43.0)
- Kurz und länger andauernde depressive Anpassungsstörungen (F. 43.2)
- Posttraumatische Belastungsstörungen (F. 43.1)
- Andauernde Änderungen der Persönlichkeit nach Extrembelastungen

7.1.2.1 Akute Belastungsreaktion („Nervenzusammenbruch")

Ein traumatisierender Vorgang (etwa Verkehrsunfall, Tod des Partners) führt innerhalb von Minuten zu einem Zustand der „Betäubung", der dann meist abgelöst wird durch soziale Rückzugstendenzen, unproduktive Hyperaktivität, Amnesien sowie Gefühle der Verzweiflung, Angst und Ärger als auch eine depressive Verstimmung. Die Patienten haben zuvor keine nennenswerten psychischen Auffälligkeiten gezeigt und das Beschwerdebild ist nach maximal **drei Tagen** rückläufig.

7.1.2.2 Depressive Anpassungsstörung

Meist mit einer Latenz von bis zu einem Monat und einer Dauer von bis zu **sechs Monaten** kommt es bei tiefgreifenden Ereignissen bzw. maßgebenden Veränderungen in der Lebensführung zu einem depressiven Zustandsbild mit Störungen im Sozialverhalten, Überforderungstendenzen und Ängsten. Etwa 5–20 % der Aufnahmen in psychiatrischen Kliniken sind Anpassungsstörungen. Für die längere depressive Reaktion wird ein Zwei-Jahres-Zeitraum angegeben. Als Beispiel dient die **Trauerreaktion**:

Trauer ist im Gegensatz zur Depression eine normal-psychische Reaktion auf Objektverluste (z. B. Verlust eines Ehepartners). Die Betreffenden sind einer Trauerreaktion zugänglich, welche eine Neuorientierung möglich macht.
Von einer abnormen Trauerreaktion spricht man erst, wenn sie über Wochen oder Monate andauert und die Intensität der Symptomatik deutlich von der statistischen Norm abweicht. Hier ist der Affekt in der Regel depressiv verstimmt und in der Auslenkbarkeit eingeengt. Häufig findet man folgende weitere Symptome: Selbstanklagen, „Versteinerung", gestei-

gerte Gereiztheit, aggressive Regungen, Kontaktstörungen, soziale Isolierung, Schuldgefühle, psychovegetative Störungen, Schlafstörungen oder auch übertriebene Geschäftigkeit.

Oft spielt eine ambivalente, nicht verarbeitete Einstellung bzw. eine fehlende Akzeptanz (Nicht-Wahrhaben-Wollen) der Trauer bzw. des Verlustes eine wichtige Rolle. Ebenso haben kindliche Beziehungsmuster (Anklammern, narzißtisch-infantile Anteile in Beziehung zum Objekt) für die Ausbildung abnormer Verlustreaktionen eine besondere Bedeutung.

Differentialdiagnostisch muß neben einer normalen Trauerreaktion auch an eine Depression gedacht werden. Auf Trennungsängste und Verlassenheit reagieren die Patienten häufig mit einer depressiven Verstimmung.

7.1.2.3 Posttraumatische Belastungsstörung

Massivste und außergewöhnliche Ereignisse, z. B. Kriege, Naturkatastrophen, Verfolgungen, Vergewaltigungen, Gewaltverbrechen oder schwere Unfälle können mit einem Beschwerdebild einhergehen, das in der Regel erst mit einer **Latenz** von **Wochen bis Monaten** auftritt und bei 50–80 % der Betroffenen vorliegen kann. Nicht selten münden posttraumatische Belastungsreaktionen in den Suizid oder in eine Sucht (Drogen, Alkohol).

Man geht von einer Lebenszeitprävalenz von 5-10 % aus.

Für die Diagnose werden folgende Kriterien gefordert:
- sich wiederholende und aufdrängende Erinnerungen, Phantasien und Träume bezüglich des traumatisierenden Ereignisses (Nachhallphänomene)
- Vermeidungsverhalten gegenüber Situationen, die der Belastungssituation ähnlich sind, welches zuvor nicht bestand
- Amnesien, Schlafstörungen
- Hypervigilanz und Schreckhaftigkeit
- Konzentrationsstörungen und verstärkte Reizbarkeit

7.1.2.4 Andauernde Persönlichkeitsveränderungen nach Extrembelastungen

Es handelt sich hier **nicht** um ein dysfunktionales Fehlverhalten oder Verarbeitungsmuster. Unter Extrembelastungen (Verfolgungen, KZ) können sich bleibende Deformierungen der Persönlichkeitsstruktur entwickeln.

Die Patienten schildern eine innere Leere und Hoffnungslosigkeit. Häufig kommt es zu sozialem Rückzug sowie zu einer chronisch mißtrauischen und paranoiden Erlebnisbereitschaft. Der Eindruck ständiger Bedrohung, Entfremdung und Nervosität wird zu einem bleibenden Lebensgefühl.

Kennzeichnend sind weiterhin die chronische Angst vor dem Tod, eine allgemeine berufliche und soziale Leistungsschwäche, gesteigerte psychovegetative Reaktionslage und Depressionen. Das Gefühl der Minderwertigkeit bzw. Entwürdigung der eigenen Person bleibt oft das ganze Leben lang prägend.

Äußere Belastungen müssen jedoch nicht zwangsläufig zu andauernden Persönlichkeitsveränderungen führen. Ein entscheidender autoprotektiver Effekt wird der intrapsychischen Einstellung zugesprochen, die in ausweglosen Verfolgungssituationen und Katastrophen diesen entgegengesetzt werden kann, z. B. eine hoffnungsvolle Grundeinstellung in einer absolut ausweglosen Situation. Für die Diagnose fordert man eine mindestens **zweijährige Persistenz** des Beschwerdebildes.

Tab. 7.1:	Zum Verlauf von Anpassungsstörungen und Belastungsreaktionen	
Latenz	**Zustandsbild**	**Persistenz**
Min-Std.	Akute Belastungsreaktion ↓	(3 Tage)
Max. 1 Monat	Depressive Anpassungsstörung ↓	(bis 6 Monate, alternativ 2 Jahre)
Max. 6 Monate	Posttraumatische Belastungsstörung ↓	(über 1 Monat)
	bleibende Persönlichkeitsveränderungen	(über 2 Jahre)

Differentialdiagnostisch ist immer an Angststörungen, Persönlichkeitsstörungen, depressive Zustandsbilder oder an psychotische Episoden zu denken. Für die depressive Anpassungsstörung gilt, daß hier die Kriterien einer Depression (Kap. 4) nicht erfüllt sind, das heißt, der depressive Anteil am Beschwerdebild ist klinisch weniger ausgeprägt.

7.1.3 THERAPIE

Supportive Gesprächstherapie mit sozio- und verhaltenstherapeutischen Elementen, zum Beispiel Veränderungen des Arbeitsplatzes oder der Familiensituation. Gesprächstechnisch geht es vor allem darum, die traumatisierenden Ereignisse innerhalb der Arzt-Patient-Beziehung zuzulassen und aussprechen zu können und durch affektiv-kognitive Umstrukturierung das innere Erleben zu verändern. In der Initialphase können Benzodiazepine und Clonidin sinnvoll sein. Im späteren Verlauf werden trizyklische Antidepressiva sowie Serotoninantagonisten eingesetzt. Begleitend kommen auch physikalische Maßnahmen (Kuren, Massagen), suggestive Entspannungsverfahren oder auch das Eye Movement Desensitization and Reprocessing (EMDR) zum Einsatz. Im gruppentherapeutischen Setting wird das Debriefing genannt. Dabei tauschen Betroffene in den ersten Tagen nach dem traumatisierenden Ereignis ihre emotionale Betroffenheit, Erinnerungen und sensorische Eindrücke aus.

Exkurs: Neurosentheorie

Die unter 7.2–7.5 besprochenen Krankheitsbilder wurden früher als Neurosen bezeichnet. Da der Neurosebegriff nach wie vor prüfungsrelevant und in der Klinik weiterhin gängig ist, soll er in diesem Exkurs näher beschrieben werden.

In der früher üblichen Klassifikation unterschied man zwischen
● Symptomneurosen und
● Charakterneurosen (siehe Abb. 7.2)

Bei der Symptomneurose entstehen Beeinträchtigungen, welche als ich-dyston, d. h. störend und bedrängend erlebt werden. Bei der Charakterneurose hat sich die Person mit den neurotischen Entwicklungen soweit identifiziert, daß sie als ich-synton, als zugehörig zur Persönlichkeit erlebt werden. Auch hier kann der Patient unter den Störungen leiden. Im allgemeinen dienen zwei Modelle zur Erklärung neurotischer Störungen: Das **psychodynamische** und das **lerntheoretische** Konzept.

PATHOGENESE AUS PSYCHODYNAMISCHER SICHT

Psychodynamisch erklärt man sich die Entstehung von Neurosen folgendermaßen:

Auf dem Boden eines Trieb-/Abwehr-Konflikts kommt es zu einer psychischen oder psychosomatischen Symptombildung, die einen intrapsychischen, suboptimalen Kompromiß darstellt. Dieser Konflikt besteht zwischen eigenen Antrieben und Bedürfnissen auf der einen Seite und vorgegebenen oder internalisierten Normen oder Vorschriften auf der anderen Seite.

Folgende **fünf Charakteristika** sind also wichtig:
● Pathogenetisch stehen **unbewußte** Vorgänge im Vordergrund.
● Dabei werden **infantile**, individuelle **Konfliktstrategien** reaktiviert.
● Gegen das Bewußtwerden werden **Abwehrmechanismen** mobilisiert.
● Dadurch entsteht ein **inadäquater Bewältigungsversuch** mit Symptombildung.
● Das Resultat ist ein **Verlust** an **psychischer Freiheit** und Entfaltungsmöglichkeit.

Ich-Funktionen

Für das Verständnis der Pathogenese werden aus psychodynamischer Sicht Ich-Funktionen beschrieben, die im Zuge der Persönlichkeitsentwicklung entstehen, in wesentlicher Form durch den Sozialisationsprozeß geformt werden und durch psychosoziale Konflikte einer Regression unterliegen. Sie sind nicht gleichzusetzen mit den Ich-Störungen bei schizophrenen Psychosen, sondern sind allgemeine Merkmale der Neurosenpathologie. Zu den wichtigsten 9 Ich-Funktionen zählen:

1. Denken und Wahrnehmung
2. Realitätskontrolle
3. Impulskontrolle und Spannungstoleranz
4. Regression im Dienste des Ich
5. Abwehrmechanismen
6. Autonome Ich-Sphäre
7. Antizipierendes Problemlösen
8. Geschicklichkeit
9. Fähigkeit zum Reizschutz

Durch äußere oder innere Konflikte kann es nun zu einer **funktionellen** oder einer **strukturellen Ich-Störung** kommen. Im ersten Fall kommt es zum situativen Ausfall von Ich-Funktionen, im zweiten Fall kommt es zu einem bleibenden Defekt oder einer mangelnden Ausbildung derselben.

Störungen durch Trieb-Abwehrkonflikte

Die Grundüberlegung der psychodynamischen Betrachtungsweise ist, daß frühkindliche Erfahrungen und erlebte Erziehungsstile sowie daraus entstandene Traumatisierungen für die spätere Entwicklung von gestörten Verhaltens- und Kommunikationsmustern entscheidend sind.

Die biologisch-psychosozialen Entwicklungsschritte der Infantilphasen (orale, ödipale und anale Phase), der Latenzphase sowie der Pubertät- und der Adoleszenzphase (s. 11.2.1) sind für die Charakterbildung von entscheidender Bedeutung. Auf jeder dieser Stufen kann es zu bestimmten Trieb-Abwehrkonflikten kommen, bei deren Nicht-Bewältigung sich **spezifische Störungen** entwickeln:

- **orale Phase:**
  neurotische Depression, Sucht und Sexualstörungen, narzißtische Störungen, psychosomatische Erkrankungen, Borderlinestörungen, Angstneurosen und Kontaktstörungen im Sinne von Nähe- und Distanzproblemen bzw. fehlendem Eigen- und Fremdvertrauen,
- **anale Phase:**
  Zwangsneurosen und anankastische Persönlichkeitsstörungen,

- **ödipale Phase:**
  Phobien, Konversionssymptome, Sexualstörungen und Partnerschafts-
  probleme,
- **Latenzzeit:**
  Kontaktstörungen, Konzentrations- und Leistungsschwächen, autisti-
  sche und autoaggressive Entwicklungen bzw. Abweichungen,
- **Pubertäts-(Genital-)Phase:**
  Störungen in der Geschlechtsidentität bzw. Ich-Identität, z. B. sado-
  masochistische Tendenzen, Homosexualität.

Entscheidend sind nicht Begriffe wie „ödipal" oder „anal" sondern die für
die einzelnen Entwicklungsstufen spezifischen **Verarbeitungsmodi** und
die daraus resultierenden Störungen. Neben den Entwicklungsschritten
spielen auch reale Versagens- (Frustrations-)erlebnisse (z. B. Liebesentzug)
oder auch Versuchungssituationen (z. B. im sexuellen oder materiellen
Bereich) eine wichtige Rolle. Überkompensationen nicht-erfüllter Wünsche
aus der Kindheit und Ersatzhandlungen, aber auch inadäquate Aggres-
sionsbewältigungen bzw. ständige Verleugnung eigener Bedürfnisstrukturen können am Anfang einer neurotischen Entwicklung stehen.
Als allgemeine Voraussetzungen und unspezifische Entstehungsbedingungen können neben chronischen Belastungs- und Entlastungssituationen
auch hirnorganische Defekte, konstitutionell-genetische Merkmale und
soziale Faktoren gelten.

Abwehrformen

Definition

Abwehrformen bzw. Abwehrmechanismen dienen dazu, unerträgliche,
nicht kompatible, peinliche oder auch gefährliche Konfliktkonstellationen
dem Bewußtsein fernzuhalten bzw. sie durch Symptombildung dem Bewußtsein in einer erträglichen Scheinlösung zu präsentieren. Nahezu alle
Verhaltensweisen, von der Tagträumerei bis hin zur getriebenen Geschäftigkeit, können zu Abwehrformen werden. Abwehrmechanismen sind also
an sich nichts Pathologisches. Erst durch die Dauer und Intensität, ihre
stereotype Einseitigkeit sowie ihre situative Unangemessenheit bekommen
sie einen krankhaften Charakter.

Im folgenden wollen wir auf einige **wichtige Abwehrmechanismen** näher
eingehen.
- **Verdrängung:** Durch Verdrängung werden affektbesetzte Konflikte,
  Gedanken oder Triebe dem Bewußtsein ferngehalten. Gegen die Bewußtwerdung wird ein Widerstand aufgebaut. Aufgrund von Symptombildung oder Fehlleistungen bleiben sie allerdings für das Verhalten
  bzw. Kommunizieren weiterhin wirksam.
- **Verleugnung:** Ähnlich der Verdrängung werden nicht-kompatible Gegebenheiten bzw. Konflikte nicht mehr wahrgenommen (Vogel-Strauß!).

- **Regression/Progression:** Durch Rückzug auf frühkindliche Verhaltensmuster wird der Patient einer Verantwortung bzw. Entscheidung enthoben. Kompensatorisch kann auch ein „Erwachsenengehabe" zur Abwehr dienen. In beiden Fällen spielen Kränkungen bzw. niedrige Frustrationstoleranz eine wichtige Rolle.
- **Wendung ins Gegenteil:** Nicht akzeptierte bzw. nicht erlaubte Verhaltensweisen, z. B. Faulheit, Aggressivität, werden durch Triebumkehr aufgehoben. Statt Aggression kommt es beispielsweise zu einer überfürsorglichen Zuwendung, statt Faulheit zu einer übertriebenen Geschäftigkeit.
- **Projektion:** Eigene Probleme und Impulse, die man bei sich selbst ablehnt, werden auf andere Menschen übertragen und dort thematisiert und kritisiert. Dieser Abwehrmechanismus bildet die Grundlage für projektive Tests, z. B. Rorschachverfahren, in dem durch Interpretation und Reaktion auf Bilder unbewußte Gefühlsinhalte aufgedeckt werden sollen.
- **Identifikation/Introjektion:** Durch Anpassung an die äußere Realität werden eigene unerwünschte Triebe und Bedürfnisse negiert.
- **Verschiebung:** Impulse werden an Ersatzobjekten ausagiert, die im Vergleich zu den primären Bedürfnissen oder Objekten weniger gefährlich oder aversiv, leichter erreichbar und akzeptiert sind.
- **Spaltung:** Gegensätzliche Gefühlsqualitäten können bei ein und derselben Person nur zeitversetzt, das heißt zweizeitig wahrgenommen werden. Der Andere ist dann nur „böse" und dann nur „gut". Eine zeitgleiche Integration ambivalenter Gefühle gelingt nicht. Charakteristisch für Borderlinestörungen.
- **Sublimierung:** Regungen und Affekte werden auf sozial bzw. ethisch akzeptiertere oder höherstehendere Ziele verlegt und dort realisiert. Das ursprüngliche Ziel bzw. Bedürfnis wird dabei aufgegeben.
- **Isolierung:** Komplexe, oft auch widersprüchliche oder für den Patienten schwierige Erlebnisinhalte werden von ihren affektbesetzten Komponenten getrennt und dann nur noch rational thematisiert.
- **Reaktionsbildung:** Durch affektive Gegenbesetzung werden nicht akzeptierte Erlebnisinhalte kompensiert. Beispielsweise entsteht statt Haß oder Trotz Mitleid, Gewissenhaftigkeit und Freundlichkeit.
- **Psychosoziale Abwehr:** Hierbei dienen Gruppen oder Einzelpersonen zur Entlastung intrapsychischer Konflikte (Sündenbock).

Weitere Beispiele wären Rationalisierung, Verneinung durch Identifikation mit dem Angreifer, Intellektualisierung, Wendung gegen die eigene Person oder Konversion, bei welcher ein seelischer Konflikt in körperlichen Beschwerden ausgedrückt wird.

Sinnvoll und wichtig ist die Abgrenzung zwischen **Abwehrvorgängen** und **Copingstrategien:**
- Abwehrvorgänge laufen vor allem unbewußt ab. Sie sind insbesondere

durch affektive Vorgänge bestimmt, haben einen dysfunktionalen Charakter und sind stärker vergangenheitsorientiert. Insgesamt dienen sie der Wiederherstellung des intrapsychischen Gleichgewichts.

- Copingstrategien sind dagegen bewußtseinsnäher, zweckrationaler, in stärkerem Maße an der Gegenwart orientiert und dienen vor allem einer adaptiven Auseinandersetzung mit der äußeren Realität.

PATHOGENESE AUS LERNTHEORETISCHER UND KOGNITIONSPSYCHOLOGISCHER SICHT

Lerntheoretisch bzw. kognitionspsychologisch erklärt man sich die Entstehung von Neurosen wie folgt:

!! Auf dem Boden von Verhaltensdefiziten, z.B. mangelnden Bewältigungsstrategien, Vermeidungsverhalten oder auch Habituationen kommt es über Fehlkonditionierungen zu Fehlanpassungen. Neurosen sind also durch Lernvorgänge ausgelöstes Fehlverhalten.

Aus den neurotischen Störungen entsteht in unterschiedlichem Ausmaß ein **Krankheitsgewinn**.

- Von **primärem Krankheitsgewinn** spricht man, wenn es durch die Krankheit selbst zu einer intrapsychischen Entlastung kommt, und der Patient in der Symptomatik unbewußt einen Teil seiner verdrängten Bedürfnisse durchsetzt.
- Mit **sekundärem Krankheitsgewinn** bezeichnet man die sozialen und ökonomischen Folgen, die aus der Krankheit positiv entstehen, z.B. Krankengeld, verstärkte Zuwendung, gesteigerte Rücksicht. Die Symptome werden dadurch stabilisiert. Unter lerntheoretischen Gesichtspunkten ist der sekundäre Krankheitsgewinn eine Form des operanten Konditionierens, wobei Verhaltensweisen durch positive Verstärker persistieren bzw. unterhalten werden. Der sekundäre Krankheitsgewinn ist meist leichter zu erkennen als der primäre Krankheitsgewinn.

PROGNOSE, VERLAUF UND EPIDEMIOLOGIE

Die Lebenszeitprävalenz für „psychogene" Symptome liegt bei fast 90% (!), d.h. im Rahmen eines ganzen Lebens zeigen fast alle Menschen mindestens einmal eine psychogene Symptomatik. Frauen erkranken häufiger als Männer. Die Symptome manifestieren sich zwischen dem 20. und 50. Lebensjahr. Die Inzidenz für „psychogene" bzw. psychosomatische Störungen liegt bei ca. 20%, beim Facharzt für Innere Medizin bis zu 50% (!).
Neben der Tendenz zur Chronifizierung spielt der Wechsel in einen anderen Symptomenkomplex (z.B. depressive Verstimmung zu anankastischen Symptomen) eine wichtige Rolle. Allerdings zeigen neurotische Entwicklungen im fortgeschrittenen Alter einen eher gleichbleibenden Verlauf.

Nicht selten kommt es auch zu einer iatrogenen Fixierung, wobei der langjährige ärztliche Kontakt bzw. die Persönlichkeitsstruktur des Arztes in der Interaktion mit dem Patienten zu einer Arretierung von Verhaltens- und Kommunikationsmustern führt. 1/5 verschlechtert sich ohne therapeutische Intervention, 1/5 verlaufen im Sinne einer Spontanremission (sozialen Anpassung), 3/5 zeigen eine Besserung der Symptomatik. Etwa 50 % der Patienten haben jedoch neurotische „Residualzustände".

Allgemein gilt: Je akuter der Verlauf, je stärker die affektive Beteiligung des Patienten und je besser seine psychosozialen Bewältigungsstrategien, um so besser ist die Prognose. Günstiger verlaufen depressive, angstneurotische und konversionsneurotische Zustandsbilder, eher ungünstig dagegen Zwangsneurosen und hypochondrische Symptome.

7.2 Angststörungen (F. 40/ F. 41):

Angst ist eine biologisch sinnvolle und normale Reaktion auf befürchtete oder real eingetretene Ereignisse. Neben der **Realangst**, z. B. der Angst vor Katastrophen oder Kriegen, der Angst im Rahmen somatischer Erkrankungen, z. B. Asthma bronchiale oder Angina pectoris und der Existenzangst aufgrund religiöser, philosophischer Grundeinstellungen, gibt es **spezifische Angststörungen**. Dabei kommt es zu massiven Angstreaktionen bei fehlender objektiver Bedrohung.

7.2.1 KLASSIFIKATION

Man unterscheidet im wesentlichen folgende Störungsbilder, die nicht selten auch kombiniert auftreten (Abb. 7.3):

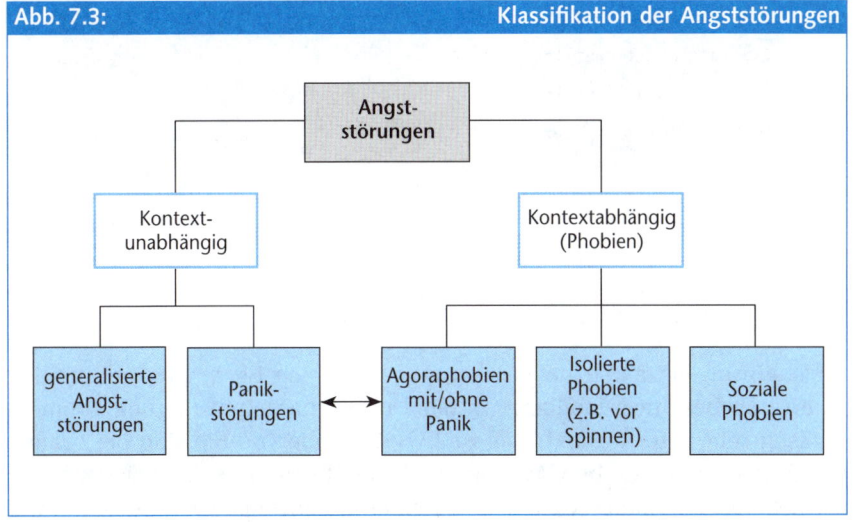

Abb. 7.3: Klassifikation der Angststörungen

Durch ihren Signalcharakter können Ängste normalerweise eine reale Ge-
fahrensituation anzeigen. Sie sind jedoch wie die meisten psychopathologischen Items zunächst unspezifisch und lassen unterschiedliche intrapsychische Organisationsgrade zu. Erst durch eine nähere Charakterisierung von
Angstinhalten in Bezug zur Ich-Entwicklung und zum Somatisierungsgrad
läßt sich eine erste Spezifizierung erreichen. Strukturell und entwicklungspsychologisch ist es deshalb sinnvoll, von einer **Hierarchisierung** zu sprechen. Dabei kommt den höheren Organisationsformen, das heißt der reife-
ren Ich-Entwicklung, die Fähigkeit zu, Ängste zu binden und sie in stärkerem Maße sprachlich formulierbar zu machen bzw. durch die semantische
Benennung den Vorgang zu entsomatisieren. Aus diffusen, generalisierten
Angstzuständen werden etwa isolierte, gegenstandsbezogene und vermeid-
bare Phobien bzw. konkrete Gewissensängste mit einer vorwiegend kognitiven Struktur. Dabei ergibt sich folgender Zusammenhang (Abb. 7.4):

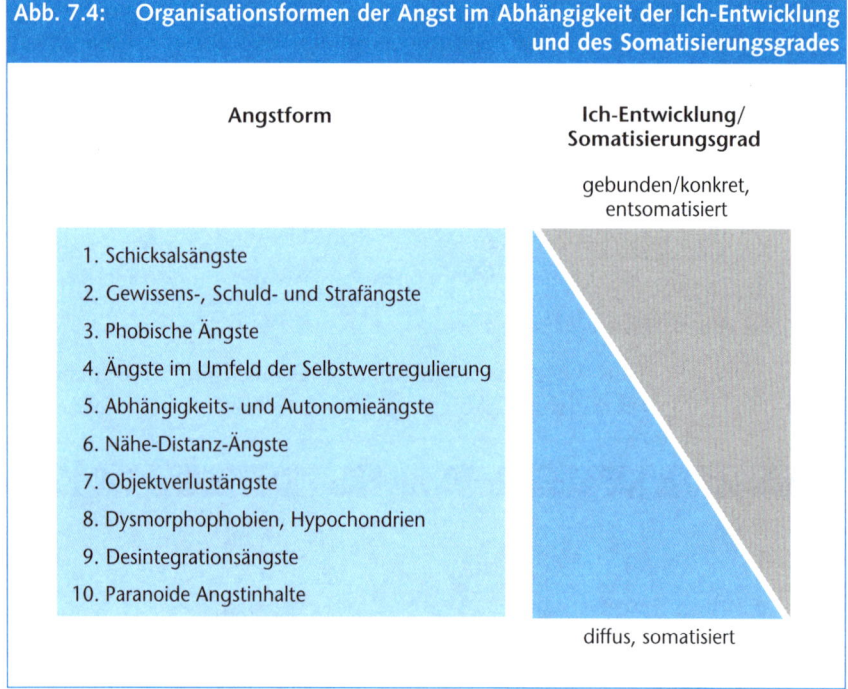

Abb. 7.4:   **Organisationsformen der Angst im Abhängigkeit der Ich-Entwicklung und des Somatisierungsgrades**

Angstform   Ich-Entwicklung/ Somatisierungsgrad

gebunden/konkret, entsomatisiert

1. Schicksalsängste
2. Gewissens-, Schuld- und Strafängste
3. Phobische Ängste
4. Ängste im Umfeld der Selbstwertregulierung
5. Abhängigkeits- und Autonomieängste
6. Nähe-Distanz-Ängste
7. Objektverlustängste
8. Dysmorphophobien, Hypochondrien
9. Desintegrationsängste
10. Paranoide Angstinhalte

diffus, somatisiert

7.2.2 EPIDEMIOLOGIE

Angststörungen zählen neben den somatoformen Störungen mit zu den
häufigsten Beschwerdebildern. In der Durchschnittsbevölkerung kommen
klinisch relevante Ängste in bis zu 15% der Fälle vor. Sie sind bei Frauen
mit 2:1 häufiger als bei Männern und manifestieren sich meist um das
30. Lebensjahr. Häufig kommt es zu einer Komorbidität (bis zu 50%) mit
depressiven Erkrankungen, dissoziativen und somatoformen Störungen.

Nicht selten findet man einen sekundären Medikamenten- und Alkohol-
mißbrauch. Generalisierte Angststörungen treten mit einer Prävalenz von
bis zu 5% auf. Für Panikstörungen werden Zahlen um 2–3% genannt. Am
häufigsten sind Phobien (bis 10%), wobei für Agoraphobien circa 5% und
für soziale Phobien 2–3% angegeben werden. Nicht immer besteht hier
eine Behandlungsindikation. Die Spontanremissionen liegen bei höchstens
20%.

7.2.3 KLINISCHE ZUSTANDSBILDER

Unter einer deskriptiven Diagnostik werden für Angststörungen folgende
Items gefordert.

7.2.3.1 Kontextunabhängige Angststörungen (Abb. 7.5)

Zu den wichtigsten und häufigsten Beschwerden zählen Atemnot, Schwindel und Herzrasen. Entfremdungserlebnisse sind seltener. Die objektive
Erhöhung der Herzfrequenz liegt aber nur bei circa 10 Schlägen pro Minu-
te, so daß zunächst von einer kognitiven Fehlattribution in der körperlichen Wahrnehmung ausgegangen werden muß.

Bei den **Panikstörungen** treten die Ängste perakut auf und dauern über
mehrere Minuten an. Bei bis zu vier Attacken im Monat spricht man von
einer mittelgradigen (F. 40.00), bei über vier Attacken pro Woche von einer
schweren Panikattacke (F. 41.01). Mindestens vier Kriterien aus den Gruppen A und B müssen vorliegen, wobei mindestens eines aus der Gruppe A
stammen muß.

Bei der **generalisierten Angststörung** haben die Beschwerden einen
chronischen Charakter. Es kommt zu allgemeiner innerer Unruhe und
Anspannung, zu einer gesteigerten psychovegetativen Erregbarkeit sowie
zu andauernden Befürchtungen. Es wird eine Symptompersistenz von mindestens 6 Monaten gefordert. Für die Diagnose werden neben mindestens
einem Kriterium aus der Gruppe A zusätzlich Kriterien aus der Gruppe C
gefordert.

7.2.3.2 Kontextabhängige Angststörungen

Bei den **Phobien** handelt es sich um Angstzustände mit einem konkreten
Objektbezug. Die Unsinnigkeit und der unrealistische Charakter der Angst
wird eingesehen und der Patient versucht, das angstauslösende Objekt
bzw. die Situation zu vermeiden. Beispiele sind die Klaustrophobie (Furcht
vor geschlossenen Räumen), die Erythrophobie (Furcht vor dem Erröten),
die Soziophobie (Furcht vor dem Zusammensein mit anderen Menschen),
die Phobophobie (Angst vor der Angst), die Zoophobie (Furcht vor Tieren),
die Dysmorphophobie (Furcht vor Entstellungen) und die Nosophobie
(Angst vor Krankheiten). Die beiden letzten werden überwiegend als hypochondrische Störungen klassifiziert, da das phobische Objekt nicht außer-

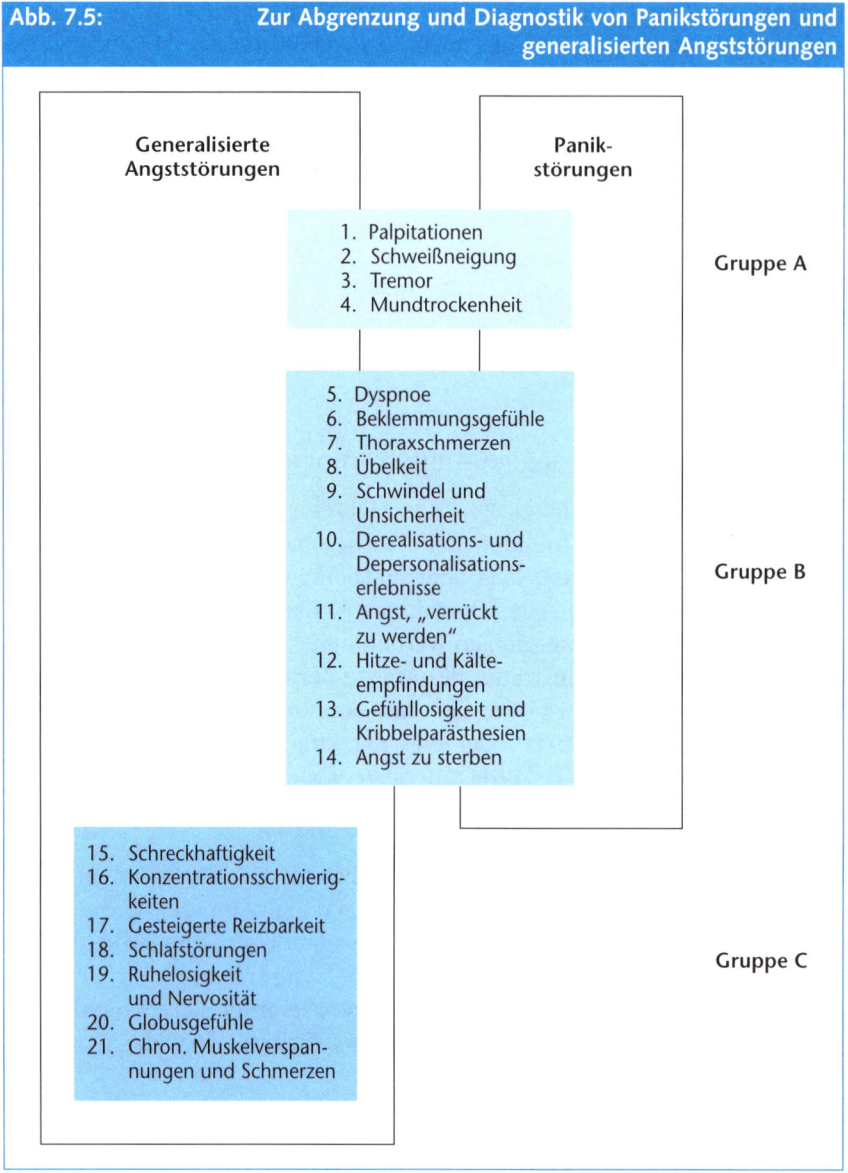

Abb. 7.5: Zur Abgrenzung und Diagnostik von Panikstörungen und generalisierten Angststörungen

halb der eigenen Person liegt. Bei der Agoraphobie kommt es häufig zu einer Kombination mit Panikstörungen. Hier kommt es zu einer anhaltenden Furcht vor oder der Vermeidung vom Menschenmengen, öffentlichen Plätzen, Alleinsein oder Reisen mit weiten Entfernungen.

7.2.4 PSYCHOÄTIOLOGIE

Für das Verständnis von Angststörungen im Allgemeinen gelten vor allem folgende Mechanismen:

1. **Kognitive Fehlattribution von Körperwahrnehmungen**: Patienten mit Ängsten neigen unabhängig des intrapsychischen Organisationsgrades dazu, unbedeutenden und passageren physiologischen Vorgängen eine einseitige, akzentuierte oder selektive Aufmerksamkeit zu geben und ihnen eine abnorme oder krankhafte Bedeutung zu verleihen.

2. Haben sich solche kognitiven Bewertungsvorgänge einmal bewährt, entsteht daraus ein **positiver Rückkopplungsprozeß**, bei welchem körperliche Vorgänge immer und immer wieder ähnlich interozeptiv attribuiert werden. Dadurch werden bestimmte Erlebnis- und Verhaltensformen gebahnt bzw. konditioniert. Die Folge ist ein Teufelskreis, der bei der Wahrnehmung situativer Variablen, den aktuellen emotionalen Erregungszuständen sowie physiologischer Größen beginnt und schließlich in der Panikstörung mündet und in der *Angst vor der Angst* perpetuiert wird. Um eine phobische Vermeidungsreaktion ausbilden zu können ist es zudem notwendig, daß für bestimmte angstauslösende Situationen eine biologische Reaktionsbereitschaft besteht. Diese **Preparedness** bedeutet, daß für bestimmte Situationen bzw. Objekte eine genetisch mitgegebene Bereitschaft besteht, mit einem Vermeidungsverhalten zu reagieren (etwa Spinnen, Schlangen), denn nicht alle Objekte haben die gleiche Äquipotentialität, angsterzeugend zu sein.

3. Während diese beiden eher kognitiven Vorgänge (1 und 2) relativ bewußtseins- und beobachtungsnah sind, findet man bei Angststörungen häufig unbewußte **Objektverlustängste**. Für den Aufbau einer stabilen Selbstkohärenz ist es notwendig, daß man über eine verfügbare Anzahl von Selbst- und Objektrepräsentanzen verfügt, die durch gegensätzliche Affektvalenzen ausgezeichnet sind und über einen Internalisierungsvorgang wesentlich zum Aufbau einer Person beitragen. Für Angststörungen ist nun typisch, daß der Aufbau von Objektvorstellungen für die Konstitution der inneren Welt nicht ambivalent (wie bei der Borderline-Organisation) oder wertbesetzt (wie bei der narzißtischen Verarbeitung), sondern in erster Linie inkonstant, nicht hinreichend verfügbar oder blaß geschieht. Das heißt, innere Bilder und Vorstellungen über „signifikant Andere" stehen dem Patienten nicht im gleichem Ausmaß zur Verfügung. Bei der Beschreibung wichtiger Objektbezüge fällt auf, daß Beziehungen häufig schnell, fest und oberflächlich eingegangen werden. Die **Objektrepräsentanzen sind instabil und blaß** und können nur durch die reale Anwesenheit äußerer Objekte oder Personen kompensiert werden. Dies bedeutet, daß sich intrapsychisch keine hinreichende Objektkonstanz ausbildet. Die in zwischenmenschlichen Beziehungen auftauchenden Affekte (insbesondere im Umfeld von Aggression, Sexualität, Nähe und Distanz) können aufgrund der genannten Ich-Schwäche nicht aufgenommen oder gehalten werden, die Beziehungen werden emotional verflacht oder verdünnt und führen stattdessen zu unkontrollierten Ängsten.

4. **Abwehrmechanismen.** Unterhalb der syndromalen Zuordnung einzelner Angstformen lassen sich einzelne Mechanismen formulieren, die bei jenen Störungen klinisch vorrangig sind und dazu dienen, die auftretenden Ängste abzuschwächen oder zu binden. Dazu zählen insbesondere die Reaktionsbildung, das Ungeschehenmachen, die Somatisierung und die Projektion. Durch **Reaktionsbildung** werden unangenehme und aversive Affekte in ihr Gegenteil transformiert (etwa aus Wut wird Sorge), durch **Ungeschehenmachen** werden Ausschnitte der Realität im Ganzen nicht wahrgenommen. Bei der **Somatisierung** treten an Stelle von intensiven Affektzuständen körperliche Reaktionsformen und beim allgemeinen Mechanismus der **Projektion** werden innerseelische Vorgänge, die nicht tolerabel sind, am Anderen wahrgenommen und kritisiert. Für phobische Störungen werden vor allem **Vermeidungen und Verschiebungen** genannt.

Neurobiologisch spielen die adrenergen Zentren im Locus coeruleus sowie das GABAerge System eine wichtige Rolle. Für die generelle und unspezifische Spannungs- und Angsttoleranz wird eine genetische Disposition angenommen, die über einen Natrium-Laktat-Test provoziert werden kann.

Differentialdiagnose: Psychotische Zustandsbilder, depressive, hypochondrische Entwicklungen. Von organischer Seite ist an endokrine (z. B. Hyperthyreose), kardiale (z. B. Herzinfarkt), zerebrale (z. B. Epilepsien) und pulmonale (z. B. Asthma bronchiale) Angstsyndrome zu denken.

7.2.5 THERAPIE

Empirische Psychotherapiestudien haben gezeigt, daß die Therapeutenvariable (vor allem die Erfahrung des Therapeuten) wichtiger ist als die Therapievariable (Psychoanalyse versus Kognitionspsychologie). Trotzdem sind Angststörungen eine Domäne der Verhaltenstherapie. Psychotherapeutisch stehen neben einer Vorbereitungsphase Habituationseffekte unter Reizkonfrontation im Vordergrund. Inhaltlich spielen aber auch das emotionale Durcharbeiten der Objektverlustängste, supportive Aspekte sowie die spezielle Fokussierung auf körpernahe Sensationen eine wichtige Rolle. Medikamentös kommen MAO-Hemmer, Serotonin-Wiederaufnahmehemmer (SSRI) sowie trizyklische Antidepressiva zum Einsatz.

7.3 Zwangsstörungen (F. 42)

Definition

Von **Zwang** spricht man, wenn die Unsinnigkeit von Impulsen, Gedanken oder Handlungen eingesehen wird. Sie werden als unangenehm und quälend erlebt und dauern über mindestens zwei Wochen an. Es besteht eine

Wiederholungstendenz und die Patienten versuchen, Widerstand gegen die Unsinnigkeit zu leisten. Beim Unterlassen kommt es zu starken Ängsten. Man spricht auch von anankastischer Störung oder Zwangsneurose.

Der Übergang zu normalen Gewohnheiten ist fließend. Durch ihre Intensität sowie durch die aufkommende Angst werden alltägliche Rituale und Gewohnheiten zum pathologischen Zwang.

Die Punktprävalenz liegt bei 1–2 %. Männer und Frauen sind gleich häufig betroffen. Spontanremissionen treten meist nicht auf. Der Verläufe sind in der Regel chronisch. Es besteht eine hohe Komorbidität zu affektiven Störungen (30 %) und Angststörungen. In über 50 % der Fälle wird zusätzlich eine Persönlichkeitsstörung diagnostiziert. Dependente, zwanghafte und selbstunsichere Persönlichkeitsstörungen sind dabei vorrangig. Die Erkrankung tritt in über 95 % der Fälle vor dem 40. Lebensjahr auf.

Man unterscheidet zwischen Zwangsgedanken, Zwangsimpulsen und Zwangshandlungen, wobei bei 2/3 der Patienten eine Mischform vorliegt. Bei den **Zwangsgedanken** stehen Verschmutzungsphantasien, Zweifelsucht, Gedanken über die körperliche Gesundheit, Symmetriebedürfnis sowie aggressive und sexuelle Phantasien im Vordergrund. Bei den **Zwangsimpulsen** kommt es vor allem zu selbst- und fremdaggressivem Verhalten sowie sexuellen Impulsen. Bei den **Zwangshandlungen** werden Kontrollen, Waschen, Nachfragen, Symmetriebedürfnis und Zählen genannt.

Psychodynamisch handelt es sich um eine Angst-Abwehr eines „Abhängigkeits-Autonomie"-Konflikts. Dabei wird ein Überich-Ich-Konflikt durch **Rationalisierung, Reaktionsbildung, Ungeschehenmachen, Affektisolierung** oder auch **Verschiebung** zwar nicht verdrängt, aber in einer für das Bewußtsein tolerierten Weise bearbeitet.
Nach der psychoanalytischen Theorie ist die Zwangsneurose durch eine Fixierung in der analen Phase gekennzeichnet.

Man unterscheidet dabei zudem zwischen einer Zwangsstörung auf reifem und auf frühem Entwicklungsniveau. Während die reife, neurotische Störung vor allem der Abwehr unangenehmer, obszöner, nicht tolerabler Inhalte dient, dient der frühe Anankasmus der Ich-Konsolidierung, der Grenzziehung zwischen Ich und Umwelt und der Nähe-Distanz-Regulierung. Zudem hat er einen antidepressiven und antipsychotischen Effekt. Durch ständige repetitive Handlungen und Gedanken kann sich der Patient dabei seiner selbst gewiß werden.

Lerntheoretisch geht man von einem Zwei-Faktoren-Modell (Mowrer) aus. Es dient bei vielen ehemals „psychogenen Störungen" als Erklärungsgrundlage. In einer ersten Stufe kommt es zunächst zu einer klassischen Konditionierung. Ein unkonditionierter Reiz (Konfliktsituation) führt zu einer Angstreaktion und wird mit einem neutralen Reiz (Schmutz) in Verbindung gebracht. In Folge kann nun der neutrale Reiz (Schmutz) in gleicher Weise die Angstreaktion hervorrufen. In einer zweiten Stufe kommt es zu einem operanten Konditionierungsvorgang. Der Patient macht die Erfahrung, daß Waschen oder Kontrollieren nicht nur den Schmutz entfernen, sondern auch die Angst mindern. Durch Generalisierung werden vielfältige Angstzustände durch entsprechende Zwangshandlungen vermieden. Das Zwangsritual ersetzt und bindet letztlich die Angst.

Neurobiologisch wird eine Dysfunktion im Bereich der Basalganglien, des Limbischen Systems sowie des Frontalkortex angenommen. Der Serotoninstoffwechsel spielt hierbei eine wichtige Rolle.

In diesem Zusammenhang müssen **vier Phänomene** abgegrenzt werden:
- **Wahn** – Hier wird der Inhalt nicht als unsinnig erlebt. Die Krankheitseinsicht fehlt.
- **Impulshandlung** – Hierunter versteht man einen unreflektierten Durchbruch von Handlungen mit einer ungerichteten Tendenz zur emotionalen Entladung, z. B. bei der Pyromanie, Kleptomanie oder auch bei der Dipsomanie.
- **Sucht** – Die Handlungen und Impulse werden als ich-synton und zumindest teilweise als sinnvoll und notwendig erlebt. Die Sucht ist eine Beziehungsstörung. Es kommt zu einer psychischen/physischen Abhängigkeit von Mitteln mit einer zentralnervösen Wirkung.
- **Phobie** – Die phobische Angst ist für den Patienten vermeidbar.

Anankastische Symptome sind sehr unspezifisch. Sie kommen transitorisch im post-infektiösen Stadium, während der Schwangerschaft, im Wochenbett und im Klimakterium vor. Auch bei Encephalitiden, „endogenen" Psychosen, organischen Hirnschäden (vor allem im Hirnstamm), bei Epilepsien, Multipler Sklerose oder auch bei arteriosklerotischen Veränderungen zeigen sich anankastische Symptome.

Epidemiologie: Die Lebenszeitprävalenz liegt bei 1–2%. Frauen und Männer sind gleich häufig betroffen, wobei die höheren sozialen Schichten bevorzugt sind. Der Beginn setzt meist nach der Pubertät ein. Etwa 3/4 der unbehandelten Fälle verlaufen chronisch. Außerdem besteht eine Tendenz zur Ausbreitung der Symptome und zur Generalisierung. Die Prognose ist im allgemeinen ungünstig. Zwangssyndrome im Kindesalter sind meist nur temporär und verschwinden mit der Zeit, in der Pubertät und Adoleszenz haben sie eine schlechtere Prognose. Es besteht eine hohe Komorbidität zur Alkoholabhängigkeit und zu depressiven Syndromen.

Therapie: *Verhaltenspsychologisch* spielen Konfrontations- und Habituationseffekte eine wichtige Rolle. Dabei soll durch Entkatastrophisierung, gradueller Exposition mit Reaktionsmanagement und ständiger Realitätskontrolle eine Verbesserung der Symptomatik erreicht werden. Die medikamentöse Behandlung geschieht in erster Linie mit Serotoninantagonisten. Die Dosis muß jedoch doppelt so hoch eingestellt sein wie in der antidepressiven Therapie. Die Latenz bis zum Wirkeintritt dauert meist 6–8 Wochen. Eine Verbesserung der Symptomatik wird mit 60–80 % angegeben. In einer *tiefenpsychologisch orientierten Behandlung* steht die Bearbeitung des Autonomie-Abhängigkeits-Konfliktes im Vordergrund. Die ritualisierten Handlungen und Impulse stehen affektiv meist mit einem rigiden und intoleranten Verantwortungsgefühl in Verbindung.

7.4 Konversionen und dissoziative Störungen

Historisch gehen die konversiven, dissoziativen und die somatoformen Störungen auf das Hysteriekonzept von Charcot und Freud zurück. Der Begriff „Hysterie" beschreibt dabei eine spezifische ätiologische Zuordnung, indem den körperlichen Beschwerden ein verdrängter psychosexueller Konflikt zugrunde liegt. Anstelle einer spezifischen und neurosenätiologischen Zuordnung treten in den neueren Klassifikationssystemen beobachtungsnahe und deskriptive Diagnosen mit der Möglichkeit der Mehrfachnennung. Statt von Hysterie spricht man heute von vier Störungsbildern:

- Konversion,
- dissoziative Störungen,
- somatoforme Störung und
- histrionische Persönlichkeitsstörung.

Körperliche Beschwerden ohne organische Ursache sind häufig. Bis zu 80 % der Bevölkerung haben mindestens einmal pro Woche somatische Beschwerden, die keiner organischen Verursachung zuzuordnen sind. In den meisten Fällen haben sie jedoch keinen Krankheitswert. In der Bevölkerung liegt die klinisch relevante Häufigkeit bei 4–5 %, in der Allgemeinarztpraxis bei 20 %, im selektiven neurologischen Patientengut bei bis zu 25 %, in psychosomatischen Fachkliniken bei bis zu 45 %. Frauen sind mit 5:1 häufiger betroffen als Männer. Aufgrund der hohen volkswirtschaftlichen Kosten haben chronische Verläufe („persistent somatizer") eine zunehmende Bedeutung erlangt. Nicht selten kommt es zu einem Syndromshift. Dabei bleibt der psychosoziale Konflikt weiterhin bestehen, die körperliche Symptomatik jedoch ändert sich. Zudem besteht eine hohe Komorbidität zu affektiven Störungen, Angststörungen und Persönlichkeitsstörungen.

7.4.1 DISSOZIATIVE STÖRUNGEN (F. 44)

Der Krankheitsbeginn liegt bei circa 75 % der Patienten vor dem 32. Lebensjahr. Frauen sind mit 3:1 häufiger betroffen. Außerdem besteht eine hohe Komorbidität mit artifiziellen und somatoformen Störungen sowie affektiven Störungen und Persönlichkeitsstörungen.

Der entscheidende Pathomechanismus ist hierbei die Dissoziation, d. h. die übergeordnete Integrationsfunktion von Denken, Wahrnehmung und Erinnern geht verloren oder ist eingeschränkt. Durch diesen „shut-off"-Mechanismus werden unerträgliche Inhalte ausgeblendet. Daraus resultieren, je nachdem wo und in welchem Umfang eine Dissoziation eingetreten ist, unterschiedliche Beschwerdebilder. Je nach Symptomatik kommt es entweder im Bereich der Motorik (z. B. Paresen), im Bereich der Wahrnehmung (Blindheit), der Identität (multiple Persönlichkeit), des Gedächtnisses (Amnesien) oder anderer, komplexer Funktionsausfälle (Anfälle) zu entsprechenden Defiziten.

Für die Diagnose wird neben dem klinischen Bild, dem Fehlen einer organischen Ursache zusätzlich ein relevanter psychosozialer Auslöser gefordert. Dazu können spezifische Interviewformen (SCID-D) oder auch Fragebögen (DES, QED, FDS) zum Einsatz kommen.

Ätiologisch spielt eine traumatische Genese eine wichtige Rolle, das heißt chronische, nicht veränderbare Konfliktsituationen, Gewalttaten oder sexueller Mißbrauch können zu dem oben beschriebenen Mechanismus führen.

7.4.2 KONVERSIONSSTÖRUNGEN (F. 44)

Bei der Konversionsstörung liegt ebenfalls ein körperliches Beschwerdebild ohne organische Ursache vor. Hinzu kommt jedoch, daß das somatische Syndrom einen unbewußten Bedeutungszuwachs erfahren hat, zum Beispiel im „arc de cercle" oder der psychogenen Lähmung. Das heißt, das klinisch führende Symptom hat einen unbewußten Ausdruckscharakter. Anstelle einer bewußten und sprachlich geleiteten Konfliktverarbeitung, kommt es zu einem „Sprung ins Somatische". Der Patient kommuniziert gleichsam über seine körperlichen Beschwerden. Je monosymptomatischer, je akuter der Verlauf, um so besser ist die Prognose.

7.5 Somatoforme Störungen (F. 45)

Der Begriff der somatoformen Störung gilt als Oberbegriff und bezeichnet körperliche Beschwerden, die keine nennbare organische Ursache haben. Sie zählen neben den Angststörungen mit zu den häufigsten Krankheitsbildern. Wichtig ist in diesem Zusammenhang die hohe innere Komorbidität zwischen den einzelnen Untergruppen, sowie gegenüber Angsterkrankungen und depressiven Syndromen. Zudem sind jene Krankheitsbilder verstärkt assoziiert mit der unteren sozioökonomischen Schicht sowie mit der Alkoholabhängigkeit. Eine Einteilung ergibt:
- Somatoforme Störungen unter Beteiligung der jeweiligen Organsysteme
- Hypochondrie
- Depersonalisations- und Derealisationssyndrom

7.5.1 SOMATOFORME STÖRUNGEN UNTER BETEILIGUNG DER JEWEILIGEN ORGANSYSTEME

Historisch korrelieren diese Störungen mit der von F. Alexander beschriebenen Aktualneurose. Dabei haben die Beschwerden nicht wie bei der Konversion einen unbewußten Ausdruckscharakter, sondern sind unspezifische, aber individuell ausgestaltete psychovegetative Reaktionsformen auf chronische psychosoziale Konfliktsituationen. Die **fünf häufigsten Beschwerden** innerhalb dieser Störungsgruppe sind Unruhe und Nervosität, Knochenbeschwerden, allgemeine Schwäche, Gelenkbeschwerden und Schwindel.

Je nachdem, welches Organsystem betroffen ist, kommt es zu funktionellen gastrointestinalen Beschwerden (F. 45.31 oder 32), zum polymorphen Schmerzsyndrom (F. 45.4), zu Beschwerden im Urogenitaltrakt (F. 45.34) oder im kardiovaskulären System (F. 45.30). Sind verschiedene Organsysteme betroffen, spricht man von einer Somatisierungsstörung (F. 45.0). Hierzu wird eine zweijährige Dauer gefordert. Wird die 2-Jahres-Dauer nicht erreicht, spricht man von einer **undifferenzierten Somatisierungsstörung**. Für das funktionelle Schmerzsyndrom wird eine mindestens 6-monatige Dauer sowie eine psychosoziale Konfliktsituation gefordert.

7.5.2 HYPOCHONDRIE (F. 45.2)

Bei der Hypochondrie stehen klinisch nicht die körperlichen Beschwerden, sondern die Ängste über mögliche körperliche Erkrankungen oder eine angenommene Mißbildung im Vordergrund. Die fehlende körperliche Ursache wird hartnäckig verweigert. Eine mindestens 6-monatige Dauer wird gefordert. Männer und Frauen sind gleich häufig betroffen. Die Häufigkeit wird mit 0,5 % angegeben. Das Krankheitsbild zeichnet sind durch eine verstärkte Selbstbeobachtung aus. Vermeintliche Herzerkrankungen spielen in unseren Breitengraden die entscheidende Rolle (in China die Kälteangst). Wichtig ist in den letzten Jahren das „Ökosyndrom" (Sick building-Syndrom oder multiple chemical sensitivity-Syndrom) geworden. Dabei spielen Umwelteinflüsse bei der Beschwerdeschilderung eine zunehmende Rolle. Pathogenetisch kommt der hypochondrischen Angst die Aufgabe zu, diffuse Ängste und zwischenmenschliche Konflikte zu bündeln und sie auf somatische Beschwerden zu verschieben. Sie kann auch dazu dienen, durch einen narzißtischen Reparationsversuch einer drohenden Ich-Fragmentierung durch verstärkte Aufmerksamkeitsfokussierung entgegenzuwirken. Ch. Darwin oder F. Kafka sind Beispiele für hypochondrisch erkrankte Patienten. Molière hat das Krankheitsbild im „eingebildeten Kranken" beschrieben. Abzugrenzen sind coenästhetische Schizophrenien, hirnorganische Störungen und depressive Zustandsbilder.

7.5.3 DAS DEPERSONALISATIONS- UND DEREALISATIONS-SYNDROM (F. 48.1)

Wichtige Erlebnisse des Ichs, die Selbst- und Leibwahrnehmung werden als nicht mehr zur eigenen Person gehörig empfunden. Der Patient wird sich selbst fremd. Diese **Entfremdungssymptome** sind relativ unspezifisch. Sie treten auf bei Erschöpfungszuständen, prolongierten Trauerreaktionen und Isolationen, in der Melancholie, der Schizophrenie, transitorisch in der Pubertät, aber auch bei Borderlinestörungen, Depressionen und akut organischen Psychosen (z. B. durch Halluzinogene oder Schlafmittel).

Wird die Umgebung ebenfalls als verändert erlebt, spricht man von **Derealisation**. Die Patienten berichten, daß sie nur Beobachter ihrer Person sind, daß sie sich „wie neben sich" erleben. Die Veränderungen können vom Patienten registriert werden und sind nicht von außen gemacht.

Ätiopathologisch und modelltheoretisch spielen bei dissoziativen, konversiven und somatoformen Störungen, die bei den Angststörungen bereits genannte selektive Aufmerksamkeitsfokussierung, eine gestörte enterozeptive Wahrnehmung, wie auch der primäre und sekundäre Krankheitsgewinn eine Rolle. Aber auch hier tragen Abwehrmechanismen wie etwa Spaltungen, Projektionen, Idealisierungen oder auch narzißtische Reparationsversuche wesentlich zum Verständnis der Beschwerdebilder bei. Biographisch werden häufig traumatisierende Erlebnisse (Unfälle, sexueller Mißbrauch oder Gewalteinwirkungen) genannt.

Diagnose: Eine umfangreiche organische Abklärung ist zwingende Voraussetzung für die Diagnose einer somatoformen Störung. Nicht selten dauert jedoch eine exakte psychodiagnostische Zuordnung bis zu 7 Jahren.

Therapie: Für die Behandlung dissoziativer, konversiver und somatoformer Störungen kommen Suggestivverfahren, konfliktbearbeitende analytische Psychotherapie sowie eine eher symptomorientierte kognitive Verhaltenstherapie in Betracht. Hinzu kommen psychoedukative und hypnotherapeutische Verfahren. Die medikamentöse Behandlung mit Antidepressiva und Anxiolytika hat nur eine nachgeordnete Bedeutung.

Folgende Begriffe sind in diesem Zusammenhang abzugrenzen:
- Von einer **somatopsychischen Störung** spricht man, wenn auf dem Boden einer somatischen Grunderkrankung (in der Regel bei vorgegebener Disposition) psychische Störungen und Auffälligkeiten entstehen. **Pathogenetisch** kommen zwei Modelle in Betracht: Bisher stabile, aber dysfunktionale Verhaltensmuster dekompensieren durch die hinzutretende somatische Erkrankung. Dadurch kommt es gewissermaßen zu einer gestörten Krankheitsbewältigung (inadäquates Coping). Im Unterschied hierzu kann sich auch im Rahmen einer körperlichen Erkran-

kung eine sekundäre Fehlverarbeitung der neuen Situation zeigen, v. a. mit Depressionen und Ängsten.

Entscheidend ist, daß sich der Patient in einer veränderten Situation vorfindet, die neue psychische Anforderungen an ihn stellt. Gestörtes Selbstwertgefühl, veränderte Zukunftsperspektiven usw. können so zu einer psychischen Dekompensation führen.

● **Rentenneurose (Unfallneurose** oder **traumatische Neurose):** Entscheidend ist nicht das durch den Unfall bedingte Trauma, sondern der subjektive Verarbeitungsmodus. Überbewertung, Aggravierungen, Kränkungserlebnisse und Fixierungen der Beschwerden kennzeichnen das Bild. Dem appellativen Darstellungscharakter liegt häufig eine hypochondrische Einstellung zugrunde. Wichtig ist die sorgfältige somatische Abklärung und die Aufklärung des Patienten.

● **Artifizielle Störungen:** Dabei handelt es sich um das absichtliche und vorgetäuschte Erzeugen psychischer und körperlicher Beschwerden. Eine äußere Motivation kann nicht gefunden werden. Die Verletzungen werden meist heimlich zugefügt. Häufig liegt eine qualitative Bewußtseinsstörungen im Sinne einer Dissoziation vor. Man unterscheidet drei Untergruppen:
  – Das **Münchhausensyndrom** („Behandlungswanderer"), bei dem die Patienten einen häufigen Arztwechsel aufweisen.
  – Die **Kerngruppe artifizieller Störungen**. Sie ist gekennzeichnet durch das rezidivierende selbstschädigende Verhalten und das
  – **„by-proxy-Syndrom".** Dabei fügt nicht der Patient sich selbst, sondern einem Anderen (zum Beispiel einem Kind) Schaden zu.

Es besteht eine hohe Komorbidität mit Persönlichkeitsstörungen, Eßstörungen und Suchtentwicklungen. Die Prävalenz im klinischen Patientengut liegt bei bis zu 5%. Das Münchhausensyndrom ist bei Männern, artifizielle Störungen der Kerngruppe dagegen bei Frauen häufiger.

● **Schlafstörungen:** Ein- und Durchschlafstörungen treten bei bis zu 25% der Bevölkerung auf. Man unterscheidet drei Untergruppen:
  – Dyssomnien,
  – Parasomnien sowie
  – Schlafstörungen bei anderen psychiatrischen Erkrankungen.

Bei den **Dyssomnien** unterscheidet man weiter die Insomnie, die Hypersomnie mit verlängertem Nachtschlaf, die Narkolepsie mit imperativen Einschlafattacken sowie Apnoesyndrome und Störungen, die durch die zirkadiane Rhythmik bedingt sind (Jet-lag, Schichtarbeit).

Bei den **Parasomnien** bleibt der Schlaf-Wach-Zustand ungestört. Man unterscheidet den Somnambulismus, den Pavor nocturnus sowie nächtliche Alpträume. Differentialdiagnostisch ist immer auch an ein Anfallsleiden zu denken.

Da es zahlreiche organische Ursachen (z. B. Herz-Lungen-Erkrankungen, chronische Schmerzen, Neoplasien oder auch Stoffwechselerkrankungen) für Schlafstörungen gibt, ist eine detaillierte Exploration und

Abklärung unerläßlich. Zudem können nahezu alle psychiatrischen Erkrankungen mit Schlafstörungen einhergehen. Therapeutisch stehen je nach Grunderkrankung medikamentöse Behandlungen, Psychotherapie oder auch spezifische Maßnahmen wie etwa die C-PAP-Behandlung zur Verfügung.

- **Alexithymie:**

Das Alexithymiekonzept beschreibt in einer allgemeinen Form psychologische Charakteristika des psychosomatisch Kranken. Man spricht auch von einem „emotionalen Analphabetentum". Vier Aspekte sind wichtig:

- Es zeigt sich in der Schwierigkeit oder Unfähigkeit, Gefühle auszudrücken oder näher benennen zu können.
- Sprache und Phantasie sind oft wenig entwickelt, einfallsarm und stereotyp. Häufig fehlt eine erkennbare innere Betroffenheit oder Beteiligung in der Schilderung von Ereignissen.
- Das Autonomiebedürfnis ist gering ausgeprägt, oft mit einem fast symbiotisch anklammernden Abhängigkeitsverhältnis im zwischenmenschlichen Bereich. Der Partner garantiert das innere psychische Gleichgewicht.
- Es finden sich hohe soziale Angepaßtheit („das, was man halt so tut") und mangelhaftes Durchsetzungsvermögen im Hinblick auf die eigene Bedürfnisstruktur.

Das Alexithymiekonzept ist der Versuch, jenseits der individuellen Biographie des Patienten, eine allgemeine psychologische Erklärung für die körperliche Symptombildung zu liefern.

7.6 Persönlichkeitsstörungen

7.6.1 DEFINITION

Der Begriff der psychopathischen, abnormen oder akzentuierten Persönlichkeit von K. Schneider wurde durch den Begriff der Persönlichkeitsstörungen („personality disorder") ersetzt und operationalisiert.

Definition

Als Persönlichkeitsstörungen bezeichnet man Krankheitsbilder, die durch Charaktereigenschaften und -ausprägungen gekennzeichnet sind, welche in Intensität, Dauer und Inhalt deutlich von der Norm abweichen. Die Personen sind dadurch teils einem besonderen Leidensdruck unterworfen, teils wirken sie für die Umwelt störend.

Der Begriff der Persönlichkeit ist schwierig zu verstehen. Eine geschlossene Theorie der Persönlichkeit wie auch der Persönlichkeitsstörungen besteht nicht. Um das Ganze der Persönlichkeit jedoch systematischer erfassen zu können, haben sich in der Persönlichkeitsforschung – trotz unterschiedlicher Ansätze – fünf Merkmale herausgebildet („Big-five"). Sie dienen zum einen der Beschreibung unterschiedlicher Merkmale, zum anderen stellen sie die Grundlage für ein besseres Verständnis von Störungsmustern der Persönlichkeit dar.

Merkkasten 7.1:	„Big Five" der Persönlichkeitsforschung

1. **Extraversion/Introversion** beschreibt das nach außen oder innen gerichtete Verhalten und Erleben und damit das Ausmaß an Kontaktfreudigkeit bzw. Zurückhaltung
2. **Neurotizismus** meint hier die emotionale Instabilität bzw. Reizoffenheit und das Maß an Überempfindlichkeit bzw. Entspanntheit
3. **Offenheit** für neue Erfahrungen, das heißt die Fähigkeit aus Erfahrungen zu lernen, kreativ oder phantasielos zu sein und sich so neuen Situationen anzupassen
4. **Rigidität, Genauigkeit oder Gewissenhaftigkeit** im Umgang mit Aufgaben und Anforderungen
5. Maß an **sozialer Verträglichkeit** bzw. aggressivem oder streitsüchtigem Verhalten.

7.6.2 ÄTIOLOGIE UND MODELLVORSTELLUNGEN

Pathogenetisch spielen genetische, hirnorganische sowie auch psychosoziale Faktoren eine Rolle. Bei allen Persönlichkeitsstörungen liegen kognitiv-affektive Schemata vor, die einen stabilen, zeitüberdauernden und dysfunktionalen Charakter haben und nach denen die Umwelt „passend" interpretiert wird. Von psychoanalytischer Seite geht man von einer entwicklungsbedingten und phasenspezifischen Fixierung aus. Man spricht hier auch von Charakterneurose. Durch eine Reifungs- und Entwicklungsstörung kommt es zu einem reduzierten Funktionsniveau der Ich-Funktionen, zu unreifen Abwehrmechanismen, schwachem Selbstwert und instabiler Selbstregulation. Dies führt zu Unsicherheiten in der Selbst- und Objektdifferenzierung, zu einer mangelhaften Impuls- und Spannungstoleranz. Das emotionale Repertoire ist nur eingeschränkt verfügbar. Neuere Theorien betonen vor allem den interpersonellen Aspekt in der Pathogenese von Persönlichkeitsstörungen.

7.6.3 DIAGNOSE UND DIFFERENTIALDIAGNOSE

Für die Diagnose einer Persönlichkeitsstörung gelten folgende Kriterien:
● Dauerhaftes und von der Norm abweichendes Verhalten und Erleben, welches den Affekt, die Kognition, die Bedürfnisbefriedigung und die Beziehungsfähigkeit umfaßt.
● niedriges und/oder unflexibles psychosoziales Funktionsniveau
● Leidensdruck
● Beginn meist in der Adoleszenz

● Die Abweichungen können nicht durch eine andere psychische Erkrankung erklärt werden.
● Eine organische Ursache liegt nicht vor.

Die Diagnose stützt sich einmal auf Selbstbeurteilungsverfahren, auf spezielle Interviewtechniken (SCID, strukturelles Interview nach Kernberg) und auf Checklisten. Testpsychologisch spielen das Freiburger Persönlichkeitsinventar (FPI), das Eysenk Persönlichkeitsinventar (EPI) sowie der Minnesota Multiphasic Personality Inventory (MMPI) eine wichtige Rolle.
Differentialdiagnostisch muß immer auch an eine Pseudopsychopathie gedacht werden. Klinisch-phänomenologisch entspricht sie dem Bild der Persönlichkeitsstörung, die Genese ist jedoch ein definierter hirnorganischer Defekt. Wichtig ist auch die Abgrenzung gegenüber körperlich begründbaren Psychosen, Schizophrenien, Angst- und Zwangsstörungen.

Tab. 7.2:	Einteilung und Zuordnung der wichtigsten Persönlichkeitsstörungen (PS) nach ICD-10 und der Cluster Zuordnung nach DSM-IV		
ICD-10	**DSM-IV**		
– paranoide PS – schizoide PS	schizotypische PS	Cluster A

– dissoziale PS
– emotional instabile PS
  a) impulsive PS
  b) Borderline PS
  c) Histrionische PS
	– antisoziale PS
	– Borderline PS
	
	– narzißtische PS
		Cluster B

– anankastische PS – ängstliche PS – asthenische PS	selbstunsichere PS	Cluster C

7.6.4 KLINISCHE SUBTYPEN

Persönlichkeitsstörungen sind keine „Minimalausgabe" einer Psychose, sondern ein eigenständiges Krankheitsbild, obwohl sie klinisch nicht selten einer „endogenen" Psychose ähneln. Bei Persönlichkeitsstörungen handelt es sich um Extremvarianten menschlichen Verhaltens, Erlebens und Kommunizierens, welche immer auch Auswirkungen auf den zwischenmenschlichen Bereich haben. Einzelne Merkmale bleiben konstant ausgeprägt und führen neben einer beruflichen Leistungseinbuße und einer reduzierten sozialen Interaktionsfähigkeit zu deutlichen Einschränkungen des subjektiven Erlebens. Das Verhalten und Kommunizieren des Patienten ist dabei in komplexer Weise betroffen.

Epidemiologie: Die Prävalenz des unbehandelten Patientenguts liegt bei ungefähr 11%. Die behandelte Prävalenz wird in klinischen Studien mit

Merkkasten 7.2: Charakteristika und Diagnosekriterien der einzelnen Persönlichkeitsstörungen (PS) und die Häufigkeiten im klinischen Patientengut

Paranoide PS (2,4%): mißtrauisch, streitsüchtig, leicht kränkbar, überempfindlich gegenüber Kritik und Rückschlägen

Schizoide PS (1,8%): kühl, distanziert, freudlos, wenig Interesse am anderen, introvertiert, Einzelgänger, eingeschränktes Gespür für soziale Normen

Histrionische PS (4,3%): dramatische Selbstdarstellung, erhöhte Suggestibilität, oberflächlicher, labiler Affekt, geltungssüchtig, ständige Beschäftigung damit, äußerlich attraktiv zu sein, theatralisch und sprunghaft

Dissoziale PS (3,2%): geringe Frustrationstoleranz, Gefühl, etwas Besonderes zu sein, Mißachtung sozialer Normen, rücksichtslos, fehlendes Schuldbewußtsein, verminderte Fähigkeit aus Erfahrungen zu lernen, keine dauerhaften Sozialkontakte

Borderline PS (14,9%): emotional instabil, manipulativ, Wutausbrüche, chronische Ängste, abrupter Kontaktwechsel, Gefühl der inneren Leere, selbstschädigendes Verhalten

Narzißtische PS (1,3%): „Ich bin etwas Besonderes", Bedürfnis nach Bewunderung, Mangel an Empathie, arrogant, neidisch, andere werden ausgenützt, Größenphantasien

Ängstlich-vermeidende PS (15,2%): Angst vor Kritik, im Selbstbild unterlegen und sozial unbeholfen, häufig unentschlossen, andauerndes Gefühl von Anspannung und Besorgtheit

Dependente PS (4,6%): Fehlen von Selbstvertrauen, delegiert Entwicklungen an andere, Angst vor dem Alleinsein, Unterordnung eigener Bedürfnisse unter andere, Entscheidungsschwäche, „Allein geht es nicht"

Zwanghafte PS (3,6%): Ordnungsliebe, Perfektionismus, Gewissenhaftigkeit und starke Leistungsbezogenheit, ständige Kontrollneigung, Ängste, Fehler zu machen, Gefühl von starkem Zweifel und Vorsicht, Eigensinn

30–50% angegeben. Die ängstliche Persönlichkeitsstörung (15%) und die Borderline Persönlichkeitsstörung (15%) werden am häufigsten diagnostiziert. Die narzißtischen Persönlichkeitsstörungen sind seltener (1,3%). Auf Grund der Komorbiditätsregel sind Mehrfachdiagnosen, vor allem mit Eßstörungen, Depressionen und Angststörungen häufig (50%).

7.6.5 THERAPIE

Allgemein gilt, daß die Behandlung von Persönlichkeitsstörungen langfristig, schwierig und häufig frustran verläuft. Der medikamentösen Behandlung kommt meist nur eine untergeordnete Rolle zu. Es kommen

Lithium, Naltrexon, MAO-Hemmer und Serotoninantagonisten zum Einsatz. Zu den generellen Therapierichtlinien gelten der Aufbau einer therapeutischen Beziehung, die affektiv-kognitive Umstrukturierung dysfunktionaler Schemata, der Erwerb psychosozialer Kompetenzen sowie die Generalisierung in das jeweilige Umfeld hinein.

Zwei Persönlichkeitsstörungen sollen besonders betrachtet werden: Die narzißtische Persönlichkeitsstörung und die Borderline-Störung.

7.6.6 NARZISSTISCHE PERSÖNLICHKEITSSTÖRUNG

Narzißmus heißt „Selbstliebe". Ein gesunder Narzißmus ist für die Entwicklung und die Identität des Menschen genauso wichtig und notwendig wie etwa Aggression, Angst oder Sexualität. Aber der Narzißmus ist in gleicher Weise sehr störanfällig und kann pathologische Veränderungen zeigen.

Von einem gesunden Narzißmus spricht man, wenn ein Gleichgewicht zwischen der Selbstachtung und dem Vertrauen auf Hilfe Anderer besteht. Hinzu kommt eine stabile Ich-Identität, die dafür sorgt, daß Charakterzüge über die Zeit bestehen bleiben. Ein realistisches Körperbild und eine stabile Geschlechtsidentität, die Fähigkeit zum Alleinsein und das Gefühl von Echtheit und Authentizität gehören ebenfalls zu einem gesunden Narzißmus.

Mit dem Krankheitsbegriff Narzißmus wird nach S. Freud eine Störung bezeichnet, die im Bereich der Ich-Identität und der Ich-Pathologie liegt. Bei narzißtischen Störungen kommt es zu einem **Defizit** in der **Regulation des Selbstwertgefühls** bei einem relativ konstanten Ich-Kern. Statt Sicherheit über das eigene Gefühl (positiv oder negativ) kommt es bei der narzißtischen Störung zu einer ständigen Angst und Unsicherheit, das „falsche" Ich nach außen zu zeigen. Das Vertrauen in die eigenen Kompetenzen sowie in die eigene Würde und Selbstachtung geht verloren.

Es ist sinnvoll, vier Formen des Narzißmus zu unterscheiden:
- einen **infantilen Narzißmus**, der nur ein allgemeines und diffuses Wohlergehen beschreibt.
- einen **pathologischen Narzißmus,** der gekennzeichnet ist durch eine Verschmelzung von Ideal-Selbst, Ideal-Objekt und Real-Selbst. Dies nennt man auch narzißtisches Größenselbst. Es dient als Abwehr gegen häufig erlebte Frustrationen.
- einen **malignen Narzißmus**, der dadurch ausgezeichnet ist, daß aggressive und sadistische Verhaltens- und Erlebnisformen der Aufrechterhaltung des grandiosen Selbst dienen
- eine **narzißtische Psychopathologie** im Rahmen anderer Störungen. Es ist davon auszugehen, daß bei nahezu allen Störungsbildern auch die Selbstwertregulierung mitbetroffen ist.

Störungen des Selbstwertgefühls werden in der psychotherapeutischen Praxis immer häufiger gefunden. Das Manifestationsalter liegt zwischen dem 20. und 40. Lebensjahr.

7.6.6.1 Ätiologie und Pathogenese

Narzißtische Störungen sind Störungen in der frühen Objektbeziehung. Die von der Primärperson (Mutter) geleisteten **affektiven Einstimmungen** auf die unterschiedlichen Stimmungslagen des Säuglings (Trauer, Wut, Aggression, Neid, Hunger, Glück) bleiben teilweise aus. Im Normalfall erlaubt ein empathisches Spiegeln oder positives Feedback der Mutter (das Kind darf auch traurig, wütend und aggresiv etc. sein) die Ausbildung eines positiven Selbstbildes. Die Mutter signalisiert durch **fehlende empathische Rückmeldung** zu einzelnen Gefühlsqualitäten ihre Ablehnung. Deshalb spaltet das Kind nicht akzeptierte Erlebnisqualitäten vom eigenen Selbst ab, um so der Akzeptanz durch die Mutter weiterhin sicher zu sein (Abb. 7.6). Das Kind kann dann Zorn, Glück, Neid oder Hoffnung als mögliche Erlebnisqualitäten in der Ausbildung und Reifung der eigenen Identität nicht ausreichend kennenlernen und ausprobieren. So entsteht ein „falsches Selbst" (Kohut).

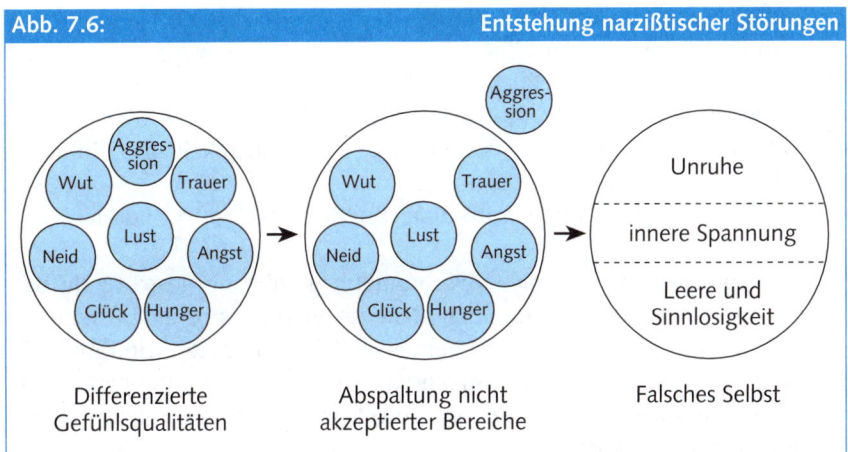

Abb. 7.6:   Entstehung narzißtischer Störungen

Differenzierte Gefühlsqualitäten — Abspaltung nicht akzeptierter Bereiche — Falsches Selbst

7.6.6.2 Klinisches Bild

Folgende Aspekte sind für die Diagnose wichtig (Abb. 7.7):
1. Ständige Beschäftigung mit Phantasien über den eigenen unbegrenzten Erfolg
2. Schwanken zwischen Überidealisierungen und Abwertungen
3. Mangel an Empathie und Einfühlungsvermögen bei gleichzeitiger Überempfindlichkeit gegenüber der eigenen Person
4. Exhibitionistisches Bedürfnis nach Bewunderung und starker Selbstbezogenheit

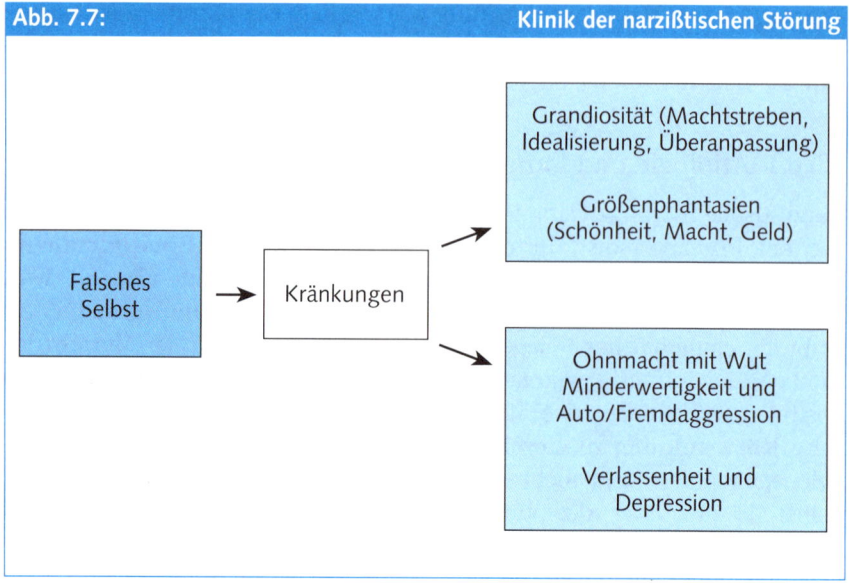

Abb. 7.7: Klinik der narzißtischen Störung

5. Eingeschränktes emotionales Repertoire mit vorwiegenden Gefühlen von Neid, Haß und Wut bei mangelhaftem Ausdruck von Trauer, Reue und Dankbarkeit
6. pathologisches Größenselbst
7. fragiler Selbstwert und falsches Selbst
8. Unsicherheiten in der Körperwahrnehmung
9. Gefühl der inneren Leere, von Passivität, Ruhelosigkeit und Sinnlosigkeit
10. Depressive Verstimmung, auto- und fremdaggressives Verhalten.

Im Mittelpunkt der klinischen Symptomatik steht eine gestörte **Selbstwertregulierung**, die immer auch Resultat einer gestörten Beziehungsgestaltung ist. Dabei gehen zwischenmenschliche Qualitäten wie Empathie, Takt und Sorge verloren. **Ätiologisch** werden frühe Frustrationserlebnisse mit dem care-taker, eine verminderte Angst- und Spannungstoleranz sowie konstitutionelle Faktoren (wie etwa gesteigerte aggressive Reaktionsbereitschaft) diskutiert. Sie tragen zusammen dazu bei, daß die Ich-Identität und Selbstwahrnehmung instabil, entwertet und unsicher ist und jener Zustand nur über Größenphantasien abgewehrt oder kompensiert werden kann. Meist haben narzißtische Persönlichkeiten von Kindheit an eine Besonderheit oder ein Talent, welches von der Primärperson selektiv mißbraucht wird, ohne daß die gesamte Person angenommen wird. Die Angst vor Liebesentzug führt dann zu einer gesteigerten Anpassung bzw. zu einer erhöhten Leistungsbereitschaft, „immer der Beste sein zu müssen".

7.6.6.3 Differentialdiagnose und Therapie

Differentialdiagnostisch kommen antisoziale Persönlichkeiten, Zwänge, sexuelle Promiskuität und paranoide Persönlichkeitsstörungen in Frage. Da Kränkungserlebnisse bei vielen Krankheitsbildern eine Rolle spielen, kommt es für die Diagnose vor allem darauf an, welche Symptome klinisch führend sind.

Narzißtische Störungen liegen vor allem im präverbalen Bereich. Deshalb ist die reine **verbale Interaktion** zwischen Arzt und Patient nicht das einzige therapeutische Instrumentarium. Die Einstellung und Haltung des Therapeuten sowie seine affektive Zuwendung sind hier, trotz der allgemein anerkannten Abstinenzregel, ein wichtiges Element. Es ist vordringlich, dem Patienten zu vermitteln, daß seine eigenen Affekte den Anderen nicht zerstören, aber daß sie eine wichtige Bedeutung in zwischenmenschlichen Beziehungen haben. Die Wiederherstellung der Fühlfähigkeit für abgespaltene Affekte steht im Zentrum der therapeutischen Bemühungen. H. Kohut und O. F. Kernberg haben spezielle Behandlungstechniken für narzißtische Störungen beschrieben.

7.6.7 DIE BORDERLINE-PERSÖNLICHKEITSSTÖRUNG

Für die Diagnose der Borderline-Störung ist es wichtig, neben der Angabe von deskriptiven Aspekten strukturelle Aussagen machen zu können. Das zentrale pathologische Agens bei der Borderline-Organisation ist eine Störung des Selbst. Dies zeigt sich als Instabilität im Selbstbild, im Bereich des Affekts sowie im zwischenmenschlichen Bereich. Die eher syndromale Ebene steht in Verbindung mit der intrapsychischen Organisation oder der Struktur des Patienten. Der kleinste gemeinsame strukturelle Nenner besteht aus einem Selbstanteil (Vorstellung über sich selbst) , einem Objektanteil (Vorstellung über einen Anderen) und dem dazugehörigen Affekt.

7.6.7.1 Klinisches Bild

Unter **deskriptiven und strukturellen** Gesichtspunkten sind folgende Punkte wichtig:
1. Chronische, frei flottierende Ängste. Sie sind Ausdruck der Ich-Schwäche und verweisen auf eine mangelhafte Fähigkeit zur Grenzziehung zwischen Ich und Umwelt. Meist sind diese Zustände verbunden mit der Unfähigkeit allein zu sein;
2. Konversive und dissoziative Reaktionen sowie multiple Phobien;
3. Periodischer Impulskontrollverlust mit
4. starken oft unangemessenen Wut- und Haßattacken gegen sich oder andere. Häufig sind depressive Verstimmung;
5. Polymorph perverse Sexualität sowie selbstschädigendes Verhalten im Sinne von suizidalen Handlungen oder einer offenen Suchtentwicklung;

6. paranoide Erlebnisbereitschaft. Meist kurzfristig durch Streßbelastungen ausgelöste, passagere und wenig systematisierte Beobachtungsphantasien, die als ich-dyston erlebt werden und nur einen flüchtigen Charakter haben;
7. Abwehrmechanismen. Sie dienen zur Aufrechterhaltung eines Gefühls der Ich-Identität bzw. der Realitätskontrolle. Charakteristisch sind die Spaltung, die projektive Identifikation, Verleugnungen, Abwertungen sowie Idealisierungen;
8. Instabilität im Selbstbild. Die Patienten haben häufig große Mühen sich selbst konsistent zu beschreiben oder wahrzunehmen,
9. meist verbunden mit dem chronischen Gefühl der inneren Leere.

Mindestens fünf Kriterien müssen nach DSM-IV für die Diagnosestellung erfüllt sein.

7.6.7.2 Psychoätiologische Aspekte

Insbesondere die dissoziativen sowie paranoiden Reaktionen weisen auf eine traumatische Genese hin. Bei Borderline-Patienten findet man gehäuft Inzesterfahrungen. Konstitutionelle Faktoren wie allgemeine Ich-Schwäche, Angst- und Spannungstoleranz spielen als unspezifische genetische Dispositionen ebenfalls eine Rolle.

7.6.7.3 Behandlung

Für die **Behandlung** stehen zwei spezifische Verfahren zur Verfügung: Die dialektisch-behaviorale Therapie nach M. M. Linehan sowie die expressive Psychotherapie nach O. F. Kernberg.

Fallbeispiel

Ein etwa 30jähriger Mann suchte zum wiederholten Male eine stationäre Behandlung auf. Als Beschwerden wurden angegeben: plötzlich auftretende, intensive Angstzustände, die sich bis zur Todesangst steigern können, schmerzhafter Druck in Brust und Hals, verbunden mit der Furcht zu ersticken, außerdem ein generelles und unspezifisches Schwächegefühl. Hinzu kamen immer wieder Hyperventilationsanfälle, die als besonders bedrohlich und schmerzhaft erlebt wurden. Obwohl dem Patienten von ärztlicher Seite schon mehrfach ein völlig unauffälliger körperlicher Befund mitgeteilt worden war, blieb bei dem Patienten die Überzeugung, sterben zu müssen bzw. zu ersticken.
Der Patient verneinte zunächst eine situative Abhängigkeit seiner Angstattacken. In der Exploration wurde deutlich, daß diese vor allem dann auftraten, wenn er sich „schutzlos" fühlte und ohne ärztliche Hilfe war. Auslöser für seine Befürchtungen waren insbesondere Gefühle des Alleinseins in der eigenen Wohnung, Spaziergänge im Wald, Aufenthalte in Supermärkten, Menschenansammlungen, Einladungen und Bahnfahrten. Nach Mög-

lichkeit vermied er solche Situationen. Er war daher schon mehrfach für längere Zeit arbeitsunfähig. Angstauslösend wirkten neben den geäußerten katastrophierenden Gedanken über seinen Gesundheitszustand auch starke Affekte, insbesondere Ärger, Trauer sowie Gefühle der sozialen Inkompetenz.

Der Patient war in einem zerrütteten Elternhaus aufgewachsen. Die Eltern wurden als kalt und aggressiv geschildert. Erstmals traten die Angststörungen im 17. Lebensjahr auf. Sie waren bis jetzt mehrfach Anlaß für stationäre Behandlungen.

In einem verhaltenstherapeutischen Setting lernte der Patient die als lebensbedrohlich erlebten Körperbeschwerden und die katastrophierenden sozialen Folgen des Angstanfalles realistischer zu werten. Diese kognitive Umstrukturierung wurde unterstützt durch ein intensives Konfrontationstraining mit angstauslösenden Situationen. So konnte der Patient im weiteren Verlauf seinen Verhaltensspielraum auf ein fast normales Maß wieder ausweiten, ohne daß weitere Angstattacken auftraten. Auch das allgemeine Angstniveau ging auf ein fast normales Maß zurück. Der Patient ist mittlerweile an seinen alten Arbeitsplatz zurückgekehrt. Eine weiterführende ambulante Behandlung ist zur Zeit nicht indiziert.

Diagnose: Panikstörung mit agoraphobischem Verhalten.

Ein 25jähriger Patient kam mit einer Überweisung vom Hausarzt zur stationären Behandlung, nachdem er nach dem Tod seiner Mutter vor allem abends und nachts das Gefühl entwickelte, daß sich seine Umwelt verändere. Außerdem sehe er immer wieder schattenartige Männergestalten. Er äußerte massive Ängste vor diesen Gestalten, sie könnten ihm etwas antun.

Der Aufnahmebefund ergab einen orientierten Patienten in depressivem Stimmungsbild. Neben den Affektillusionen kamen Derealisations- und Depersonalisationserlebnisse zur Darstellung. Der Gedankengang war geordnet, und es bestanden keine Hinweise auf optische oder akustische Halluzinationen. Von Eigengefährdung distanzierte sich der Patient.

Die weiteren Gespräche während der stationären Behandlung ergaben, daß der Vater des Patienten früh verstorben war. Die Mutter war vor einem Jahr gestorben, und der Patient hatte sie bis zuletzt alleine gepflegt. Er selbst war das jüngste von vier Kindern und lebte noch im Hause seiner Eltern. Mehrere Ausbildungen mußten abgebrochen werden. Außerdem lebte er von familiären Ersparnissen. Das depressive Zustandsbild ließ sich bis ins Kindesalter zurückführen und war vor allem bei der Abwesenheit der Mutter verstärkt aufgetreten.

In einem analytischen Setting von zwei Sitzungen pro Woche konnte die symbiotische Mutter-Kind-Beziehung bearbeitet werden. Frühere Objektverluste wurden in massiven Trennungsängsten vom Therapeuten reaktualisiert und konnten dem Patienten gedeutet werden. Die von ihm beschriebenen schattenartigen Männerfiguren standen in engem biographischen Zusammenhang zum retardierten Entwicklungszustand des Patienten. Fehlende Identifikation mit dem Vater machten die Entwicklung einer eigenen männlichen Rolle schwierig. Im weiteren Verlauf der Behandlung konnte der Patient die Deutung zulassen, daß es sich hierbei um eigene intrapsychische Anteile handelte, die er bisher noch nicht akzeptieren bzw. integrieren konnte. Während das depressive Zustandsbild weiterhin bestand, traten die ausgeprägten Ängste vor den Schattenfiguren nicht mehr auf.

Mittlerweile hat der Patient eine kaufmännische Lehre erfolgreich abgeschlossen und lebt in einer eigenen Wohnung. Die bis in die frühe Kindheit zurückreichenden Objektverluste (Tod des Vaters, häufig abwesende Mutter) sind dem Patienten bewußt und wurden in einer weiterführenden ambulanten Psychotherapie bearbeitet. Eine medikamentöse Behandlung war nicht erforderlich.

Diagnose: neurotische Depression mit Depersonalisations- und Derealisationserlebnissen.

In der psychiatrischen Poliklinik stellte sich ein 22jähriger Mathematikstudent vor wegen Schwierigkeiten mit dem Studium, fehlender beruflicher Orientierung und allgemeinen Partnerschaftsproblemen.

In der ersten Sitzung imponierte ein depressives Zustandsbild, Hinweise auf Eigengefährdung bestanden nicht. Im weiteren Verlauf zeigten sich uneingestandene Größenphantasien im Hinblick auf die berufliche Zukunft wechselnd mit Tendenzen zur Abwertung sowohl der eigenen Person als auch des näheren sozialen Umfeldes. Gleichzeitig kam es zu starken Abwertungen des Therapeuten im Hinblick auf seine Behandlung. Der Patient schilderte immer wieder, daß er sich selbst schlecht wahrnehmen könne, daß er oft nur ein diffuses und unsicheres Gefühl über sich selbst habe. Immer wieder komme es zu starken Wutattacken sowie zu Suizidgedanken. Eine realistische Selbsteinschätzung gelinge ihm nur selten.

Biographisch berichtete der Patient, daß er als Kind sehr oft geschlagen worden sei, vor allem wenn er die geforderte Leistung nicht erbracht habe. Erbrachte er einmal eine gute Leistung in der Schule, sei alles als Selbstverständlichkeit und ohne Kommentar hingenommen worden. Dies alles habe ihn sehr gekränkt. Ein Leben ohne Leistung könne er sich gar nicht vorstellen.

Der Patient besuchte die ambulanten Sitzungen regelmäßig, und es fehlten Hinweise auf ein präsuizidales Verhalten mit situativer Einengung oder Verschlechterung des Stimmungsbildes. Trotzdem führte er ohne Vorankündigung einen Suizid durch Einatmen von Autoabgasen durch.

Diagnose: narzißtische Persönlichkeitsstörung.

Exkurs: Psychosomatische Theoriebildung

Es gibt kaum ein Gebiet innerhalb der Medizin, welches in so hohem Maße theoriesensibel ist. Je nachdem welches theoretische Grundverständnis man einnimmt, verändert sich hiermit auch das Verständnis der Krankheit bis hin zur Symptombildung. **Drei Grundfragen** tauchen innerhalb der Psychosomatik immer wieder auf:

1. Die **Spezifitätsfrage:** Welche Faktoren sind für psychosomatische Erkrankungen spezifisch?
2. Das **Verhältnis von Struktur und Symptom**: Welche strukturellen Persönlichkeitsmerkmale stehen mit welchen körperlichen Beschwerden in Beziehung?
3. Die Bedeutung einer **„subjektiven Biologie"**: Wie manifestiert sich die individuelle Sozialisation an bestimmten körperlichen Vorgängen?

Von **F. Alexander** stammt die Unterscheidung der **„holy seven" der Psychosomatik**: Asthma bronchiale, Colitits ulcerosa, essentielle Hypertonie, chron. Polyarthritis, Neurodermitis, Ulcus duodeni sowie die Hyperthyreose. Bei all diesen Krankheitsbildern soll der psychosoziale Anteil besonders hoch sein.

A. Mitscherlichs 2 Phasen-Theorie: Die psychosomatischen Erkrankungen entstehen dadurch, daß eine neurotische Ersatzbildung in einer ersten Phase nicht mehr ausreicht und stattdessen in einer zweiten Phase körperliche Symptome zur Konfliktbewältigung herangezogen werden.

Von **G. L. Engel und A. G. Schmale** stammt die Idee, daß der Ort der Symptomwahl individualbiographisch determiniert und damit verstehbar ist (z. B. Bronchialschleimhaut), während die körperliche Symptomatik selbst (Dyspnoe, Spastik) nach naturwissenschaftlichen, pathophysiologischen Gesichtspunkten abläuft.

Die **restriktive Praxis (S. Zepf)**: Während beim neurotisch Kranken einzelne Interaktionsformen verzerrt sind, leidet der psychosomatisch Kranke unter einer generellen Einschränkung seiner emotionalen Beziehungsfähigkeit. Dadurch daß der care-taker dem Kleinkind nur ein restriktives Beziehungsangebot zur Verfügung stellt, werden an Stelle sprachlicher Interaktionsformen vor allem somatische Reaktionsmuster bevorzugt.

V. v. Weizsäckers Gestaltkreis: Der Gestaltkreis beschreibt ein allgemeines psychosomatisches Modell, bei dem sich Elemente der Bewegung und Motorik mit denen der Wahrnehmung komplementär ergänzen (Drehtürprinzip). Gleichzeitig bildet sich die Psychopathologie nur innerhalb einer Zweierbeziehung ab (Bipersonalität).

T. v. Uexkülls Situationskreis stellt ein allgemeines biopsychosoziales Modell dar, welches die Beziehung von Individuum und Umwelt zum Gegenstand hat. Jedes Lebewesen hat seinen eigenen Kontext. Charakteristisch für den Menschen ist, daß er innerhalb seines Situationskreises durch inneres Probehandeln, Phantasietätigkeit und Bedeutungserteilung eigene Verhaltensformen vorwegnehmen und erproben kann.

Wichtig ist die Abgrenzung zur **Psychophysiologie,** die auf die Streßtheorie von H. Seyle oder das Copingkonzept von R. S. Lazarus zurückgeht. In der Psychophysiologie geht es um überindividuelle Reiz-Reaktionsmuster, so etwa physiologische Parameter bei Angstzuständen. Die Psychosomatik dagegen beschäftigt sich mit den Vorstellungen und Repräsentanzen des Somatischen im Psychischen.

Kinder- und Jugendpsychiatrie

(GK Kap. 17)

8.

8.1 Allgemeine Charakteristik psychischer Störungen

(GK Kap. 17.1)

In der **Ätiologie** psychischer Störungen im Kindes- und Jugendalter spielt die **multifaktorielle** Genese eine besondere Rolle (Abb. 8.1). Neben genetischen Dispositionen und somatischen, vor allem cerebralen, frühkindlichen Erkrankungen ist die individuelle Lern- und Lebensgeschichte sowie auch die persönliche Konflikt- und Familiensituation entscheidend.

Symptomatik, Prognose und geschlechtsspezifische Ausprägung sind stark vom Entwicklungsstand abhängig. Dies führt dazu, daß die klinischen Verläufe häufig zu Spontanremissionen oder auch zu Symptomwechseln führen. Das Intelligenzniveau, die emotionale Stabilität, die Bedürfnis- und Motivationslage sowie die Symptompersistenz bis in die Pubertät hinein sind von entscheidender prognostischer Bedeutung.

Neben der Erhebung **objektiver Angaben** im Rahmen der Familien- und Eigenanamnese spielt die **Fremdbeurteilung** eine wichtige Rolle. Eine konkrete Exploration und Beobachtung des Kindes sowie psychodiagnostische Untersuchungsverfahren ergänzen die Diagnostik.
Im Rahmen der Kinder- und Jugendpsychiatrie spielt die Integration der Eltern eine entscheidende Rolle. Durch Beratung der Erziehungsberechtig-

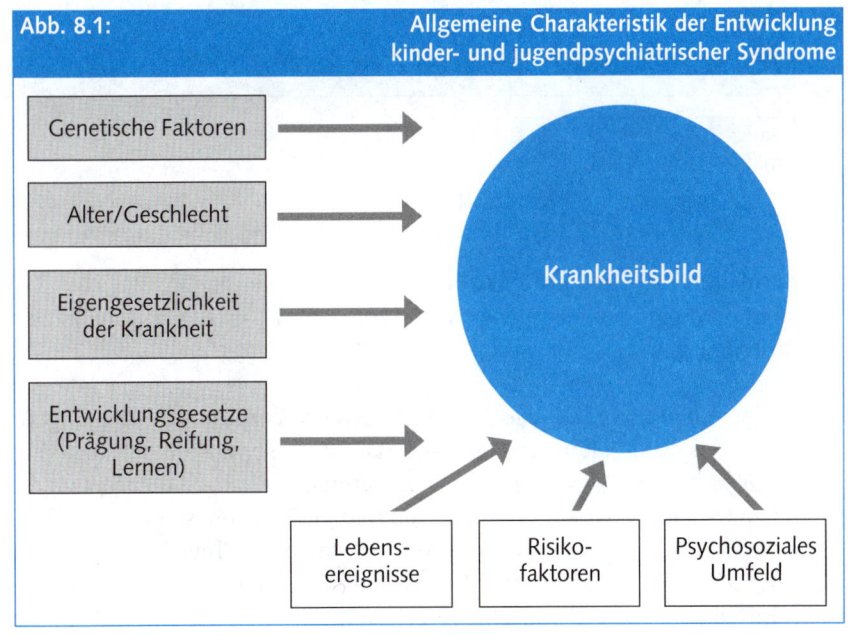

Abb. 8.1: Allgemeine Charakteristik der Entwicklung kinder- und jugendpsychiatrischer Syndrome

Genetische Faktoren

Alter/Geschlecht

Eigengesetzlichkeit der Krankheit

Entwicklungsgesetze (Prägung, Reifung, Lernen)

Krankheitsbild

Lebensereignisse

Risikofaktoren

Psychosoziales Umfeld

ten und Elterngruppen wird die ambulante und stationäre Therapie der Kinder wesentlich ergänzt.

8.2 Intelligenzminderung (GK Kap. 17.2)

8.2.1 DEFINITIONEN

Definition

Von einer **Oligophrenie** spricht man bei einer Intelligenzminderung, welche angeboren ist oder während der Geburt erworben wurde. Hiervon unterschieden wird die **Demenz** als ein Abbau intellektueller Fähigkeiten, welcher im Laufe des Lebens erworben wurde und auf dem Boden einer organischen Erkrankung entsteht.

8.2.2 ÄTIOLOGIE UND PATHOGENESE VON OLIGOPHRENIEN

Insgesamt liegt der Anteil der Oligophrenien in der Gesamtbevölkerung bei 2–3%. Jungen sind häufiger betroffen als Mädchen (3:2). Unter Berücksichtigung der Grenzdebilität (IQ 70–84) liegt die Prävalenz bei ca. 10%. Gleichzeitig kommen Oligophrenien in der Unterschicht häufiger vor.

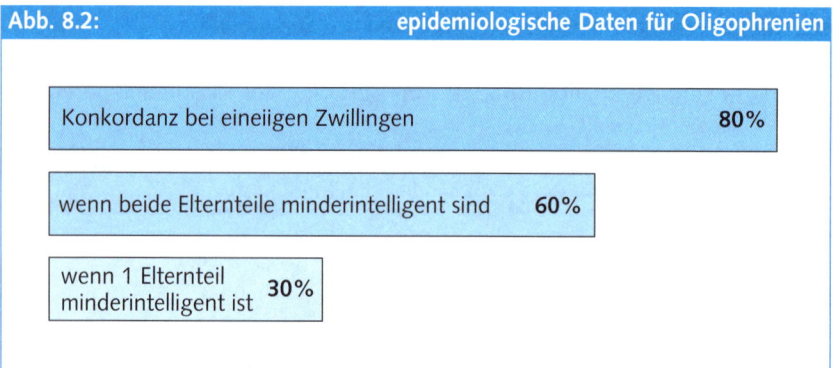

Abb. 8.2: epidemiologische Daten für Oligophrenien

Konkordanz bei eineiigen Zwillingen — 80%

wenn beide Elternteile minderintelligent sind — 60%

wenn 1 Elternteil minderintelligent ist — 30%

In den meisten Fällen (80%) läßt sich keine Ursache finden. Bei 10% der Betroffenen liegt eine exogene Noxe vor, bei 10–15% ein genetischer Defekt (Abb. 8.3).

Unter den **chromosomal ausgelösten Oligophrenien** sind das Down-Syndrom, das Klinefelter-Syndrom und das Turner-Syndrom zahlenmäßig am häufigsten. Bei allen kommt es in unterschiedlicher Ausprägung zu Intelligenzdefekten, wobei beim Klinefelter-Syndrom meist eine Debilität vorliegt. Beim Turner-Syndrom zeigen sich diskrete Teilleistungsschwächen, z. B. Defekte im abstrakten Denken, aber es kann sich auch eine normale Intelligenz entwickeln. Die Kinder mit Down-Syndrom sind in der

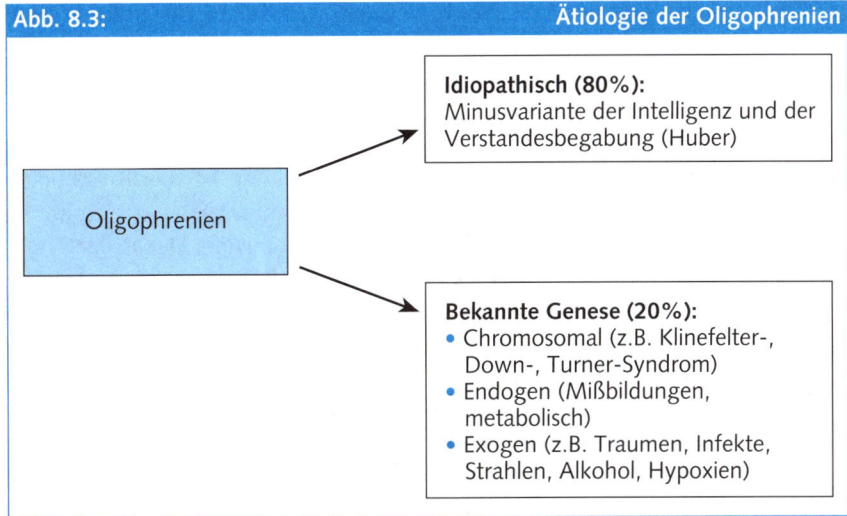

Abb. 8.3: Ätiologie der Oligophrenien

Oligophrenien

Idiopathisch (80%):
Minusvariante der Intelligenz und der Verstandesbegabung (Huber)

Bekannte Genese (20%):
- Chromosomal (z.B. Klinefelter-, Down-, Turner-Syndrom)
- Endogen (Mißbildungen, metabolisch)
- Exogen (z.B. Traumen, Infekte, Strahlen, Alkohol, Hypoxien)

Regel imbezil. Neben den chromosomalen Defekten können auch **metabolische Störungen** zu Oligophrenien führen, z.B. Phenylketonurie, Galaktosämie, M. Gaucher. Die dritte Gruppe sind die **exogen verursachten Oligophrenien**, die z.B. durch Virusinfekte, chronischen Alkoholabusus der Mutter, perinatale Hypoxie, spezifische Encephalitiden, Unterernährung und Blutgruppen-Inkompatibilitäten o.ä. bedingt sind.

Es ist wichtig, bei der statistischen Verteilung unterschiedlicher Schwachsinnsgrade festzuhalten: Die leichteren Formen der Oligophrenie (Debilität) sind zum einen am häufigsten (80%), zum anderen haben sie meist eine unbekannte Genese. Bei den selteneren schweren Oligophrenien liegt überwiegend eine organische Ursache vor.
Die Ursache oligophrener Störungen ist in der Regel multifaktoriell. Neben genetischen und hirnorganischen Ursachen spielt auch das psychosoziale Umfeld eine wichtige Rolle in der Entwicklung von Intelligenzdefiziten.

8.2.3 DEMENZEN IM KINDESALTER

In Abgrenzung zu den Oligophrenien kommt es auch im Kindesalter bereits zu dementiellen Abbauprozessen. Um von einer Demenz sprechen zu können, muß sich bereits ein bestimmtes Intelligenzniveau ausgebildet haben, welches dann sekundär beeinträchtigt wird.

8.2.3.1 Ursachen und Formen

Ursachen der Demenz können z.B. ein Hydrozephalus, metabolische und toxische Störungen, Neoplasien, Traumen, Infekte, Atrophien oder vaskuläre Ereignisse sein.

Im Kindesalter kennt man darüber hinaus **zwei typische Demenzformen**:

● **Dementia infantilis Heller:** Nach einer Periode normaler Entwicklung kommt es meist im 3.–4. Lebensjahr zu einem fortschreitenden intellektuellen Abbau. Meist ohne Vorboten zeigen sich eine zunehmende Schreckhaftigkeit, affektive Verstimmungszustände, Unlust und innere Unruhe. Motorische Ausfälle fehlen. Häufig ist das Krankheitsbild mit Wahnvorstellungen und Zwängen kombiniert und mündet in eine für die Umwelt unerklärbare Wesensveränderung. Der Prozeß dauert ca. 9–12 Monate und zeigt das Bild einer mittleren bis schweren Demenz. Remissionen sind nicht beschrieben. 50 % der Kinder haben im Endzustand die expressive Sprache vollständig oder fast vollständig abgebaut. Der Gesichtsausdruck verbleibt oft starr und wenig moduliert („Puppengesicht"). Das Sprachverständnis geht im weiteren Verlauf verloren. Histologisch wurden Zelldegenerationen, Gliawucherungen und eine Erweiterung der Liquorräume (Hydrocephalus internus) gefunden. Eine spezifische Ätiologie ist nicht bekannt.

● **Kramer-Pollnow-Syndrom:** Ab dem 3.–4. Lebensjahr entwickeln die Kinder eine gesteigerte motorische Unruhe. Hinzu kommen eine allgemeine Stimmungslabilität, negativistische Tendenzen, Veränderungen der Stimme und Abbau des Sprachvermögens. Die Prognose ist günstiger als beim Morbus Heller, da ein Teil der Kinder sich mit dem 7. Lebensjahr wieder erholt hat. Der Intelligenzdefekt ist meist weniger ausgeprägt als beim M. Heller.

8.2.3.2 Klinik

Bei den Demenzen steht im Gegensatz zu den Oligophrenien die verminderte Merkfähigkeit als Achsensymptom im Mittelpunkt.

Die Anpassungsfähigkeit an neue und geänderte Situationen ist stark beeinträchtigt. Häufig gelingt die Differenzierung von Wichtigem und Entscheidendem gegenüber Unwichtigem nicht. Meist liegen nicht nur Intelligenzdefekte vor, sondern auch Störungen im Bereich des Antriebs und des Affektes. Leichte Beeinflußbarkeit, schnelle Überforderung und eine rasch wechselnde Affektlage bestimmen das Bild. Die **Affektlabilität** führt in Folge oft zu einer depressiven Grundstimmung, da die Kinder nicht über „normale" Bewältigungsstrategien in Konfliktsituationen verfügen.

Psychomotorisch zeigen die Kinder entweder einen ausgeprägten Bewegungssturm (erethisch) mit unkontrollierten Kurzschlußhandlungen, oder sie wirken abgestumpft und verlangsamt (torpide).

8.2.4 AUSPRÄGUNGSGRADE

Gängige Klassifikationsschemata (ICD-10, DSM IV) sprechen von Oligophrenie bzw. **Intelligenzminderung** erst ab einem IQ unter 70 und grenzen dabei eine „Grauzone" niedriger Intelligenz bzw. **Grenzdebilität** mit

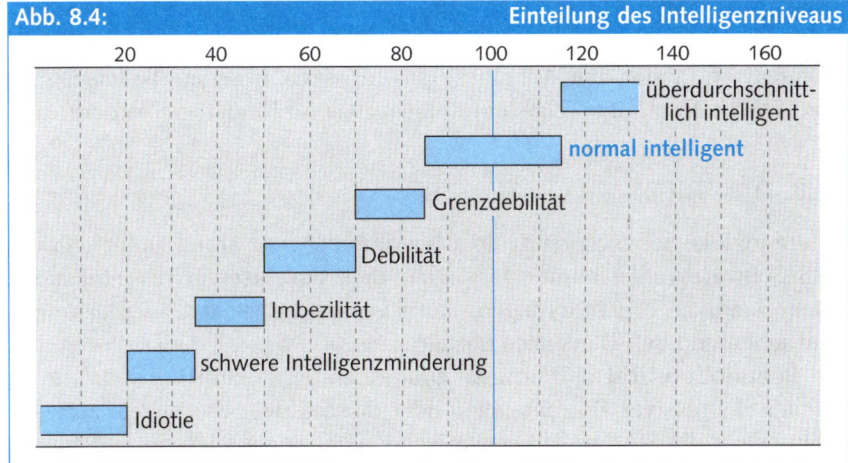

Abb. 8.4: Einteilung des Intelligenzniveaus

überdurchschnitt-
lich intelligent

normal intelligent

Grenzdebilität

Debilität

Imbezilität

schwere Intelligenzminderung

Idiotie

einem IQ von 70–84 ab (Abb. 8.4). Man spricht hierbei auch oft von „Lernbehinderung".

Unterteilt werden die Oligophrenien in 3 Ausprägungsgrade: **Debilität, Imbezilität** und **Idiotie** (Abb. 8.5):

- Bei der **Debilität** liegt ein IQ von 50–69 vor. Eine Volksschulbildung ist nicht möglich. Die Debilität ist die häufigste Form des Schwachsinns mit ca. 3%.
- Von **Imbezilität** spricht man bei einem IQ von 35–49. Die Bewältigung des Alltags ist nicht mehr möglich. Die Häufigkeit liegt bei 0,5–1%.
- Bei der **Idiotie** findet man einen IQ unter 20. Der Bereich zwischen 20 und 34 IQ wird manchmal als **schwere Intelligenzminderung** abgegrenzt. Die Patienten sind vollständig bildungsunfähig und vollkommen hilfsbedürftig. Die Idiotie tritt mit einer Häufigkeit von 0,5–1% auf.

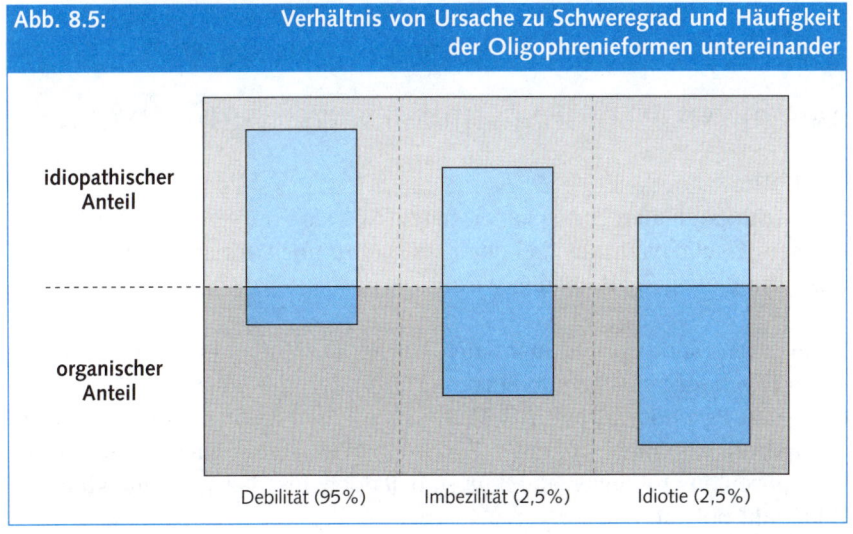

Abb. 8.5: Verhältnis von Ursache zu Schweregrad und Häufigkeit der Oligophrenieformen untereinander

idiopathischer
Anteil

organischer
Anteil

Debilität (95%)   Imbezilität (2,5%)   Idiotie (2,5%)

8.2.5 DIAGNOSTIK

Diagnostisch stehen die Anamnese sowie psychologische Testverfahren (z. B. HAWIK: Hamburg-Wechsler-Intelligenztest für Kinder) im Vordergrund.

8.2.6 DIFFERENTIALDIAGNOSE

Differentialdiagnostisch sind die Oligophrenien mit ihren unterschiedlichen Schweregraden immer gegenüber dem psychischen Hospitalismus, psychoreaktiven Veränderungen, autistischen Störungen, Teilleistungsschwächen und den Demenzen abzugrenzen.

Von **Pseudodebilität** spricht man zum einen bei kognitiven Defiziten im Rahmen depressiver Erkrankungen oder dissoziativer Störungen, zum anderen, wenn die Störung auf sensorische, emotionale oder ganz allgemein auf soziale Deprivation zurückzuführen ist.

8.2.7 PRÄVENTION, THERAPIE, REHABILITATION

Im Vordergrund steht die **heilpädagogische Behandlung**. In fast 50% der Fälle ist eine ambulante Behandlung möglich, vor allem dann, wenn eine frühe Förderung einsetzt. Auch Sonderkindergärten, Sonderschulen, Wohnheime und beschützte Werkstätten stehen zur Verfügung und helfen mit, einen sekundären Schaden sowie eine weitere gesellschaftliche Traumatisierung zu verhindern. Nicht zu vergessen ist die Elternberatung sowie die genetische Beratung.

Durch die Minderbegabung ergeben sich strafrechtlich-forensische Konsequenzen nach § 20/21 StGB. Dabei werden in die Beurteilung neben den testpsychologischen Ergebnissen auch die Lebensumstände, die Primärpersönlichkeit und die Situation mit einbezogen.

8.3 Organische Psychosyndrome (GK Kap. 17.3)

8.3.1 HIRNSCHÄDIGUNG, HIRNFUNKTIONSSTÖRUNGEN

Definition
Beim frühkindlichen Hirnschaden handelt es sich um eine Form des organischen Psychosyndroms, bei dem das Gehirn noch vor seiner endgültigen Ausreifung exogen geschädigt wird.

Im engeren Sinne spricht man auch von MCD (Minimal cerebral dysfunction), psychoorganischem Syndrom (POS) oder von einem frühkindlichen exogenen Psychosyndrom. Als Maximalvarianten kann es zur sog. **Little-Krankheit** kommen (infantile Zerebralparese) oder auch zu schweren Oligophrenien. Intelligenzdefekte sind jedoch für das gesamte klinische Bild nicht obligat.

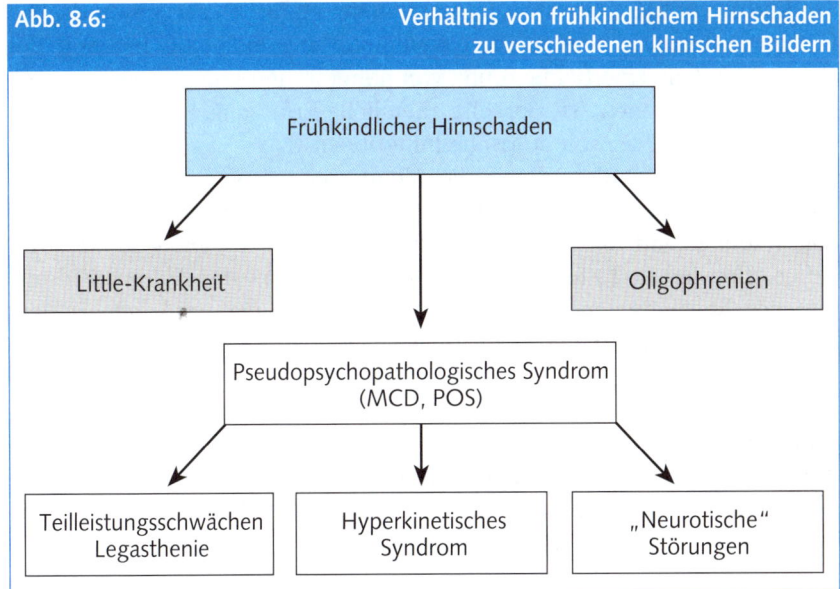

Abb. 8.6: Verhältnis von frühkindlichem Hirnschaden zu verschiedenen klinischen Bildern

In diesem Sinne dient das MCD auch als Erklärungsmodell für funktionelle Störungen, Teilleistungsschwächen und hyperkinetische Syndrome (Abb 8.6). Mischformen kommen ebenfalls vor.

Etwa 7–8% aller Kinder haben diesen mehr oder weniger ausgeprägten Defekt. Jungen sind anfälliger (3:1). Auch genetische Faktoren spielen eine Rolle, da nicht jeder Risikofaktor notwendigerweise zu einer Beeinträchtigung führt. Die Schädigung erfolgt **zwischen** dem **6. Schwangerschaftsmonat** und dem **1. Lebensjahr** und trifft dabei auf eine sensible Reifungsphase des Gehirns, einer Phase, in der wichtige Vorlagen, „Pattern", für die Wahrnehmung und Sensorik festgelegt werden. Die Prognose ist im wesentlichen abhängig von der Größe des Defektes sowie der Fähigkeit des ZNS zur Kompensation. 85% der Fälle ereignen sich perinatal, 15% während des 1. Lebensjahres.

Ursächlich spielen intrauterine Infekte, Hypoxien, chronische Intoxikationen (Nikotin, Alkohol) und Gestosen eine wichtige Rolle. Später werden z.B. Fieberkrämpfe, Unterernährung, Infekte und Blutgruppenunverträglichkeiten bedeutender.

8.3.2 KLINIK

Am Beispiel des Diktatschreibens konnten **Teilaspekte der Pathogenese** aufgeklärt werden. Das Diktatschreiben hängt beim Kind von verschiedenen, eng miteinander verbundenen und verschränkten Funktionen ab. Optik, Akustik und Taktil-Motorik müssen eng zusammenarbeiten. Im Laufe des Übungsvorganges werden die Koordinationsachsen zwischen den einzelnen Teilleistungen zunehmend automatisiert.

Bei Kindern mit MCD ist die Koordination der einfachen sensomotorischen Funktionsabläufe gehemmt. Diese Hemmung zeigt sich dann im Laufe der Entwicklung als eine Behinderung von höheren und komplexeren zentralnervösen Funktionen, wie Sprache, räumliche Erfassung, komplexere visuelle, auditive und sensomotorische Funktionen.

Normalerweise werden durch die Übungsphasen vielschichtige sensomotorische Vorgänge, die zunächst von höheren Zentren geregelt werden, automatisiert und auf einfachere niedrigere Funktionssysteme abgegeben. Bei den betroffenen Kindern ist diese Form der Automatisierung und der Abgabe an niedrigere Funktionssysteme nicht möglich. Höhere Funktionen können damit nicht freigegeben, weiterentwickelt und ausgereift werden.

Neuere Untersuchungen zeigen, daß ein wesentliches Problem die **Gestalt-Hintergrund-Wahrnehmung** ist. Dies führt wiederum zu fehlendem Abstraktionsvermögen und mangelndem Überblick. Die Folge ist, daß die Umwelt nur bedingt strukturiert und erfaßt werden kann. Die Kinder bleiben am Konkreten haften.

Die durch exogene Noxen ausgelösten cerebralen Dysfunktionen können ganz unterschiedliche Manifestationsformen haben. Neben einem gestörten **Affekt**, Störungen im **Kontakt** und in der **Psychomotorik** sowie **Intelligenzdefiziten** spielen auch **neurologische Ausfälle** eine wichtige Rolle.

Die Kinder sind extrem **affektlabil**. Sie fallen oft schlagartig in unterschiedliche und oft gegensätzliche Gemütszustände. Häufig findet man eine dysphorische, aggressive Grundstimmung, die Reizbarkeit ist gesteigert.

Entscheidend für die Diagnose ist das Sozialverhalten. Das Kontaktverhalten ist gekennzeichnet durch **Distanzunsicherheit** und **-störungen**. Distanzlose Aufdringlichkeit wechselt mit ständigem wahllosen Austausch der Gesprächspartner. Die Kontakte bleiben in der Regel oberflächlich.

In den meisten Fällen zeigt sich eine **gesteigerte Motorik** (80%). Die Kinder wirken unruhig, leicht ablenkbar und unaufmerksam.

Eine ständige soziale Überforderung in Familie und Schule führt nicht selten zu einer **sekundären Neurotisierung**, z.B. Enkopresis, Enuresis, Zwänge.

Zu den **neurologischen Auffälligkeiten** beim frühkindlichen Hirnschaden zählen z.B. Fehlhaltungen, gesteigerter Tonus, vergröberte Motorik, Ataxien, Asynergien, Athetosen, Tremor und Reflexsteigerungen, Myoklonien, Dysdiadochokinesen und Agnosien bis hin zur zerebralen Kinderlähmung (M. Little).

Je nach Altersstufe sind unterschiedliche Symptome ausgeprägt. Während im 1. Lebensjahr Trinkschwäche, Passivität, vegetative Störungen und persistierende Primitivreflexe im Vordergrund stehen, kommt es im Kleinkindesalter zu Veränderungen der Gemütslage, der Sensomotorik und der sprachlichen Entwicklung. Später treten gesteigerte Ablenkbarkeit, Störungen im Affekt und im Antrieb hinzu. Im Schulalter können Schulschwierigkeiten, rasche Ermüdbarkeit und Konzentrationsschwierigkeiten vorkommen.

Die **Diagnose** frühkindlicher Hirnschäden stützt sich auf den neurologischen Befund, testpsychologische Ergebnisse, radiologische Befunde und die Anamnese. Leichtere Formen werden oft erst im Kindergarten oder im Schulalter diagnostiziert.
Deshalb spielen neben anamnestischen Angaben über perinatale Schädigungen sogenannte „Brückensymptome", z. B. Trinkschwäche, Appetitschwäche und Schlafstörungen, eine große Rolle.

8.3.3 THERAPIE UND PROGNOSE

Im Vordergrund der Therapie steht eine so früh als möglich einsetzende heilpädagogische Übungsbehandlung. Ist die Gefahr einer sekundären Neurotisierung gegeben, erfordert dies in den meisten Fällen eine psychotherapeutische Behandlung. Medikamentös kommen Tranquilizer, Neuroleptika und Methylphenidat (beim hyperkinetischen Syndrom) in Frage. Langfristig werden das klinische Bild und der therapeutische Erfolg im wesentlichen durch das Ausmaß einer sekundären Neurotisierung geprägt.

8.4 Spezifische Entwicklungsstörungen im Kindesalter (GK Kap. 17.4)

Als umschriebene Funktionsstörungen bezeichnet man auch **Teilleistungsschwächen**. Im Vergleich zum allgemeinen Entwicklungsstand der Kinder in der Gesamtbevölkerung kommt es zu isolierten und diskreten Ausfällen im kognitiven, sensomotorischen oder einem anderen Bereich. Man spricht also von einer Teilleistungsschwäche nur dann, wenn bei normaler (oder überdurchschnittlicher) Intelligenz partielle Leistungen des Gehirns signifikant abfallen. Bis zu 7 % aller Kinder haben Teilleistungsschwächen im verbalen, bis 5 % im nicht-verbalen Bereich.

8.4.1 ENTWICKLUNGSSTÖRUNGEN DER SPRACHE UND DES SPRECHENS

Vorbemerkung: Die normale Sprachentwicklung beginnt mit dem 2-Monats-Lallen. Ab dem 8. Monat setzt ein erstes Sprachverständnis ein. Mit einem Jahr entstehen Einwortsätze, welche dann ab ca. 3 Jahren zu Mehrwortsätzen werden. Die sprachlich geleitete Phantasietätigkeit beginnt um den 18. Monat. Bei 4jährigen liegt in der Regel ein normaler und vollständiger Spracherwerb vor.

8.4.1.1 Sprachstörungen

Neben dieser normalen Sprachentfaltung kann es zu **Störungen der Sprachentwicklung und des Sprachverständnisses** kommen, die unterschiedliche Ursachen haben. In Frage kommen Taubstummheit, Schwachsinn, akustische Agnosien, aber auch fehlende oder unzureichende sprachliche Stimulation durch das soziale Umfeld, um nur einige zu nennen.

8.4.1.2 Sprechstörungen

Bei den **Sprechstörungen** dagegen handelt es sich um „Werkzeugstörungen". Hierzu gehören das **Stammeln, Poltern, Stottern** und die **psychogenen Sprechstörungen**. Klinisch kann man Sprach- und Sprechstörungen meist nicht voneinander trennen. Insgesamt haben die Sprechstörungen eine Prävalenz von ca. 5,5 % mit einem Häufigkeitsgipfel um das 4. Lebensjahr (über 30 %). Allgemeine Symptome sind verlängerte Sprachanbahnung, verminderter nicht altersentsprechender Wortschatz, Dyslalie und Dysgrammatismus.

STAMMELN

Stammeln wird zwischen dem 2. und 4. Lebensjahr als physiologisch betrachtet und verschwindet dann in der Regel. Vor dem 2. Lebensjahr und nach dem 4. Lebensjahr hat es meist eine ungünstige Prognose und muß weiter abgeklärt werden, z. B. frühkindlicher Hirnschaden. Synonym spricht man auch von **Dyslalie** oder **Artikulations-** und **Lautbildungsstörungen**.

Das Stammeln tritt relativ häufig auf, es kommt bei 7 % der Knaben und bei 2 % der Mädchen vor. Hierzu zählen **Sigmatismus, Gammazismus** und die **Rhinophonien:**

- Sigmatismus oder auch Lispeln ist die häufigste Form des Stammelns und meint eine Lautbildungsstörung für den Laut „S". Von Asigmatismus spricht man, wenn der Laut „S" gar nicht gebildet bzw. durch andere Laute ersetzt wird.
- Gammazismus, Lambdazismus usw. bezeichnen Artikulationsstörungen für die jeweiligen Laute G, L usw.
- Zu den Dyslalien zählen schließlich noch die Rhinophonien oder das Näseln. In den überwiegenden Fällen läßt sich hier eine organische Ursache finden, z. B. Tumoren, große Tonsillen, Atresien oder Gaumenspalten. Die Sprache bekommt hier ein näselndes Klangbild.

POLTERN

Von Poltern spricht man, wenn eine Störung im Redefluß vorliegt. Das Sprechen wird hastig und verwaschen. Es kommt zum Auslassen und Wiederholen von Worten, Endsilben werden verschluckt oder umgestellt.

STOTTERN

Beim Stottern ist der normale Redefluß gestört. Der Sprechapparat ist peripher-neurologisch vollkommen intakt. Beim **tonischen Stottern** wird häufig die Gesichts- und Halsmuskulatur mit kontrahiert. Gleichzeitig kommt es zu unkontrollierten Ersatzbewegungen mit Händen und Beinen. Typisch für das tonische Stottern ist das Pressen zu Wort- oder Satzbeginn. Beim **klonischen Stottern** stehen Wiederholungen von Silben und Buchstaben im Vordergrund. Meist liegen jedoch kombinierte Formen vor.
Die Häufigkeit in der Gesamtbevölkerung liegt bei 0,5–1,5 %. Jungen sind häufiger betroffen als Mädchen. Unter adäquater Therapie kann bei 70 % der Kinder eine Heilung oder eine wesentliche Besserung erzielt werden.
Ätiologisch kommen psychoreaktive Störungen (70–80 %) sowie ein frühkindlicher Hirnschaden in Frage. Aber auch genetische Faktoren sowie die Persönlichkeitsstruktur spielen eine wichtige Rolle. Zwischen dem 2. und dem 4. Lebensjahr spricht man von einem physiologischen Entwicklungsstottern. Es kommt häufig dann zustande, wenn kognitive und sprachmotorische Entwicklungsschritte passager nicht synchron verlaufen.

PSYCHOGENE SPRECHSTÖRUNGEN ODER DYSPHONIEN

Von psychogenen Sprechstörungen oder Dysphonien spricht man bei funktionellen Störungen der Stimmgebung. Die Stimme ist meist hauchend, flüsternd und tonlos. Das Husten ist jedoch unauffällig. Mit einer spastischen Komponente kommt es zum Krachen und Ächzen der Stimme, die Ätiologie ist **psychogen**.
Hiervon unterschieden werden muß der **Mutismus**. Die Kinder zeigen eine selektive (nur bestimmten Personen gegenüber) oder auch totale Sprechverweigerung. Die Sprachentwicklung ist jedoch voll ausgebildet, es liegen keine neurologischen Defizite im Sprechapparat vor.

Myasthenia gravis, hormonell bedingte Störungen der Stimme, submucöse Blutungen nach Überanstrengung der Stimme, spastische Dysphonie, zentrale Sprachstörungen, z. B. Aphasien, Dysarthrien und funktionelle Aphonien sind differentialdiagnostisch in Erwägung zu ziehen.

8.4.2 LESE-/RECHTSCHREIBSCHWÄCHE (LEGASTHENIE)

Definition
Von Legasthenie spricht man, wenn isoliert die Fähigkeit des Lesens und Schreibens eingeschränkt ist (Teilleistungsschwäche). Sie wird meist im 2. Schuljahr manifest.

Die Anzahl der Legastheniker hat in den letzten Jahren stark zugenommen. Bei Jungen und Linkshändern tritt die Legasthenie häufiger auf. Ätiologisch werden erbliche Faktoren sowie frühkindliche Hirnschäden beschrieben.

Pathogenetisch spielt die Differenzierung von Figur und Hintergrund eine wichtige Rolle. Visueller und auditiver Input können nicht genügend differenziert werden und führen dann oft zu charakteristischen Befunden: Bestimmte Wortzusammensetzungen, Doppellaute oder Endsilben werden regelmäßig weggelassen, falsch erfaßt oder auch gar nicht wahrgenommen. Daraus resultieren oft reaktive emotionale Symptome. Die Diagnose kann mittels eines mehrfach angefertigten Diktats gestellt werden.

Im Mittelpunkt der Therapie steht eine zielgerichtete Übungsbehandlung. Sie umfaßt ein **Funktionstraining**, bei dem die Konzentration und die Wahrnehmungsfähigkeit verbessert werden, ein **Lesetraining**, ein **Rechtschreibtraining** und schließlich eine **psychotherapeutische Behandlung** zur Verhinderung von sekundären Neurotisierungen und Fehlentwicklungen.
In manchen Städten wurden bereits besondere Legasthenikerschulen eingerichtet. Die Prognose ist bei vorgegebener genetischer Disposition ungünstiger.

8.4.3 UMSCHRIEBENE RECHENSTÖRUNG

Man spricht auch von **Dyskalkulie**. Sie ist mit einer Häufigkeit unter 2% seltener als die Legasthenie. In den letzten Jahren trat die Störung häufiger auf, v.a. in Kombination mit allgemeinen Konzentrationsstörungen. Sie bezieht sich hauptsächlich auf die Mengenlehre. Wichtig ist die Abgrenzung von Rechenstörungen im Rahmen einer allgemeinen Störung des Leistungsniveaus sowie von allgemeinen Entwicklungsretardierungen und Dyskalkulien, die durch cerebrale Schäden verursacht wurden.

Die Diagnose wird durch spezifische klassengestufte Rechentests gestellt. Therapeutisch versucht man, durch Einübung von Rechenoperationen (Lernen am Computer) sowie durch psychotherapeutische Maßnahmen und Elternberatung die Störung auszugleichen.

8.4.4 UMSCHRIEBENE MOTORISCHE STÖRUNGEN

Sie stehen, v.a. in den ersten Lebensjahren, in enger Beziehung zum psychischen und intellektuellen Reifungsniveau. Das motorische Leistungsniveau gilt also als **Parameter** für den **allgemeinen Entwicklungsstand** des Kindes. Bei umschriebenen motorischen Störungen handelt es sich hauptsächlich um neurologische Krankheitsbilder, wie M. Little, extrapyramidal-motorische Störungen, Chorea, cerebelläre Ataxien und hypokinetische-hyperkinetische Syndrome. Therapeutisch sind sensomotorische Übungsprogramme wichtig. Ausschlaggebend für den therapeutischen Erfolg ist jedoch der dialogische Austausch von Kind und Therapeut.

8.4.5 GEDEIHSTÖRUNGEN

Es kommt nicht mehr zu einer altersentsprechenden Gewichts- und Längenzunahme, das Kind wächst nicht weiter entlang der Perzentile. Ein eindeutig festgelegter Grenzwert existiert jedoch nicht. Neben mannigfaltigen somatischen Ursachen müssen auch psychosoziale Belastungsfaktoren berücksichtigt werden. Insbesondere ist auf Deprivationen und Mißhandlungen zu achten. Für eine Deprivation sprechen u. a. Antriebsverlust, ausgeprägte Ängstlichkeit, Jaktationen und unmotiviertes Weinen. An eine Mißhandlung muß vor allem gedacht werden, wenn ein Verletzungsmuster vorliegt, das normalerweise unüblich ist (Hutkrempenregel).

8.5 Lern- und Leistungsstörungen (GK Kap. 17.5)

8.5.1 INTELLIGENZMINDERUNG

Lern- und Leistungsstörungen treten bei Intelligenzminderungen (Demenzen, Oligophrenien) im Sinne einer allgemeinen unzureichenden Leistungsfähigkeit auf. Es stehen also die cerebralen (organischen) Voraussetzungen für Abstraktionsvermögen, Analogisierungen, wiederholte Wahrnehmungen mit Lernerfolg nur in begrenztem Maße zur Verfügung.

8.5.2 PSYCHOGENE STÖRUNGEN

Ursachen für psychogen bedingte Störungen des Lern- und Leistungsniveaus liegen in der Regel im Spannungsfeld der psychosozialen Beziehungsstruktur, z. B. hoher Erwartungsdruck der Eltern, Überschätzung des Leistungsstandes, Schultyp, Persönlichkeitsstruktur des Lehrers sowie in den intrapsychischen Verarbeitungsmodi, z. B. Interessenlage, Copingstrategien, Entwicklungsstand.
Zu den psychogenen Störungen zählen die Schulphobie, die Schulangst und das Schulschwänzen. Diese sind differentialdiagnostisch abzugrenzen gegenüber Deprivationssyndromen und allgemeinen emotionalen Störungen.

- **Schulphobie** beschreibt die Trennungsangst des Kindes von seiner Primärperson. Das Schulversagen bzw. die Schulverweigerung ist hier nur Symptomträger für eine zugrundeliegende Trennungsangst. Reale Konflikte, Ängste vor den anderen Kindern oder dem Lehrer oder auch kognitive Schulschwierigkeiten liegen primär nicht vor.
- Bei der **Schulangst** handelt es sich um primäre Ängste gegenüber der Institution, dem Lehrer, den Leistungsanforderungen oder auch gegenüber den Mitschülern.
- Das **Schulschwänzen** findet man bei Knaben und in der Unterschicht häufiger. Die Eltern wissen oft nicht Bescheid. Leistungsüberforderung und Ängste spielen die entscheidende Rolle.

8.5.3 ORGANISCHE STÖRUNGEN

Auch bei organischen Störungen kann es zu Beeinträchtigungen im Lern- und Leistungsbereich kommen, z. B. bei umschriebenen Hirnfunktionsstörungen, beim organischen Psychosyndrom und auch beim hyperkinetischen Syndrom. Im Vorfeld müssen Hörstummheit, Hörschwäche, Aphasien und Sehschwäche ausgeschlossen sein. Beim hyperkinetischen Syndrom ist wichtig, daß bei primär normaler Intelligenz die gestörte Aufmerksamkeit und Ablenkbarkeit zu zahlreichen sekundären Defekten und Störungen führen kann. Zu nennen sind ebenso die zahlreichen chronischen somatischen Erkrankungen, z. B. Niereninsuffizienz, Mukoviszidose, Epilepsien, die zum Schulversagen führen können. Differentialdiagnostisch kommt neben psychoreaktiven-neurotischen Zuständen auch ein frühkindlicher Autismus in Frage.

8.5.4 TESTDIAGNOSTIK

Diagnostisch stehen neben Schulreifetests und Intelligenztests auch spezielle Selbstbeurteilungsbögen für Schüler zur Verfügung. Allerdings ist die Verhaltensbeobachtung sowie der direkte Kontakt mit dem Kind für die Diagnose unerläßlich.

8.6 Hyperkinetische (hyperaktive) Störungen

(GK Kap. 17.6)

8.6.1 ÄTIOLOGIE

Das hyperkinetische Syndrom gehört in Deutschland, mit einer Häufigkeit von ca. 4 %, zu den am zahlreichsten vorkommenden kinder- und jugendpsychiatrischen Erkrankungen. Die epidemiologischen Untersuchungen zeigen eine ca. 6 mal höhere Prävalenz bei Jungen gegenüber Mädchen, wobei keine eindeutigen Unterschiede in der Psychopathologie bestehen, im Erwachsenenalter kommt das Syndrom nicht vor.

Nach dem bisherigen Wissensstand hat das hyperkinetische Syndrom eine **multikausale Genese**. Die ungleiche Geschlechterverteilung und die häufig zu beobachtende familiäre Belastung lassen an genetische Faktoren denken. Da hyperkinetische Syndrome auch nach viralen Infekten (z. B. Keuchhusten) oder Vergiftungen (z. B. Blei) beobachtet werden konnten, wird bereits seit den 40er Jahren eine organisch bedingte cerebrale Dysfunktion in Erwägung gezogen. Immunologische Untersuchungen, die eine mögliche allergische Genese prüfen, ergaben bislang keine ausreichend fundierten Hinweise. Neuroanatomisch wird diskutiert, daß übergeordnete synthetische Zentren noch nicht ausreichend gereift sind. Da ca. 15–40 % der hyperaktiven Kinder auffällige EEG-Veränderungen zeigen, wird auch möglichen neurophysiologischen Veränderungen Beachtung geschenkt.

Aktuellere neurochemische Untersuchungen, die sich mit Veränderungen der biogenen Amine und ihrer Metaboliten beschäftigen, kamen zu dem Schluß, daß eine **Überfunktion der Monoaminoxidase** die am besten begründete Wahrscheinlichkeit für die Entstehung eines hyperkinetischen Syndroms darstellt.

Hypothesen, die in dem Krankheitsbild eine primäre Verhaltensfehlanpassung an äußere Umweltfaktoren sehen, bestätigten sich nicht. Die Frage, ob in bestimmten Populationen das Syndrom häufiger auftritt, ist noch nicht ausreichend untersucht.

8.6.2 KLINIK

Das klinische Bild wird bestimmt durch die Trias:
- **Motorische Unruhe** (extrem expansives Verhalten, unselektive Hypermotorik und ein hohes Ausmaß an zielloser Aktivität)
- **Konzentrationsstörungen** (eine verminderte Aufmerksamkeit führt zu einer erhöhten Ablenkbarkeit und zu fehlendem Lernerfolg)
- **Affektstörungen** (mangelnde Impulskontrolle und niedrige Frustrationstoleranz)

Die klinische Symptomatik hängt stark ab sowohl vom Temperament, der Motivation und den individuellen Fähigkeiten des Patienten als auch von der Erwartung, den Anforderungen und den Möglichkeiten der Umwelt. Die Folge sind vielfältige Störungen im Bereich der sozialen Kontaktfähigkeit. Zusätzlich ist die Fähigkeit durch die Erfahrung zu lernen eingeschränkt, und eine fehlende Risikoeinschätzung führt zu gehäuften Unfällen. Eine weitere Konsequenz ist, daß die Kinder als dumm und uninteressiert verkannt werden. Beim hyperkinetischen Syndrom liegt eine **komplexe Störung** in **der Wahrnehmungsverarbeitung** vor. Eine unselektive Aufnahme von äußeren Eindrücken führt schnell zu einer Reizüberflutung mit den oben genannten Beschwerden. Inhaltliche Denkstörungen sind nicht zu erwarten.

8.6.3 DIAGNOSTIK, THERAPIE, PROGNOSE

Die **Diagnose** wird gestellt durch eine sorgfältige Anamneseerhebung, die körperliche und neurologische Untersuchung, das EEG, den Laborstatus und die neuropsychologische Testung. Grundsätzlich sollte immer eine **mehrdimensionale Therapie**, bestehend aus Pharmako- und Psychotherapie, unter Berücksichtigung des familiären und schulischen Umfeldes, erfolgen. Dies trifft insbesondere dann zu, wenn eine sekundäre Neurotisierung oder eine Sozialisationsstörung vorliegt.

Als medikamentöse Therapie der ersten Wahl gelten **Psychostimulantien**. Die Indikation hängt ab vom Schweregrad der Symptomatik, dem Lebensalter und der Bereitschaft der Eltern zur Zusammenarbeit, Dosierung von Methylphenidat: 0,2–1,0 mg/kg Körpergewicht.

Kontraindiziert ist die Gabe von **Barbituraten** und **Tranquilizern**. Imipramin und MAO-Hemmern wird ebenfalls eine therapeutische Wirksamkeit zugeschrieben. Gelegentlich kommt es bei Beginn der Behandlung zu Übelkeit, Einschlafstörungen und Appetitminderung. Kopfschmerzen, Schwindel und Dysphorie legen sich nach kurzer Behandlungsdauer. Die Therapieeffizienz der Kombinationstherapie (Medikamente und Psychotherapie) liegt bei 70–80 %.

Neben der medikamentösen Therapie spielen schulische Maßnahmen (z. B. Aufklärung des Lehrers), heilpädagogische Behandlungen (v. a. wenn andere Schwächen hinzutreten) und diätetische Maßnahmen (keine Konservierungsmittel, Verzicht auf Fast-Food und Phosphate) eine wichtige Rolle. Insbesondere bei neurotischen Überlagerungen wird die bereits erwähnte Psychotherapie eingesetzt.

8.6.4 DIFFERENTIALDIAGNOSE

Differentialdiagnostisch kommen in Frage: Normvarianten im Rahmen der Reifung des Kindes, organische Psychosyndrome, Oligophrenien, „endogene" Psychosen, Intoxikationen, Deprivationssyndrome und psychogene Hyperaktivitäten. Aber auch bei Hypoglykämien, Schwermetallvergiftungen, Neoplasien, Chorea minor oder auch bei degenerativen Erkrankungen und epileptischen Syndromen können hyperkinetische Symptome auftreten.

8.7 Für das Kindesalter spezifische emotionale Störungen (GK Kap 17.7)

8.7.1 ÄTIOLOGIE UND MANIFESTATIONSFORMEN

Emotionale Störungen zeigen in Abhängigkeit vom Entwicklungsstand unterschiedliche Symptome. Angst als unspezifische und allgemeine Reaktion ist sehr häufig. Von der 8-Monatsangst über Trennungsängste und Schulängste kann es später zu Identifikationsängsten und Existenzängsten kommen. Aber auch Niedergeschlagenheit und Apathie gehören zu den Affektstörungen im Kindesalter. Häufig sind sie kombiniert mit Eß- und Schlafstörungen. Neben Überempfindlichkeiten, z. B. bei hyperkinetischen Kindern, findet man auch Abkapselungen, z. B. bei autistischen Störungen, sowie Kontaktschwierigkeiten, Zwangsstörungen und depressive Zustandsbilder.

8.7.2 DIAGNOSTIK, THERAPIE, PROGNOSE

Da es sich bei oben genannten Affektstörungen oft um passagere, entwicklungsbedingte Phasen handelt, ist eine Spontanremission nicht selten. Die Diagnose wird durch Verhaltensbeobachtung sowie durch die Anamneseerhebung gestellt. Therapeutisch kommt der Beratung der Eltern sowie der psychotherapeutischen Konfliktbearbeitung eine wichtige Rolle zu.

8.7.3 DIFFERENTIALDIAGNOSE

Passagere Anpassungsstörungen sind eine wichtige Differentialdiagnose, wobei häufig schulisches Leistungsversagen hinzukommt. Familiäre Konflikte stehen im Vordergrund. Nicht selten kann hier auch ein exogenes organisches Psychosyndrom vorliegen.

8.8 Störungen des Sozialverhaltens (GK Kap. 17.8)

8.8.1 ÄTIOLOGIE

Ein gestörtes Sozialverhalten hat in der Regel eine multifaktorielle Genese. Konstitutionelle, erzieherische und soziale (broken home) Faktoren sind von Bedeutung. Man spricht in diesem Zusammenhang auch von einem **Sozialisationsdefizit**, d. h. daß gesellschaftliche Verhaltensregeln und Normen nicht ausreichend übernommen bzw. nicht aktiv eingeübt werden. Häufig kommt es zu einem Stigmatisierungseffekt von seiten der Gesellschaft, wodurch das Sozialverhalten noch weiter verschlechtert wird. Bei den unter 18jährigen findet man Störungen des Sozialverhaltens bei 2% der Mädchen und bei 9% der Jungen. Bei Mädchen treten sie im Durchschnitt etwas später auf.

Unter Störungen des Sozialverhaltens versteht man im weiteren Sinne **dissoziales Verhalten, Delinquenz** und/oder **Verwahrlosungstendenzen**.

Diese Störungen sind primär **keine** psychiatrischen Diagnosen, aber der Übergang oder auch die Affinität zu psychischen Auffälligkeiten ist relativ groß, d. h. psychische Auffälligkeiten und Dissozialität sind nicht identisch (Abb. 8.7). Jedoch findet man in der Gruppe der sozial Auffälligen

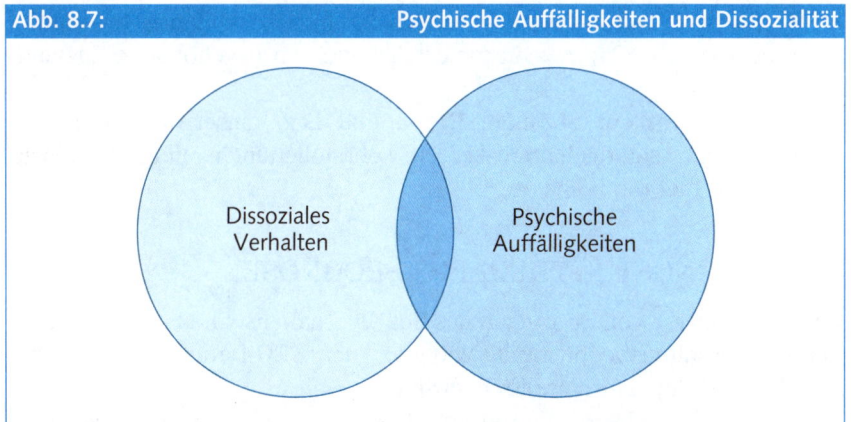

Abb. 8.7: Psychische Auffälligkeiten und Dissozialität

Dissoziales Verhalten

Psychische Auffälligkeiten

höhere Anteile an Oligophrenien, psychischen Auffälligkeiten und hirnorganischen Störungen. Unter Strafgefangenen z. B. konnte man eine Häufung der Legastheniker von bis zu 1/3 antreffen. Bei Schwererziehbaren fand man signifikant häufiger schwere neurotische Störungen (1/3) und Persönlichkeitsstörungen (1/5); 45 % hatten eine signifikant niedrigere Intelligenz (IQ unter 75).

8.8.2 KLINIK

Im Vordergrund steht häufig eine **ich-schwache** und willensschwache Persönlichkeit. Hinzu kommt eine mangelnde Lenkbarkeit und Schwierigkeiten bei der Erziehung der Jugendlichen. Die Kontaktfähigkeit ist stark eingeschränkt und bleibt oft oberflächlich. Zudem ist die Stimmung **labil, dysphorisch-depressiv,** aber auch **impulsiv-aggressiv,**was sich z. B. in Schulschwänzen oder Jähzorn zeigt. Nicht selten kommt es zu kriminellen Delikten, Faulheit, fehlender Motivation zur Arbeit und frühem regelmäßigen Alkoholabusus. Bei Mädchen steht die sexuelle Verwahrlosung im Vordergrund, bei Jungen das aggressiv-destruktive Verhalten.

Sechs Auffälligkeiten sind **häufig:**
- **Stehlen:** Nicht selten handelt es sich um einen symbolischen Diebstahl. Durch das Stehlen wird fehlende emotionale und soziale Zuwendung kompensiert.
- **Lügen:** Es dient bei Kindern oft dazu, einer Konfrontation mit den Eltern aus dem Weg zu gehen, um so ohne große Mühe einen Vorteil zu erlangen. Manchmal findet man auch ein unselektives und motivationsloses Lügen ohne Vorteile oder Nachteile für die eigene Person (Pseudologie).
- **Aggression:** Aggressionen resultieren aus einer inadäquaten Reizbewältigung, die in Abhängigkeit von Situation und Auslöser zu auto- bzw. fremdaggressiven Tendenzen führt.
- **Ungehorsam:** Fehlende pädagogische Lenkbarkeit geht häufig auf eine mangelnde Selbstkontrolle und soziale Anpassung zurück.
- **Weglaufen:** Differentialdiagnostisch ist hier an epileptische Anfälle, hirnorganische Psychosyndrome oder auch an psychotische Zustände zu denken.
- **Schulschwänzen:** Sozialem Druck und Leistungserwartungen kann häufig nicht standgehalten werden. Lehrstellenflucht und Arbeitslosigkeit sind hier die Folge.

8.8.3 DIAGNOSTIK, THERAPIE, PROGNOSE

Für die Diagnose von Störungen des Sozialverhaltens sind Sozialanamnese und die Verhaltensbeobachtung wichtig. Auch EEG-Befunde können weiterhelfen (häufig niedrigere Frequenzen).
Therapeutisch steht im Vordergrund eine (sozial-)pädagogische Inter-

vention und Stabilisierung der Kinder und Jugendlichen. Wichtig ist eine **mehrdimensionale** Therapie mit Sozialarbeit, Verhaltenstherapie usw. Die Prognose ist im allgemeinen ungünstig. Obwohl die Krankheit langfristig konstant verlaufen kann, werden die Kinder in der chronischen Phase eher passiv und lethargisch. Häufig bleibt auch eine latente Aggressivität und Affektlabilität zurück. Wenn eine Minderintelligenz besteht, verschlechtert sich die Prognose deutlich. **Psychosoziale Präventionsmaßnahmen** sind zweifellos die entscheidenden Kriterien zur Verbesserung des Schicksals der Kinder.

8.8.4 DIFFERENTIALDIAGNOSE

Störungen des Sozialverhaltens können bei allen Formen psychischer Erkrankungen auftreten, z.B. bei Teilleistungsschwächen, organischen Psychosyndromen und Psychosen. **!!**

8.9 Frühkindlicher Autismus (GK Kap. 17.9)

8.9.1 ÄTIOLOGIE

Die Ätiologie des frühkindlichen Autismus ist noch nicht geklärt. Neben Anlagefaktoren werden auch früh erworbene Störungen in der kognitiven Entwicklung diskutiert. Die Psychodynamik der Mutter-Kind-Beziehung scheint keine entscheidende Rolle zu spielen, da man bei stark deprivierten Kindern zwar schwere psychische Störungen findet, aber nicht zwangsläufig autistische Symptome im engeren Sinne. **Neurochemische** Befunde zeigen, daß ca. 25% der Kinder einen erhöhten Serotoninspiegel haben, über 50% zeigen erhöhte Werte für Dopamin. Darüberhinaus kommen Abweichungen im Neuropeptidmuster vor (z.B. Endorphin-2).

Autistische Störungen haben eine Inzidenz von 3–5/10000 pro Jahr, die Prävalenz liegt bei ca. 10/10000. Jungen werden 2–4 mal häufiger betroffen als Mädchen, und man findet autistische Störungen gehäuft in der Ober- und Mittelschicht.

8.9.2 SYMPTOMATIK

Beim frühkindlichen Autismus liegt primär eine **fehlende** oder **defekte Ausgestaltung** der **Begegnungsfähigkeit** oder des **Kontaktverhaltens** vor (Abb. 8.8). Dabei kommt es zu Störungen der Ich-Aktivität, des Ich-Bewußtseins sowie zu einer allgemeinen Störung im Gebrauch der Wahrnehmungsorgane (Sprechen, Tasten, Feinmotorik). Der frühkindliche Autismus ist **nicht** identisch mit dem schizophrenen Autismus, bei dem der Patient den Rückzug aus der Welt in eine innere Realität wählt.

Im Mittelpunkt der autistischen Störung stehen die **soziale Lernfähigkeit** bzw. die sozialen Fertigkeiten des Kindes. Die Störung tritt in der Regel **vor** dem **30. Monat** auf.

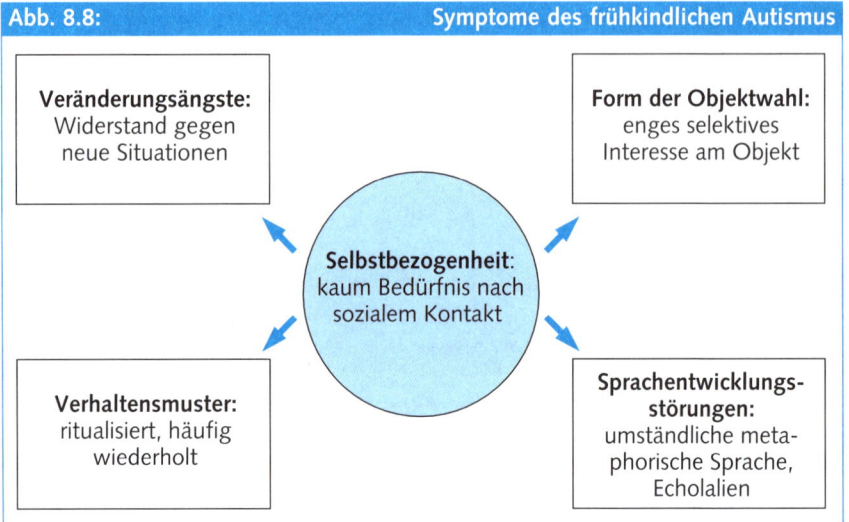

Abb. 8.8:   **Symptome des frühkindlichen Autismus**

Veränderungsängste: Widerstand gegen neue Situationen

Form der Objektwahl: enges selektives Interesse am Objekt

Selbstbezogenheit: kaum Bedürfnis nach sozialem Kontakt

Verhaltensmuster: ritualisiert, häufig wiederholt

Sprachentwicklungsstörungen: umständliche metaphorische Sprache, Echolalien

Man unterscheidet klinisch zwei Formen: den **frühkindlichen** Autismus nach **Kanner** und die **autistische Psychopathie** nach **Asperger.**

8.9.2.1 Kanner-Typ

Er beginnt spätestens mit dem 30. Monat. Die Sprachentwicklung ist retardiert. Echolalien, Neologismen, Iterationen sowie pronominale Umkehr sind typisch. Mit letzterem bezeichnet man, daß das Kind, statt sich selbst mit „ich" anzusprechen, den Gesprächspartner mit „ich" anredet, während es sich selbst mit „du" anspricht. Außerdem ist die Sprache verwaschen und die Abstraktionsfähigkeit herabgesetzt. Etwa 30 % der Kinder bleiben ihr ganzes Leben lang stumm. Bei den Kontaktstörungen fällt ein verminderter Blickkontakt, fehlende Lernfähigkeit und Kooperation im sozialen Bereich auf.

Die Kinder wirken gegenüber ihrer Umwelt extrem abgekapselt, und die für die Altersstufe typische Zuwendung zur Primärperson ist erheblich gestört. Im Affekt sind die Kinder indifferent und wenig schwingungsfähig, 2/3 der Kinder weisen einen Intelligenzdefekt auf. Die Motorik ist stereotyp und monoton und dabei oft auf Teilbereiche am Objekt fixiert. Eine panische **Veränderungsangst** taucht auf, sobald sich das vorliegende Umfeld auch nur geringfügig ändert. Phantasie, Kreativität und Spielverhalten sind in ihrem Repertoire stark eingeengt. Je länger die Sprachentwicklungsstörung hinausgezögert ist, um so schlechter ist die Prognose. Nur ca. 30 % der Kinder erreichen eine normale Schulbildung.

8.9.2.2 Asperger-Typ

(Man spricht auch von einer **Extremvariante der schizoiden Persönlichkeitsstruktur**).

Diese Form tritt in der Regel nur bei Jungen auf. Im Affekt sind die Kinder gespannt und kritisch. Häufig findet man das Bild eines „frühreifen Grüblers", der abgekapselt und in sich gekehrt wirkt und mit sich selbst und seinen Problemen beschäftigt ist. Die Umwelt wird eher als irritierend und störend erlebt. Im Gegensatz zum Kanner-Typ sind die Kinder meist normal bis überintelligent. Die Sprache entwickelt sich sehr früh, nicht selten bereits vor der Gehfähigkeit, wobei sie zum einen hoch differenziert ist, geschraubt und affektiert wirkt, zum anderen ist sie wenig situationsgerecht. Man spricht in diesem Zusammenhang auch von einer sprachpragmatischen Störung. Die Kinder hauchen ganz leise, oder sie schreien inadäquat. Auffällig sind auch charakteristische Neologismen (naszendierende Sprache).

Typisch sind Spezialinteressen, die einseitig, wenig kreativ oder spielerisch sind, wobei repetitive und hochdifferenzierte Spielmuster das klinische Bild bestimmen. Die Kinder sind praktisch-motorisch ungeschickt und haben im nonverbalen Bereich erhebliche Defizite (Mimik, Gestik, Körperstellungen und Bewegungen). Weiterhin zeigen sich häufig motorische Automatismen.

Das Krankheitsbild ist im Vergleich zum Kanner-Typ wesentlich schwächer ausgebildet und hat eine günstigere Prognose. Nicht selten kommt es jedoch auch zu Überschneidungen beider Krankheitsbilder. Besonders von der späten Kindheit an sind leichtere Formen des Kannerschen Autismus im Querschnittsbild kaum von der autistischen Psychopathie nach Asperger zu unterscheiden.

Tab. 8.1:	Übersicht über die beiden unterschiedlichen Autismus-Formen	
	Kanner	**Asperger**
Auftreten	erste Monate bis zum 3. Jahr	2.–5. Lebensjahr
Geschlecht	Mädchen und Jungen	vor allem Jungen
Intelligenz	niedrig	normal bis hoch
Reaktion auf Umwelt	meist nicht erfaßt	als störend empfunden
Entwicklung	läuft bevor es spricht, wirkt retardiert	spricht bevor es läuft, wirkt frühreif

Differentialdiagnostisch ist der frühkindliche Autismus abzugrenzen gegen den Hospitalismus. Auch die kindlichen Schizophrenien kommen in Frage. Die schizophrenen Verläufe beginnen in der Regel später. Eine direkte Beziehung zwischen dem kindlichen Autismus und der Schizophrenie besteht jedoch nicht. Diese Kinder zeigen bis zum 2.–3. Lebensjahr eine unauffällige Entwicklung, dann kommt es häufig zu einem Entwicklungsknick.

Ebenso schwierig ist die Abgrenzung gegen Affektpsychosen. Schließlich muß man immer auch an eine Oligophrenie oder an die unterschiedlichen Formen der Sprachentwicklungsstörung zu denken.

Man unterscheidet zwischen Mutismus und Autismus: Beim **Autismus** handelt es sich um eine frühkindliche Psychose mit einer vielfältigen klinischen Symptomatik. Beim **Mutismus** dagegen kommt es zum Sprechversagen oder Verstummen eines Kindes nach Beendigung der normalen Sprachentwicklung. Die Sprechfähigkeit ist hier neurophysiologisch voll erhalten. Der Mutismus tritt auf bei Depressionen, Schizophrenien, psychogenen Störungen sowie bei autistischen Kindern.

Unterschieden wird in diesem Zusammenhang auch die **symbiotische Kinderpsychose („infantil psychosis"** nach **M. Mahler)**: Nach einer zunächst unauffälligen Entwicklung kommt es im 2.–4. Lebensjahr als Reaktion auf Trennungserlebnisse (meist von der Primärperson) zu starken Ängsten und Panikreaktionen. Die Kinder sind in der Regel nicht in der Lage, sich von der leiblichen Mutter-Kind-Beziehung zu lösen und eine soziale Beziehungsfähigkeit aufzubauen.

Deprivation darf nicht mit Depravation verwechselt werden. Bei der **Deprivation** handelt es sich um einen fehlenden emotionalen Kontakt des Kleinkindes zur Primärperson mit schweren psychischen Folgen (vgl. 8.12.11). **Depravation** meint einen Verfall der sittlichen Vorstellungen auf dem Boden einer durch chronische Sucht oder Alkohol veränderten Persönlichkeitsstruktur. Die Intelligenz ist hier in der Regel normal (!).

Man sollte frühzeitig mit einer sensomotorische Übungsbehandlung beginnen. Gleichzeitig ist eine strukturierte Ausrichtung der Umgebung für das autistische Kind von Vorteil. In letzter Zeit hat man die sogenannte „Festhaltetherapie" häufig propagiert.
Bisher haben sowohl eine medikamentöse als auch psychotherapeutische Behandlung nur begrenzten Erfolg gezeigt.

8.10 Psychosen des Kindes- und Jugendalters
(GK Kap. 17.10)

8.10.1 HÄUFIGKEIT KINDLICHER PSYCHOSEN (UNTER 14 JAHREN)

Frühkindliche Psychosen sind um den Faktor 50 seltener als Psychosen bei Erwachsenen. Bei den unter 12jährigen liegt die Häufigkeit bei 1 : 10 000. Bis zum 12. Lebensjahr sind psychotische Phasen selten, danach häufiger, wobei Jungen öfter betroffen sind als Mädchen.
In 50 % der Fälle kommt es zu einem chronischen Verlauf, 25 % remittieren voll. Je früher das Krankheitsbild auftritt, um so schlechter ist die Prognose.

8.10.2 MANIFESTATIONSFORMEN

Die Psychosen im Kindes- und Jugendalter werden anders eingeteilt als bei Erwachsenen. Der Begriff (früh-)kindliche Psychose gilt als Oberbegriff und ist nicht identisch mit Schizophrenie oder Autismus. (Früh-)kindliche Psychosen, die in eine Schizophrenie münden, sind außerdem seltener als der kindliche Autismus. Entsprechend dem Entwicklungsstand und dem Alter entstehen vier Gruppen (s. Tab. 8.2):

Tab. 8.2:		Einteilung der kindlichen Psychosen
Gruppe	**Auftreten**	**Beziehung zur Schizophrenie**
1. frühkindliche Psychosen	vor dem 3. Lebensjahr	wahrscheinlich keine
● Autismus (Kanner)		
● frühkindliche Katatonie (Leonhardt)		
2. desintegrative Psychosen	3.–6. Lebensjahr	fraglich
● Dementia infantilis		
● Autismus (Asperger)		
● symbiotische Psychose (Mahler)		
3. kindliche Schizophrenien	nach dem 5.–7. Lebensjahr, subakuter Verlauf	ja
4. Psychose der Adoleszenz		ja

Alter und Entwicklungsstand sind die entscheidenden Variablen in der Ausprägung des Krankheitsmusters. **Prämorbide Auffälligkeiten** bestehen in zwanghaftem oder phobischem Verhalten, allgemeiner und diffuser Ängstlichkeit, dissozialem und aggressivem Verhalten, Mutismus, Schulverweigerung und einer allgemeinen Verlangsamung psychischer Prozesse. Zusätzlich zeigen sich Hypermotorik, Aufmerksamkeitsstörungen mit sekundärem Vermeidungs- und Rückzugsverhalten, Kommunikationsdefizite sowie eine verarmte Sprachproduktion.

Die **Prognose** ist schlechter als bei Erwachsenen, bei den betroffenen Kindern unter 10 Jahren sogar noch ungünstiger. 50 % verlaufen chronisch, 25 % remittieren voll, 25 % teilweise, während sich im Erwachsenenalter 50 % rückbilden.

Neben diesen eigentlichen Psychosen des Kindes- und Jugendalters können auch Psychosen auftreten, die sich sonst erst im Erwachsenenalter
manifestieren:

Depressive Syndrome
Depressive Syndrome haben eine hohe Komorbidität mit anderen psychiatrischen Erkrankungen, vor allem Drogenmißbrauch, Angstsyndrome und
Störungen der Sozialisation. Im Vorschulalter liegt die Häufigkeit depressiver Beschwerdebilder bei fast 1%, bei den Schulkindern bei ca. 2% und
bei Jugendlichen um 5%. In den meisten Fällen (80%) persisitieren die
depressiven Symptome bis ins Erwachsenenalter. Das klinische Bild ist
stark durch den Entwicklungsstand des Kindes geprägt und reicht von
einer **traurigen Stimmung**, erhöhter Irritabilität, Verzögerung der Sprachentwicklung über rhythmische Bewegungen des Kopfes (Jactatio capitis)
und exzessivem Daumenlutschen bis zu Schlafstörungen und Gewichtsverlust. Außerdem finden sich u.U. Suizidgedanken, Apathie, allgemeine
psychomotorische Verlangsamung, Ängste und Konzentrationsschwierigkeiten.

Manisch-depressive Erkrankungen
Sie können auch bei Kindern in der Pubertät auftreten, zuvor sind zykli-
sche Erkrankungen jedoch sehr selten. Die Phasen sind meist kürzer (Stun-
den bis Tage) und schlagen häufiger in Manien um als bei Erwachsenen.
Meist geht die Erkrankung mit multiplen **körperlichen Beschwerden** ein-
her. Die Symptome sind altersspezifisch gefärbt und oft mit vegetativen
Störungen kombiniert, wobei hypochondrische und phobisch-zwanghafte
Symptome vorrangig sind. 15% gehen in eine Schizophrenie über.

Organische Psychosen
10% der Depressionen im Kindes- und Jugendalter sind somatogen. In
Frage kommen frühkindlicher Hirnschaden (MCD), Epilepsien, Anfälle, Intoxikationen, Infekte sowie endokrinologische Erkrankungen. Aber auch
Medikamente, Drogenmißbrauch oder eine Commotio cerebri können zu
depressiven Zustandsbildern führen.

8.10.3 KLINIK, DIFFERENTIALDIAGNOSE, THERAPIE
(s. Kap. 3–5)

8.11 Neurosen und Persönlichkeitsstörungen des Jugendalters (GK Kap. 17.11)

(s. Kap. 7)

8.12 (Weitere) spezielle Störungen (GK Kap. 17.12)

8.12.1 SCHLAFSTÖRUNGEN

Anamnestisch ist zunächst wichtig, ob das Kind überhaupt zur Ruhe kommen kann (Fernsehen, Trennungsängste, Geschwisterrivalität). Man unterscheidet Durchschlafstörungen, welche im Alter abnehmen, von Einschlafstörungen, die mit dem Alter eher zunehmen.

Der **Pavor nocturnus** bezeichnet eine Situation, bei der das Kind plötzlich **schreckhaft erwacht**, u. U. einnäßt und desorientiert ist. Es handelt sind dabei nicht um eine genuine Schlafstörung, sondern um ein **Angstsyndrom**. Die Kinder schreien und klammern sich an ihren Eltern fest. Für die Dauer besteht meist eine Amnesie. Der Pavor nocturnus tritt v. a. im Schulalter auf und ist bei Knaben häufiger. Eine individuell ausgerichtete und ritualisierte Zuwendung der Bezugsperson, z. B. offene Tür oder Licht brennen lassen, ist therapeutisch entscheidend. Die Prognose ist gut. Der Somnambulismus (Schlafwandel) beinhaltet dagegen im Regelfall keine globale transitorische Amnesie.

8.12.2 ESSTÖRUNGEN

Fütterungsschwierigkeiten und Appetitlosigkeit treten bei Säuglingen in bis zu 20 % der Fälle auf und sind oft durch einen Wechsel der Bezugsperson oder auch durch intrapsychische Konflikte der Mutter bedingt, z. B. Eheprobleme, Ablehnung des Kindes oder latente Berufswünsche.

Bei der **Adipositas** (bis zu 20 % der Kinder) sind meist auch die Eltern übergewichtig. Eine genetische Diposition, der frühkindliche Fütterungsmodus sowie die psychosoziale Konstellation spielen eine entscheidende Rolle.
Differentialdiagnostisch ist immer an einen Diabetes mellitus, Infekte, Hypothyreose, kongenitale Herzfehler, Anämien o. ä. zu denken.
Als Therapie kommen in Betracht: Elternberatung, Eßplan, sportliche Aktivitäten, lern- und tiefenpsychologische Behandlungsstrategien.

8.12.3 ANOREXIA NERVOSA/BULIMIA NERVOSA
(s. a. GK Innere Medizin)

8.12.3.1 Anorexia nervosa

Die Häufigkeit liegt bei 0,7–1 %, wobei die Krankheit in den letzten Jahren zugenommen hat. Mädchen sind erheblich häufiger betroffen als Jungen (Verhältnis 10–13:1), und der Altersgipfel liegt zwischen dem 14. und 19. Lebensjahr. 50 % der Patientinnen mit Anorexia nervosa haben auch bulimische Phasen. In 30 % der Fälle kommt es zu einer Besserung, 50 %

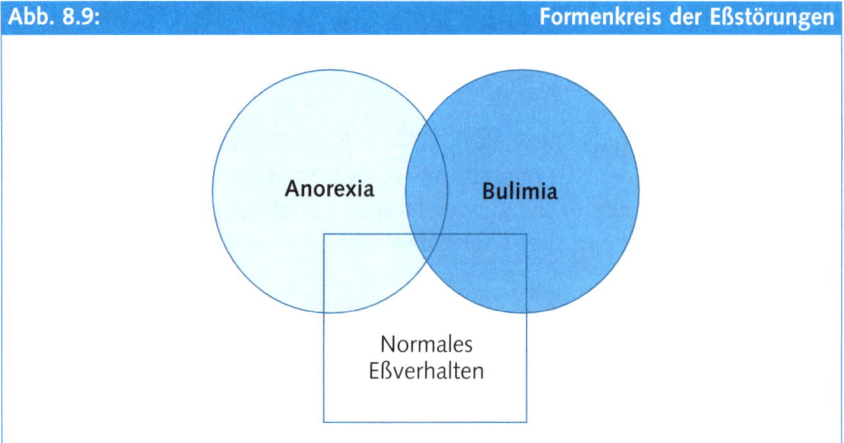

Abb. 8.9:   **Formenkreis der Eßstörungen**

der Fälle heilen aus, 20 % verlaufen chronisch. Das Krankheitsbild tritt bei Verwandten ersten Grades verstärkt auf.

Auffällig ist ein restriktives und diszipliniertes Eßverhalten bis hin zur Nahrungsverweigerung. Die Patientinnen neigen zu einem übermäßigen Bewegungsdrang und Überaktivität sowie zu einer maximalen Kontrolle oder eingeengten Aufmerksamkeit auf den eigenen Körper bzw. das Körpergewicht. Man spricht hier auch von einer **Körperschemastörung**. Die Patientinnen fühlen sich zu dick, obwohl sie klinisch eindeutig zu mager sind. Eine Amenorrhoe geht der kachektischen Entwicklung meist voraus. Häufig liegt ein hohes Leistungsprofil und eine überdurchschnittliche Intelligenz vor. Die Patientinnen sind oft depressiv verstimmt; die Krankheitseinsicht fehlt meist.

 5 Kriterien sind zur Diagnosestellung wichtig:
- das Körpergewicht liegt mehr als 15% unter der Norm
- der Gewichtsverlust ist selbstverursacht
- Angst vor einer Gewichtszunahme
- Körperschemastörung („**zu dick zu sein**")
- Komplex-endokrine Funktionsstörung (Amenorrhöe, Alibidimie)

ÄTIOLOGIE

Ein **fragiles Selbstwertgefühl** wird durch eine kontrollierte und disziplinierte Nahrungsverweigerung kompensiert und Essen dementsprechend als Kontrollverlust verarbeitet. Konflikte und Spannungen werden verleugnet. Im Gesamten ist die Anorexia nervosa ein Problem der psychosexuellen Identitätsentwicklung. Ambivalenzen gegenüber der Mutter, Abwehr der eigenen Weiblichkeit sowie der Kampf um Autonomie und eigenständige Entscheidungen stehen im Mittelpunkt.

PROGNOSE

Ein guter Heilerfolg liegt dann vor, wenn die Patientinnen konstant zwischen 85–115 % ihres Normalgewichts halten können und eine regelmäßige Menstruation haben. 40 % der Patientinnen erreichen diesen Zustand. Die Mortalitätsrate nimmt jedoch mit der Erkrankungsdauer zu, nach 5jähriger Erkrankung liegt sie bei 5 %, nach 20–30jähriger Erkrankungsdauer bei 20 %. Die Eltern der Patientinnen sind meist älter. Ein früher Erkrankungsbeginn hat in der Regel eine bessere Prognose, außer bei der präpuberalen Anorexie, die insgesamt eine schlechte Prognose hat.

Differentialdiagnostisch müssen ausgeschlossen werden: Tumorerkrankungen, TBC, Thyretoxikose, M. Addison, Hypophysenerkrankungen, Depression, Schizophrenie, Konversionsstörungen sowie reaktiv anorektische Phasen und Drogenkonsum.

8.12.3.2 Bulimia nervosa

Für die **Diagnose einer Bulimie** werden folgende Kriterien gefordert: **!!**
- Freßattacken über mindestens drei Monate und mindestens zweimal pro Woche
- Andauernde Beschäftigung mit der Nahrungsaufnahme
- Selbstwahrnehmung „zu dick zu sein"
- Gegensteuerndes Verhalten mit selbstinduziertem Erbrechen,
- Hungerperioden, Einnahme von Abführmitteln und Medikamenten (Appetitzügler, Diuretika)

Von einer „**Binge Eating Disorder**" spricht man bei einer psychogenen Hyperphagie ohne gegensteuerndes Verhalten. Meist besteht Übergewicht.

Die Häufigkeit liegt unter den 14–20jährigen bei 2–4 %. Leichtere Formen sind 2–3 mal häufiger als ausgeprägte Zustandsbilder. Auch hier werden 50 % symptomfrei, 30 % bessern sich klinisch und 20 % verlaufen chronisch. Der Erkrankungsgipfel liegt um das 18. Lebensjahr. Wie die Anorexie hat die Bulimie stark an Häufigkeit zugenommen.

Im Mittelpunkt der Symptomatik stehen Heißhungeranfälle, die mit selbstinduziertem Erbrechen bzw. Laxantienabusus einhergehen. Es kommt zu starken Gewichtsschwankungen. Die Patientinnen haben häufig eine depressive Grundstimmung. Für die bulimischen Phasen kennzeichnend ist die Angst, die Attacken nicht selbstständig beenden zu können und beim Essen gewissermaßen einem Kontrollverlust zu unterliegen. Hinzu kommt eine verzerrte Wahrnehmung des eigenen Leibes und Körpergewichts sowie eine vermehrte und selektive Aufmerksamkeit gegenüber der eigenen Figur.

Ätiologisch kommt es zu einem komplexen Zusammenspiel von psychosozialen und endokrinologischen Faktoren. Zu den wichtigsten Substanzen, die hier eine Rolle spielen, gehören das CRF (Corticotrope-releasing-Faktor), Serotonin, Neuropeptid Y, Peptid YY, Leptin. Das gestörte Eßverhalten stellt dabei eine Endstrecke multipler Faktoren dar. Als Folgeerscheinungen des Erbrechens wie auch des Laxantienmißbrauches kommt es zu Elektrolytstörungen, Herzrhythmusstörungen, Niereninsuffizienz und Refluxösophagitis.

Therapie: Neben der Ernährungsberatung in Verbindung mit einem disziplinierten Ernährungsplan spielen körperorientierte Wahrnehmungsübungen sowie eine affektiv-kognitive Umstrukturierung von dysfunktionalen Schemata eine wichtige Rolle. Psychoanalytisch ist die Bearbeitung des Autonomiekonfliktes sowie die Probleme der Annahme der weiblichen Geschlechterrolle wichtig. Medikamentös kommen Serotoninantagonisten und MAO-Hemmer zum Einsatz.

8.12.4 STÖRUNGEN DER AUSSCHEIDUNGSFUNKTIONEN

8.12.4.1 Enuresis

Definition

Als Enuresis bezeichnet man unwillkürliches Einnässen ohne somatischen Befund, welches über das 3. bzw. 4. Lebensjahr hinausgeht.

Man unterscheidet eine primäre Enuresis, bei der das Kind nie trocken war, von einer sekundären, bei der es bereits trocken war und später wieder einnäßt. 10 % der 4jährigen haben eine E. nocturna, Mädchen häufiger als Jungen. In der Volksschule kommt es noch mit einer Häufigkeit von 5 % vor, wobei hier die Knaben häufiger betroffen sind. Im Erwachsenenalter liegt die Prävalenz unter 1 %. Zwanghafte Erziehungsmaßnahmen sind meist ursächlich, gleichzeitig tritt die Enuresis gehäuft familiär auf.
Differentialdiagnostisch kommen Harnwegsinfekte, Diabetes mellitus, Epilepsien sowie eine Caudaschädigung in Frage. Man spricht dann nicht mehr von einer Enuresis, sondern von Inkontinenz.
Therapeutisch kann man einen Klingelapparat einsetzen, bei dem jedoch in 50 % der Fälle die Kinder wieder rückfällig werden. Neben Beratung und Psychotherapie stehen Antidepressiva (Tofranil 10 mg) zur Verfügung, die Prognose ist insgesamt gut.

8.12.4.2 Enkopresis

Die Enkopresis, das unwillkürliche Einkoten, ist insgesamt 10mal **seltener** als die Enuresis. Sie tritt vor allem tagsüber auf. Kinder vom 7.–10. Lebensjahr sind hauptsächlich betroffen.
Auch hier unterscheidet man eine primäre von einer sekundären Enkopresis. Bei der primären Enkopresis geht das unwillkürliche Einkoten ohne

organischen Befund über das 4. Lebensjahr hinaus. Kinder sind mit dem 3. Lebensjahr meist stuhlsauber. Bei der sekundären Enkopresis kommt es nach erfolgter Stuhlregulation zum erneuten Einkoten. Die Prognose ist gut. Nicht selten liegt ein pathologisches Familienmuster vor.

Differentialdiagnostisch sind immer ein Megakolon sowie neurologische Defekte auszuschließen.

8.12.5 FUNKTIONELLE STÖRUNGEN

Weitere funktionelle Störungen sind z. B. die Brechneigung, Bauchschmerzen (Nabelkolik) oder Kopfschmerzen. Es handelt sich im allgemeinen um vegetative Dysregulationen. Nicht selten kommt es zu einem Vermeidungsverhalten des Kindes mit sekundärem Krankheitsgewinn. Die psychosoziale Konstellation spielt ätiologisch die entscheidende Rolle, z.B. Ernährungsfehler, verwöhntes Einzelkind, schulische Überforderungen oder Ehekonflikte.

8.12.6 BEWEGUNGSSTÖRUNGEN

Bei den Bewegungsstörungen unterscheidet man hauptsächlich vier Unterformen:

8.12.6.1 Tics

Tics sind repetitive und gleichförmige, nicht willkürlich steuerbare, mit emotionaler Belastung sich verstärkende **Muskelzuckungen**, die v. a. im Gesicht und im Augenbereich auftreten (Zwinkern, Grimassieren). Sie sistieren im Schlaf und kommen überwiegend zwischen dem 8. und 10. Lebensjahr vor. Die Häufigkeit liegt bei 0,5–1%, wobei Jungen 3mal häufiger betroffen sind. Ätiologisch wird eine Unreife im extrapyramidalen System diskutiert mit Überproduktion von Dopamin.

Tics werden psychodynamisch als besondere Form einer **Zwangsneurose** beschrieben, da sie in Belastungssituationen häufiger auftreten.

Neben der Gabe von Butyrophenonen (80% Erfolgsquote) spielen therapeutisch Entspannungsübungen, Beratung und Psychotherapie eine wichtige Rolle. Die Prognose ist gut. Wenn die Symptome auf andere Körperteile generalisiert werden oder sich auch verbale Tics zeigen, ist die Prognose dagegen ungünstiger, z. B. beim **Gilles de la Tourette-Syndrom**. Darunter versteht man multifokale, grimassenartige zuckende Störungen des Bewegungsapparates, die mit unartikulierten Lauten (Grunz- und Ächzlaute, obszöne Begriffe) kombiniert sind. Jungen leiden häufiger darunter als Mädchen, die Prävalenz liegt bei 1 : 10 000. Ätiologisch wird auch hier eine Unreife des extrapyramidalen Systems diskutiert. Das Syndrom gehört als umschriebene Störung im expressiven und psychomotorischen Bereich in den Formenbereich der Tics.

8.12.6.2 Schreibkrampf

Bei Kindern relativ selten. Es kommt zu einer isolierten Verkrampfung der Schreibhand. Die Störung ist „psychogen".

8.12.6.3 Jaktationen

Rhythmisches Hin- und Herbewegen des Kopfes oder auch des Rumpfes, v. a. kurz vor dem Einschlafen. Sozial deprivierte Kinder sowie auch minderintelligente Kinder sind gehäuft betroffen. Die Störung ist psychogen und soziogen. Zur Behandlung der Jaktationen wird hauptsächlich auf die Psychotherapie zurückgegriffen.

8.12.7 MUTISMUS

Man spricht auch von **psychogener Stummheit**. Unterschieden wird ein **elektiver** Mutismus, welcher nur gegenüber bestimmten Personen auftritt und ein **totaler** Mutismus. Dem Mutismus als Sprechverweigerung geht eine normale Sprach- und Sprechentwicklung voraus, d. h. das Kind kann anatomisch-physiologisch sprechen. Mädchen zeigen diese Störung häufiger als Jungen. Oft liegt eine Kombination mit anderen Erkrankungen vor, z. B. Tics, Einnässen, Affektstörungen. Häufig kommt es zu einem depressiven Verarbeitungsmodus.

Ätiologisch spielen die Familienkonstellation sowie auch konstitutionelle Faktoren eine wichtige Rolle. In fast 50 % der Fälle entwickeln sich bleibende Kontaktstörungen. Differentialdiagnostisch ist an den Mutismus als Symptom bei „endogenen" Psychosen, an Autismus oder die Hörstummheit zu denken. Beim sog. Mittelhirnsyndrom spricht man von einem akinetischen Mutismus. Sprachverlust bei hirnorganischen Erkrankungen nennt man **Aphasie**.

8.12.8 STÖRUNGEN DES KONTAKTVERHALTENS

In zwei Richtungen sind Störungen des Kontaktverhaltens denkbar. Entweder im Sinne eines verminderten Distanzgefühls oder als verstärkte Abgrenzung gegenüber der Umwelt.

Als Differentialdiagnosen zieht man in Erwägung: Mutismus, Autismus, emotionale Störungen, M. Little, Schizophrenien, Dissozialität.

8.12.9 PSYCHISCHE REAKTIONEN BEI CHRONISCHEN ERKRANKUNGEN

In westlichen Ländern haben fast 10 % aller Kinder eine chronisch-somatische Erkrankung. Das Krankheitsverständnis der Kindes ist stark abhängig von seinem Entwicklungsstand. Häufig kann zwischen dem Leiden, welches aus der Krankheit resultiert, und der Angst vor dem ärztlichen

Eingriff nicht unterschieden werden. Da die Ich-Entwicklung – Affekte, Coping, Objektrepräsentanzen sowie die Abgrenzung Umwelt-Individuum – und die Entwicklung der Körperwahrnehmung parallel verlaufen, bedeutet für die Kinder eine Einschränkung bzw. Schwäche im Körperlichen eine Schwächung des „Ich".

Auch der Begriff und das Wesen des **Todes** wird vom Kind je nach Entwicklungsstand unterschiedlich verstanden. Bei den 3–5jährigen bedeutet Tod Verschwinden und Abwesenheit, bei den 6–8jährigen Reglosigkeit, Schlaf, Bewegungslosigkeit. Erst später, mit 9–11 Jahren, bekommt der Tod seine affektive Bedeutung, und die volle Tragweit wird verstehbar, z. B. seine Irreversibilität.

8.12.10 KOMPLIKATIONEN BEI KÖRPER- UND SINNES-BEHINDERUNGEN

Auf dem Boden körperlicher Behinderungen können sich primär oder bedingt durch die fehlende psychosoziale Stimulation **sekundäre Störungen der Intelligenz** und des Auffassungsvermögens ergeben. Häufig kommt es zu einer allgemeinen Entwicklungsverzögerung. Die Verarbeitung der Krankheit reicht von depressiven bis zu aggressiven Verhaltensmustern und ist selbst vom Alter und Entwicklungsstand des Kindes abhängig. Nicht selten reagieren die Eltern typisch überprotektiv, was die Gesamtentwicklung des Kindes hemmen kann.

8.12.11 DEPRIVATIONSSYNDROME

Es handelt sich um einen Zustand des Kindes, bei dem basale psychische Bedürfnisse nicht gegeben sind, z. B. Lernen, Emotion, Betreuung und Kontakt. Es kommt gleichsam zum Verlust der Primärperson. Dauert der Zustand über 5 Monate an, entwickelt sich ein schweres Krankheitsbild: Die Kinder wirken **passiv und lethargisch**, Mimik und Gestik sind reduziert, sie „verhungern psychisch". Es kommt zu erheblichen intellektuellen und emotionalen Retardierungen. 5 % der betroffenen Kinder sterben an diesem Syndrom, welches man auch mit dem Begriff **„psychischer Hospitalismus"** bezeichnet.

Frustrationserlebnisse stehen am Anfang der Entwicklung, die in **4 Phasen** verläuft (Abb. 8.10):

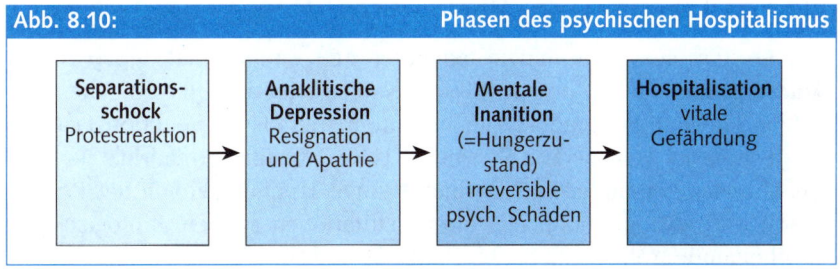

Abb. 8.10: Phasen des psychischen Hospitalismus

Separations-schock
Protestreaktion

Anaklitische Depression
Resignation und Apathie

Mentale Inanition
(=Hungerzu-stand)
irreversible psych. Schäden

Hospitalisation
vitale Gefährdung

Im ersten Stadium nach der Trennung von der Bezugsperson kommt es beim Kind zu **Protestreaktionen**, Verzweiflung und Ablehnungsverhalten. Im zweiten Stadium werden die Kinder apathisch und resignativ. Dies führt zu einer psychophysischen Retardierung, v. a. im Bereich der Sprache und der Motorik (Jaktationen, Einnässen, oberflächliche Kontakte o. ä.). Die nachfolgende Phase ist gekennzeichnet durch irreversible psychische Schäden und psychosomatische Störungen (z. B. Dysphorie und Kontakt-störungen). Im letzten Stadium zeigen sich schwerste körperliche und seelische Schäden bis hin zur vitalen Gefährdung.

8.12.11.1 Sexueller Mißbrauch bei Kindern

Die Häufigkeit liegt in der BRD bei ca. 300 000 Kindern im Jahr. 10–50 % der Frauen geben an, mindestens einmal in ihrer Kindheit sexuelle Belästigun-gen erfahren zu haben. Bei den Männern liegt der Prozentsatz zwischen 3 und 15 %. Die Täter sind fast ausschließlich Männer (99 %), und sie kom-men in über 85 % der Fälle aus der eigenen Familie oder Verwandtschaft. Die Opfer sind meist Mädchen. Trotzdem gilt: „… Jeder Mensch, der seine Kinder mißhandelt, ist als Kind selbst mißhandelt worden" (A. Miller).
Zu den primären emotionalen Schäden kommen oft noch sekundäre hinzu, die z. B. aus den Gerichtsverhandlungen oder Vernehmungen entstehen. Psychische Folgeschäden sind Depressionen, Angstattacken, Schlafstörun-gen, Drogenmißbrauch, Selbstdestruktionen bis hin zu Suizid, in vielen Fäl-len kommt es zu Suizidversuchen.

8.12.11.2 Battered-child-Syndrom

Die Häufigkeit wird auf 1 % in der Gesamtbevölkerung geschätzt, wobei die Letalität bei ca. 10 % liegt. Die mißhandelten Kinder stammen meist aus der Unterschicht. In der Regel kommen die Täter aus der näheren Verwandt-schaft oder aus dem Elternhaus.
Körperliche Mißhandlung ist vor allem dann anzunehmen, wenn ein Ver-letzungsmuster vorliegt, das normalerweise bei Kindern nicht vorkommt. Bei Kleinkindern und psychiatrischen Patienten werden Mißhandlungen verstärkt gefunden. Fehlt eine entsprechende Therapie werden Opfer spä-ter nicht selten zu Tätern.

8.12.11.3 Psychosozialer Minderwuchs

Man spricht auch von einem **psychogenen, emotional-deprivativen Minderwuchs**. Neben der Größe des Kindes sind auch die Knochenreife und das Gewicht vermindert. Die gesamte metabolische Reaktionslage des Organismus ist reduziert, z. B. sind STH und Insulin erniedrigt. Isolatio-nen, Grausamkeiten, Vernachlässigung, lange Trennungen von der Primär-person und sozioökonomische Mangelsituationen spielen ätiologisch die entscheidende Rolle.

Die Prognose ist im allgemeinen schlecht. Zwischen dem 6. Monat und dem 4. Lebensjahr spricht man von einer vulnerablen Phase: Kommt es innerhalb dieser Phase zu einer psychosozialen Deprivation, resultieren ausgeprägtere Defekte, als wenn die Deprivation in den ersten 6 Monaten nach der Geburt erfolgt (stumme Phase).

8.13 Neuere entwicklungspsychologische Aspekte

Neuere Aspekte aus der empirischen Entwicklungspsychologie haben gezeigt, daß der Säugling bereits als aktiver und kompetenter Organismus auf die Welt kommt. Damit werden die Theorien der frühen Dualunion zwischen Mutter und Kind in Frage gestellt. Die „halluzinatorisch-illusionären, symbiotischen Fusionserlebnisse" des Kindes gelten eher als krankhaft. Folgende Punkte sind wichtig:

- Die **kreuzmodale Wahrnehmung** kennzeichnet den Umstand, daß Säuglinge die Wahrnehmung von Gegenständen aus unterschiedlichen Sinnesmodalitäten zusammensetzen, zum Beispiel beim Tasten und Sehen eines Schnullers.
- **Weitestgehend angeborene Basisaffekte,** wie etwa Angst, Ekel, Freude, Überraschung oder Trauer und ihre weitere Sozialisation durch selbstevaluative Affekte wie etwa Scham, Schuld, Neid spielen im Aufbau der Selbstentwicklung eine entscheidende Rolle. Für die Basisaffekte wird eine Konvergenz zum jeweiligen Gesichtsausdruck angenommen. Sie haben damit vor allem eine kommunikative Funktion. Selbstevaluative Affekte haben dagegen eher eine ich-konsolidierende Funktion.
- Die **Phantasietätigkeit** beginnt erst nach dem 18. Lebensmonat; zuvor werden Erfahrungen nicht über die Sprache, sondern vornehmlich über sensomotorische, perzeptionelle und affektive Schemata gemacht.
- Die **Kontingenzwahrnehmung** beschreibt den Umstand, daß der Säugling einen Unterschied machen kann zwischen Erfahrungen, die von ihm selbst ausgehen und zu Veränderungen führen und solchen Veränderungen, die von außen her kommen.
- Das **social referencing** beschreibt einen Vorgang zwischen Kleinkind und care-taker. In unbekannten und unsicheren Situationen blickt das Kind zuerst zur Mutter und richtet sein eigenes Verhalten und Erleben nach der Reaktion der Mutter, bevor es selbst reagiert.
- Das **Affect-attunement** beschreibt den Vorgang, bei welchem sich die Bezugsperson in den inneren Gefühlszustand des Säuglings einstimmt und ihn moduliert, verändert, korrigiert, verstärkt oder unterbindet.
- **Aggressiv-destruktive Impulse** sind nicht primär angeboren, sondern werden dies erst durch die Bedeutungszuweisung innerhalb des Sozialisationsprozesses. Man unterscheidet eine primäre, aktiv-spon-

tane Aggression ohne Feindseligkeit, eine reaktiv-defensive Aggression mit Feindseligkeit und eine reaktiv-destruktive Aggression mit Feindseligkeit.

- Zu den wichtigsten **6 Motivationssystemen** beim Säugling gehören: Regulation physiologischer Vorgänge, sexuelle Erregung, Neugierverhalten und Interesse, aversive Impulse, Suche nach sozialer Anerkennung und das Bindungsverhalten.
- **Selbstentwicklung:** Der Entwickungspsychologe D. Stern unterscheidet 5 Phasen der Selbstentwicklung. Das „emerging-self" (bis 2. Monat), das Kernselbst (6. Monat), das subjektive Selbst (9. Monat), das verbale Selbst (15. Monat) und das narrative Selbst (ab 24. Monat). Die Phasen beschreiben in aufsteigender Reihe die Fähigkeit des Säuglings und Kleinkindes, sich selbst in Beziehung zur Umwelt zu setzen.

8.14 Kinder- und jugendpsychiatrisches Glossar

Zum Abschluß dieses Kapitels noch einige wichtige Begriffe, welche im Gegenstandskatalog nur am Rande erwähnt sind.

Achtmonatsangst (Fremdeln): Bis zum 3./4. Monat kann das Kind noch nicht zwischen Eigen und Fremd unterscheiden, dies gelingt erst mit dem 8. Monat. Es entsteht eine echte, erste direkte Objekt-Beziehung zur Mutter. Außerhalb dieser primären Objektbeziehung werden andere Personen als fremd und nicht dazugehörig erlebt.

Audimutitas (Hörstummheit): Bei normaler Intelligenz und Hörfähigkeit entwickelt das Kind nach dem 3. Lebensjahr eine Stummheit. Hirnorganische Störungen liegen meist vor. Bei einer sensorischen Hörstummheit ist das Sprachverständnis vermindert, bei der motorischen Hörstummheit liegt ein normales Sprachverständnis vor.

Automutilation: Autodestruktion mit parasuizidaler Absicht.

Daumenlutschen: Bis zum 1. Lebensjahr normal, später dient es als orale Ersatzbefriedigung und Triebabfuhr.

Digitookuläres Phänomen: Die Kinder bohren mit ihren Fingern in den eigenen Augen, häufig beim Autismus.

Haarausreißen (Trichotillomanie): Häufig Hinweis auf eine schwere psychische Störung.

Iteration: Zwanghafte Wiederholungen von Silben und Worten, häufiges Symptom bei autistischen Kindern.

Kinderfehler: Symptome und Auffälligkeiten, die in Abhängigkeit des Entwicklungsstandes bei allen Kindern mehr oder weniger häufig vorkommen bzw. unterschiedlich lang auftreten (z. B. Tics, Daumenlutschen).

Logopäde: Sprachheilpädagoge, der mit Kindern mit Sprechstörungen und Sprachentwicklungsstörungen arbeitet.

Nägelbeißen: Vor allem bei 8- bis 11jährigen, hyperaktiven Kindern kommt es verstärkt vor und dient als Ersatzbefriedigung, v. a. bei aggressionsgehemmtem, oft überängstlichem Milieu.

Pica: Über das 2. Lebensjahr hinausgehender Drang, alles in den Mund zu nehmen. Es kommt zur Ingestion ungenießbarer Substanzen. Häufig bei Psychosen, Minderbegabungen und psychischem Hospitalismus. Die Patienten zeigen häufig ein autostimulatives Verhalten. Darmverschlüsse zählen zu den Komplikationen.

Pseudologia phantastica (Münchhausen-Syndrom): Krankhaftes Lügen, welches häufig als Kompensation für mangelnde Erlebnisfähigkeit und Selbstwertgefühl dient (z. B. bei narzißtischen Persönlichkeitsstörungen).

Token-Test: Ein Aphasie-Test bei Kindern.

Trotzphase: Die Reaktionen sind v. a. durch die Dynamik von Selbst- und Fremdbestimmung ausgelöst. Trotz gilt als Reaktion auf eine Diskrepanz zwischen eigenen, kindlichen Ideen und Wertvorstellungen und den Reaktionen der Eltern bzw. der Umwelt.

Fallbeispiel

Der 9jährige Markus wurde zur stationären Behandlung gebracht, weil der Schulausschluß wegen extrem störendem Verhalten im Unterricht drohte. Die Mutter berichtete, daß M. schon als Baby viel geschrieen habe und sehr schreckhaft gewesen sei. Außerdem habe er im ersten Lebensjahr kaum eine Nacht durchgeschlafen. Mit 13 Monaten habe er laufen können und in Folge einen ausgeprägten Bewegungsdrang entwickelt. Bis zu seinem 3. Lebensjahr sei er häufig gestürzt. Man habe ihn wegen seiner Zappeligkeit im Kinderwagen festbinden müssen um zu verhindern, daß er herausspringe und vor ein Auto laufe. Im Kindergarten sei er bald zum Außenseiter geworden, da er stets nur sehr kurze Zeit und ohne Ausdauer an einem Spiel teilgenommen und dabei anderen Kindern durch seine Unachtsamkeit wehgetan habe. Zu Hause sei es kaum möglich gewesen, eine Mahlzeit geordnet im Familienkreis einzunehmen. Zugespitzt habe sich die Situation in der Schule, weil M. nicht auf dem Stuhl habe sitzen bleiben können und schon durch geringe Störungen, z. B. das Schließen eines Fensters, gänzlich abgelenkt worden sei. Ausgegrenzt von den Mitschülern und häufig getadelt durch den Lehrer, zeigte M. im weiteren Verlauf ein zunehmend aggressives Verhalten, z. B. Herumschreien, unflätiges Schimpfen, Schlägereien ohne ersichtlichen Anlaß.

Diagnostisch schloß man zunächst andere organische Ursachen aus. Außerdem machten die ersten Interviews die Bedeutung der familiären Beziehungen und des Erziehungsstils für das Verhalten des Patienten klar. Medikamentös wurde der Patient auf eine mittlere Dosis Ritalin eingestellt. Mit den Eltern konnte der Einfluß des Erziehungsstils auf das Beschwerdebild besprochen werden. M. erhielt die Möglichkeit, in spiel- und gruppentherapeutischen Sitzungen unerfüllte Beziehungswünsche zu bearbeiten. Nach einigen Wochen besserte sich das Zustandsbild deutlich, so daß ein erster externer Schulbesuch unternommen werden konnte.

Diagnose: hyperkinetisches Syndrom.

Marina, zehn Jahre alt, weigerte sich beim Wechsel von der Grund- zur Realschule fünf Wochen lang, zur Schule zu gehen. Sie wurde an mehreren Schulen angemeldet. Jedesmal klammerte sich die Patientin an die Mutter, klagte über Übelkeit und Kopfschmerzen und weigerte sich, die Klasse zu betreten. Schließlich wurde sie an der hiesigen Poliklinik vorgestellt.

Die Mutter der Patientin war Deutsche, der Vater Sizilianer. Zwischen den Eltern gab es Phasen offener Auseinandersetzung sowie Trennungsideen und der Versuch in Italien zu leben. Der Erziehungsstil der Mutter schien wechselnd verwöhnend und überfordernd. M. wirkte unsicher im Umgang mit anderen Kindern, konnte sich im Gesamten schlecht durchsetzen und suchte bei den geringsten Schwierigkeiten den Kontakt mit Erwachsenen. Aufgrund einer bekannten Lese- und Rechtschreibschwäche war sie in der Schule häufig überfordert. Am liebsten wollte sie immer bei der Mutter bleiben.

In der vier-monatigen Therapie lernte M. ihre Gefühle und Ängste zu äußern, sich sozial besser durchzusetzen und gleichzeitig auf andere leichter einzugehen. Den Eltern wurde die ambivalente Haltung deutlich, welche die Tochter bei Anforderungen immer „klein" werden ließ aus Angst vor Mißerfolg und Verlust der Eltern. Nach einem drei-wöchigen externen Schulbesuch erfolgte die Entlassung. Die Therapie wurde ambulant fortgesetzt.

Diagnose: Schulphobie.

Menschliche Sexualität beinhaltet nicht nur die biologische Funktion der Fortpflanzung. Nur 0,5 % der Geschlechtsakte dienen der Reproduktion. Durch das Fehlen einer Brunstzeit ist menschliche Sexualität ständig präsent und aktuell. Es gibt zudem alters- und geschlechtsspezifische Unterschiede. Menschliche Sexualität dient der Erhaltung der Art und hat keine homöostatische Funktion (wie etwa die Nahrungsaufnahme). Da der Sexualakt kein reines Instinktgeschehen ist, sind zahlreiche Ausdrucksformen (Askese, Abstinenz, Hypersexualität) möglich. Dies bedeutet, daß der Geschlechtsakt in besonderer Weise in den sozialen Kontext und damit an die Partnerbindung geknüpft ist.

Sexualstörungen und Sexualabweichungen umfassen im allgemeinen Beschwerden im Bereich des sexuellen Verhaltens und Erlebens. Hierzu zählen im speziellen Störungen in vier Bereichen:
- im Bereich der sexuellen Appetenz und Erregung,
- der Geschlechtsidentität,
- der Orgasmusfähigkeit
- sowie der Sexualpräferenz.

Störungen und Abweichungen der Sexualität sind somit in starkem Maße kultur- und kontextabhängig und unterliegen dem biopsychologischen Entwicklungsstand des Individuums (Pubertät, Senium).

Tab. 9.1:	Einteilung der Sexualstörungen
Sexuelle Funktionsstörungen	Mann: Erektionsschwäche, Ejaculatio praecox, Ejaculatio retarda, Impotentia satisfactionis Frau: Dyspareunie, Vaginismus, Störungen der Orgasmusfähigkeit
Sexuelle Deviationen/Paraphilie	Exhibitionismus, Fetischismus, Pädophilie, Voyeurismus, Frotteurismus, Sodomie, Erotophonie, transvestitischer Fetischismus
Geschlechtsidentitätsstörungen	Transsexualität

9.1 Sexuelle Funktionsstörungen (GK Kap. 18.1)

Epidemiologie: 10–15 % der Patienten, die einen Arzt aufsuchen, berichten über Beschwerden im Bereich der Sexualität. Am häufigsten sind dabei

Störungen der sexuellen Appetenz und Erregung. Differentialdiagnostisch ist daran zu denken, daß Sexualstörungen bei nahezu allen psychiatrischen Erkrankungen auftreten können. Für sexuelle Appetenzstörungen werden beim Mann bis zu 15%, bei der Frau bis zu 35% genannt. Eine gestörte Orgasmusfähigkeit liegt beim Mann bei circa 5%, bei der Frau bei bis zu 30%. Ätiologisch haben organische Grund- oder Begleiterkrankungen häufig einen bahnenden Effekt (Diabetes mellitus, periphere AVK, Operationen im Urogenitalbereich, neurologische Erkrankungen). 5–15% der sexuellen Funktionsstörungen sind somatogen. Im Vordergrund stehen jedoch psychische Faktoren wie Versagensängste, Lerndefizite oder auch Partnerschaftsprobleme.

9.1.1 FORMEN

9.1.1.1 Sexuelle Funktionsstörungen des Mannes

Beim Mann zählen zu den sexuellen Funktionsstörungen die Erektionsschwäche, die Ejaculatio praecox, die Ejaculatio retarda und die Impotentia satisfactionis.

EREKTIONSSCHWÄCHE

Definition

Man spricht auch von Impotentia coeundi oder erektiver Impotenz: Es liegt beim Versuch der Kohabitation eine für den Geschlechtsverkehr in Dauer und Stärke nicht ausreichende Erektion vor.

Die sexuelle Libido ist normal. Eine Ejakulation bleibt aus. Bei der Selbstbefriedigung ist jedoch eine Erektion sowie eine Ejakulation möglich. Man unterscheidet eine primäre von einer sekundären Impotentia coeundi. Von fakultativer Impotenz spricht man, wenn sie sich nur bei einem bestimmten Partner zeigt, von obligater Impotenz, wenn sie generell beim Geschlechtsverkehr auftritt.

Die Erektionsschwäche zählt zu den häufigsten sexuellen Störungen. Das Verhältnis von organischer zu psychogener Genese liegt bei 1:10.

Ätiologie: Neben subjektiven Erwartungsängsten und situativen Einflüssen spielen partnerschaftliche Konflikte eine wichtige Rolle. Die Einstellung des Patienten zur Sexualität (Weltanschauung, Religion) sowie positive Lernerfahrungen aus der Primärfamilie (Hygiene, An- und Entkleiden der Eltern) sind ebenso wichtige Faktoren in der Entwicklung bzw. im Ausbleiben der Störung.

Bei den somatischen Ursachen ist immer an Medikamente (z.B. Psychopharmaka), Diabetes mellitus (50% der Patienten), Alkoholabusus und an neurologische Krankheiten (z.B. Querschnittslähmungen, MS) zu denken.

Therapeutisch wird versucht, falls keine organische Störung vorliegt, über lerntheoretisch orientierte systematische Übungen eine Besserung zu erreichen. Bei organischen Ursachen können männliche Sexualhormone indiziert sein (z. B. 100–200 mg Depot-Testosteron).

Darüber hinaus kann eine tiefenpsychologisch-orientierte Psychotherapie hilfreich sein, um unbewußte Konflikte aufzudecken. Gesprächstechnisch steht der Abbau einer hohen und gespannten Erwartungsangst im Vordergrund.

EJACULATIO PRAECOX

Definition

Der Samenerguß erfolgt zu früh, d. h. er tritt vor oder unmittelbar nach dem Einführen des Penis in das weibliche Genitale (Immissio penis) auf.

In einer Stichprobe der Allgemeinbevölkerung geben bis zu $1/3$ der Männer eine Ejaculatio praecox an.

Bei den Patienten besteht oft ein hoher Leidensdruck. Meist handelt es sich um jüngere oder sexuell unerfahrene Männer. Die Störung ist **ausschließlich psychogen**. Organische Ursachen werden nicht genannt. Häufig ist die Ejaculatio praecox mit einer mangelnden Erektion und einer geringeren Orgasmusfähigkeit verbunden.

Eine hohe Erfolgsquote (bis 98 %) wird mit der **verhaltenstherapeutischen Start- und Stop-Technik** nach Kaplan erreicht. Neben Psychotherapie können auch Hormone sowie Kondome zum Einsatz kommen.

EJACULATIO RETARDA (EJACULATIO DEFIZIENS)

Sie ist eine weitaus seltenere Störung als die Ejaculatio praecox. Häufig besteht Angst vor dem orgasmischen Erleben sowie vor dem emotionalen Einlassen auf den Partner. Ist die Störung chronisch, muß immer auch an eine homosexuelle Entwicklung gedacht werden.

IMPOTENTIA SATISFACTIONIS

Trotz des Samenergusses kommt es nicht zum Erlebnis der sexuellen Befriedigung. Auf die Dauer entstehen Mißempfindungen und Anspannungen.

Man unterscheidet zwischen **Ejakulationsstörung** und **Oligospermie**: Die Oligospermie ist die Folge einer Dysfunktion des Hodens und führt zu einer Impotentia generandi (Zeugungsunfähigkeit). Es liegt eine organische Ursache vor. Bei der Ejakulationsstörung ist das Spermiogramm in der Regel normal, die Störung ist vor allem psychogen.

9.1.1.2 Sexuelle Funktionsstörungen der Frau

Bei der Frau unterscheidet man im Rahmen der sexuellen Funktionsstörungen Störungen der Orgasmusfähigkeit, den Vaginismus und die Dyspareunie.

STÖRUNGEN DER ORGASMUSFÄHIGKEIT

Die Orgasmusfähigkeit der Frau ist stärker als beim Mann von emotionalen
und situativen Einflüssen abhängig. Die volle Orgasmusfähigkeit wird nicht
selten erst nach Monaten und Jahren des Sexualverkehrs erreicht. Sie korreliert positiv mit der Dauer der Ehe: 20jährige Frauen haben bis zu 50 %
noch keinen Orgasmus; bei den 35–40jährigen Frauen nur noch 10 %. Die
Anorgasmie beschreibt die Orgasmusunfähigkeit der Frau.

VAGINISMUS (SCHEIDENKRAMPF)

Es kommt zu einer reflektorischen **Anspannung der Scheide** und der
Beckenbodenmuskulatur beim Versuch, den Penis einzuführen, wobei die
Ursache psychogen ist.

In der Regel ist der Leidensdruck der Patientinnen nicht sehr hoch. Die
Persönlichkeitsstruktur der Patientinnen zeigt oft eine naiv-kindliche Ein-
stellung zur Sexualität und zum eigenen Körper („Dornröschensyndrom").
Nicht selten liegt eine von Konkurrenz, Macht und Aggression ausgehende
Einstellung vor („Brunhildtyp").
Auch die Haltung des Ehemannes ist bei der Entwicklung des Vaginismus
von entscheidender Bedeutung.

DYSPAREUNIE

Der sexuelle Verkehr ist mit **Schmerzen** verbunden und wird so oft unmöglich. Ursächlich stehen Infekte und hormonelle Störungen im Vordergrund, aber auch Narben, Strikturen und postoperative Zustände sind
mögliche Ursachen. Eine neurotische Fehlentwicklung wird ebenfalls als
mögliche Grundlage beschrieben.

Die Dyspareunie kommt bei beiden Geschlechtern vor, ist jedoch bei
Frauen viel häufiger.

Nach dem Orgasmus können funktionelle Störungen wie z. B. Schlaflosigkeit oder Kopfschmerzen auftreten. Beim pelvinen Schmerzsyndrom oder
bei Prostata-Beschwerden liegen oft auch psychogene Störungen vor.
Zu bedenken ist ebenfalls, daß bei scheinbar reinem Beratungs- und In-
formationsbedürfnis der Patienten (z. B. Antikonzeption, Infertilität) nicht
selten eine sexuelle Störung vorliegt.

9.1.2 PSYCHODYNAMIK

Psychodynamisch liegt bei sexuellen Funktionsstörungen häufig eine Kombination aus hohen Erwartungsängsten und Leistungsdruck sowie Störungen im Selbstwertgefühl und Furcht vor einem möglichen Kontrollverlust vor (Abb. 9.1).

Unbewußte Aversionen dem Partner gegenüber, aber auch die Angst vor möglichen Genitalverletzungen oder vor einer Schwängerung sind ebenso wichtig. Im Regelfall liegt die Sexualstörung nicht nur beim „Symptomträger" vor, der zum Arzt kommt, sondern es handelt sich meist um einen partnerschaftlichen Konflikt.

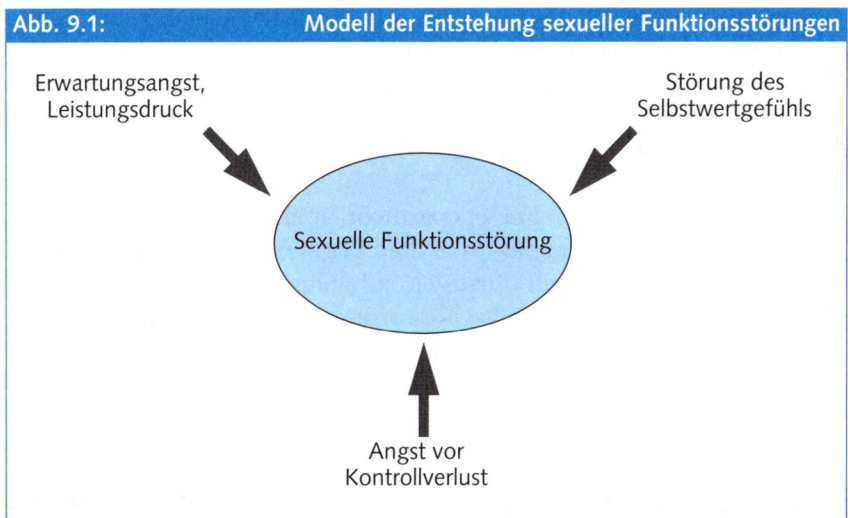

Abb. 9.1: Modell der Entstehung sexueller Funktionsstörungen

9.1.3 THERAPIE

Im Vorfeld der Therapie steht die **Abklärung organischer Ursachen**. Für eine psychoanalytisch orientierte **Psychotherapie** ist ein gewisses Maß an Introspektionsfähigkeit und Motivation bzw. Leidensdruck notwendig. Neben der Verhaltenstherapie steht im allgemeinen auch eine Gruppentherapie zur Verfügung.

Die besten Erfolge zeigt die Paartherapie nach Master und Johnson auf der Basis von lerntheoretischen Übungen (**„Sexualtherapie ist Paartherapie"**). Nicht selten werden Informationssuche und somatische Beschwerden vorgeschoben.

9.2 Paraphilie, sexuelle Deviation oder Perversion

9.2.1 DEFINITIONEN, FORMEN

Definition

Sigush definiert Perversion als eine „habituelle Spezialisierung auf ungewöhnliche sexuelle Gewohnheiten".

Folgende Merkmale sind für sexuelle Deviationen zu nennen:

- Suchtartiger Charakter mit Impulskontrollverlust
- Ritualisierte stereotype Inszenierung
- Das Gegenüber wird zum Objekt funktionalisiert bzw. stellt nur einen
  Gegenstand dar.
- Sexuelle Befriedigung ist an kontextuelle Bedingungen geknüpft, die
  von einer genitalen Sexualität abweichen.
- Das sexualisierte Körperschema dient nicht nur der sexuellen Befriedi-
  gung.

Man spricht auch von Parasexualität oder Paraphilie.

Aus der Sicht der neueren Perversionstheorien hat die perverse Organisation eine das Ich stabilisierende Funktion. Das sexualisierte Körperschema
dient in Verbindung mit den ritualisierten Handlungen dazu, einer drohenden Selbstfragmentierung entgegenzuwirken und stellt damit eine Art
„Plombe" (Morgenthaler) in der instabilen Ich-Organisation dar (Abb. 9.2).
Nicht der sexuelle Akt, sondern ihre Funktion innerhalb der Selbstpatho-
logie kennzeichnet also die Perversion.

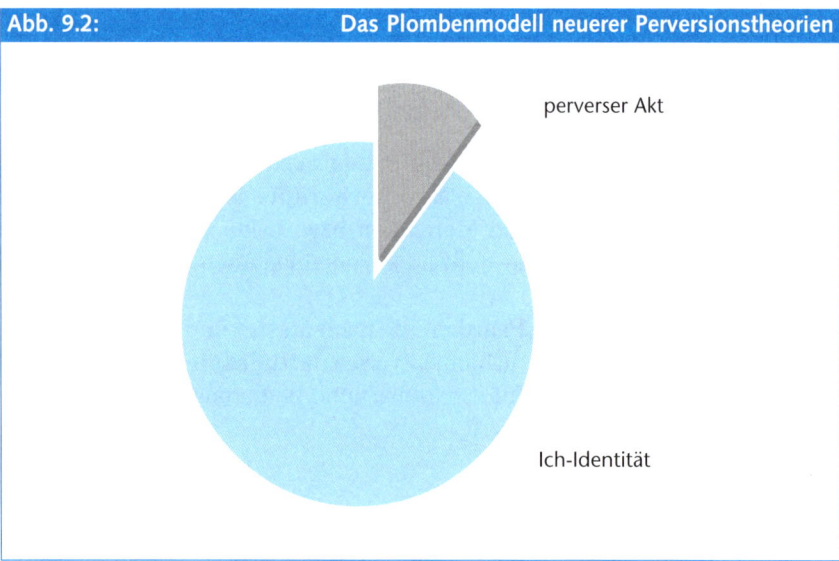

Abb. 9.2:   **Das Plombenmodell neuerer Perversionstheorien**

perverser Akt

Ich-Identität

Eine andere Modellvorstellung (Money) geht davon aus, daß sexuelle Deviationen durch das Zusammenspiel biologischer Faktoren, spezifischer kritischer Entwicklungsphasen (um das 8. Lebensjahr) in Verbindung mit psychischen Faktoren entstehen.

Differentialdiagnostisch muß immer an Perversionen im Rahmen von organischen Störungen und Altersveränderungen gedacht werden. Wichtig sind hier vor allem der M. Pick und frontale Hirntumoren, aber auch psychotische Residualzustände können Ursache perversen Verhaltens sein.

Zu den Perversionen zählen:

- Exhibitionismus
- Voyeurismus
- Pädophilie
- Sadismus/Masochismus.
- Frotteurismus
- Fetischismus
- Erotophonie
- Transvestitischer Fetischismus

9.2.1.1 Exhibitionismus

Definition
Eine sexuelle Befriedigung wird erreicht durch Demonstration des erigierten Penis, verbunden mit der Schreckreaktion der Frau.

Die Betroffenen sind meist schüchtern und ängstlich. Im heterosexuellen Kontaktverhalten sind sie selbstunsicher. Sie bleiben in der Regel in ausreichender Entfernung von ihrem „Opfer" und werden nicht handgreiflich oder straftätig. Meist entstehen nach der Tat quälende Schuldgefühle. Die Neigung zu anderen sexuellen Auffälligkeiten ist groß: Frotteurismus (Erreichen eines Orgasmus durch Anpressen an andere Menschen im Gedränge) 40%, Pädophilie 25%.

Die Patienten haben keine spezifische Persönlichkeitsstruktur. Trotzdem haben 45% ein auffälliges EEG im Sinne eines Minimal Brain Damage (MCD). Tiefenpsychologisch handelt es sich um eine Form der Machtdemonstration gegenüber der als übermächtig erlebten Frau. Häufig findet man eine gering ausgebildete Identifikation mit der männlichen Rolle. Zusätzlich können Alkohol, psychotische Wesensveränderungen und hirnorganische Schäden eine Rolle spielen. Während der Pubertät kann es zu einem transitorischen Exhibitionismus kommen, der eine gute Prognose hat.

Bestraft werden können Exhibitionisten nach dem § 183 StGB (Erregung öffentlichen Ärgernisses). Der Exhibitionismus zählt mit fast 40% zu den häufigsten Sexualdelikten.

9.2.1.2 Voyeurismus

Definition
(Spanner, Schaulust, Skoptophilie, „Peeper") Sexuelle Befriedigung wird dadurch erreicht, daß entkleidete Frauen oder auch der Geschlechtsakt heimlich beobachtet werden.

Die Störung tritt nur bei Männern auf. Auch hier handelt es sich eher um schüchterne und ängstliche Personen. Das entscheidende Merkmal ist, daß der Voyeur nicht auf einen sexuellen Akt aus ist, sondern es bei der Schaulust bewenden läßt und ausschließlich hier seine sexuelle Befriedigung erreicht. Der Voyeur ist zum einen auf der Suche nach seiner eigenen männlichen Identität, welche in seinen Phantasien grandios ausgemalt wird, zum anderen wird er von ständigen Zweifeln und Angst vor einem sexuellen Versagen geplagt. Die Schaulust ist eine Gradwanderung mit einer dauernden Kompromißbildung zwischen Phantasie und Realität. Das Ausmaß der heutigen Pornographie kann gleichsam als Minimalvariante des Voyeurismus verstanden werden.

9.2.1.3 Pädophilie

Darunter versteht man sexuelle Neigungen Kindern gegenüber.
Die zwei **entscheidenden Merkmale** der Pädophilie sind die **Altersdifferenz** zwischen „Opfer" und Täter sowie die **Motivation** des Täters.
Es wird eben nicht eine gleichgerichtete partnerschaftliche Beziehung gesucht, sondern das Niedliche, Kleine, Unbeholfene und Kindliche ist das sexuell Stimulierende. Man unterscheidet eine homosexuelle Pädophilie, eine Unterschichts-, Jugend-, und Alterspädophilie (häufig bei Männern über 60 Jahren mit EEG-Veränderungen und Symptomen einer hirnorganischen Störung).
Etwa 1/5 der Pädophilen sind bisexuell eingestellt. Die Prognose ist schlecht, da sich die sexuelle Deviation oft chronisch progredient ausbreitet, an Differenzierung und Spezialisierung verliert, an Frequenz zunimmt und schließlich einen suchtartigen Charakter gewinnen kann.

9.2.1.4 Sadismus (Qualsucht)/Masochismus (Lust am Leiden)

Definition

Man spricht auch von aktiver bzw. passiver Algolagnie. Beim Sadismus wird eine sexuelle Befriedigung und Erregung dadurch erreicht, daß einem anderen Schmerzen zugefügt werden. Beim Masochismus werden die vom anderen zugefügten Schmerzen selbst als sexuelle Erregung und Befriedigung erlebt.

Sadismus und Masochismus gehören eng zusammen. Am Anfang einer sadomasochistischen Entwicklung steht häufig eine in der Kindheit gestörte und eingeengte Kontaktaufnahme mit der Umwelt. Die ursprüngliche Form der Interaktion und der menschlichen Begegnung ist fast ausschließlich vom Erlebnis des Zerstörens/Gewinnens und/oder des Unterwerfens/Verlierens geprägt. Jeder Kontakt ist sozusagen ein Kampf um Macht, Konkurrenz, Leistung und Zweckmäßigkeit, welcher entweder positiv (Gewinn) oder negativ (Verlust) verarbeitet wird. Die ganze menschliche Begegnungsfähigkeit (des Nehmens und Gebens, des Spielerischen und Abwartens, des Vertrauens und der Hoffnung, des Liebevollen usw.) ist auf die Dialektik von Besiegen und Unterwerfen reduziert und abgewertet.

Tab. 9.2:	Übersicht über wichtige Merkmale des Sadomasochismus
Sadismus	**Masochismus**
aktiv, „männlich"	passiv, „weiblich"
Unterwerfung, „Herrin"	beherrscht werden, „Sklave"
Demütigungen, Mißhandlungen als lustvoll verarbeitet	Demut, Leiden, Niederlagen, Verluste als lustvoll verarbeitet

V. Gebsattel spricht vom „Verlangen nach Hingabe bei Unfähigkeit dazu". Die soziale Kontaktaufnahme zeigt einen ausgeprägten Mangel bzw. eine Insuffizienz an Liebesfähigkeit. Ob nun der sadistische oder eher der masochistische Zug vorherrscht, ist nicht der entscheidende Punkt. Glück und Lust entsteht nur dort, wo ein Widerstand überwunden oder gebrochen werden kann, wo ein Schmerz der Zerstörung oder des Zerstörtwerdens entsteht.

9.2.2 PSYCHODYNAMIK

Psychoanalytisch werden im allgemeinen sexuelle Abweichungen – gleichbedeutend mit Distanzierung von einer gesunden Form der Partnerschaft – als Minderung der Kastrationsängste gedeutet. Im speziellen soll auf die Psychodynamik des Sadomasochismus (Abb. 9.3) eingegangen werden.

Beim Sadismus kommt es zu einer selektiven Mobilisierung und Verselbständigung von Aggressionstendenzen und -aktivitäten. Übersteigerte Ängste, Insuffizienzerlebnisse im Zwischenmenschlichen, fehlende Kontaktfähigkeit und Hingabe werden durch lustvolle Kontrolle, Mißhandlungen und Bestrafungen kompensiert. Umgekehrt wird beim Masochismus im Erleiden von Schmerzen, Geschlagen-werden und im passiven Hingeben Lust und Befriedigung erlebt. Quälen und Leiden liegen psychopathologisch sehr eng beieinander.

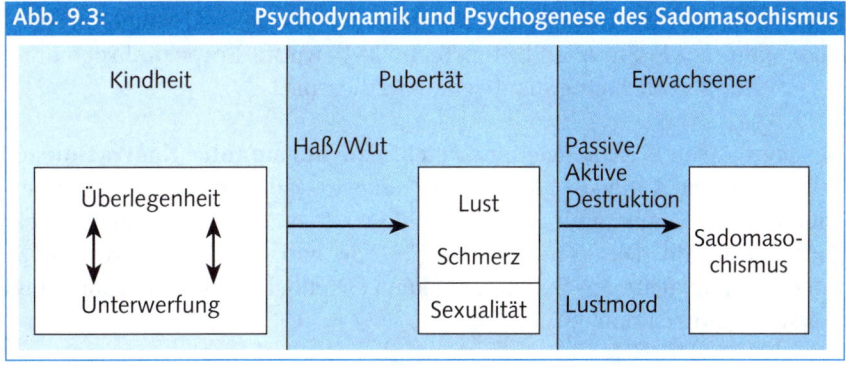

Abb. 9.3: Psychodynamik und Psychogenese des Sadomasochismus

Als Extremvariante des Sadomasochismus gilt der **Sexualmord** (Lustmord). Sadomasochistische Patienten pendeln ständig zwischen einer Grundstimmung maßloser Angst und höchster Lust hin und her. Erst hier, in der Verbindung von Angst, Lust und Schmerz wird die Leere und Sinnlosigkeit des eigenen Handelns und Erlebens durchbrochen und ein Affekt spürbar. Es sind Menschen mit einer großen Sehnsucht nach liebevollen und affektvollen menschlichen Kontakten, jedoch sind sie oft unfähig zu solchen Begegnungen.

Der Sadismus ist beim Mann häufiger. Nicht selten handelt es sich um impotente Patienten. Die eigenen Befürchtungen und Ängste, nicht geliebt zu sein, werden aktiv am Anderen ausgelebt. Frühkindliche Frustrationserlebnisse mit Haß und Aggression der Primärperson gegenüber werden generalisiert. Beim Masochismus wird eine nicht aktivierbare Aggression invertiert und durch das Erleiden von Schmerzen Befriedigung erreicht. A. Hitler und Ceaucesceau sind zwei tragische Beispiele für die verheerenden Folgen sadistischer Persönlichkeitsstrukturen.

9.2.3 THERAPIE

Der psychoanalytische Zugang zur Behandlung von Paraphilien ist erschwert, da gerade der Leidensdruck Voraussetzung für die Triebbefriedigung ist. Oft bleiben die Patienten therapieresistent. Ein psychotherapeutischer Erfolg gelingt nur dort, wo auch ein Leidensdruck vorliegt bezüglich einer Änderung des Verhaltens im Rahmen allgemeiner zwischenmenschlicher Beziehungen.

Bei sexueller Funktionsstörung spielt neben der psychoedukativen Sexualberatung die Therapie von Masters und Johnsons eine wichtige Rolle. Wichtig ist auch das PLISSIT-Modell geworden, welches für ein vierstufiges Vorgehen spricht:
(P)   Permission, Bereitschaft des Therapeuten, sexuelle Themen anzusprechen;
(L-I)   Limited Information, Aufklärung über sexuelle Störungen;
(SS)   Specific Suggestions, beschreibt Ratschläge und Problemlösungen;
(I-T)   Intensive Therapy, beinhaltet dann die speziellen Behandlungsverfahren wie Start- und Stop-Technik, bewußte Körperwahrnehmung oder gesprächstherapeutische Paartherapie.

Bei aggressiven Sexualdeviationen steht eine **hormonelle Kastration** zur Verfügung: Das Antiandrogen Cyproteronacetat (50–300 mg/d) führt innerhalb von 4 Wochen zu einer Rezeptorblockade und damit zu einem Rückgang der Libido. Die Verträglichkeit ist gut, und der Zustand reversibel. Nach einer langjährigen Behandlung kann es jedoch zu Hodenatrophie und Tubulussklerose kommen.

9.3 Geschlechtsidentitätsstörungen (GK Kap. 18.4)

9.3.1 DEFINITION, DIAGNOSTIK

Definition

Von **Transvestismus** spricht man, wenn jemand ohne körperliche Merkmale des anderen Geschlechts den Drang besitzt, Kleider des anderen Geschlechts anzuziehen. Der Transvestit hat also ein entgegengesetztes Sexualempfinden. Das „cross-dressing" ist sexuell erregend. Bei der **Transsexualität** dagegen besteht die absolute Gewißheit, dem anderen Geschlecht anzugehören. Die eigene geschlechtliche **und** erzieherische Identität wird als störend empfunden.

Das Verlangen nach einer Zugehörigkeit zum anderen Geschlecht läßt sich meist bis in die Kindheit zurückverfolgen. Die Patienten drängen auf eine hormonelle oder operative Geschlechtsumwandlung. Ob es sich bei der Transsexualität um eine Maximalvariante des Transvestismus handelt, oder ob sie viel eher eine relativ eigenständige nosologische Einheit bildet, ist noch ungeklärt.

Entscheidend ist, daß nicht der Sexualtrieb im Mittelpunkt steht, sondern die geschlechtliche Identifikation, z. B. soziale Anerkennung, Kleidung. Transsexuelle **empfinden heterosexuell**, es handelt sich hier also nicht um homosexuelle Phantasien. Die Transsexuellen bzw. Transvestiten wollen als das andere Geschlecht verstanden und sexuell akzeptiert werden. Der homophile Kontakt dient vor allem der Bestätigung für die Zugehörigkeit zum anderen Geschlecht.

Es handelt sich hier um **keine sexuelle Perversion.** Die Schwierigkeiten liegen im Bereich der sexuellen Identität und nicht im Bereich des Sexualverkehrs.

Zu nennen sind auch Übergänge zum **Fetischismus**, wobei die Kleider des anderen Geschlechts sexuell stimulierend sind (Abb. 9.4).

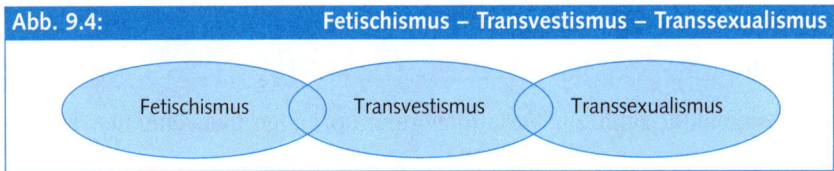

Abb. 9.4: Fetischismus – Transvestismus – Transsexualismus

Der Mann-zu-Frau-Transsexualismus liegt bei 1 : 30 000; Die Frau-zu-Mann-Transsexualität bei 1 : 100 000. Man rechnet mit ca. 2 000 – 5 000 Personen in der Bundesrepublik. Bis zu 25 % der Betroffenen haben auch homosexuelle Beziehungen.

Im Transsexuellengesetz (TSG) ist die Personenstandsänderung geregelt. Hierzu wird mindestens ein 3 Jahres-Zeitraum für einen Wunsch nach Veränderung der Geschlechtszugehörigkeit gefordert, der durch zwei Gutachter bestätigt werden muß. Die Patienten müssen unverheiratet und dauerhaft fortpflanzungsunfähig sein.

Differentialdiagnostisch muß immer an eine Homosexualität, Temporallappenepilepsie (komplexe psychomotorische Anfälle), einen kongenitalen Hypogenitalismus, Intersexualität, Psychosen sowie an eine Adoleszentenkrise gedacht werden.
Die **Ätiologie** ist nicht vollständig bekannt. Es besteht **keine Beziehung zum Zwittertum.** In einem kleinen Prozentsatz (ca. 6%) findet man einen Minimal Brain Damage (MCD) oder chromosomale Aberrationen. Schwerwiegende und einschneidende lebensgeschichtliche Ereignisse scheinen nicht ursächlich zu sein. Auffallend ist ein Defizit in der Identifikation mit der Vaterfigur.

9.3.2 THERAPIE

Die Psychotherapie hat meist keinen Erfolg, da Versuche, die Einstellung des Patienten zu verändern, in der Regel fehlschlagen.
Dysphorische und aggressive Stimmungen bis hin zu Selbstkastrationen und Suizid sind daher häufig die Folge. Es gibt jedoch die Möglichkeiten der operativen Umwandlung, z. B. Brustplastik oder Neovagina.

9.4 Homosexuelles Verhalten (GK Kap. 18.3)

Man spricht auch von „Schwulheit" oder Homophilie.
Etwa 37% der Männer haben mindestens einmal in ihrem Leben ein homosexuelles Erlebnis, wobei in 4% der Fälle eine Neigungshomosexualität vorliegt, bei 33% eine Entwicklungshomosexualität. Die Frequenz sexueller Erlebnisse ist bei Neigungshomosexuellen niedriger als bei Heterosexuellen.
Unter Frauen findet man die dauernde homosexuelle Festlegung bei ca. 2%.

9.4.1 FORMEN HOMOSEXUELLEN VERHALTENS

Homosexualität zählt zur Variationsbreite normalen menschlichen Verhaltens.
Man unterscheidet verschiedene Formen der Homosexualität:
- **Neigungs**homosexualität (ich-synton)
- **Hemmungs**homosexualität
- **Entwicklungs**homosexualität
- **Pseudo**homosexualität (ich-dyston).

9.4.1.1 Neigungshomosexualität

Bei der Neigungshomosexualität liegt eine **dauerhafte** und entschiedene Zuwendung und Anziehung zum **gleichgeschlechtlichen reifen Partner** vor. Nicht selten bleiben die Männer unerkannt und unauffällig für die Umwelt, manche sind sogar verheiratet. Ein **Anlagefaktor** gilt ätiologisch als gesichert. Deutlich erkennbar wird die Neigungshomosexualität in den Onanie-Phantasien zum gleichen Geschlecht hin.

Ein **Leidensdruck** mit depressiver dysphorischer Grundstimmung entsteht häufig nur indirekt, bedingt durch das ablehnende Verhalten der Umwelt sowie die damit verbundene soziale Isolierung. Das Suizidrisiko ist v.a. im Alter erhöht. Konstitutionell-somatische, hormonelle und chromosomale Abweichungen und Charakteristika fehlen.

Psychodynamisch spielen Fehlidentifikationen im Rahmen bestimmter Familienkonstellationen eine wichtige Rolle, wobei häufig die Identifikation mit dem männlichen Geschlecht nur schwach ausgebildet ist. Oft findet man stark überbeschützende Mutterbindungen, während ein emotional distanzierter oder real abwesender Vater, der eine positive Identifikation ermöglichen könnte, die Situation erschwert. Weitere Erklärungsversuche sind eine negative ödipale Phase (Ablehnung des Vaters und Identifikation mit der Mutter), die Angst, kastriert zu werden, eine narzißtische Störung in der Objektwahl sowie Aggressionshemmungen gegenüber Vaterfiguren, Autoritäten und Gesetz.

9.4.1.2 Hemmungshomosexualität

Häufig findet man **ich-schwache**, infantile und unreif gebliebene Männer vor, die gegenüber dem weiblichen Geschlecht unsicher und gehemmt wirken. Die Angst vor heterosexuellem Kontakt führt dann zu Ersatzbefriedigungen im homophilen Bereich. Neben einer neurotischen Fehlentwicklung konnten als Ursache der Hemmungshomosexualität auch organische Veränderungen (Zwischenhirn) gefunden werden.

9.4.1.3 Entwicklungshomosexualität

Hierbei handelt es sich um einen **transitorischen** homophilen Kontakt im Jugendalter. Die Entwicklungshomosexualität ist relativ häufig und betrifft ca. 30 % aller Männer.

9.4.1.4 Pseudohomosexualität

Sie liegt in Abgrenzung zu den oben genannten Formen dann vor, wenn Männer, ohne homophil zu empfinden, homosexuelle Praktiken ausführen. Im Vordergrund der Motivation steht der materielle Gewinn (Strichjunge/ männliche Prostitution).

9.4.1.5 Homosexualität der Frau

Die Anzahl der eindeutig homosexuell (lesbisch) festgelegten Frauen liegt bei 1–2 %. Etwa 10–15 % der Frauen sollen im Laufe ihres Lebens mindestens einmal einen intensiven homophilen Kontakt gehabt haben. In den meisten Fällen wissen die Frauen mit ca. 20–25 Jahren, ob sie homosexuell sind. Die Partnerschaften sind in der Regel konstanter und dauerhafter als bei den homosexuellen Männern.

9.4.2 THERAPIE

Die Therapie ist abhängig von der individuellen Zielsetzung sowie von der Form der Homosexualität. Etwa 1/3 der Homosexuellen suchen eine Behandlung oder eine Beratung auf. Der **Leidensdruck** entsteht in den meisten Fällen **indirekt** aus der gesellschaftlichen Ächtung und nicht primär aus der homophilen Neigung.

Chronischer Alkoholabusus, Selbstmordgedanken sowie soziale Isolierung können die Folge sein. Somatische (hormonelle) Therapieverfahren werden nicht eingesetzt, auch die psychoanalytische Therapie hat nur eine geringe Erfolgsquote (ca. 1/6). Bei Vorliegen einer Neigungshomosexualität steht die Beratung im Vordergrund.

9.5 Sexualmedizinisches Glossar

Auch am Ende dieses Kapitels soll alphabetisch und stichwortartig auf einige weitere Begriffe eingegangen werden, die im Gegenstandskatalog nur am Rande erwähnt bleiben.

Algopareunie: Funktionelle Schmerzen im Unterleib in Verbindung mit sexuellem Kontakt.

Alibidimie: Die sexuelle Begierde, der Geschlechtstrieb ist aufgehoben. Partnerschaftliche Probleme, beruflicher Streß, Ängste oder organische Erkrankungen (Arteriosklerose, Diabetes mellitus) können die Ursache sein.

Altruismus: Im Gegensatz zum Egoismus handelt es sich hier um die Hingabe zum Anderen unter Negierung eigener Bedürfnisse.

Angelismus: Es besteht die Neigung, sich selbst als reinen Geist ohne Leib zu betrachten. Nicht selten ist das ein Hinweis auf eine Negierung der eigenen Leiblichkeit bzw. eine Verdrängung der eigenen Sexualität.

Aphrodisiaka: Medikamente, die den Geschlechtstrieb steigern.

Bovarysmus: Der Begriff geht auf Madame Bovary zurück. Zugrunde liegt eine Persönlichkeitsstruktur, bei der die alltäglichen Gewohnheiten und Sitten abgestreift werden und in eine imaginäre phantastisch-sentimentale

Welt geflüchtet wird. Das Große und Mondäne, (sexuelle) Eroberungen und Phantasien spielen eine wichtige Rolle.

Cunnilingus: Sexueller Verkehr, bei dem das weibliche Genitale mit den Lippen oder der Zunge berührt wird.

Don Juanismus: Der Begriff geht auf Don Juan zurück. Es handelt sich v. a. um Männer, denen eine emotionale und sexuelle Kontrolle und Distanz verführerischen Frauen gegenüber fehlt. In der ständigen Suche nach immer neuen erotischen Abenteuern liegt häufig eine Unfähigkeit zu festen emotionalen Bindungen und Beziehungen.

Erogene Zonen: Bereiche am Körper, welche für eine sexuelle Stimulation besonders geeignet sind. Bei der Frau finden sich erogene Zonen auf dem ganzen Körper verteilt. Beim Mann sind sie nicht selten auf den genitalen Bereich oder den Mund reduziert. Es zeigen sich jedoch große interindividuelle Variationsmöglichkeiten.

Erotophonie: Telephonanrufe mit sexuellen und anstößigen Inhalten.

Endogamie, Inzest oder Blutschande: Es kommt zu sexuellem Kontakt im Bereich verwandtschaftlicher bzw. familiärer Verhältnisse. In psychotherapeutischem Patientengut sollen bis zu 2 % der Patienten inzestuöse Erfahrungen gemacht haben. Bei 85 % der Fälle liegt ein Sexualkontakt zwischen Vater und Tochter vor. Die Persönlichkeitsstruktur des Inzesttäters ist nicht charakteristisch. Bei den Opfern handelt es sich häufig um passiv duldende und hingebungsvolle, konfliktscheue Menschen. Es kommt in der Regel zu Ängsten, psychosomatischen Symptombildungen und neurotischen Fixierungen.

Fellatio: Sexueller Verkehr von Mund und erigiertem Penis.

Fetischismus: leblose Objekte (zum Beispiel Kleider) führen zur sexuellen Erregung.

Frotteurismus: Durch Berührungen oder sich reiben an anonymen Personen wird eine sexuelle Erregung erreicht.

Gebärneid (Pseudocyesis oder auch grosseuse nerveuse, Pseudogravidität): Der Schwangerschaftstest ist negativ. Die Periode fällt aus. Frühe Schwangerschaftszeichen werden sichtbar (z. B. Pigmentierungen oder Übelkeit). Die Gewißheit, schwanger zu sein, kann sich bis zum Wahn steigern. Häufig gehen Patientinnen in der typischen Hohlkreuzhaltung der Schwangeren.

Gynandrie (Androgynie): Männliche und weibliche Geschlechtsmerkmale bestehen bei einem Menschen parallel.

Hedonismus: meint eine philosophische Grundhaltung, bei der die Lust sowie die augenblickliche Befriedigung und nicht die Vernunft im Vordergrund stehen und das Handeln bzw. Entscheiden gestaltet.

Hypersexualität: Beim Mann spricht man auch von einer Erotomanie oder von Satyrismus; bei der Frau bezeichnet man es auch als Nymphomanie.

Ipsation/Onanie/Masturbation: Sexuelle Befriedigung ohne Partner.

Kinsey-Report: Groß angelegte Studie zum Sexualverhalten von Männern und Frauen in den westlichen Industrieländern. Das Hauptziel der Untersuchung war, wissenschaftliche Daten über das Sexualverhalten, unabhängig der kulturellen und moralischen Gegebenheiten, zu erfassen.

Koitus: Beischlaf, Geschlechtsakt oder auch Begattung.

Konkubinat: Zusammenleben von Mann und Frau ohne Trauschein.

Malthusianismus: geht auf R. Malthus zurück (Volkswirt): Während die menschliche Population exponentiell wächst, kann das Nahrungsmittelangebot nur linear wachsen. Dies erfordert nach Malthus eine strikte Geburtenbeschränkung und Empfängnisverhütung.

Messalinismus: bezeichnet das weibliche Gegenstück zum Don Juanismus.

Misogynie: Man spricht auch von Frauenverachtung oder Frauenhaß.

Nekrophilie: Leichen werden zu sexuellen Praktiken mißbraucht.

Päderast: Damit bezeichnet man einen meist erwachsenen Mann, der homosexuelle Beziehungen zu Jungen hat.

Psychischer Masochismus: Ein überaus **strenges Gewissen** wird ruhiggestellt durch Leiden, die immer wieder durch aktives, aber **unbewußtes** Herbeiführen von bestimmten Situationen entstehen. Die Schuldgefühle mit dem einhergehenden Strafbedürfnis sind dem Bewußtsein sehr schwer zugänglich. Dadurch wird jeder therapeutische Fortschritt schon im Keim erstickt und führt so in eine erfolglose „**unendliche Analyse**" (Freud).

Satiromanie: Sexuell aggressive Handlungen, bei denen das Opfer mit Wasser, Ejakulat oder anderen Flüssigkeiten bespritzt wird.

Sodomie oder **Zoophilie**: Tiere werden zu sexuellen Praktiken herangezogen.

Transvestitischer Fetischismus: Sexuelle Erregung wird erreicht durch weibliche Kleidungsstücke, v. a. bei heterosexuellen Männern.

Definition

Definitionen (nach Haenel und Pöldinger 1986):

Unter **Suizidalität** versteht man die Summe aller Kräfte eines Menschen, die in Richtung Selbstvernichtung gehen. Eine **suizidale Handlung** ist eine bewußte, selbst durchgeführte und beabsichtigte Handlung, die die Selbsttötung anstrebt bzw. zum Tode führt. **Parasuizidale Handlungen** sind angelegt wie suizidale Handlungen, jedoch mit dem Wissen, daß sie nicht zum Tode führen, und mit der Absicht, im Leben Veränderungen zu erzielen. Die Appellfunktion wird oft sehr deutlich. **Suizidideen** benennen die gedankliche Auseinandersetzung mit der Selbsttötungsmöglichkeit von der Erwägung bis zum Entschluß.

Suizidalität hat es zu allen Zeiten und in allen Ländern gegeben. Im engeren Sinne ist Suizidalität keine Krankheit, da sie jedem Menschen grundsätzlich als Möglichkeit offen steht. Es gibt Überschneidungen mit Störungen der Impulskontrolle ohne suizidalen Charakter – etwa bei pathologischer Brandstiftung, pathologischem Stehlen oder Trichotillomanie – oder auch zu primär nicht-suizidalen autoaggressiven Verhaltensweisen, z. B. chronische Selbstverletzungen (Abb 10.1). Diese artifiziellen Störungen werden in Kap. 7 besprochen. Außerdem bestehen Beziehungen zum Freizeitrisikoverhalten, wie auch zu Borderlinestörungen und Eßstörungen. Die Suizidalität ist meist **Ausdruck einer Einengung** durch objektiv oder subjektiv erlebte Belastungssituationen sowie durch körperliche, als auch psychische Störungen des Erlebens und des Empfindens.

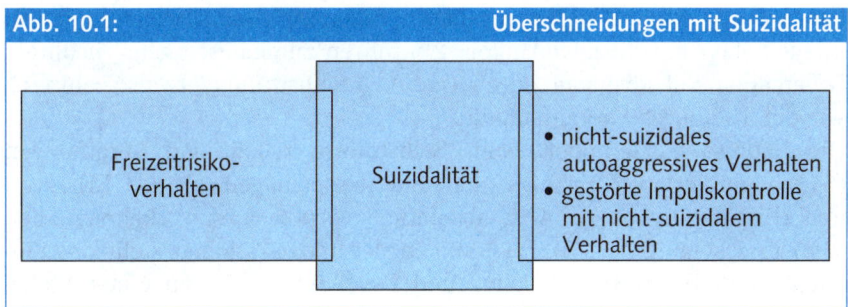

Abb. 10.1: Überschneidungen mit Suizidalität

Freizeitrisiko-verhalten | Suizidalität | • nicht-suizidales autoaggressives Verhalten • gestörte Impulskontrolle mit nicht-suizidalem Verhalten

10.1 Formen (GK Kap. 19.1)

Man unterscheidet im Rahmen der Selbsttötung verschiedene Formen der **Suizidalität:**

- Ruhe- und Todeswünsche,
- Suizidideen und -absichten,
- Suizidale Handlungen (Suizid, Suizidversuch),
- parasuizidale Handlungen.

Formen des **Suizids** stellen dar:

- **Gemeinsamer** Suizid: Zwei oder mehrere Personen begehen in Einwilligung Suizid.
- **Erweiterter** Suizid: Neben der Selbsttötung werden andere Personen gegen ihren Willen in die Tötung mit einbezogen. Man spricht auch von **Mitnahmesuizid**: Nicht selten bei Müttern mit affektiven Störungen oder Schizophrenien, welche ihre Kinder mit in den Tod nehmen.
- **Bilanz**suizid: Rational durchgeplante und überlegte Handlung, die in einer aussichtslos erlebten Situation zum Suizid führt.
- **Kinder**suizide: Sie sind selten. Oft lassen sie sich nicht von Unfällen abgrenzen. Ab dem 6.–7. Lebensjahr können Kinder den Tod in seiner Bedeutung verstehen. Die Angst, nicht akzeptiert zu sein, steht im Vordergrund der Motivation.
- **Chronischer** oder **protrahierter** Suizid: Etappenweise und bewußte Schädigung bzw. unnötige Inkaufnahme von Risiken, z. B. Alkohol- oder Nikotinabusus, riskantes Autofahren.

10.2 Epidemiologie (GK Kap. 19.2)

10.2.1 HÄUFIGKEIT

Die WHO schätzt weltweit ca. 500 000 Suizide pro Jahr. Die Selbsttötung tritt in Industrieländern häufiger auf als in Entwicklungsländern. In der Alt-BRD rechnet man mit 12 000 bis 15 000 Suiziden pro Jahr. Das heißt, alle 45 Minuten wird in der BRD ein Selbstmord verübt. Männer begehen öfter einen Suizid als Frauen, in den Städten ist er häufiger als auf dem Land. Ca. 30 % der Bevölkerung beschäftigen sich mindestens einmal in ihrem Leben mit Suizidgedanken. 2 % führen zumindest einmal in ihrem Leben einen Suizidversuch durch. Damit ist Selbsttötung etwa so zahlreich wie der Tod durch Verkehrsunfall.

Die häufigsten Methoden beim Selbstmordversuch sind Vergiftungen (64 %), gefolgt von Schnitt- und Stichverletzungen (16 %), Erhängen und Hinunterstürzen (je 4 %), absichtlich verursachten Verkehrsunfällen (6 %) und sonstigen (6 %). Im Rahmen der Intoxikationen steht die Einnahme von Hypnotika, Sedativa und Psychopharmaka an erster Stelle. In fast 50 % der Fälle ist diese „Überdosierung" mit starkem Alkoholkonsum verbunden. In gleicher Häufigkeit kommt es zu Mischintoxikationen.

Für Jugendliche und junge Erwachsene stellt der Suizid die häufigste Todesursache dar. Alle sozialen Schichten sind betroffen. Das Risiko, Selbstmord zu begehen, steigt mit dem Lebensalter. Insgesamt ist die Suizidrate in den letzten Jahren leicht rückläufig.

Bei über 50 % aller Suizide liegen psychische Erkrankungen im engeren Sinne vor, wovon 40–60 % Depressionen, 20 % Alkoholismus und 10 % Schizophrenien sind, und bei ca. 10 % keine Diagnose bekannt ist. Suizide kommen bei Psychotikern häufiger vor als Suizidversuche.

Nicht selten geht dem Suizid bzw. dem Suizidversuch ein Arztbesuch voraus. Die Zeit zwischen der Ambivalenzphase (s. u.) und dem Entschluß liegt im Mittel bei 60 Stunden. 80 % der Patienten kündigen ihren Suizid vorher an, und 70 % begehen ihn innerhalb einer Zeitspanne von 24 Stunden nach dem Entschluß.

Das Verhältnis von vollendeten Suiziden und Suizidversuchen liegt bei 1:7 bis 1:10. Bei Frauen und bei jüngeren Menschen ist der Suizidversuch häufiger, bei Männern und älteren Menschen der vollendete Suizid.

In den ersten 12 Monaten nach einem Suizidversuch ist das Risiko für einen erneuten Suizidversuch besonders hoch: 15–20 % aller Patienten unternehmen einen weiteren Suizidversuch, 10 % sterben am wiederholten Suizid. Man rechnet mit ca. 1 % Wiederholungsrisiko pro Jahr, was gleichbedeutend ist mit einer Rezidivquote von 5 % nach 5 Jahren.

10.3 Einflußfaktoren

10.3.1 BESONDERS GEFÄHRDETE PERSONENGRUPPEN

Zu den hauptsächlich gefährdeten Personengruppen zählen **sozial isolierte** und **existentiell bedrohte Menschen** sowie chronisch bzw. **unheilbar Kranke** und Suchtkranke. Auch Ledige, geschiedene Kinderlose, alte Menschen und politisch Verfolgte sind besonders gefährdet.

Am höchsten ist jedoch **statistisch** gesehen die Suizidgefährdung bei Patienten mit psychischen Störungen, v. a. bei Patienten mit Depressionen – 15 % aller depressiven Patienten versterben am Suizid –, aber auch bei Schizophrenen und Suchtkranken, besonders im höheren Lebensalter.

Der **größte Anteil** an der Gesamtzahl der suizidalen Handlungen betrifft dagegen nicht psychisch oder organisch Kranke, sondern Menschen, die in einer akuten Belastungssituation („Krise"), die als unerträglich und unentrinnbar verarbeitet wird, mit einer Kurzschlußhandlung reagieren.

Es sind Menschen, die in schwierigen Situationen nicht über ausreichende Coping-Mechanismen verfügen, sondern mit einer **depressiven „Bewältigungsstrategie"** reagieren.

10.3.2 PSYCHODYNAMIK

Im Mittelpunkt der Motivation zum Suizid bzw. Suizidversuch stehen die **Verzweiflung** und **Hoffnungslosigkeit**. Soziale Isolationen, zermürbende und zerrüttete Partnerschaften, aber auch Versagen im Beruf oder Studium können zu einer suizidalen Handlung führen. Auch bei psychotisch Erkrankten sind Wahn und Depression meist nicht unmittelbar auslösend, sondern eher das Gefühl, nicht mehr weiterleben oder das Leben nicht meistern zu können. Jedoch findet man bei psychisch Kranken auch krankheitsbedingte Motivationen, z. B. Versündigungs- und Schuldwahn bei depressiven Patienten, Kontrollverluste bei Intoxikationen. Im allgemeinen handelt es sich um eine affektiv-überschießende Kurzschlußreaktion. Der geplante Bilanzselbstmord ist eher selten.

Mittelpunkt für ein besseres Verständnis der Suizidalität ist nicht der tödliche Ausgang oder die jeweils gewählte Methode (Intoxikation, Erhängen). Auch bestimmte, die Motivation beeinflussende Faktoren (appellativ, raptusartig, manipulativ, psychotisch) entscheiden nicht über „suizidal" oder „nicht-suizidal", sondern ausschlaggebend ist **die Intention** des Betroffenen. Dabei unterscheidet man Entwicklungsmodelle und ätiologische Modelle:

● Bei den **ätiologischen Modellen** wird ein Krisenmodell und ein Krankheitsmodell der Suizidalität unterschieden.
   – Das **Krisenmodell** beschreibt, daß eine zunächst unauffällige Persönlichkeit durch ein Lebensereignis in einen inneren Spannungszustand versetzt wird, der in Folge zu Symptomen führt. Dabei spielen bisherige lebensgeschichtliche Konfliktbewältigung eine wichtige Rolle, z. B. Neigung zur Selbstentwertung, depressiver Attributionsstil. Eine gestörte Selbstwertentwicklung führt zu einer entsprechenden Berufs- und Partnerwahl mit dem Ziel einer Stabilisierung des eigenen Selbstwerts. Durch Verlust äußerer Objekte kommt es zu Enttäuschungen, Kränkungen bis hin zu Haßgefühlen, die schließlich gegen die eigene Person gewendet werden und dann in einen Suizid münden können.
   – Das **Krankheitsmodell** ist ein psycho-biologisches Modell, das den Zusammenhang von psychischer Erkrankung und Suizidalität erklären soll. Neben psychopathologischen Kennzeichen, wie Hoffnungslosigkeit, innere Unruhe, quälende Schuldgefühle, spielen biologische Ergebnisse der Genetik, Messungen der elektrodermalen Aktivität oder auch die psychophysische Hyporeagibilität eine wichtige Rolle. Außerdem gibt es Hinweise, daß Störungen des Serotoninstoffwechsels sowie auch des Dopaminsystems beteiligt sind, v. a. bei suizidalen Handlungen mit „harten" Methoden.

● Bei den **Entwicklungsmodellen** wird der dynamische Aspekt bzw. unterschiedliche Stadien der Suizidalität betont (Abb. 10.2 und 10.3):
   – Beim **Anomiekonzept** (Durkheim) stehen soziologische Faktoren, z. B. fehlende gesellschaftliche Wertesysteme, Autoritätsverlust oder Wertewandel für die Entwicklung der Suizidalität im Vordergrund. Man spricht dann von einem anomischen Suizid.
   – Die **lerntheoretischen Ansätze** (Linehan, Schmidtke) betonen, daß durch eine selektive Wahrnehmung und einseitige kognitive Verarbei-

tung (Verallgemeinerungen, Rationalisierungen) eigene Verhaltensmuster bestätigt werden. Dadurch bleibt der circulus vitiosus zwischen Scheitern im persönlichen, psychosozialen Bereich und eigenem Erleben in Gang (erlernte Hilflosigkeit).
– **Phänomenologische Betrachtungen** (Ringel, Pöldinger) unterstreichen besonders die situative Einengung, die verzerrte Wahrnehmung
der Realität und die sozialen Rückzugstendenzen, welche schließlich
in den Suizid führen können.

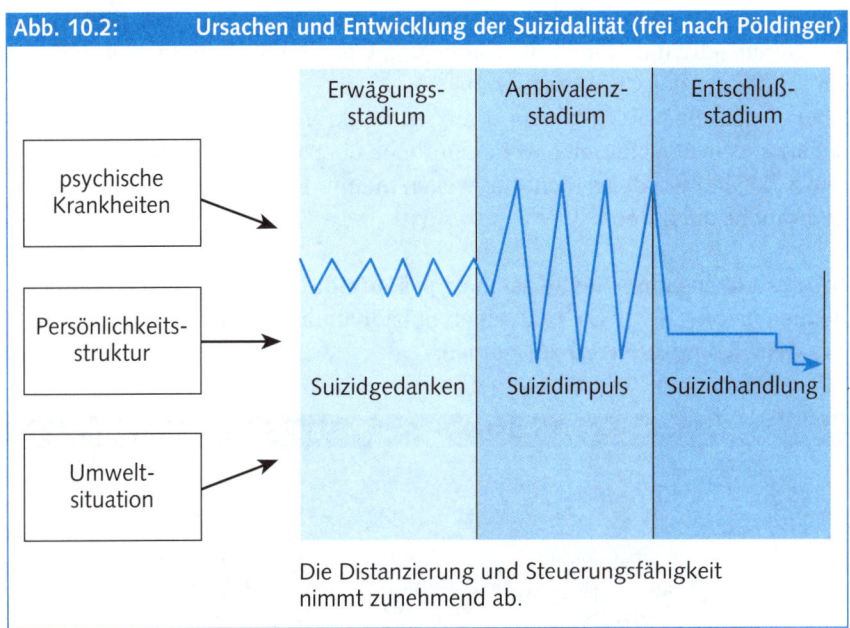

Abb. 10.2: Ursachen und Entwicklung der Suizidalität (frei nach Pöldinger)

10.4 Prophylaxe suizidaler Handlungen (GK Kap. 19.4)

10.4.1 HINWEISE AUF SUIZIDGEFAHR

Die Suizidgefahr ist im allgemeinen **schwierig zu beurteilen**. Schwere
depressive Verstimmungen, Wahnsymptome mit Schuld, Sünd- oder Be-
strafungsideen dienen als Hinweise auf eine drohende Suizidgefahr. Familiäre Häufungen von Suiziden, vorangegangene Selbstmordversuche und
direkt oder indirekt ausgesprochene Suiziddrohungen sind meist erste
Hinweise. Die Patienten äußern konkrete Vorstellungen über die Durchführung oder Vorbereitung der Tat. Oft erscheinen die Patienten nach dem
Entschluß, sich umzubringen, paradox gelöst und entspannt (Ruhe vor
dem Sturm). Schlafstörungen sowie ein Affekt- und Aggressionsstau in der
Anamnese können ebenfalls einen Hinweis liefern.
Voraus geht meist eine dynamische Einengung von Wahrnehmung, Abwehrmechanismen, Werten und Normen. Selbsttötungsphantasien sind in

der Regel anfänglich eher aktiv intendiert, geplant und durchdacht. Später können sie sich dem Patienten passiv aufdrängen. Die Steuerungs- und Kontrollfähigkeit nimmt ab. Die Patienten befinden sich in einer psychischen Ausnahmesituation, welche eine eigenständige Einschätzung der realen Situation oft nicht ermöglicht. Die Selbstverfügbarkeit ist eingeschränkt.

Eine vorübergehende Unterbringung in einer geschützten/geschlossenen Station kann unter Umständen auch gegen den Willen des Patienten notwendig werden. Erst nach einer erfolgreichen Behandlung (z.B. einer Depression) tritt eine normale Steuerungsfunktion wieder ein, die Suizidgedanken schwinden, und die Einengung weicht einer realitätsgerechteren Einschätzung der Gesamtsituation.

Eher gegen eine Suizidgefahr sprechen konkrete Bemerkungen und Wertschätzungen über die eigene Person oder über das eigene soziale Umfeld wie z.B.: „Ich werde es nicht tun wegen meiner Familie" oder „Meine Familie braucht mich doch."

In diesem Zusammenhang ist das **präsuizidale Syndrom (Ringel)** zu nennen (Abb. 10.3). Es geht einer Suizidhandlung voraus und setzt sich aus **drei Komponenten** zusammen:

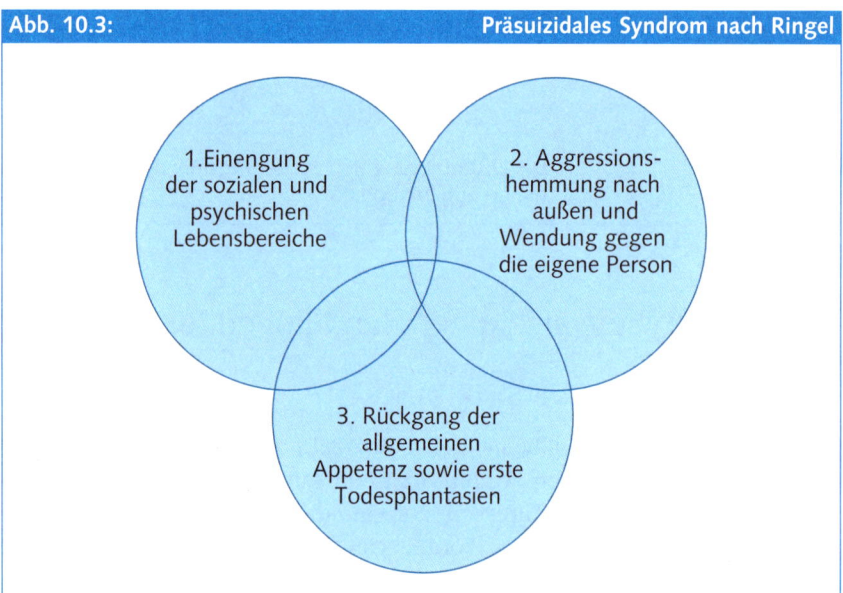

Abb. 10.3:   Präsuizidales Syndrom nach Ringel

1. Einengung der sozialen und psychischen Lebensbereiche

2. Aggressionshemmung nach außen und Wendung gegen die eigene Person

3. Rückgang der allgemeinen Appetenz sowie erste Todesphantasien

Falsch ist mit Sicherheit folgender Satz: „Wer vom Suizid spricht, vollbringt ihn nicht." Ganz im Gegenteil sind ausgesprochene und formulierte Suizidgedanken oft erste Hinweise auf die Ernsthaftigkeit der Todesphantasien (Abb. 10.4).

Neben anamnestischen und klinischen Hinweisen können auch testpsychologische Ergebnisse zur Beurteilung des Suizidrisikos herangezogen werden, z.B. projektive Tests, TAT, Giesen Test, Taylor Angstskala, Selbsteinschätzungsskala und Risikolisten. Sie dienen jedoch in erster Linie der wissenschaftlichen Bildung von Untergruppen und nicht der Beurteilung des akuten Suizidrisikos.

Folgende Fragen sind für den klinischen Alltag sinnvoll:
- Haben Sie in der letzten Zeit schon einmal den Gedanken gehabt, sich das Leben zu nehmen?
- Was würden Sie tun, haben Sie konkrete Vorstellungen?
- Haben Sie bereits mit jemandem darüber gesprochen?
- Drängen sich Ihnen die Todesphantasien immer wieder auf, auch wenn Sie es nicht wollen?
- Haben sich Ihre sozialen Kontakte, Ihre Interessen und Bedürfnisse in letzter Zeit verringert oder eingeschränkt?
- Haben Sie Aggressionen gegen jemanden, die Sie nicht ausleben, artikulieren oder anbringen können?

Mit diesen wenigen Fragen ist in der Regel eine erste klinische Einschätzung des Suizidrisikos möglich. Darüber hinaus entlasten die Fragen den Patienten von seinem Leidensdruck.

10.4.2 MÖGLICHKEITEN DER PROPHYLAXE

Von ärztlicher Seite ist ein enger therapeutischer Kontakt wichtig. Aber auch die Mithilfe Dritter (Seelsorger, Sozialarbeiter, Beratungsstellen) sollte nicht unterschätzt werden. Vorbeugende Maßnahmen sind häufig erschwert, da spontan geäußerte Suizidabsichten fehlen können. Deshalb **immer fragen!** Weiterhin wichtig sind die diagnostische Abklärung der Krise bzw. einer vorliegenden psychischen Erkrankung, des aktuellen Suizidrisikos und der stationären bzw. ambulanten Behandlungsbedürftigkeit, außerdem die Entscheidung über eine medikamentöse Begleittherapie oder Psychotherapie. Wichtig ist das aktive Vorgehen (Ansprechen) des Therapeuten. Die Suizidhandlung dient häufig als vordergründige und inadäquate Problemlösung tieferliegender Konflikte.

Merke: (4 mal S) Sex, Suizid, Sucht und Spirit (= Alkohol) sind häufige Tabuthemen, welche anamnestisch wichtige Hinweise geben können.

10.5 Therapeutisches Handeln nach Suizidversuchen

(GK Kap. 19.5)

10.5.1 ABSCHÄTZUNG DES WIEDERHOLUNGSRISIKOS

Durch eine detaillierte Exploration der Vorgeschichte – Vorbereitung und Motivation sowie Durchführung des Suizidversuchs, Reaktionen des Patienten und seiner Umgebung nach der Tat – kann es gelingen, die Intensität der selbstdestruktiven Tendenzen nach dem erfolgten Suizidversuch abzuschätzen.

Die **Rückfallquote** ist innerhalb der **ersten 6 Monate am höchsten** und beträgt **20–30 %**. Niemals darf man daher vergessen, den Patienten nach weiteren Suizidabsichten zu befragen.

10.5.2 THERAPIE

Im Vordergrund des therapeutischen Vorgehens steht das Herstellen eines tragfähigen therapeutischen Kontakts. Die größte Therapiebereitschaft des Patienten besteht in der Zeit unmittelbar nach dem Suizidversuch.

Nach einem Suizidversuch neigen die Patienten häufig zur Bagatellisierung. Auch ein appellativ-demonstrativer Selbstmordversuch mit z. B. 2 Tbl. Diazepam ist ein Suizidversuch und muß ernst genommen werden.

Der Suizidalität können, wie bereits erwähnt, unterschiedliche Krankheitsbilder zugrunde liegen. Bei akuten oder chronischen seelischen Konflikten ist eine Anxiolyse mit 5–10 mg Valium® sinnvoll. Bei depressiven Zustandsbildern kann die Gabe von 50 mg Aponal® oder Saroten® hilfreich sein. Es gibt Hinweise, daß Lithium, neben seiner bekannten phasenprophylaktischen Wirkung bei „endogenen" Depressionen, auch einen suizidprophylaktischen Effekt hat.

Bei schizophrenen Psychosen ist eine initiale neuroleptische Medikation mit 5–10 mg Haldol® oder 100 mg Taxilan® angebracht. In jedem Fall gilt, daß nicht die Suizidalität selbst, sondern das ihr zugrundeliegende Krankheitsbild behandelt wird und in der Regel dann die Suizidalität verschwindet. Bei psychosozialen Konfliktsituationen ist nach erfolgreicher Abwendung der Suizidalität eine weiterführende psychotherapeutische Behandlung bzw. Beratung der Lebensumstände notwendig.

Folgende Punkte sollten beachtet werden:
- Offenes und direktes Ansprechen auf Suizidgedanken, denn durch Verbalisierung wird eine Entlastung erreicht,
- Stärkung des Selbstwertgefühls des Patienten durch Akzeptanz seiner Person und seiner Situation,
- Versuch eines Gesprächs über die Suizidart und -intensität, um eine angstfreie Distanz zur Tat aufzubauen,

- Der Therapeut soll sich selbst einbringen (empathisches Verstehen) und stellvertretend Hoffnungen äußern,
- Ansprechen von Therapie- und Hilfsmöglichkeiten,
- Festlegung der nächsten Schritte, Kontakte und Termine,
- Zusätzliche Bindung an positiv erlebte Begleit- und Bezugspersonen.

Über Gruppentherapien, Selbsthilfegruppen und Beratungsstellen muß der Kontakt zum Patienten aufrechterhalten und so ein tragfähiges Netz geschaffen werden.

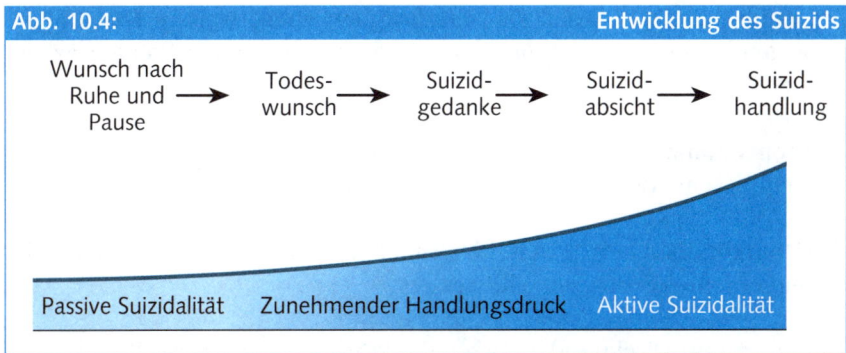

Abb. 10.4: Entwicklung des Suizids

Exkurs: Abnorme Gewohnheiten und Störungen der Impulskontrolle

Die Patienten verspüren den Drang, Handlungen nachzugehen, die nachweislich zu ihrem oder zum Schaden der Gesellschaft führen. Den einzelnen Impulskontrollverlusten kann kein erkennbarer subjektiver Widerstand entgegengesetzt werden. Unklar ist, ob es sich um eigenständige Krankheitsbilder handelt oder um Syndrome im Umfeld von Persönlichkeitsstörungen, Suchterkrankungen oder affektiver Erkrankungen. Episodisch-intermittierende und chronische Verläufe sind beschrieben. Bis auf die Trichotillomanie, die während der Kindheit beginnt, treten die Störungen erstmals meist in der Adoleszenz auf. Hierzu zählen

- **Pyromanie** (pathologische Brandstiftung): Es kommt zu ständiger Beschäftigung mit dem Feuerlegen. Sie wird meist lustvoll erlebt, in der Regel ohne nachweisbares Motiv. Meist nimmt die Störung einen episodischen Verlauf. Sie ist bei Männern häufiger. Oft mit niedrigem Intelligenzniveau und Hyperaktivität im Kindesalter assoziiert.
- **pathologisches Glücksspiel** (bis zu 3%): suchtartige Entwicklung, welche oft die gesamten Lebensumstände bestimmt. Häufig kommt es im Umfeld der Geldbeschaffung zu Gesetzesübertretungen.
- **Kleptomanie** (pathologisches Stehlen): Dranghafte Diebstähle ohne nachweisbares Motiv. Tritt bei Frauen häufiger auf. Die Tat wird als ich-dyston erlebt. Es besteht eine hohe Komorbidität mit affektiven Störungen.

- **Trichotillomanie**: mit einer Lebenszeitprävalenz bis zu 2 %, beginnt meist um das 10. Lebensjahr. Das Haareausreißen wird oft als lustvoll erlebt. Affektive Störungen ($^2/_3$) und Angststörungen (57 %) sind häufig.
- **chronisch-impulsive Selbstverletzungen** bzw. **intermittierende Reizbarkeit**: aggressive Impulsdurchbrüche, häufig assoziiert mit Persönlichkeitsstörungen.

10.6 Glossar zum Thema Suizid

Am Ende des Kapitels soll stichwortartig auf einige weitere Begriffe eingegangen werden, welche im Gegenstandskatalog nur am Rande erwähnt bleiben:

Autoeuthanasie: Ein unheilbar Kranker leidet stark unter seinen Schmerzen und beschließt, sich selbst zu suizidieren.

Basissuizidalität: Unspezifische Risikofaktoren, die in ihrer Gesamtheit auf ein erhöhtes Suizidrisiko hindeuten.

Cry for Help: Direkte oder auch indirekte sowie verschlüsselte Suizidankündigung als Appellfunktion an die Umwelt.

Gegenübertragungshaß: Die Psychodynamik spielt bei der Arzt-Suizidant-Beziehung eine wichtige Rolle. Ständige Kritik, Nörgeln und fehlende Einwilligung des Patienten sowie sein Drängen auf Entlassung bei gleichzeitig hohem Engagement des therapeutischen Teams charakterisieren die Situation. Unrealistische Erwartungshaltungen, oft verbunden mit Enttäuschungen, führen beim Therapeuten nicht selten zu einer Haßreaktion.

Harakiri: Ritualisierter Suizid der Samurai-Kaste im alten Japan.

Hochrisikogruppe der Suizidalität: beschreibt eine Suizidrate von mindestens 100 bezogen auf 100 000 Personen der jeweiligen Bezugsgruppe pro Jahr.

Kinder- und Jugend-Suizide: Sie werden zunehmend häufiger (Literatur uneinheitlich). Am häufigsten sind familiäre Probleme (80 %) die Ursache. Bei Jugendlichen häufiger als bei Kindern. Meist handelt es sich um Intoxikationen. Die Suizidhandlungen werden in der Mehrzahl im familiären Umfeld durchgeführt.

Larvierter Suizid: Der Suizid wird in seinem Hergang auf den ersten Blick nicht deutlich. Bsp.: Ein tödlich ausgehender Unfall nach Einnahme einer letalen Dosis von Tabletten.

Narzißtische Störungen und Suizid: Narzißtische Störungen haben eine besondere Affinität zum Suizid. Das Selbstwertgefühl ist stark durch die äußere Akzeptanz und Wertschätzung gesteuert. Enttäuschungen und Kränkungen können zu Aggressionen und in Folge zu Freitodphantasien führen, da sich der Patient durch die subjektiv erlebte Geringschätzung und Abwertung durch die Umgebung „wertlos", „überflüssig" und verletzt fühlt.

Suizidalität bei Ärzten: Ärzte gelten mit einer 4 mal höheren Suizidrate als in der Gesamtbevölkerung als besonders suizidgefährdet. Ärztinnen sind häufiger betroffen als Ärzte. Im Hinblick auf die unterschiedlichen Berufsschichten ist der Psychiater am stärksten gefährdet (9 mal höher), dann folgt der Anästhesist.

Suizidalität beim Gesunden: Auch beim Gesunden kommt es zu Todesphantasien und Suizidgedanken. Ca. 10% der Bevölkerung geben an, mindestens einmal in ihrem Leben solche Gedanken gehabt zu haben.

Suizidprävention: bedeutet die Beschäftigung mit Menschen, die sich in psychosozialen Notsituationen befinden und bei fehlender oder verminderter freier Selbstverfügbarkeit professionelle Hilfe benötigen.

Verletzungsmuster: Es dient zur Rekonstruktion des Tathergangs und zur Differentialdiagnose.

Werther-Effekt: Imitationseffekt nach dem Suizid einer bekannten Persönlichkeit, z.B. war nach dem Tod von M. Monroe die Suizidalität regional bis zu 200 mal höher.

Witwenselbstmord: Nach dem Partnerverlust geht der Zurückgebliebene ebenfalls in den Tod. Ein Phänomen mit unterschiedlichen kulturellen Ausprägungen.

Fallbeispiel

Um 23.30 Uhr wurde dem diensthabenden Psychiater über die chirurgische Pforte eine 25jährige Patientin angemeldet, die sich in suizidaler Absicht vor einen LKW geworfen hatte. Während der chirurgischen Primärversorgung, bei der keine Frakturen festgestellt wurden, fiel dem Kollegen eine „verworrene" Sprache sowie eine somnolente Bewußtseinslage auf. Außerdem war das Gangbild der Patientin ataktisch verändert, und sie hatte optische Halluzinationen.

Der Aufnahmebefund zeigte eine verwahrloste Patientin mit somnolenter Bewußtseinslage. Neben einem Foetor alcoholicus und dem ataktischen Gangbild fiel eine dysarthrische Sprache auf. Außerdem äußerte die Patientin, daß sie Figuren an der Wand sehe, die sie bedrohen würden.

Aufnahmediagnose: Suizidversuch durch Sturz vor Auto sowie Alkohol- und Medikamentenintoxikation. Die Laborbefunde ergaben einen Alkoholspiegel von 2,9‰, außerdem Benzodiazepine und Cannabis im toxischen Bereich.

Therapie und Verlauf: Nach Abklingen der Akutsymptomatik ergab die weitere Exploration, daß die Patientin seit mehreren Jahren Cannabis in hohen Dosen zu sich nahm. Weiterhin berichtete die Patientin, seit mehreren Jahren Stimmen zu hören, die ihr sagen würden, sie solle sich umbringen. Durch die Einnahme von Cannabis und Benzodiazepinen seien die Stimmen erträglicher geworden. Beide Substanzen waren im weiteren stationären Verlauf urintoxikologisch nicht mehr nachweisbar. Es entwickelten sich keine Entzugssymptome. Die optischen Halluzinationen traten ebenfalls nicht mehr auf, jedoch kamen kommentierende Stimmen sowie ein zerfahrener Gedankengang zur Darstellung. Bei der Patientin wurde eine schizophrene Psychose diagnostiziert. Anstelle des „Selbstbehandlungsversuches" mit Cannabis und Benzodiazepinen begann man eine neuroleptische Behandlung mit Fluphenazin. Die Patientin ist seit der Entlassung weiterhin in ambulanter Betreuung.

Arzt-Patient-Beziehung und Psychotherapie

11.1 Prinzipien und Gemeinsamkeiten (GK Kap. 20.1)

Definition

Unter **Psychotherapie** versteht man die methodische Handhabung psychologischer Verfahren auf emotionaler, kognitiver, leiblicher und/oder lerntheoretischer Ebene, um auf psychische und psychosomatische Störungen sowie Lebenskrisen therapeutisch Einfluß nehmen zu können. Die **Reflexion des Beziehungsaspektes** dient als gemeinsame Grundlage psychotherapeutischer Verfahren. Dabei kann auf affektive und kognitive Einstellungen korrigierend Einfluß genommen werden.

Obwohl bereits eine unspezifische Zuwendung (Laientherapie) einen therapeutischen Effekt zeigt, liegt die Effizienz von professionellen Psychotherapien doppelt so hoch. Die empirische Psychotherapieforschung hat **allgemeine Wirkfaktoren** entdeckt, die relativ unspezifisch sind und unabhängig der Therapierichtung berücksichtigt werden sollten. Zu den wichtigsten zählen:

- Qualität der therapeutischen **Beziehung**,
- Offenheit und engagierte **Mitarbeit des Patienten**,
- Mobilisierung von **Hoffnung**,
- Die **Überzeugung des Therapeuten**, helfen zu können,
- **Konfrontation** mit den Problemen,
- gemeinsame Suche nach **konstruktiven Lösungen**,
- korrigierende **Erfahrung außerhalb** der Therapie,
- Angebot eines **Erklärungsmodells**, welches dem Patienten ermöglicht, neue Bedeutungszusammenhänge für seine Situation zu erschließen.

Im folgenden werden unterschiedliche Therapieverfahren vorgestellt. Neben der klassischen Psychoanalyse soll auf eine Reihe von Weiterentwicklungen eingegangen werden. Auch im Rahmen anderer Therapieverfahren geht es neben einer systematischen Darstellung auch um ihre geschichtliche Entwicklung.

Tab. 11.1: Therapieverfahren
Man unterscheidet fünf Therapierichtungen:
● Psychodynamisch-tiefenpsychologische Therapie (z. B. Psychoanalyse)
● Systemische Therapien (z. B. Paar- und Familientherapien)
● Humanistische Therapien (z. B. klientenzentrierte Psychotherapie)
● Kognitiv-behaviorale Therapien (z. B. Verhaltenstherapie)
● Andere Therapieformen (z. B. Hypnose, autogenes Training)

Bei bis zu 10 % der Psychotherapien werden intime Übergriffe des Behand-
lers auf die Patienten beschrieben. In bis zu 30 % der Fälle kann eine Psychotherapie negative Effekte haben (Verschlechterung der Symptomatik,
Suizidversuche, Psychopathisierung). Eine eingehende Psychodiagnostik
sowie eine begleitende Supervision können das Risiko vermindern.

11.2 Psychoanalytische Verfahren (GK Kap. 20.2)

Sigmund Freud gilt als der Gründer der Psychoanalyse. Auf einige wichtige Punkte soll hier näher eingegangen werden.

11.2.1 DIE KLASSISCHE PSYCHOANALYSE

Obwohl es schwierig ist, von **der** Psychoanalyse zu sprechen, läßt sich
doch eine innere Abgrenzung erkennen. **Man unterscheidet hierbei:**
- **Metapsychologie**: Hierunter versteht man den Interpretationsrahmen
  von Triebtheorien (z. B. Todestrieb) und Persönlichkeitsmodellen. Es
  ist gewissermaßen der weltanschauliche Rahmen, in den Freud seine
  „Entdeckung" stellt.
- **klinische Theorie**: Damit bezeichnet man die Phänomene der Übertragung und Gegenübertragung, des Widerstands und der Abwehrmechanismen (s. u.). Sie stellen das Kernstück der Psychoanalyse dar.
- **klinische Daten**: Diese sind das Beobachtungsmaterial, wie etwa die
  Psychopathologie, Assoziationen, Träume, Interaktionen und lebensgeschichtliche Ereignisse.
- **Technik**: Darunter versteht man die freie Assoziation des Klienten, das
  spezifische Setting sowie die „Abstinenz" und die gleichbleibende Aufmerksamkeit des Analytikers.

Diese Unterscheidung des inneren Theorieaufbaus ist wichtig, weil sie unterschiedliche Abstraktionsebenen der Psychoanalyse anspricht. S. Freud
selbst hat auf die klinische Theorie den größten Wert gelegt. Die einzelnen
Ebenen haben in der Weiterentwicklung der Psychoanalyse **unterschiedliche Fortsetzungen** erfahren (s. u.).

11.2.2 FORTSETZUNGEN
DER KLASSISCHEN PSYCHOANALYSE

11.2.2.1 Das Persönlichkeitsmodell

Es ist auf weiten Strecken in der Metapsychologie S. Freuds enthalten und
beschreibt das innere Gefüge bzw. den **psychischen Apparat**, der wesentlich für die Symptomausprägung verantwortlich ist. S. Freud unterscheidet
dabei **das Es, das Ich und das Über-Ich.** Das **Es** steht für den Anteil des
psychischen Apparates, der durch Triebe, Impulse, unlogische, akausale

Zusammenhänge bzw. durch die Gefühlswelt bestimmt ist. Das **Ich** beschreibt eine Koordinationsinstanz, die zwischen Es und Über-Ich sowie gegenüber der äußeren Realität vermittelt. Hier werden unbewußte Regungen des Es sowie Anteile des eigenen Gewissens mit der Realität konfrontiert und in Verbindung gebracht. Statt **Über-Ich** spricht man auch von Wertstrukturentwicklung und meint damit die moralische Entwicklung des Kindes im Hinblick auf Werte, Normen und Ideale und ihre Auswirkungen auf die Wahrnehmung, das Denken und Kommunizieren. Dies hat Auswirkungen auf unterschiedliche Krankheitsbilder. S. Freud hat hierzu in der „Über-Ich-Entwicklung" den affektiven, L. Kohlberg in der „Urteilskompetenz" den kognitiven Anteil der ontogenetischen Moralentwicklung des Menschen beschrieben.

11.2.2.2 Ich-Psychologie

Im Mittelpunkt steht das **„Ich"** als eine **zentrale Organisationsinstanz**. Durch Anpassungsvorgänge, Reorganisationen, Umstrukturierungen usw. werden sowohl normale Reifungsvorgänge, als auch pathologische Entwicklungen verstehbar. Der Übergang von der Triebpsychologie Freuds zur Ich-Psychologie ist ein wichtiger Fortschritt in der Weiterentwicklung der Psychoanalyse. Für das Verständnis narzißtischer Störungen, wie auch für familientherapeutische Ansätze, hat sich das Konzept sehr bewährt.

In der Ich-Psychologie werden eine Reihe von **Ich-Funktionen** beschrieben (siehe Kap. 7), die für das Verständnis der Psychodynamik von Krankheitsbildern wichtig sind. Sie sind nicht identisch mit den Ich-Störungen der Schizophrenien. Sie sind teilweise von Geburt an vorhanden bzw. werden über den Sozialisationsprozeß erworben.

11.2.2.3 Deutungen

Eine Interventionstechnik psychoanalytischer Verfahren. Dabei geht es um das Klären, Analysieren, Konfrontieren und Interpretieren unbewußter Hintergründe und Motive im Verhalten, Erleben und Kommunizieren des Patienten. Man unterscheidet historisch-biographische **Inhaltsdeutungen**, **Widerstandsdeutungen** bezüglich des Abwehrverhaltens des Patienten und **Übertragungsdeutungen** der Arzt-Patient-Beziehung. In der Übertragungsdeutung liegt der entscheidende mutative und therapeutische Effekt.

11.2.2.4 Die Objektbeziehungstheorie

Sie ist die modernste Fassung psychoanalytischer Theoriebildung. Zu den Hauptvertretern zählen M. Balint, D. W. Winnicott und O. F. Kernberg. Die Grundannahme ist, daß der kleinste gemeinsame Nenner im Aufbau einer Person eine Selbst-Objekt-Affekt Einheit ist. Das heißt für die äußere wie auch innere Wahrnehmung als auch für den Aufbau der eigenen Identität spielen immer Vorstellungen über sich selbst (Selbstrepräsentanz), Vorstellungen über ein Objekt (Objektrepräsentanz) sowie ein dazugehöriger Affekt eine Rolle. Jede Störung ist damit zugleich eine Störung der Beziehungsfähigkeit, die sich etwa in der Sorge, im Takt, im Respekt, in der Verantwortung und Empathie gegenüber einem Anderen niederschlägt.

11.2.2.5 Das Unbewußte

Dem Unbewußten wird für das menschliche Erleben und Verhalten eine große Bedeutung zugemessen. Dabei zeigen sich unbewußte Inhalte in unterschiedlicher Form. So sind z. B. **Fehlleistungen** (Versprecher, Vergessen) Kompromißbildungen zwischen Verdrängtem und bewußten Absichten. Andere wichtige Manifestationen sind u. a. **neurotische Symptome**, der **Wiederholungszwang** und der **Traum**. Der Traum hat eine mehrfache Funktion. Einmal kann er einen Wunscherfüllungscharakter haben, indem nicht tolerable Bewußtseinsinhalte sich erst über den Traum zeigen. Er kann aber auch eine kompensatorische bzw. ich-konsolidierende Funktion haben, indem Trauminhalte die Erfahrungen des Tagbewußtseins auszugleichen versuchen. Schließlich kann der Traum auch einen Problemlösungscharakter haben. Traumgedanken oder der **latente Trauminhalt** sind Worte und Begriffe, die durch die unbewußte Traumarbeit symbolisch verdichtet und verstellt werden und als **manifester Trauminhalt** erinnert werden. Durch **Traumarbeit** (Assoziationen, Tagesreste und Deutungen) wird dieser Weg rückgängig gemacht.

11.2.2.6 Die Entwicklungspsychologie

Freud stellt die Sexualität bzw. den Lustgewinn ganz in den Mittelpunkt, wobei Sexualität sehr weit gefaßt wird. Im Laufe der Entwicklung des Kleinkindes stehen unterschiedliche Körperregionen im Vordergrund, wobei S. Freud **5 Phasen unterscheidet**. In jeder Phase kann der Entwicklungsschritt arretieren bzw. fehlgeleitet oder fixiert werden. In Krisensituationen ist es möglich, daß der einzelne auf unterschiedliche Entwicklungsstufen zurückfällt (Regression) und damit phasenspezifische Verhaltensmuster erneut auftreten.

- **Orale Phase** (1. Jahr): Der Mund stellt den vorrangigen Körperteil dar. Saugen, Anklammern, Lutschen und Körper-Hautkontakt sind wichtig. Hier entwickelt sich Vertrauen gegenüber der eigenen Person, dem eigenen Erleben und der Umwelt, v. a. in Gestalt der Pflegeperson bzw. Mutter. In diese Phase fällt auch das „Fremdeln" und die „Achtmonatsangst", die beide normale Entwicklungsschritte beschreiben.
- **Anale Phase** (2.–3. Jahr): Im Zentrum steht der Gastrointestinaltrakt. In dieser Phase geht es stark um das Spannungsfeld von Macht, Aggression, Einfluß, Abhängigkeit und Selbständigkeit. Man spricht auch von einer Übungsphase, in der Loslassen und Festhalten, Kontrolle und Autonomie geprobt werden.
- **Phallische oder ödipale Phase** (4.–5. Jahr): Das Genitale ist wichtig.

Die geschlechtsspezifische Identität bildet sich heraus. Es entstehen Phantasien und Vorstellungen, die ein Rollenverständnis erlauben. Neben der Rivalität zum gleichgeschlechtlichen Elternteil geht es gleichzeitig auch um dessen Akzeptanz und Identifikation.

- **Latenzphase** (7.–12. Jahr): Die Psychosexualität tritt in den Hintergrund. Wichtig ist jetzt die Ausbildung sozialer Kompetenzen, z. B. Lesen, Schreiben, körperliche Bewegung, Sport, soziale Kontakte. Man spricht auch von einer zweiten Sozialisation.
- **Pubertäts-Adoleszenzphase**: Hierbei geht es um die Auseinandersetzung mit eigenen und überlieferten Normen, Gesetzen und Rollenzuweisungen. Die Identitätssuche steht im Mittelpunkt.

Von **M. Mahler** stammt die Unterscheidung in eine symbiotische Phase (1.–3. Monat) und eine Löslösungs- und Individuationsphase. Letztere wird selbst wieder unterteilt in eine Differenzierungsphase (4.–5. Monat), eine Übungsphase, eine Wiederannäherungsphase (14.–24. Monat) und eine Konsolidierungsphase (20.–36. Monat). Diese entwicklungspsychologischen Stadien dienen einmal dem Aufbau und der Konsolidierung einer stabilen Selbststruktur. Zum anderen dienen sie als Erklärungsrahmen für die Entstehung einzelner Krankheitsbilder.

11.2.2.7 Ödipuskomplex

Allgemein formuliert handelt es sich um einen Entwicklungsschritt, bei dem es für das Kind notwendig wird, zwei oder mehr Personen akzeptieren zu lernen, ohne daß diese sich gegenseitig ausschließen – im Unterschied zur Mutter-Kind-Dyade in der oralen Phase. Man spricht auch von der **Triangulierung**. Dabei entsteht eine Zuwendung zum andersgeschlechtlichen Elternteil bei gleichzeitiger Rivalität zum gleichgeschlechtlichen Elternteil. Man unterscheidet einen **positiven** und einen **negativen** Ödipuskomplex. Bei positiver Entwicklung kommt es beim Jungen zu einer aggressiven Haltung dem Vater gegenüber und zu einer Hinwendung zur Mutter. Ein **negativer Ödipuskomplex** entsteht, wenn der Knabe sich mit dem Vater nicht identifizieren oder auseinandersetzen kann. Bei einem übermächtigen oder nie anwesenden Vater kann es so zu einer verzögerten Ausbildung bzw. Fehlleitung der männlichen Rolle kommen. Außerdem unterscheidet man entwicklungspsychologisch eine **frühe Triangulierung** sowie eine **Pseudo-Triangulierung**. Bei erstem spielen frühe Dreier-Beziehungen ohne geschlechtsspezifische Rollenzuweisungen und ohne reziproke Konkurrenz eine wichtige Rolle für den Aufbau der Ich-Identität. In der Pseudo-Triangulierung spielen nur scheinbar sexuelle und rivalisierende Themen eine Rolle. Stattdessen wird die Sexualität dazu benutzt andere, vor allem Nähe-Distanz-Probleme oder Objektverlustängste zu vermeiden.

11.2.3 ZIEL

Das **Ziel psychoanalytischer Verfahren** ist die Aufdeckung und Bearbeitung von Konflikten durch Introspektion und Deutung unbewußter Vorgänge. Hierbei findet die Beziehung zum Psychoanalytiker eine besondere Beachtung. Folgende **Grundbegriffe**, die alle auf die klassische Psychoanalyse Freuds zurückgehen, sind wichtig:

- **Grundregel** – In der Grundregel wird das spezifische analytische Setting angesprochen. Der Klient soll frei assoziieren, und der Analytiker hört in gleichbleibender Aufmerksamkeit zu.
- **Abstinenzregel** – Sie besagt, daß der Therapeut im Rahmen der Arzt-Patient-Beziehung seine eigenen Beziehungskonflikte nicht thematisieren und ausagieren soll. Er darf keinen Kontakt zum Klienten außerhalb der Therapie pflegen, keine weiteren Informationen über sich selbst vermitteln und nicht verführerisch sein. Außerdem soll der Therapeut keine Kontakte zu Bezugspersonen des Klienten pflegen.
- **Übertragung** – Nicht verarbeitete Konflikte aufgrund frühkindlicher Erlebnisse und Traumen werden in der therapeutischen Allianz aufs neue aktualisiert. Die Übertragung als Wiederholung dieser Konflikte ist ein nicht zeit- und situationsgerechtes Verhalten und Erleben. Als therapeutisches Instrumentarium gewährt es dem Analytiker Einblick in die Konfliktsituation des Klienten. Übertragungen sind ein **ubiquitäres Phänomen** und kommen in jedem Sprechakt vor. Im psychoanalytischen Dialog werden sie besonders genutzt, wobei man verschiedene Formen unterscheidet, z. B. erotische, positive, negative und psychotische Übertragungen.
- **Gegenübertragung** – Sie bezeichnet die neurotischen Anteile des Psychoanalytikers. Es sind die eigenen „blinden" Flecke und Widerstände, die persönlichen Anteile des Therapeuten, welche durch die Reaktionen des Patienten hervorgerufen werden und den Therapieverlauf negativ beeinflussen. In einer umfassenderen Betrachtung beschreibt die Gegenübertragung die Gefühle und Impulse des Analytikers auf den Patienten. Die Ausbildung und die Selbsterfahrung des Analytikers sollen diese Anteile bewußt werden lassen.
- **Widerstand** – Allgemein wird alles, was sich dem Fortgang der therapeutischen Arbeit widersetzt und entgegenstellt, als Widerstand bezeichnet. Durch Widerstände werden gerade schwierige und schmerzhafte Ereignisse, Ängste, Scham, Peinlichkeiten, Schuld usw. vermieden. So kann Schweigen, Zuspätkommen, ständiges Mißverstehen oder auch Zustimmung, Vergessen und in gleicher Weise das Agieren sowie die Auswahl der Themen selbst zum Widerstand werden. S. Freud unterscheidet **5 Formen des Widerstandes:** den Verdrängungswiderstand, den Übertragungswiderstand, den Es-Widerstand, den Über-Ich-Widerstand und den sekundären Krankheitsgewinn.
- **Übertragungsneurose** – Sie beinhaltet die regressiven, frühkindlichen Anteile, die durch die Übertragungssituation aktualisiert werden und

die neurotische Komponenten aufweisen, d. h. frühere Modi der neurotischen Verarbeitung zeigen sich in der aktuellen Arzt-Klient-Beziehung. Statt eines situationsgerechten Erlebens und Verhaltens wiederholen sich frühere nicht verarbeitete Verhaltensmuster.

- **Agieren** – In der psychoanalytischen Sitzung kommt es aufgrund von Wünschen, Erinnerungen und Impulsen zu einer unbewußten Inszenierung von regressiven Anteilen, ohne daß ein direkter oder adäquater Bezug zum situativen Kontext hergestellt wird. Das heißt inner-psychische, nicht verarbeitete und unbewußte Konflikte werden nach außen, in einen sozialen, interaktionellen Prozeß verlagert bzw. dort ausgelebt.
- **Gleichschwebende Aufmerksamkeit** – Sie ist eine wichtige Voraussetzung im psychoanalytischen Setting. Es geht hier um das empathische Mitfühlen des Analytikers und eine zurückhaltende, neutrale Einstellung gegenüber allen Äußerungen und Reaktionen des Patienten.
- **Freie Assoziation** – Damit ist gemeint, daß der Klient alles aussprechen soll, was ihm in den Sinn kommt, auch, und ganz besonders, wenn es als sinnlos, nicht zusammenhängend, unwichtig oder nebensächlich eingestuft wird. Durch die freie Assoziation wird eine Regression auf frühkindliche Entwicklungsstufen erreicht und so traumatische Erlebnisse sichtbar gemacht.

Man **unterscheidet** zwischen **Abwehr** und **Widerstand**: Widerstände bezeichnen unterschiedliche pathologische Formen gegen das Bewußtwerden von emotional besetztem Material im Rahmen der Psychoanalyse. Abwehrvorgänge (Copingstrategien) sind nicht zwangsläufig pathologisch und gehören zu den normalen Bewältigungs- und Anpassungsmechanismen des Alltags.
Man unterscheidet frühe und späte Abwehrmechanismen, die je nach Entwicklungsstand des Individuums in der frühen Kindheit erworben werden. Die Unterscheidung hat diagnostischen und therapeutischen Wert. So verfügen zum Beispiel Borderlinestörungen oder endogene Psychose meist nur über frühe Abwehrmechanismen (insbesondere Projektionen und Spaltungsphänomene), während neurotische Störungen vor allem über späterworbene reifere Abwehrmechanismen verfügen (v. a. Verdrängung, Rationalisierung).

11.2.4 TECHNIKEN

Im Hinblick auf **Technik und Setting** ist wichtig, daß zwischen einer großen Psychoanalyse und psychoanalytisch-orientierten Psychotherapieverfahren unterschieden wird. Die Behandlungsfrequenz beträgt bei der großen Psychoanalyse 2–4 Sitzungen in der Woche über mehrere Jahre. Im klassischen Setting liegt der Patient auf einer Couch und assoziiert frei, während am Kopfende, ohne Sichtkontakt des Patienten, der Psychoanalytiker sitzt.

Bei psychoanalytisch orientierten Psychotherapieverfahren sind Dauer und Frequenz in der Regel niedriger, 1–2 mal pro Woche. Häufig wird eine feste Behandlungsdauer von z. B. 30 Stunden in Verbindung mit einem konflikt-zentrierten Zugang gewählt. Das Setting ist im allgemeinen weniger starr: Die Patienten sitzen oder liegen, bei leiborientierten Verfahren findet die Interaktion auch in der Bewegung statt (gehen, springen, spielen).

11.2.5 INDIKATIONEN

Zum Indikationsspektrum der Psychoanalyse zählen Konversionen, Zwän-ge, depressive Verstimmungen und Persönlichkeitsstörungen. Entscheidend sind jedoch nicht die ICD-10-Diagnosen, sondern viel eher deskriptive und strukturelle Merkmale. Zu den eher **deskriptiven Aspekten** zählen Art, Dauer und Schwere der Symptomatik, Leidensdruck, Introspektionsfähig-keit, Intelligenz oder auch das psychosoziale Funktionsniveau. Unter eher **strukturelle** Gesichtspunkte zählen die Realitätsprüfung, die Qualität der Objektbezüge, die Abwehrmechanismen, die Sublimierungsfähigkeit wie auch die Integration der Wertstruktur (Über-Ich).

Relative Kontraindikationen für einen psychoanalytischen Zugang sind die Sucht und die Perversion, da aus den Störungen selbst eine Entlastung gezogen wird. Häufig führt erst ein **sekundärer Leidensdruck** den Patien-ten zum Psychotherapeuten.

11.2.6 PSYCHOANALYTISCHE SCHULEN

Im folgenden soll auf einige wichtige **psychoanalytische Schulen** einge-gangen werden, die auf der Grundlage der Entdeckungen S. Freuds ent-standen, sich weiterentwickelt haben und abgrenzen lassen (Abb. 11.1). Da mittlerweile die Anzahl unterschiedlicher Psychotherapien, bedingt vor allem durch system- und familientherapeutische Ansätze, auf über 1000 ge-schätzt wird, ist es unmöglich, einen Gesamtüberblick zu geben. Im ein-zelnen sollen **6 wichtige tiefenpsychologische Weiterentwicklungen** besprochen werden:
- Die Individualpsychologie (A. Adler)
- Die Analytische Psychologie (C. G. Jung)
- Die Existenzanalyse (V. Frank)
- Die Neopsychoanalyse (E. Fromm)
- Die Bioenergetik (A. Lowen)
- Die Transaktionsanalyse (E. Berne).

11.2.6.1 Die Individualpsychologie (IP) A. Adlers

Alfred Adler (1870–1937) war Freud-Schüler und entwickelte die Psycho-analyse weiter, indem er stark pädagogische Elemente einfließen ließ. Adler wendet sich v.a. gegen die Zersplitterung der Person in Triebe, Über-

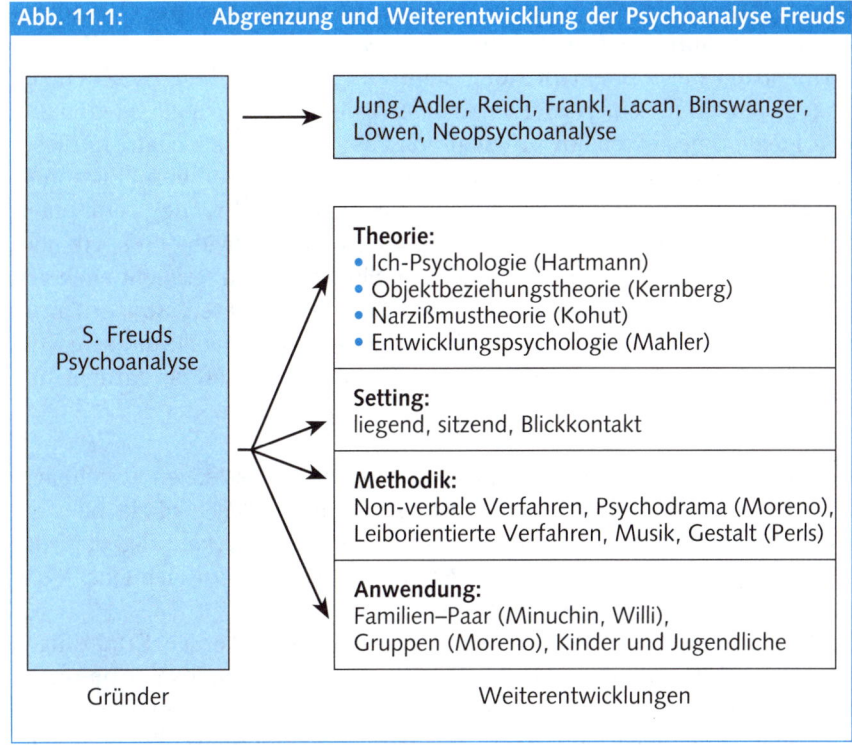

Abb. 11.1: Abgrenzung und Weiterentwicklung der Psychoanalyse Freuds

Jung, Adler, Reich, Frankl, Lacan, Binswanger, Lowen, Neopsychoanalyse

S. Freuds Psychoanalyse

Theorie:
- Ich-Psychologie (Hartmann)
- Objektbeziehungstheorie (Kernberg)
- Narzißmustheorie (Kohut)
- Entwicklungspsychologie (Mahler)

Setting:
liegend, sitzend, Blickkontakt

Methodik:
Non-verbale Verfahren, Psychodrama (Moreno), Leiborientierte Verfahren, Musik, Gestalt (Perls)

Anwendung:
Familien–Paar (Minuchin, Willi), Gruppen (Moreno), Kinder und Jugendliche

Gründer   Weiterentwicklungen

Ich und Es. Der Begriff Individualpsychologie ist unglücklich gewählt, weil es Adler gerade um den sozialen Aspekt unseres Handelns und Erlebens geht.

Aus den Erfahrungen der frühen Objektbeziehungen heraus entwickelt das Kind seinen individuellen „**Lebensstil**“. Die frühkindlich eingeübten Beziehungsmuster in der Familie und der weiteren Umwelt bilden die Grundlage für die Ausbildung einer normalen oder auch neurotischen Persönlichkeit. Hierbei spielt das **Minderwertigkeitsgefühl** bzw. das **Geltungsbedürfnis** eine zentrale Rolle.

Für Adler entwickeln sich neurotische Störungen nicht, wie bei Freud, aus der Dynamik der psychischen Instanzen Es, Ich und Über-Ich oder des Unbewußten, sondern aus der **Abwehr gegen** die **Anforderungen** und Erwartungen **der Umwelt**. Von Beginn des Lebens an erlebt sich das Neugeborene ausgeliefert und ohnmächtig gegenüber der Umwelt. Neben organisch-biologischen Mängeln (Skelett, Muskulatur, ZNS) sind v. a. psychosoziale Defizite von Bedeutung: Das Kind fühlt sich im Vergleich zum Primärobjekt (Mutter) schwach, hilflos und ausgeliefert. Um dieses primäre und initiale Minderwertigkeitsgefühl zu kompensieren, strebt es nach Geltung und Macht. Soziale Situation, familiäre Stellung, Geschwisterreihe und Geschlechterrolle spielen bei der Ausprägung der individuellen Minderwertigkeit eine entscheidende Rolle. Um das 4.–5. Lebensjahr entstehen vor diesem Hintergrund die **„Grundschemata" für die Auseinandersetzung mit der Gesellschaft**. Adler nennt sie den **Lebensstil**.

Im Zentrum der Fehlentwicklung steht das Spannungsfeld zwischen der ungenügenden Akzeptanz der eigenen Mängel bzw. Unzulänglichkeiten und den idealen, perfekten Ansprüchen von seiten der Gesellschaft. In dieser Auseinandersetzung wird der einzelne ständig zum Verlierer. Fiktionen, Phantasien, Verzerrungen der Realität, subjektive „Überinterpretationen" treten in den Vordergrund. Der Neurotiker hat eine individuelle Logik über die Welt sowie von seiner realen sozialen Situation. Er fragt nicht nach den Möglichkeiten des Kontakts und Austauschs mit anderen, sondern nach seinen eigenen Möglichkeiten der Überlegenheit und Macht, um sein Minderwertigkeitsgefühl zu kompensieren. Der ganze Prozeß ist darüber hinaus durch die ständige Angst vor dem Scheitern geprägt.

Die Individualpsychologie ist, im Gegensatz zur klassischen Psychoanalyse, stärker am Ziel, d. h. final orientiert. Freud dagegen blickt eher zurück, d. h. er richtet sein Interesse in die Vergangenheit (kausal-genetisch). Adler fragt nicht: Warum hat der Patient Angst?, sondern vielmehr: Wozu hat er Angst, wozu dient diese Angst?

In Anlehnung an spezifische individuelle Lebensstile werden Erfahrungen nach einem bestimmten Muster verarbeitet (**„tendenziöse Apperzeption"**); dieses Muster wird dann als „Leitlinie" für konkrete Handlungsanweisungen benutzt (Abb. 11.2). Das daraus resultierende Verhalten wiederum dient einer ständigen Kompensation und Organisation von Minderwertigkeiten und Mängeln.

Sinn und letzter Zweck des Lebensplans ist die Anpassung an eine ideale Gemeinschaft. Das initiale Erleben der Minderwertigkeit wird so zur Triebfeder für Kultur, Politik und gesellschaftliches Leben.

Die Therapie verläuft **in drei Phasen:**

- Herstellung eines festen und tragfähigen Arbeitsbündnisses und Erfassung der Konflikte des Patienten,
- Erarbeitung der versteckten Mechanismen und „falschen" Lebenspläne, welche zu Mängeln sowie einer subjektiven Logik führen und das Gemeinschaftsgefühl sowie das Kontaktverhalten beeinträchtigen,
- Überwachung des Patienten auf dem Weg zu einer neuen Anpassung.

Im Normalfall liegt die Stundenfrequenz bei 1–3 Stunden pro Woche über 2 Jahre. Die IP gilt als Vorläufer der humanistischen Psychologie (s. 11.3) und hat neben dem psychoanalytischen Instrumentarium die paradoxe Intervention (nach Frankl, s. u.) sowie eine Reihe lerntheoretischer Ansätze integriert.

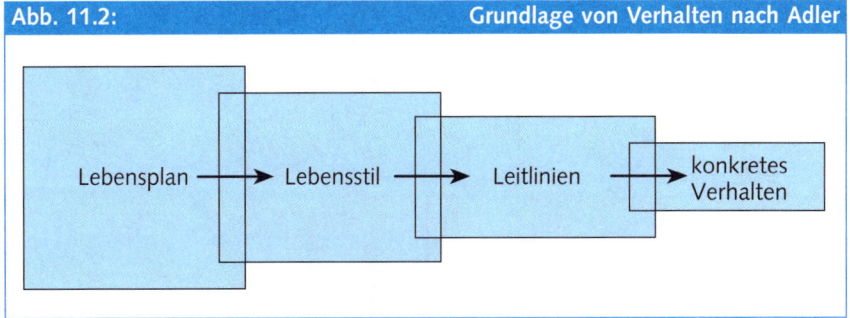

Abb. 11.2:   **Grundlage von Verhalten nach Adler**

Lebensplan → Lebensstil → Leitlinien → konkretes Verhalten

11.2.6.2 Analytische Psychologie (C. G. Jung)

Man spricht auch von komplexer Psychologie. Jung, selbst Freud-Schüler, greift das Libidokonzept von Freud auf und erweitert es erheblich. Libido wird bei ihm zur allgemeinen psychischen Energie und ist nicht auf sexuelle Aktivitäten begrenzt. Vor allem mit seiner Typologie sowie mit dem Begriff des „kollektiven Unbewußten" wird die klassische Psychoanalyse weiterentwickelt. An Hand von **drei zentralen Begriffen** wollen wir hier auf die komplexe Psychologie eingehen:

- Typenlehre,
- Kollektives Unbewußtes,
- Individuation.

TYPENLEHRE

C. G. Jungs Verständnis der Psyche ist, psychologisch und erkenntnistheoretisch betrachtet, eine Weiterentwicklung und Vertiefung der Entdeckungen Freuds. Die Psyche konstituiert sich aus komplementären, sich gegenseitig ergänzenden Phänomenen.

C. G. Jung unterscheidet zwischen einer **Ektopsyche** und einer **Endopsyche**, d. h. auf der einen Seite steht die Beziehung Bewußtsein – Umwelt, auf der anderen Seite das Verhältnis von Bewußtsein zum Unbewußten.

C. G. Jung unterscheidet vier Grundtypen der Ektopsyche, die zugleich vier Persönlichkeitsvarianten darstellen (Abb. 11.3):

- Der Denktyp folgert richtig und schließt logisch.
- Der Fühltyp hat einen differenzierten Umgang mit seinen Emotionen.
- Der Intuitionstyp lebt stark aus dem Gespür auf das noch nicht Erreichte.
- Der Empfindungstyp ist der an der Wahrnehmung orientierte Realist.

Über die Introversion und Extraversion lassen sich diese vier Typen weiter untergliedern.

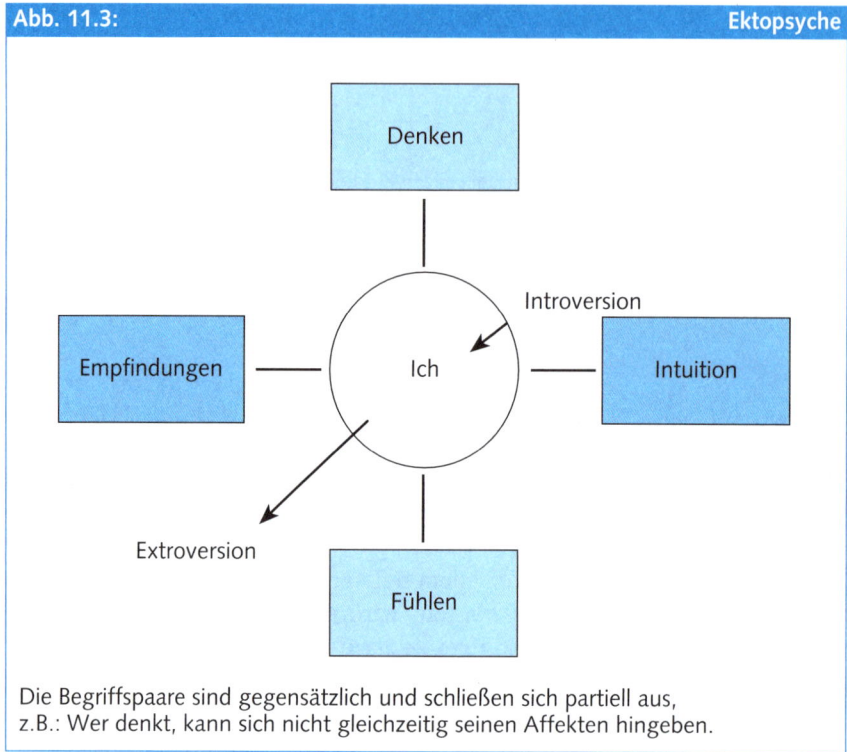

Abb. 11.3:   **Ektopsyche**

Die Begriffspaare sind gegensätzlich und schließen sich partiell aus, z.B.: Wer denkt, kann sich nicht gleichzeitig seinen Affekten hingeben.

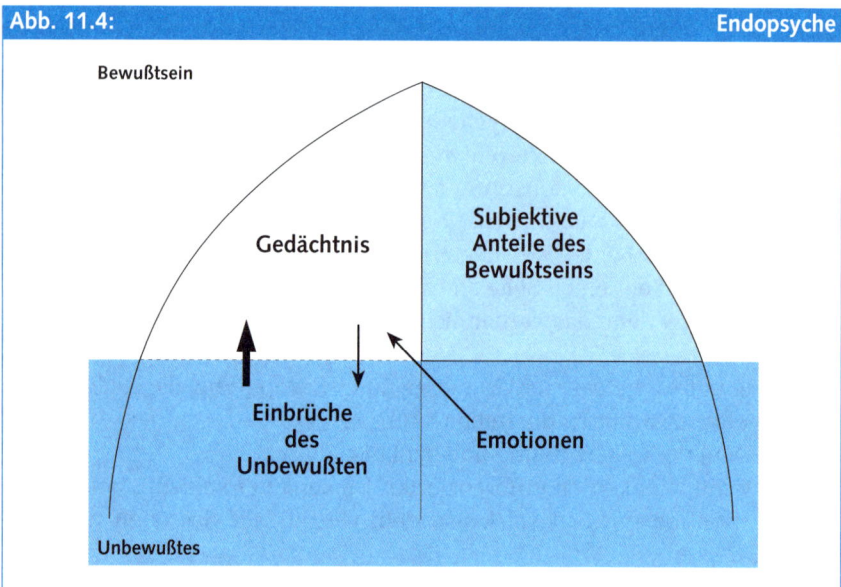

Abb. 11.4:   **Endopsyche**

Elemente der Endopsyche (Abb. 11.4):

● Das **Gedächtnis** als die Instanz, die Beziehungen zu Vergangenem und Verdrängtem herstellt.

- **Einbrüche des Unbewußten** ins Bewußtsein, welche der subjektiven Kontrolle primär entzogen sind.
- **Emotionen**, die zwar vom Bewußtsein kontrolliert und beherrscht werden können, sich aber als psychische Ereignisse vor der subjektiven Kontrolle konstellieren.
- **Subjektive Anteile des Bewußtseins**, die als wenig integrierte Anteile (sog. Schatten) das Bewußtsein mit konstituieren.

Über diese Elemente hat das Bewußtsein Zugang zum Unbewußten.

KOLLEKTIVES UNBEWUSSTES

Mit dem Begriff des kollektiven Unbewußten bezeichnet C. G. Jung eine psychische Instanz, deren Inhalte nicht (wie bei S. Freud) aus der persönlichen Lebensgeschichte (Ontogenese) verdrängt oder vergessen werden und im nachhinein einer kausal-genetischen Rekonstruktion zugänglich sind, sondern es handelt sich um anthropologisch unveränderliche Grundlagen unserer Wahrnehmung und unseres Erlebens. Analog zu den Instinkten der Verhaltenstherapie, die **ererbte Verhaltensweisen** beschreiben, welche durch einen Schlüsselreiz ausgelöst werden und dann automatisch und sequentiell ablaufen, beschreibt C. G. Jung **vererbte Grundmuster des menschlichen Erlebens**. Diese Grundformen nennt er **Archetypen**. Hierzu zählen die Anima und der Animus (als weibliche und männliche Anteile), der Schatten, Vater- und Mutterarchetypus sowie das Selbst. Sie treten in allen Kulturen auf und lassen sich wiederholungsstabil durch die ganze Menschheitsgeschichte hindurch verfolgen (Phylogenese).

INDIVIDUATION

In Anlehung an die Entwicklungspsychologie unterscheidet C. G. Jung eine **erste Lebenshälfte**, in der die Auseinandersetzung mit der **Umwelt** wichtig ist (Ausbildung, Erziehung, Nachkommen, sozialer Status, Eigentum). Hierbei geht es um die Entwicklung von Anteilen der Persönlichkeit, die eine aktive und bewußte Beziehung zur Außenwelt aufbauen. C. G. Jung nennt sie **Persona** und meint damit die unterschiedlichen Rollen, die jeder Einzelne während seiner Lebens innehat (Lehrer, Hausfrau, Pfarrer, Krankenschwester). In einer **zweiten Lebenshälfte** kehrt sich die Aufmerksamkeit nach innen. Innere Wertvorstellungen werden anstelle äußerer Leistungen dominant.

Individuation meint im engeren Sinn **Selbstfindung**, welche v. a. im Dialog mit dem persönlichen und dem kollektiven Unbewußten erfolgt. Am Anfang dieses Weges steht die Konfrontation mit dem Schatten, d. h. der anderen Seite des bewußten Ich, welche unzertrennlich zur eigenen Persönlichkeit hinzugehört, aber noch nicht integriert ist. Es handelt sich dabei um abgelehnte oder unterentwickelte Anteile, die als notwendige Folgeerscheinungen jeder gerichteten Entwicklung des Bewußtseins entstehen.

Dann folgt die Begegnung und Auseinandersetzung mit den archetypischen Bildern, zunächst die geschlechtsspezifischen Erlebnisformen, d.h. beim Mann mit weiblichen Anteilen (Anima), bei der Frau mit männlichen Anteilen (Animus), desweiteren eine innere Auseinandersetzung mit väterlichen und mütterlichen Anteilen und schließlich die Begegnung mit dem Selbst. An dieser Stelle bestehen enge Verbindungen der Tiefenpsychologie zu Religion und Meditationspraxis.

Therapeutisch steht die Traumarbeit im Mittelpunkt. Die Arbeit mit Träumen unterscheidet sich in mindestens drei Punkten von der von S. Freud:

- **archetypischer Gehalt**: Träume beinhalten nicht nur individualbiographisches Material, sondern können immer auch symbolische Aspekte des kollektiven Unbewußten und damit der Menschheitserfahrung in sich tragen.
- **finaler Charakter**: Träume verweisen nicht nur auf zurückliegende Ereignisse, sondern können auch einen zukunftsweisenden, finalen und problemlösenden Aspekt haben.
- **subjekt-stufig versus objekt-stufig**: C. G. Jung betont mehr als S. Freud, daß Trauminhalte in erster Linie nicht Abbild der äußeren und damit objektiven Realität, sondern Ausdruck des inneren subjektiven Gefüges der Persönlichkeit darstellen.

Ziel ist nicht nur die Aufarbeitung von neurotischen Fixierungen, sondern die **Ausbildung einer Gesamtpersönlichkeit**. Hierbei spielt die Kompensation, d.h. der Ausgleich und die Integration von Gegensätzen und Polaritäten eine wichtige Rolle. Bei C. G. Jung bedeuten neurotische Störungen den Verlust an psychischer Ganzheit bzw. die Asynchronie (Unzeitgemäßheit) von aktuellen Verhaltens- und Erlebnisformen im Vergleich zu den altersentsprechenden Anforderungen. Die freie Assoziation wird durch die **Amplifikation** sowie die **aktive Imagination** erweitert. Hierbei werden affektiv besetzte Ereignisse durch Phantasien, Bilder und Vorstellungen sowie Sinnanalogien erweitert und verbunden, um so psychische Ereignisse deutlicher sichtbar zu machen und ihnen einen Anschluß an das Bewußtsein zu ermöglichen.

11.2.6.3 Existenzanalyse (Logotherapie) nach V. Frankl

Sie steht zwischen humanistischer Psychologie und psychoanalytisch-orientierter Psychotherapie. Die Logotherapie entwickelte sich **parallel** zur Psychoanalyse und hat ein stark anthropologisch-philosophisches Fundament. Die Frage nach dem Menschen wird mit der Frage nach dem Sinn des Lebens in Zusammenhang gebracht. Man spricht nach S. Freud und A. Adler auch von der dritten Wiener Schule. V. Frankl machte mit dem Begriff der „**noogenen Neurose**" die Entdeckung, daß sich neurotische Konfliktinhalte über die Jahrzehnte hinweg verändert haben. Während noch um die Jahrhundertwende sexuelle Probleme und hysteriforme Reaktionsmuster im Vordergrund standen, ist die heutige Situation v.a. durch ein „existenzielles Vakuum", eine innere Sinnlosigkeit geprägt. Etwa 20% aller Neurosen sollen zu diesem Bereich zählen.

Drei weitere Begriffe sind in diesem Zusammenhang **wichtig**:
- **Dereflexion:** Eine Reihe von Störungen, z.B. sexuelle Störungen, entstehen dadurch, daß ihnen ständig Aufmerksamkeit geschenkt wird (Hyperreflexion). Durch Ignorieren und Ablenkung auf etwas Anderes, stark Sinngebendes, kann die Störung verschwinden.
- **Paradoxe Intervention:** Durch Erwartungsängste werden Symptome häufig verstärkt, z.B. bei Waschzwängen. Durch bewußte Verstärkung, verbunden mit Humor, gelingt oft eine Aufhebung des circulus vitiosus und damit ein Verschwinden der Beschwerden. Dem Zwangsneurotiker wird beispielsweise empfohlen, sich nicht wie üblich 10 mal, sondern 50 mal die Hände zu waschen.
- **Einstellungsmodulation:** V. Frankl spricht auch von einem „Sinnfindungsgespräch". Mit dem Patienten sollen neue Überzeugungen, Einstellungen und Vorstellungen geweckt und gefunden werden, welche die negative Selbstdefinition aufheben und helfen, Leid und Schmerzen besser zu bewältigen und einen Sinn im Leben zu fördern.

Die Therapie dauert 1–3 Jahre mit einer wöchentlichen Frequenz von 1–2 Sitzungen.

11.2.6.4 Neopsychoanalyse
(I. H. Schulz-Henke, E. Fromm, H. S. Sullivan, K. Horney)

Darunter versteht man eine Weiterentwicklung der Psychoanalyse, die auf die Metapsychologie verzichtet (s.o.). Die Neopsychoanalyse versucht vor dem Hintergrund von S. Freud, C. G. Jung und A. Adler eine **allgemeine Neurosenlehre** zu konzipieren. Im Mittelpunkt der neurotischen Entwicklung steht hierbei die vitale Antriebshemmung durch die Gesellschaft bzw. durch die Umwelt. Übertriebene Bequemlichkeit, unrealistische Erwartungshaltungen, ständige Überkompensation von Minderwertigkeitsgefühlen und verwöhnte Zuwendung bedingen eine neurotische Entwicklung. Ziel der Psychoanalyse ist die Rückgliederung und Neuanpassung an die gesellschaftliche Realität, eine Steigerung der subjektiven Erlebnisfähigkeit sowie ein Zuwachs an Autonomie und Freiheit.

11.2.6.5 Bioenergetik (A. Lowen)

Lowen ist Schüler von Reich und so von Reichs Vegetotherapie stark beeinflußt: Auf Reich geht der Gedanke zurück, daß Charakterstörungen bzw. Neurosen sich direkt am Körper manifestieren. Der Leib reagiert schneller als die gedankliche Konfliktverarbeitung, so daß Atmung, Gangart, Bewegungen usw. Einblicke in neurotische Fixierungen liefern können.

Im Mittelpunkt steht der „**Charakter**". Eine ständige Streßbelastung führt über Muskelverspannungen zu Veränderungen in Atmung, Körperhaltung und Gestik. **Am Körper** selbst wird schließlich die „**Charakterhaltung**" stabilisiert und tritt als psychosomatisches Muster immer wieder auf. Diese eingefleischten „**Reaktionsmuster**" sind im wesentlichen unbewußt und wiederholen sich ständig in der Auseinandersetzung des einzelnen mit der Umwelt. Mithilfe dieses „Charakterpanzers" werden dann traumatische Erlebnisse verdrängt und somatisiert.

In Abgrenzung zu S. Freud entwickelt A. Lowen eine eigene **Entwicklungspsychologie**, welche sich eng an den jeweiligen Bedürfnisstrukturen orientiert: Am Anfang steht der Wunsch nach Akzeptanz der eigenen Existenz, dem folgt das Bedürfnis nach Nahrung und Zärtlichkeit; dann folgen Unabhängigkeit und Geborgenheit, schließlich Freiheit und Geschlechtlichkeit. Jede dieser Phasen hat ihre eigene Form der Bewältigung von Frustrationserlebnissen und damit ihre eigenen Krankheitsbilder.
Methodisch und technisch steht die Arbeit mit dem eigenen Körper im Vordergrund. Der Patient liegt nicht mehr, sondern steht („Grounding", „erden"). Neben dem Stehen sind auch körperliche Berührungen, Vibrationen, Bewegungen, Druck, Zug, Spiel usw. wichtig. Auch Atmung, Ausdrucksgeschehen und Selbstwahrnehmung, Stimme und Töne, z.B. Seufzen, Schreien, Stöhnen, werden in die bioenergetische Therapie mit einbezogen.

11.2.6.6 Transaktionsanalyse (E. Berne)

Die Transaktionsanalyse unterscheidet drei verschiedene Formen von intrapsychischen Ich-Zuständen (Erwachsenen-Ich, Kind-Ich und Eltern-Ich). Über dieses theoretische Konzept können **Kommunikationsstörungen** sowie festgefahrene Antwort- und Reaktionsmuster sichtbar werden. Beispielsweise kann in einem Dialog zwischen Ehepartnern das Eltern-Ich des einen mit dem Kind-Ich des anderen Partners kommunizieren. Dabei können Mißverständnisse, fehlgeleitete Informationen und Konflikte entstehen, die über das Modell sichtbar gemacht und dann bearbeitet werden können.

11.3 Klientzentrierte Psychotherapie (Gesprächspsychotherapie) (GK Kap. 20.3)

Die klientzentrierte Psychotherapie (non-direktive Psychotherapie nach C. R. Rogers und R. Tausch) zählt zu den **humanistischen** Psychologien. Sie hat sich in mehreren Phasen entwickelt:

> **Merkkasten 11.1:**   **Entwicklungsschritte der humanistischen Psychologie**
>
> - 40er Jahre: „non-direktive Methode", Selbstentfaltung.
> - 50er und 60er Jahre: Selbstexplorative Wahrnehmung durch Verbalisierung von Gefühlen. In diesem Zusammenhang formuliert Rogers die drei Parameter: Akzeptanz, Selbstkongruenz und Empathie.
> - 60er und 70er Jahre: Der Beziehungsaspekt wird wichtig, „Expressing", „Focussing".
> - 80er Jahre: Intensive Auseinandersetzung mit anderen Therapierichtungen.
> - 90er Jahre: Die meisten Aspekte sind von anderen Therapierichtungen aufgenommen worden.

11.3.1 ZIEL

Ziel dieses Verfahrens ist die Unterstützung der Selbstentfaltungstendenzen jedes einzelnen. Durch intensivierte Selbstexploration soll die eigene Bedürfnisstruktur geklärt sowie eine verbesserte Selbstakzeptanz erreicht werden.

11.3.2 TECHNIK

Die Grundhaltung ist, anders als in verhaltenstherapeutischen Verfahren, **nicht-direktiv**. Diese Einstellung wird an den von Rogers formulierten Basisvariablen des Therapeuten deutlich. Im Vordergrund steht die gleichwertige Begegnung von Klient und Therapeut – im Gegensatz zur Asymmetrie in der Psychoanalyse. Drei Elemente sind wichtig:
- **Akzeptanz:** Die Achtung und positive Wertschätzung des Klienten,
- **Echtheit und Selbstkongruenz:** Der Therapeut soll durch ehrliche Rückmeldungen sowie Kongruenz in seinem Verhalten und Kommunizieren ein vertrauenswürdiges Arbeitsbündnis schaffen,
- **Empathie:** Einfühlendes Verstehen von Körperwahrnehmungen, artikulierten Affekten und Verbalisierung von Erlebnisqualitäten.

Der Therapeut gibt dem Klienten mit eigenen Worten ein Feed-back. Man spricht auch von der sog. **Spiegeltechnik**.
Zwei weitere Begriffe haben in den letzten Jahren an Bedeutung gewonnen:
- **Experiencing** (Erleben): Der Therapeut richtet seine Aufmerksamkeit auf eine konkrete und unmittelbar vorliegende Erlebnisqualität,
- **Focusing** (Zentrierung): Vertiefung und Entfaltung mit gesteigerter innerer Aufmerksamkeit. Es geht hier v. a. um das Spüren eines Affekts oder Erlebnisses und weniger um den kognitiven Zugang zu einem Problem.

11.3.3 INDIKATION

Indikationen für eine Gesprächstherapie stellen aktuelle Konflikte, Krisensituationen, Anpassungsschwierigkeiten und Minderwertigkeitsgefühle dar. Sie wird in der Regel einmal pro Woche für 30–60 Minuten in Einzel- oder Gruppentherapie durchgeführt.

11.4 Verhaltenstherapie und kognitive Therapie
(GK Kap. 20.4)

Die geistesgeschichtlichen Grundlagen der Verhaltenstherapie liegen bei Pawlow, Watson und Bechterew. Die Verhaltenstherapie entstand im Gegenzug zur Psychoanalyse mit einer Beschränkung auf das unmittelbar beobachtbare Verhalten des Menschen und einem Verzicht auf die Berücksichtigung „interner" Variablen bzw. Gegebenheiten.

Pawlow entdeckte den „**bedingten Reflex**": Auf einen unspezifischen Reiz hin folgt eine unkonditionierte Reaktion (z. B. Nahrung → Speichelsekretion). Wenn nun ein neutraler Reiz parallel zum unspezifischen Reiz mehrfach dargeboten wird, so tritt die unkonditionierte Reaktion als Folge genauso auf den neutralen Reiz hin auf. Es entsteht ein konditionierter oder bedingter Reflex.

Watson entwickelte den Begriff des Behaviorismus weiter. Im Gegensatz zur Psychoanalyse wird der Mensch als eine „Black-Box" verstanden. Die Psychologie wird hier zur reinen Naturwissenschaft. Alles Leben, unser ganzes Verhalten und Kommunizieren ist durch Lernen und Erfahrung verstehbar. Der Mensch kommt als Tabula rasa auf die Welt.

Neben dem klassischen Konditionieren von Pawlow formulierte **Skinner** mit dem Begriff des **operanten** (instrumentellen) **Konditionierens** ein weiteres Lernprinzip: Vorhandene Verhaltensweisen werden durch wiederholte Belohnung verstärkt, bei Ausbleiben der Belohnung oder bei Bestrafung werden diese gelöscht. Dabei können auch einzelne Verhaltensfaktoren herausgearbeitet (Shaping) oder komplexe Verhaltenssequenzen erlernt werden (Approximation).

Diesem rein behavioristischen Ansatz – „auf beobachtbares Verhalten bezogen" – folgte ab Mitte der 60er Jahre die kognitive Wende (**Lazarus, Mahoney, Bandura, Ellis, Beck, Meichenbaum**). Zunehmend werden Aspekte der inneren Wahrnehmung betont.

Derartige innere Zustände, beispielsweise eine kognitive Grundeinstellungen wie „Ich werde nur akzeptiert, wenn ich viel leiste", sind in der Kindheit erworben und für das spätere Leben prägend, indem sie ständig unsere

Wahrnehmung beeinflussen. Aufgrund einer selektiven oder einseitigen Wahrnehmung werden die Grundeinstellungen dann selbst wieder bestätigt (Abb. 11.5). Durch das Einüben von geänderten Wahrnehmungs- und Verhaltensmustern können diese kognitiven Muster oder Schemata verändert werden.

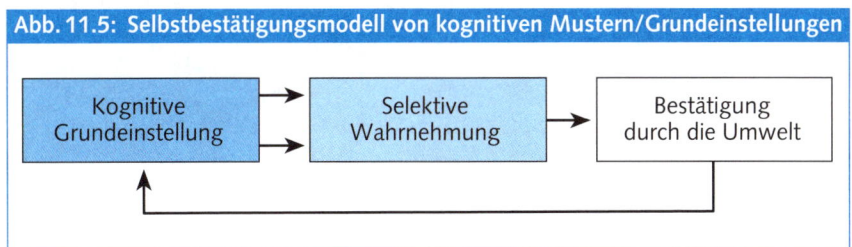

Abb. 11.5: Selbstbestätigungsmodell von kognitiven Mustern/Grundeinstellungen

Falsche kognitive Grundannahmen (Tab. 11.1) führen zu Fehlverhalten, das durch eine kognitive Umstrukturierung bzw. Intervention geändert werden kann.

Diese Fortentwicklung der Verhaltenstherapie zeigt sich an dem SORC-Schema von **Kanfer**, das den Grundstein jeder verhaltenstherapeutischen Psychotherapie darstellt. In der Verhaltensanalyse wird das symptomatische Verhalten (R) im Zusammenhang mit vorausgehenden ursächlichen Bedingungen (S) und nachfolgenden aufrechterhaltenden Konsequenzen (C) dargestellt (Abb. 11.6). Das symptomatische Verhalten selbst wird auf der kognitiven, emotionalen, physiologischen und motorischen Ebene beschrieben. Um das „Symptom" zu verstehen, wird einerseits der Zusammenhang zwischen S und R in der Lerngeschichte des Individuums verfolgt und präzisiert, andererseits werden die dem Symptom folgenden Bedingungen analysiert und die Funktion des Symptoms im aktuellen Lebenskontext aufgezeigt.

Tab. 11.1:	Falsche kognitive Grundannahmen
Dysfunktionale Annahmen/ Kognitive Irrtümer	**Beispiele/Erklärungen**
Dichotomes Denken	Alles ist entweder so oder so, es gibt keine Nuancen
Katastrophieren	„Ich denke immer das Schlimmste."
Selektive Abstraktion	Isolierte Wahrnehmung und Verarbeitung von in der Regel negativen Erlebnissen
Generalisieren	Wenn es einmal zutrifft, stimmt es immer.
Kausalitätsdenken	Weil es früher so war, wird es immer so sein.
Selbstbezugnahme	„Ich bin immer an allem schuld."

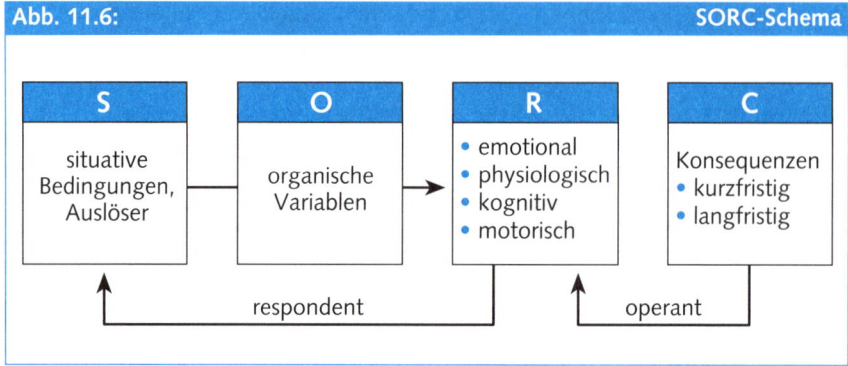

Abb. 11.6:   SORC-Schema

Am Beispiel einer **Agoraphobie** soll dies vereinfacht deutlich gemacht werden:

Bei einer Patientin manifestiert sich das Problem als Panikattacke, die klassisch konditioniert ist (respondent gelernt): Als die Patientin ein Kind war, starb in ihrer Anwesenheit eine Bekannte an Herzinfarkt. Ausgelöst wird die Angstattacke durch die körperliche Empfindung ihres Herzens, das schnell schlägt (S), auf der emotionalen Ebene wird Angst artikuliert (R, emotional). Im kognitiven Bereich sind bedrohliche Gedanken vorhanden, wie „Ich werde an Herzinfarkt sterben" (R, kognitiv). Auf der motorischen Ebene vermeidet sie das Haus zu verlassen (R, motorisch), aus Angst, im Falle eines Herzinfarktes ohne Hilfe zu sein. Durch ihr Verhalten reduziert sie kurzfristig ihre Angst (C), wodurch das agoraphobische Verhalten verstärkt wird (operantes Lernen). Langfristig wird der Angstkreislauf aufrechterhalten: Durch den zunehmenden sozialen Rückzug der Patientin gerät sie hinsichtlich ihrer Ängste in einen Circulus vitiosus.

Wichtig ist hierbei v.a. die „kognitive Wende", d. h. aus einer reinen „blackbox"-Theorie wird eine Lerntheorie, die stark an kognitiven, sprich bewußtseinsimmanenten Phänomenen orientiert ist. Nicht nur das Verhalten des Menschen, sondern der innere Bewertungsvorgang wird wichtig (Abb. 11.7).

Für die neueren Verhaltens- und Kognitionstherapien wird ein sieben-phasiger Prozeß angegeben:
1. Schaffung und Aufbau eines therapeutischen Arbeitsbündnisses
2. Aufbau und Klärung der Motivation
3. Verhaltens- und Problemanalyse
4. Zielanalyse
5. spezielle Interventionen
6. Evaluation des bisherigen Prozesses
7. Optimierung und Generalisierung

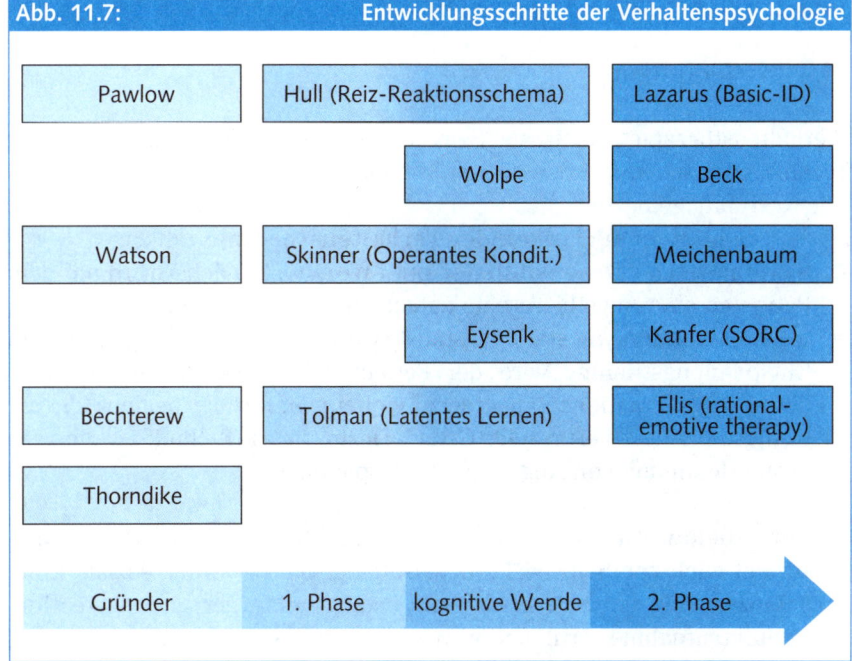

Abb. 11.7: Entwicklungsschritte der Verhaltenspsychologie

In den 80 und 90er Jahren spricht man dann von einer **„emotionalen Wende"**, wobei hier die Grenzen zwischen den einzelnen Therapierichtungen zunehmend verloren gehen und stattdessen einzelne Therapieprozeßvariablen, spezifische Wirkfaktoren und Therapeutenvariablen diskutiert werden. Durch die emotionale Wende steht nun der Affektapparat des Menschen im Zentrum des Verständnisses psychopathologischer Vorgänge und es ist davon auszugehen, daß nicht in den kognitiven Inhalten und subjektiven Beschwerdeschilderungen, sondern viel eher an den dabei beteiligten emotionalen Prozessen und Erlebnisformen der Ansatz für die zukünftige interdisziplinäre Forschung liegt.

11.4.1 ZIEL

Das Ziel der Verhaltenstherapie besteht in der **Behandlung definierter Symptome** unter Anwendung von lerntheoretischen bzw. kognitionspsychologischen Modellen. In dem beschriebenen Beispiel wäre das Ziel eine Reduktion des Vermeidungsverhaltens und der Aufbau von angstspezifischen Bewältigungsmodellen. Diese Bewältigungsmöglichkeiten würden auf die verschiedenen „Verhaltensebenen" abzielen, z. B. auf kognitiver Ebene: Vermittlung eines psychophysiologischen Angstkreislaufmodelles, Abbau (Entkatastrophisierung) der auf ihre Körpersensationen bezogenen Denkmuster. Auf physiologischer Ebene könnte die Patientin beispielsweise ein Entspannungstraining einüben, um mögliche Spannungszustände abzudämpfen.

11.4.2 TECHNIKEN UND INDIKATIONEN

11.4.2.1 Techniken

„Verhaltenstherapie" kann als Sammelbezeichnung für eine Reihe von Techniken gesehen werden, deren Gemeinsamkeit in ihrer lerntheoretischen Grundlage besteht.

Zu den wichtigsten **Techniken der Verhaltenstherapie** zählen:

- **Systematische Desensibilisierung (Wolpe):** Zunächst wird mit dem Patienten eine Angsthierarchie aufgebaut, d. h. es soll deutlich werden, welche Situation wie stark angstauslösend ist. In Verbindung mit einem Entspannungstraining wird der Patient sukzessive den unterschiedlichen Angstsituationen ausgesetzt, wobei man mit der beginnt, die am wenigsten Angst verursacht. Grundprinzip dieser Technik ist die reziproke Hemmung von Angst durch Entspannung.

- **Selbstbehauptungstraining (assertives Training) (Salter):** Man spricht auch von Selbstsicherheitstraining. Dabei werden soziale Kompetenzen eingeübt, wie etwa der Umgang mit Ärger und Aggression, Kontaktaufnahme, Artikulation von eigenen Bedürfnissen.

- In **Bio-feed-back-Verfahren** versucht man, einen gegenseitigen Einfluß von Verhaltens- und Kommunikationsmustern sowie vegetativ-autonomen Reaktionen zu erreichen. Die Rückkopplungseffekte werden über EMG, Temperatur, Hautleitfähigkeit usw. hergestellt. Beispielsweise werden Rückmeldungen über eine Verspannung im EMG gemessen und durch einen Signalton wahrgenommen.

- **Reizüberflutung:** Durch Überangebot angstauslösender Reizsituationen sollen Ängste abgebaut werden. Dies kann entweder durch **„Flooding" (Überfluten)** in einer realen Situation oder durch **„Implosion"**, d. h. in der Vorstellung des Patienten geschehen.

- **Token-Programme:** Durch systematische Anwendung von Leistungsverstärkern („Belohnungen") können Verhaltensmodifikationen erreicht werden. Beispielsweise wird bei der Therapie chronisch schizophrener Patienten versucht, bestimmte Tätigkeiten (z. B. Waschen, Abspülen) über Anreize (z. B. Stationsausgang) selektiv zu verstärken und damit eine bessere Rehabilitierung zu erreichen.

- **Lernen am Modell (Bandura):** Verhaltensweisen werden nicht nur durch aktives Einüben, sondern auch durch **Imitation** erlernt. Hierbei spielt der **reale** Beobachtungseffekt (im Gegensatz zum Film) sowie ein emotional günstiger Kontext in Verbindung mit einem unterstützenden und anleitenden Lernen eine entscheidende Rolle.

- **Verdeckte Konditionierung:** In der Vorstellung des Patienten wird ein selektives Verhaltensrepertoire mit all seinen negativen und positiven sozialen Konsequenzen durchdacht. Man spricht auch von verdeckter Konditionierung, weil das Verhalten nicht aktiv real eingeübt, sondern in Gedanken und Phantasien gelebt wird und dabei verändert werden kann.

- **Kognitive Umstrukturierung (Beck, Ellis, Meichenbaum):** Im Mittelpunkt steht nicht mehr, wie in der klassischen Verhaltenstherapie, der objektive Gegenstand, sondern dessen individuelle Vorstellung und Wahrnehmung. Durch **Polarisierung, Übertreibung, selektives Hervorheben** und **Verallgemeinern** kommt es zu einer verzerrten Wahrnehmung bzw. unangemessenen Verhaltensreaktion. Mit Hilfe von Beobachtung, kognitiver Änderung der Einstellung und Einüben lassen sich Verhaltensmodifikationen erreichen.

- **Extinktion (Löschung):** Durch fehlende Verstärkung bzw. durch Entzug von Bestätigungen und Akzeptanz oder auch Nichtbeachten werden Verhaltensänderungen erreicht.

- **Aversionstherapie:** Ein unangenehmer Reiz wird direkt an ein unerwünschtes Verhalten gekoppelt. Diese Therapie ist häufig umstritten und gilt als ein Verfahren der zweiten Wahl.

Das traditionelle Verständnis von Verhaltenstherapie als eine Anwendung von („Standard"-) Techniken wird zunehmend problematisiert, indem die Relevanz der therapeutischen Beziehung zwischen Patient und Therapeut herausgestellt wird. Entgegen einem objektiven Technikverständnis – „eine Technik hat in den Händen eines jeden Therapeuten bei jedem Patienten dieselbe Wirkung" – wird die Einmaligkeit des Patienten, des Therapeuten und der Beziehung zwischen beiden betont. Diese Weiterentwicklung der Verhaltenstherapie – im Sinne einer zunehmenden Berücksichtigung interaktioneller Faktoren – wirft die Frage nach ihrer Identität bzw. der Gemeinsamkeiten und Unterschiede zu anderen Therapierichtungen auf.

11.4.2.2 Indikationen

Entgegen der traditionellen Auffassung, wonach Verhaltenstherapie vor allem bei einfacheren Störungen indiziert ist – „je monosymptomatischer, desto eher Verhaltenstherapie" –, gibt es für Verhaltenstherapie keine Einschränkung mehr bezüglich ihrer Indikation. Jedes menschliche Verhalten ist grundsätzlich lerntheoretisch beschreibbar und erklärbar, d. h. es kann im Zusammenhang mit lerntheoretischen Gesetzmäßigkeiten verstanden werden. Entscheidend für die Planung und Durchführung der Therapie ist die Darstellung des Problemverhaltens im Zusammenhang mit respondenten und operanten Bedingungen; aus dieser **Verhaltensanalyse** werden die therapeutischen Interventionen abgeleitet.

11.5 Suggestive Verfahren (GK Kap. 20.5)

Definition

Suggestion ist die Beeinflussung von Denken, Fühlen, Kommunizieren und Verhalten eines Menschen bei gesenktem und eingeengtem Bewußtsein, wobei die rationale und bewußte Steuerung partiell oder ganz außer Kraft gesetzt wird. Man unterscheidet eine **Heterosuggestion** (von außen) und eine **Autosuggestion** (durch die eigene Person).

11.5.1 AUTOGENES TRAINING

Beim autogenen Training nach H. Schulz handelt es sich um eine auto-suggestive Entspannungsmethode mit einer verstärkten Konzentration auf den eigenen Körper. Durch Wiederholung von rational-verbalen Übungen wird ein hypnoider Zustand erreicht.

Es ist **indiziert** bei psychovegetativen und psychosomatischen Störungen, chronischen Schmerzen, Verspannungszuständen und Erschöpfungen.

Als **Kontraindikation** gelten Psychosen, Oligophrenien, schwere leibnahe Depressionen und hysteriforme Störungen.

2–4 mal täglich werden 5 Minuten lang verschiedene Übungen ausgeführt, z. B. Schwere, Wärme, Herz- und Atemübung, Bauch, Stirn.

11.5.2 PROGRESSIVE RELAXATION

Bei der progressiven Relaxation nach E. Jacobson wird durch eine mus-kuläre Entspannung auch eine psychische Entspannung und Lockerung sowie eine Reduktion von Ängsten erreicht. Die Grundüberlegung ist, daß ein muskulär entspannter Mensch nicht gleichzeitig nervös und überreizt sein kann.

Die Methode arbeitet mit einem ständigen Wechsel von Anspannung und Entspannung einzelner Muskelgruppen. Die Veränderung selbst sowie be-gleitende Veränderungen am Körper (Wärme, Schwere, Ruhe) sollen wahr-genommen werden.

Auch hier stellen Psychosen und Oligophrenien Kontraindikationen dar.

11.5.3 HYPNOSE

Bei der Hypnose nach M. Erikson, J. Haley und P. Watzlawick spricht man auch von **Suggestion in veränderter Bewußtseinslage**. Hier handelt es sich um einen schlafähnlichen Trancezustand bei eingeengter Bewußt-seinslage, verbunden mit einer gesteigerten Suggestibilität.

Als **Indikation** gelten Angst- und Spannungszustände, Migräne, aber auch bei chronischen Schmerzzuständen kann Schmerzlinderung bis hin zur Analgesie erreicht werden.

Kontraindikation sind Psychosen, Oligophrenien, Alkohol- und Suchtkrankheiten und schwere hysteriforme Störungen.

Ablauf: Einmal eine Stunde wöchentlich über mehrere Monate, manchmal auch einmal mehrstündig.

11.6 Führende und stützende Psychotherapie auf längere Sicht (GK Kap. 20.6)

Psychosen und Persönlichkeitsstörungen, die einen chronischen Verlauf nehmen, erfordern eine langfristige Kontakttherapie. Dabei ist ein konfliktbearbeitendes und stützendes (supportives) Vorgehen in Verbindung mit soziotherapeutischen Maßnahmen angezeigt. Die führende und stützende Psychotherapie bedient sich unterschiedlicher psychologischer Zugänge. Im Vordergrund steht die aktuelle Konfliktbearbeitung und weniger die Aufarbeitung der Lebensgeschichte. In der Regel ist das Prozedere mit einer Pharmakotherapie kombiniert.

11.7 Psychosomatische Grundversorgung: Ärztlich-psychotherapeutisches Gespräch, psychologische Beratung (GK Kap. 20.7)

Unter Berücksichtigung der gesunden Persönlichkeitsanteile des Patienten soll ein besseres Verstehen der psychosozialen Komponenten und Konsequenzen der Erkrankung erreicht werden.

Hierzu dienen tiefenpsychologische, lerntheoretische und gesprächspsychotherapeutische Elemente. Im Vorfeld steht eine strenge diagnostische Abklärung. Die Persönlichkeit des Therapeuten spielt hier eine besondere Rolle. Es soll eine Atmosphäre geschaffen werden, in der der Patient sich entlastet und angenommen fühlt, und in der er seinen Leidensdruck aussprechen bzw. sich durch Abreagieren aufgestauter Affekte erleichtern kann.

Der Arzt ist angehalten, eine für den Patienten verständliche Sprache zu sprechen. Diese Form des ärztlichen Gespräches bestimmt im wesentlichen den praktischen Alltag und gehört zur Grundausstattung jeder ärztlichen Tätigkeit. Toleranz, Anteilnahme und Empathie sind allgemeine Richtlinien, welche letztlich in jedem Gespräch ihren Platz haben sollten.

11.8 Gruppenpsychotherapien (GK Kap. 20.8)

Die derzeitigen Verfahren sind sehr vielfältig und berücksichtigen in unterschiedlicher Weise die Gruppensituation.

Gruppenpsychotherapieverfahren gehen auf tiefenpsychologische, lerntheoretische, systemische und humanistische Konzepte zurück.

Allgemein werden als **Wirkfaktoren** für den gruppentherapeutischen Erfolg genannt: Altruismus, Gruppenkohäsion (Wir-Gefühl, Universalität des Leidens), interpersonelles Lernen, Anleitung, Katharsis, Identifikation, Feed-back, Wiederbelebungen familiärer Situationen, Einsicht und Einflößen von Hoffnung, multilaterale Übertragungen und ihre Deutung.

Der therapeutische Effekt geht somit nicht oder nur in begrenztem Rahmen vom Therapeuten aus, sondern konstelliert sich aus der Teilnehmerzusammensetzung und dem Setting. Neben wöchentlichen Sitzungen mit 8–12 Teilnehmern über 2 Stunden gibt es auch Marathonsitzungen von 2–3 Tagen, bei denen der intensive Gruppenkontakt genutzt wird. Im Gegensatz zur psychotherapeutischen Einzeltherapie steht der aktuelle Konflikt der Gruppensituation im Vordergrund.

11.8.1 VERFAHREN

Man unterscheidet:
- Verfahren, die ohne Veränderung der Technik statt mit Einzelpersonen in Gruppen durchgeführt werden können, z. B. autogenes Training.
- Verfahren, die für Gruppen modifiziert wurden.

Hier ist in erster Linie die psychoanalytische Gruppentherapie zu nennen, welche versucht, die multilateralen Übertragungen innerhalb einer Gruppe für den therapeutischen Prozeß zu nutzen.

11.8.1.1 Speziell für Gruppen entwickelte Verfahren

Dazu gehören:
- **Selbsthilfegruppen** (Anonyme Alkoholiker, Anonyme Neurotiker usw.): Bereits in den 30er Jahren entstanden die ersten Selbsthilfegruppen. Schon damals wurde deutlich, daß der therapeutische Erfolg oft größer war als bei „professionellen" Gruppen. Mittlerweile gibt es allein in den USA weit über 500 000 Selbsthilfegruppen. Die Erfahrung jedes Teilnehmers steht im Mittelpunkt und nicht die Führung von außen. Jeder ist für sich selbst verantwortlich. Vier Elemente sind wichtig: Selbstbestimmung statt Fremdbestimmung, Authentizität, Hoffnung statt Angst und Solidarität.
- **Psychodrama (Moreno):** Im Mittelpunkt steht die szenische Darstellung. Jede Interaktion, jedes Handeln unterliegt einer bestimmten Rolle. Noch bevor Kleinkinder eine Unterscheidung von Umwelt und Selbst machen können, findet bereits eine spontane zwischenmenschliche Interaktion statt (z. B. beim Stillvorgang), welche nicht durch Überlegungen oder Reflexionen vorstrukturiert ist.
  Der Mensch handelt immer schon in einer Rolle, bevor er zu denken und korrigieren beginnt (**Spontaneitätstheorie**). Das Psychodrama

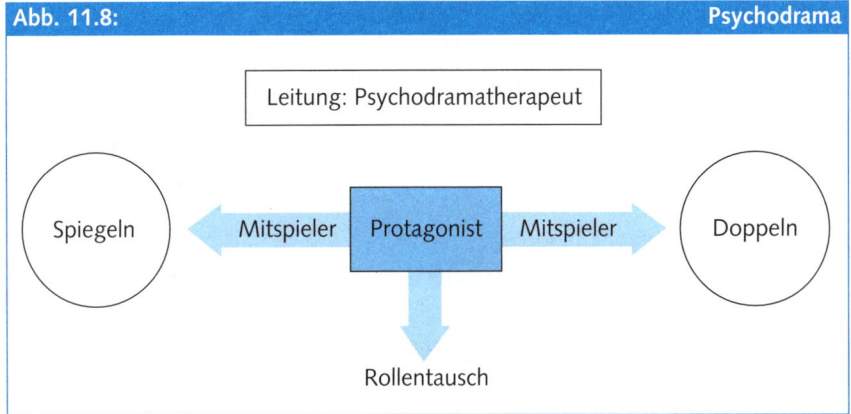

Abb. 11.8:   **Psychodrama**

Leitung: Psychodramatherapeut

Spiegeln   Mitspieler   Protagonist   Mitspieler   Doppeln

Rollentausch

macht sich dieses Grundverständnis in der Gruppensituation zunutze. Durch nicht-vorstrukturiertes Einnehmen von Rollen (Vater, Schwiegermutter, Lehrer) sollen Beziehungen verdeutlicht, Spannungen abgebaut und Verhaltensmodifikationen in der Gruppe eingeübt werden (**Handlungskatharsis**). Der **Protagonist** ist der Hauptdarsteller. Hinzu kommen noch die Hilfs-Ichs (Mitspieler), welche die Szene vervollständigen und der Psychodramatherapeut, der die Szene leitet (Abb. 11.8).

Folgende **Methoden** kommen zum Einsatz:

– **Rollentausch** ermöglicht es, eine Rolle von innen und außen zu erleben und so eine Neuorientierung im sozialen Kontext zu erreichen.

– Beim **Spiegeln** wird eine Szene zuerst von dem Betroffenen und dann von einem Mitglied noch einmal gespielt. Der Betroffene betrachtet dabei noch einmal diese Szene von außen und ist gleichzeitig angehalten, sie zu verändern und aktiv einzugreifen. Dabei soll er aussprechen, was sich für ihn ändert und wie er diese Veränderung erlebt.

– **Doppeln** besagt, daß ein Gruppenmitglied sich in die gleiche Körperhaltung/Situation wie der Protagonist begibt und versucht, sich in die Rolle hineinzuleben und auszudrücken, wie es ihm dabei geht. Doppeln hat vor allem eine supportive Funktion. Durch Einsicht und Katharsis im szenischen Darstellen (Rollentausch und Rollenspiel) wird so das tiefenpsychologische Instrumentarium inhaltlich und methodisch erheblich erweitert.

– Der psychodramatische Raum bzw. das Zeitgefüge fallen nicht zwangsläufig mit dem alltäglichen Raum und Zeitempfinden zusammen. So lassen sich durch „**Freezing**" oder „**Raffung**" einzelner Zeitabschnitte Konfliktsituationen verdichtet darstellen. Auch Personen, die bereits tot sind oder an einem anderen Ort leben, können mit einbezogen werden. Genauso lassen sich insbesondere Träume ausgezeichnet psychodramatisch inszenieren und liefern dadurch eine wertvolle, über das reine therapeutische Gespräch hinausgehende Plattform für die Bearbeitung von psychischen Konflikten.

Man unterscheidet zwischen Balintgruppe und Fallseminar: In Supervisions- oder **Fallseminaren** werden einzelne Patienten (Problemfälle) näher besprochen. Bei **Balintgruppen** dagegen wird die **Arzt-Patient-Beziehung** mit all ihren Beziehungsgeflechten selbst zum Thema, z. B. zu Angehörigen oder Pflegepersonal. Der Selbsterfahrungsaspekt des Arztes ist hier wichtig.

11.9 Paartherapie und Familientherapie (GK Kap. 20.9)

Die Grundlage der Paar- und Familientherapie ist die Bearbeitung von interpersonellen Konflikten auf der Basis tiefenpsychologischer, lerntheoretischer und systemorientierter Theorien.
Auf lerntheoretische und psychoanalytische Theorie-Modelle ist oben bereits näher eingegangen worden, hier soll noch auf ein weiteres eingegangen werden.

Neben Verhaltenstherapie, Psychoanalyse und humanistischer Psychologie haben sich **systemorientierte Modelle** als vierte große Gruppe in der Einteilung unterschiedlicher Psychotherapien durchgesetzt, v. a. in der Paar- und Familientherapie. Durch den systemischen Ansatz verändert sich die psychotherapeutische Sichtweise grundlegend. Anstelle individueller Reiz-Reaktions-Schemata, welche nach Ursachen und Wirkungen fragen, tritt im systemischen Ansatz ein **zirkuläres Beziehungsgefüge** in den Vordergrund. Dies besitzt gegenüber dem Individuum eine relative Eigendynamik und Autonomie und wird darüber hinaus durch alle Beteiligten stabilisiert. Als wissenschaftstheoretische Grundlagen dienen die Kybernetik sowie die System- und Informationstheorien. Im Mittelpunkt steht nicht das Individuum mit seiner Leidensgeschichte, sondern ein System von Beziehungen, Eigenschaften und Relationen von Objekten zueinander. Psychische Krankheiten werden nicht mehr individuell betrachtet, sondern sind eingebettet in einen systemischen Kontext, d.h., daß nicht nur der einzelne Kranke, sondern z. B. das System Familie betrachtet wird, wobei der Patient vielleicht nur Symptomträger ist. Im Zentrum der Betrachtung stehen Kommunikationsstörungen (z. B. paralinguistische Elemente, Semantik, Syntax, Pragmatik und Metakommunikation). Systeme sind in der Regel hierarchisch gegliedert und arbeiten mit Feed-back-Mechanismen, Homöostase, Subsystemen, Neukalibrierungen emergenten Effekten und evolutiven Aspekten.

11.9.1 FAMILIENTHERAPIE

Es gibt eine Reihe unterschiedlicher Einteilungsprinzipien mit verschiedenen Schwerpunkten. „Die" Familientherapie gibt es **nicht.** Mittlerweile werden zahlreiche Grundmodelle mit verschiedenen Untergruppen und methodischen Ansätzen unterschieden. Anstelle einer Einzeldarstellung familientherapeutischer Ansätze, die v. a. durch die systemische Sichtweise mit neuen Begriffen arbeiten, wollen wir hier auf einige zentrale Termini der systemischen und psychoanalytischen Familientherapie eingehen.

- **Delegation** (= hinaussenden oder beauftragen) (Stierlin): Der Delegierte, beispielsweise das Kind, wird mit einem Auftrag versehen, den die Eltern selbst nicht leben oder verwirklichen konnten, wie Berufserfolge, Trauerarbeit, Leistungsprinzip. Das Kind wird so zum Platzhalter für elterliche Wünsche. Dies führt zu einer ständigen Überforderung und Überlastung des Kindes.

- **Double-Bind** (Bateson): In einem interaktionellen Kontext werden Aussagen gemacht, welche sich auf verschiedenen Ebenen gegenseitig ausschließen. Der Betroffene kann sich der Situation nicht entziehen und ist gezwungen zu reagieren. Er reagiert jedoch aufgrund der bestehenden Paradoxie ständig inadäquat oder falsch. Beispielsweise kann eine Mutter auf der verbalen Ebene ihr Kind zu sich herrufen, während Gestik und Affekt das Kind jedoch ablehnen. In einer solchen Situation verhält sich das Kind zwangsläufig, wie immer es sich entscheidet, falsch. Die Double-bind-Theorie hat in den 60er Jahren als Erklärungsmodell für die Entstehung der Schizophrenie gegolten. Mittlerweile wird das Double-bind-Phänomen als relativ unspezifisch und ubiquitär aufgefaßt.

- **Innere Objekte** (Objektbeziehungspsychologie): Als innere Objekte bezeichnet man Objektrepräsentanzen von äußeren Realitäten innerhalb der Psyche. Sie liefern so eine relative Konstanz im Wiedererkennen äußerer Gegenstände. Darüber hinaus ermöglichen sie die Unterscheidung von Ich und Umwelt und dienen einer Distanzierung zu sich selbst. Wir können so zu uns selbst eine Beziehung aufbauen. Gleichzeitig fungieren sie als Leitbild für Entscheidungen und Interaktionen mit der Umwelt. Beispiele wären das innere Bild der Mutter als Leitbild für die Partnerwahl oder das Berufsbild als Leitbild für die Berufswahl.

- **Joining** (Minuchin): Der Familientherapeut wird selbst Mitglied der Familie und versucht so, von innen festgefahrene Kommunikations- und Verhaltensschemata aufzuzeigen und zu verändern. Man spricht auch von einem therapeutischen System oder einem Arbeitsbündnis.

- **Ko-Individuation**: Jede Selbstdifferenzierung und Ausbildung der Identität kann entweder als autistische Abkapselung oder als Symbiose mit verschwimmenden Grenzen fehlgeleitet werden. In beiden Fällen ist die Individuation verfehlt. Da Selbstfindung an Kommunikationsprozesse und Interaktionen zurückgebunden ist, spricht man auch von „bezogener" Individuation oder Ko-Individuation. Jede Ich-Identität ist letztlich ein **dialogischer Prozeß** von Versöhnungen und Kompromissen im Rahmen von Interdependenzen (Abhängigkeiten).

- **Analoge und digitale Kommunikation**: Bei der analogen Kommunikation besteht zwischen Sprache und Zeichen eine Ähnlichkeit. Bei der digitalen Kommunikation fehlt diese Ähnlichkeit, d. h. Wort und Bedeutung fallen auseinander. Mit ihr lassen sich komplexere Sachverhalte darstellen. Im Hinblick auf die Familientherapie sind Informationen auf verschiedenen Ebenen digitalisierbar und werden damit mehrdeutig, z. B. entspricht die Gestik nicht dem Inhalt und diese wiederum nicht mehr der Stimmung usw.

- **Parentifikation:** Die Wahrung der Generationsgrenzen mit ihren unterschiedlichen Funktionen (Mutter, Vater, Kind) ist eine wichtige Voraussetzung für eine normale Familienstruktur. In der Parentifikation werden die Rollen getauscht, und die Grenzen verschwimmen. Kinder übernehmen im psychologischen Sinne erzieherische Entscheidungsfunktionen oder Schutzfunktionen für die Eltern, z. B. lehnt sich die Mutter innerlich an das Kind an und nicht umgekehrt.

- **Projektive Identifikation** (M. Klein): Eigene, nicht kontrollierbare oder nicht tolerierbare Affekte werden auf einen anderen projiziert. Dort, am Anderen, findet dann eine erneute Identifikation, Wahrnehmung und Kontrolle statt. Die projektive Identifikation dient also als transpersoneller Abwehrmechanismus. Bsp.: Sündenbock.

- **Reframing:** Jedes System (Familie) hat ihren eigenen Kodex und Verhaltensregeln, die als Maßstab für aktuelle Entscheidungen und Interaktionen dienen. Durch Umdeuten (reframing) dieses Rahmens können festgefahrene Muster deutlich und eine Verhaltensänderung bewirkt werden.

11.9.2 PAARTHERAPIE

Auch in der Paartherapie haben sich eine Vielzahl unterschiedlicher Ansätze durchgesetzt. Wichtig ist das **Kollusionskonzept** (Willi) geworden, welches hier dargestellt werden soll:

Kollusion meint ein latentes, nicht aufgedecktes Zusammenspiel von zwei oder mehr Menschen, bedingt durch einen ähnlichen, nicht aufgearbeiteten Grundkonflikt. Hierbei können sich progressive Anteile (Überkompensation von nicht verarbeiteten Konflikten) und regressive Anteile (Rückfall in kindliche Bedürfnisstrukturen) ergänzen. Progressive Anteile sind z. B. Stärke, Kompetenz, Klarheit, Entscheidungsfreudigkeit, Überlegenheit und Wissen, regressive Anteile dagegen Schwäche und Unterlegenheit. Durch Delegation und Externalisierung auf den jeweils Anderen wird eine Aufarbeitung und Reifung unmöglich gemacht oder zumindest behindert.

Willi unterscheidet **4 Grundmuster**:

- **Narzißtische Kollusion:** Auf der einen Seite steht oft eine selbstunsichere Persönlichkeit. Die eigenen regressiven Elemente werden in der progressiven Position des Partners bewundert bzw. idealisierend kompensiert. In Aufopferung der eigenen Individualität identifiziert sich der regressive Partner mit den progressiven Anteilen des anderen, anstatt eigene Persönlichkeitsanteile zu entfalten.

- **Orale Kollusion:** Hier geht es um das Spannungsfeld von Geborgenheit und Umsorgen. Es ist letztlich ein dyadischer Mutter-Kind-Konflikt, bei dem der eine Partner zum kleinen Kind wird, das ständig umsorgt und behütet werden will. Der andere wird zur Mutter, die in der Fürsorge und Pflege die einzige Form des Umgangs findet. Die ständige Überforderung der „Mutter" und der unersättliche Wunsch nach Geborgenheit des „Kindes" kennzeichnen den Partnerschaftskonflikt. Gleichzeitig kann die Aufopferung dazu dienen, die eigene Hilflosigkeit und Unbeholfenheit zu verdrängen.

- **Anal-sadistische Kollusion:** Im Mittelpunkt steht hier das Spannungsfeld von Macht, Selbstfindung und Abhängigkeit. In einer solchen Partnerschaft gibt es immer einen Herrscher und einen Unterlegenen. Trennungsängste des regressiven Partners führen zur Unterwerfung und ergänzen sich zu den Autonomiebestrebungen und dem dominanten Führungsstil des anderen, der seinerseits auf den regressiven Partner angewiesen ist.

- **Phallisch-ödipale Kollusion:** Sie ist gekennzeichnet durch die Dynamik der Geschlechterrollen und Identifikationen. Männliche Selbstbestimmungstendenzen und weibliche Passivität komplettieren sich hier, wobei männlich und weiblich nicht biologisch gemeint ist. Die eigenen, nicht gelebten Anteile des „Männlichen" oder „Weiblichen" bleiben auf den anderen externalisiert und können so nicht verarbeitet werden.

Im Normalfall kann jeder gesunde Mensch zwischen beiden Polen flexibel hin und her wechseln bzw. die unterschiedlichen Grundmuster einnehmen. Der neurotischen Konstellation fehlt gerade diese Flexibilität. In der Kollusion bleiben die Partner relativ starr in einem der beiden Extrempole verhaftet.

11.10 Non-verbale, körperbezogene und andere Psychotherapieverfahren (GK Kap. 20.10)

Auch hier sind die Verfahren sehr vielfältig geworden. Häufig werden sie mit verbalpsychologischen Verfahren verknüpft.

11.10.1 GESTALTPSYCHOLOGIE (F. PERLS)

Jede Entwicklung und Reifung des Menschen geschieht nur in einer **Auseinandersetzung mit der Umwelt**. F. Perls nennt häufig das Beispiel der Nahrungsaufnahme. Der Mensch muß hierfür mit der Umwelt in Kontakt treten. Im Zuge der Nahrungsaufnahme werden fremde Gegenstände zu eigenen „assimiliert". F. Perls überträgt dieses Beispiel auf seelische und psychische Prozesse. „**Assimilation**" ist Angleichung von Fremdem an Eigenes. Dieser Prozeß ist eine aggressive Tat. Aggression (Ad-greddi = Herantreten) wird von Perls positiv verstanden als ein Austauschprozeß, bei dem ständig zwischen Bedeutungsvollem und Unwichtigem entschieden wird. In diesem Differenzierungsvorgang, bei dem sowohl objektive Sinnesdaten als auch subjektive Erlebnisqualitäten eine Rolle spielen, konstellieren sich nun wichtige und sinnerfüllende Erlebnisse und Wahrnehmungen (**Gestalten**) heraus und heben sich vom Hintergrund (Umwelt) ab. Dieser Differenzierungsvorgang verläuft nach einem „**Kontaktzyklus**" (Abb. 11.9).

Nicht selten bleibt der Zyklus bei der Kontaktaufnahme stehen, und es erfolgt keine intensive Auseinandersetzung. Das „aggressive" Herantreten an einen sich entwickelnden Konflikt wird vermieden. Mit tiefenpsychologischen Begriffen wie der Introjektion und Projektion erweitert man den Kontaktzyklus und macht ihn verständlicher. Unter **Retroflexion** wird

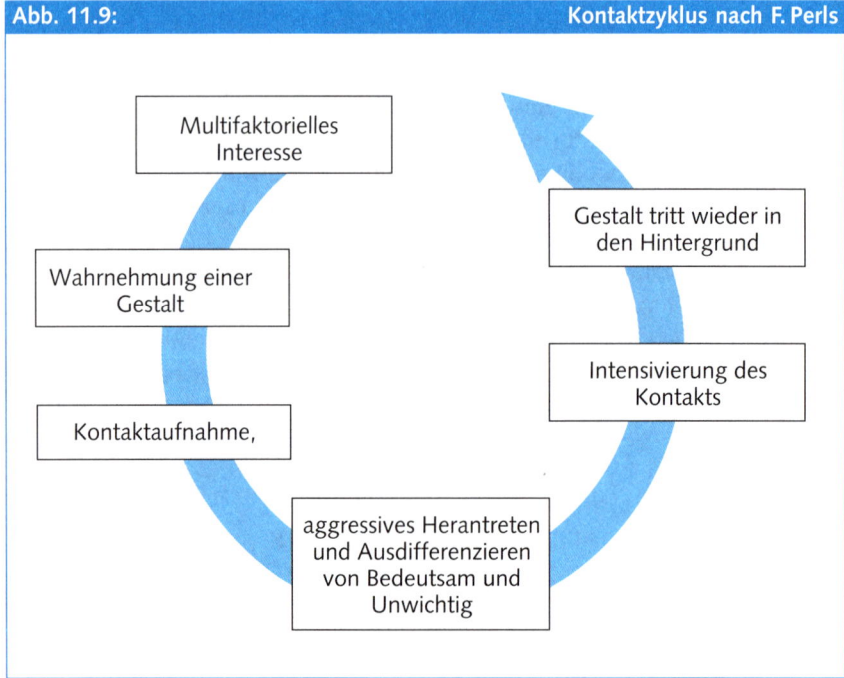

Abb. 11.9:   **Kontaktzyklus nach F. Perls**

Multifaktorielles Interesse

Wahrnehmung einer Gestalt

Kontaktaufnahme,

aggressives Herantreten und Ausdifferenzieren von Bedeutsam und Unwichtig

Gestalt tritt wieder in den Hintergrund

Intensivierung des Kontakts

z. B. die Wendung von Aggression gegen die eigene Person verstanden. **Konfluenz** meint, daß anstelle einer echten Begegnung, welche Grenzen voraussetzt, die eigene Identität mit der Umwelt verschwimmt.

Im Mittelpunkt der Behandlung steht die Auseinandersetzung mit Widerständen und Kontaktstörungen. Die Art und Weise der Kontaktaufnahme mit der eigenen Person, wie auch mit der Umwelt soll besser verstanden und intensiviert werden. Nicht nur „support" (Empathie und Unterstützung), sondern auch Frustrationen (Provokationen und Konfrontationen) gehören zum Interventionsinstrumentarium.

11.10.2 KBT (KONZENTRATIVE BEWEGUNGSTHERAPIE) (GINDLER)

Im Vordergrund steht nicht die verbale Bearbeitung lebensgeschichtlicher und vergangener Konflikte, sondern die **Steigerung der Selbstwahrnehmung** sowie das Bewußtwerden **des eigenen Körpers**. Der Körper reagiert in Konfliktsituationen häufig schneller und sensitiver als das kognitiv und sprachlich vermittelte Wort. Durch Bewegungen und Veränderungen des Körpers sollen Wahrnehmungsmuster, Einstellungen und Verhaltensweisen deutlich werden. Weil der Leibwahrnehmung Vorrang gegenüber der sprachlichen Interaktion eingeräumt wird, gelingt es auch Konflikte zu entdecken, welche im vor- oder außersprachlichen Bereich liegen, die aber in gleicher Weise unser Verhalten und Kommunizieren mitgestalten. Die KBT arbeitet vor allem mit tiefenpsychologischen Elementen.

11.10.3 PRIMÄRTHERAPIE ODER URSCHREITHERAPIE (JANOV)

Für Janov steht am Anfang jeder neurotischen Entwicklung eine Primärszene schmerzhafter und **emotional erschütternder Erlebnisse des Kleinkindes**. Das praktische Setting besteht in einer Vorbereitungsphase, der eine dreiwöchige Einzeltherapie folgt. Isolierung und Schlafentzug können notwendig werden, um den Klienten der Primärszene näherzubringen, die über Jahrzehnte hinweg verschüttet wurde. In den ersten Sitzungen liegt der Patient auf einer Couch, und der Therapeut versucht durch direkte Fragen, den Klienten an die **Urszene** heranzuführen. Durch Keuchen, Schreien, Würgen, Toben usw. soll der ursprüngliche Schmerz noch einmal durchlebt werden. Der Einzeltherapie folgt eine Gruppentherapie mit 3–5 Stunden pro Woche. Hier spricht und fragt der Therapeut nicht und deutet auch keine Übertragungen.

11.10.4 KATATHYM-IMAGINATIVE PSYCHOTHERAPIE (K.I.P.)

Auf tiefenpsychologischen Konzepten basierendes Einzel- oder Gruppen-psychotherapieverfahren, das auf der **Wirkung des Tagtraums** beruht. Nachdem ein Entspannungszustand eingeleitet wurde, treten spontane oder vom Therapeuten induzierte Imaginationen auf; Standardmotive sind z. B. Wiese, Bach, Berg, Haus oder Waldrand. Die imaginierten Bilder spiegeln in Form von Traumsymbolen Antriebsimpulse, Abwehrstrukturen oder unbewußte Konflikte wider, welche einen Einblick in den biographischen Kontext sowie in die Krisensituation des Patienten ermöglichen.

Sozialpsychiatrie und psychiatrische Versorgung: Prävention, Rehabilitation

12.

(GK Kap. 21)

12.1 Sozialpsychiatrie und psychiatrische Versorgung (GK Kap. 21.1)

12.1.1 DEFINITIONEN / ARBEITSBEREICHE

Definition

Die **Sozialpsychiatrie** beschäftigt sich mit der Einflußnahme gesellschaftlicher und sozialer Faktoren auf die Entstehung, den Verlauf, den Behandlungserfolg und die Prognose psychischer Krankheiten.

In diesem Sinne ist die Sozialpsychiatrie keine eigenständige Disziplin, sondern ein integrativer Bestandteil des psychiatrischen Denkens überhaupt. Man könnte auch von einer **„Soziologie der Geisteskrankheiten"** sprechen. Im Mittelpunkt steht also das **Verhältnis Patient – Umwelt** mit all seinen Störfaktoren, Bedingungen und Einstellungen.
Die Sozialpsychiatrie umfaßt in ihren Arbeitsbereichen die psychiatrische Epidemiologie, die Versorgungsforschung, die Erforschung der Organisation von Behandlungsabläufen und Rehabilitationsprogrammen sowie die Reform der psychiatrischen Versorgung.

Je nach wissenschaftstheoretischer Ausrichtung unterscheidet man **tiefenpsychologische** Ansätze (Freud, Erikson), **feldtheoretische** Ansätze (Lewin), **lerntheoretische** (Thorndike, Skinner) oder auch **rollenspezifische** (Mason) und **mathematische** Ansätze.
Das Methodenarsenal reicht von statistischen Erhebungen über Feldstudien, psychologischen Tests bis hin zu Laborexperimenten, in denen Teilbereiche sozialer Situationen isoliert rekonstruiert und betrachtet werden.

12.1.2 SOZIOTHERAPIE

Definition

In der **Soziotherapie** dient das gesellschaftliche Umfeld zur Behandlung von psychischen Erkrankungen. Durch Veränderungen des Milieus und der sozialen Rahmenbedingungen soll positiv auf den Krankheitsverlauf eingewirkt werden.

12.1.2.1 Therapeutische Gemeinschaft/Milieutherapie

In der Regel ist die **Zusammenarbeit** verschiedener therapeutischer Ansätze wichtig, wie Ergotherapie, Arbeits-, Musik-, Gestaltungstherapie und Krankengymnastik. Beispielsweise wird in der Musik- und Gestaltungstherapie versucht, über Instrumente, Zeichnungen, bildnerisch-plastische Gestaltungen einen therapeutischen Zugang zu finden.

Dem **Sozialarbeiter** kommt eine wichtige integrative Funktion zu: Informationen im Spannungsfeld von Patient und Umwelt laufen bei ihm zusammen und werden von ihm koordiniert. Die Milieugestaltung steht im Zentrum der Überlegungen. Durch die Gründung von Nachsorgeclubs läßt sich z. B. ein stabileres soziales Bezugsfeld herstellen.

12.1.2.2 Hospitalismussyndrom

Das Hospitalismussyndrom beschreibt die körperlichen, seelischen und psychosozialen Folgen eines langfristigen Aufenthaltes in Kliniken und Heimen. Dem isolierten und lebensfremden Milieu soll durch soziotherapeutische Maßnahmen entgegengewirkt werden.

12.1.3 VERSORGUNG

Definition

Versorgung meint die Gesamtheit aller Einrichtungen und Institutionen, die der Betreuung psychisch Kranker auf unterschiedlichen Ebenen zur Verfügung stehen. Man unterscheidet stationäre, teilstationäre, komplementäre und ambulante Versorgungseinrichtungen sowie Institutionen, die im Vorfeld des Klinikbetriebs tätig sind.

Im Gegensatz zur ehemaligen Einteilung in ambulante und stationäre Betreuung erlaubt dieses gegliederte Versorgungsprogramm eine „abgestufte Rehabilitation", die sich an den individuellen Behandlungsbedürfnissen des Kranken im Spannungsfeld von Umwelt und Patient orientiert (Abb. 12.1).

Einrichtungen:
- **Psychiatrische Versorgung im Vorfeld** umfaßt z. B. alle niedergelassenen Ärzte und Beratungsstellen, wie Telefonseelsorge sowie Ehe- und Familienberatung.
- Der **ambulante Bereich** umfaßt alle niedergelassenen Neurologen, Psychiater und Psychotherapeuten, Polikliniken und Ambulanzen sowie spezielle Beratungsstellen, z. B. für Alkoholiker oder andere Suchtkranke.
- **Komplementäre Einrichtungen** sind Versorgungseinheiten mit rehabilitativen Zusatzangeboten ohne ärztlich- medizinischen Charakter, z. B. befristete Übergangswohnheime, Dauerwohnheime, beschützte Wohngemeinschaften, Tagesstätten.

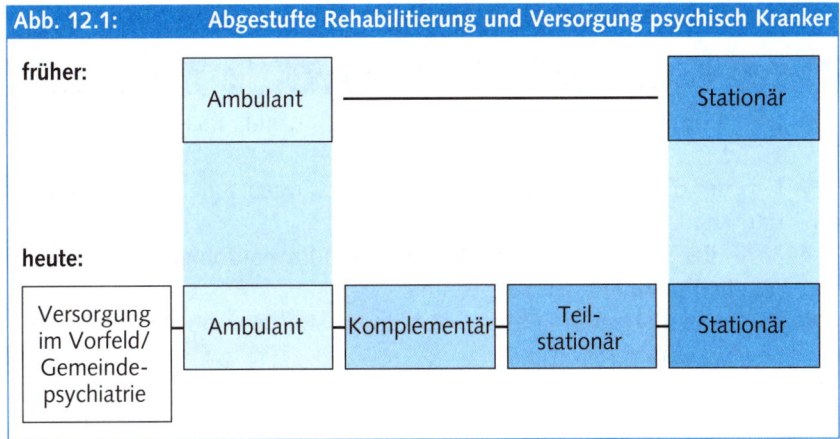

Abb. 12.1: Abgestufte Rehabilitierung und Versorgung psychisch Kranker

früher: Ambulant — Stationär

heute: Versorgung im Vorfeld/Gemeindepsychiatrie | Ambulant | Komplementär | Teil-stationär | Stationär

- **Teilstationäre Einrichtungen** bieten ein streng organisiertes psychiatrisches Behandlungsprogramm, welches sich auf eine bestimmte Tageszeit beschränkt, z. B. Tages- oder Nachtkliniken. Dadurch kann eine Vollhospitalisierung mit all ihren negativen Effekten – im psychischen und ökonomischen Bereich – vermieden werden.
- **Der stationäre Bereich** umfaßt Landeskrankenhäuser, psychiatrische Abteilungen in Allgemeinkrankenhäusern, Unikliniken und ortsnahe Versorgungseinheiten.
- **Gemeindepsychiatrie (Community Psychiatry):** Hier werden ortsnahe Einrichtungen geschaffen, in denen gesunde Gemeindemitglieder selbst mitarbeiten. Grundsatz der Gemeindepsychiatrie ist der Versuch einer Milieugestaltung in kleinen regionalen Verbänden, im Gegensatz zu den großen Versorgungseinheiten der Unikliniken und Landeskrankenhäuser. Dadurch soll negativen Institutionalisierungseffekten, Isolierungen und Chronifizierungen entgegengewirkt werden. Die Grenzen des gemeindepsychiatrischen Modells liegen darin, daß psychische Erkrankungen nicht nur sozialpsychische Abläufe sind, sondern auch biologische Determinanten haben. Aufgrund größerer Offenheit bzw. Bekanntheit in der Gemeinde kann es gleichzeitig zu einer Stigmatisierung und Ausgrenzung kommen, welche die Privatsphäre des psychisch Kranken überschreitet und damit die gewünschte regionale Reintegration verhindert.

Entscheidend ist die Veränderung der Planbettenzahlen im Sinne einer Umschichtung zugunsten einer **differenzierten Ausgestaltung** des gesamten Versorgungsapparates sowie der Einrichtung von Spezialeinrichtungen, z. B. Depressionsstationen, Stationen für Suchtkranke.

Einige wichtige sozialpsychiatrische Daten zeigt Merkkasten 12.1:

Merkkasten 12.1:	Sozialpsychiatrische Daten

- Der Bettenschlüssel für psychiatrische Krankenhäuser liegt bei 1,7–2 Betten pro 1000 Einwohner.
- Psychiatrische Landeskrankenhäuser versorgen erheblich mehr Patienten als die Universitätskliniken.
- 30 % aller Krankenbetten in der BRD sind für neurologische/psychiatrische Erkrankungen vorgesehen.
- 80 % aller Patienten können nach ihrem stationären Aufenthalt wieder resozialisiert werden.
- 80 % der psychisch Kranken sind ambulant betreubar.
- 70 % verlassen innerhalb von 3 Monaten, 95 % innerhalb eines Jahres die stationäre Einrichtung.
- Für Tag-/Nachtkliniken sind 50 Plätze auf 100 000 Einwohner vorgesehen.
- Der Personalschlüssel der WHO sieht vor: Arzt für akut Kranke in der Psychiatrie 1:15, Arzt für chronisch Kranke bis zu 2 Jahren 1:25, Arzt für chronisch Kranke über 2 Jahre 1:50; 1 Psychologe kommt auf 50 psychisch Kranke. Das Krankengut an Patienten mit psychotischen Zustandsbildern nimmt pro Jahr um ca. 2 % zu.
- Funktionelle Störungen ohne Organbefund sind in Großstädten signifikant häufiger als auf dem Land.
- Beim Allgemeinarzt liegt das psychiatrische/psychotherapeutische Patienten gut bei ca. 25 %, beim niedergelassenen Internisten bei bis zu 50 %.

12.2 Prävention und Rehabilitation (GK Kap. 21.2)

12.2.1 PRÄVENTION

Definition

Unter **Prävention** versteht man die Vermeidung bzw. Verhinderung von Krankheiten und Behinderungen, wobei nicht nur die Prophylaxe, sondern auch die Behandlung und die Rehabilitation wichtig sind.

Nach **Caplan** unterscheidet man (Abb. 12.2):
- **Primärprävention:** Damit meint man alle Bemühungen, welche die Entwicklung von psychischen Störungen verhindern (Gesundheitsvorsorge, Psychohygiene). Primärprävention bedeutet hier **Vorsorge**.
- **Sekundärprävention:** Hierunter fallen die Früherkennung, die Früherfassung und die Rezidivprophylaxe (Screeningverfahren) von psychischen Erkrankungen. Sekundärprävention meint hier, daß durch Behandlungen bereits bestehender Erkrankungen Verschlechterungen und Chronifizierungen vermieden werden.

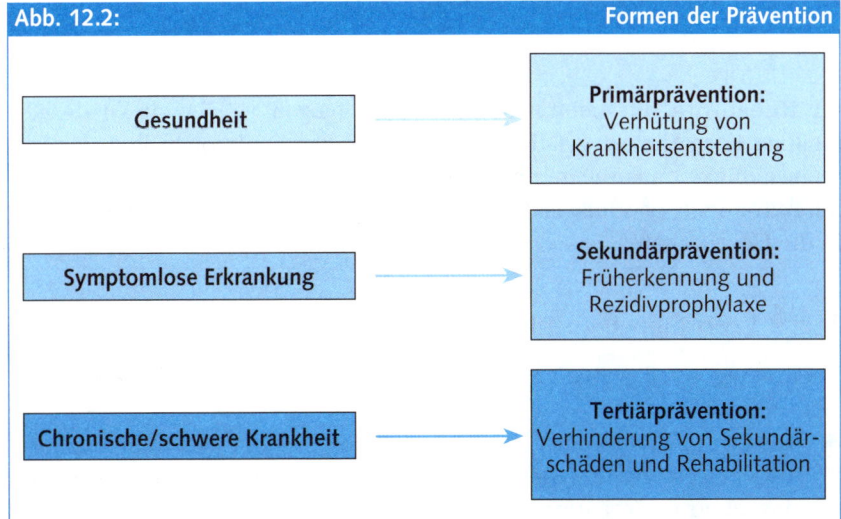

Abb. 12.2:   **Formen der Prävention**

Gesundheit	→	**Primärprävention:** Verhütung von Krankheitsentstehung
Symptomlose Erkrankung	→	**Sekundärprävention:** Früherkennung und Rezidivprophylaxe
Chronische/schwere Krankheit	→	**Tertiärprävention:** Verhinderung von Sekundärschäden und Rehabilitation

● **Tertiärprävention:** Dabei geht es um die Milderung von psychosozialen Auswirkungen chronischer Erkrankungen, um die Verhinderung von Sekundärschäden und um die Vermeidung von Rezidiven. Im weitesten bedeutet Tertiärprävention soviel wie Rehabilitation und **Nachsorge**.

Prävention wird häufig gleichgesetzt mit Primärprävention. Nicht selten jedoch kommt es in der Praxis zu Überschneidungen mit der Sekundär- und Tertiärprävention, d. h. mit therapeutischen und rehabilitativen Maßnahmen. Durch die zunehmende Bedeutung der Früherkennung sowie der Tertiärprävention ändert sich die ärztliche Einstellung gegenüber dem Kranksein. Nicht nur die Heilung vorhandener Störungen, sondern bereits die Verhinderung sowie die Milderung bestehender Defekte gehören zu den Aufgaben des Arztes.

Möglichkeiten der Primärprävention:
Im **medizinischen** Bereich bestehen primärpräventive Maßnahmen beispielsweise in der Vermeidung von exogenen Noxen in der Schwangerschaft, z. B. Alkohol, Nikotin, oder in der Inanspruchnahme von genetischer Beratung zur Abschätzung des Krankheitsrisikos und der Krankheitsfolgen.
Im **psychosozialen** Bereich meint Primärprävention z. B. die Herstellung stabiler Beziehungen zur Verhütung sozialer Isolierung und Dissozialität.
Im **soziokulturellen** Bereich bedeutet Primärprävention z. B. das Angebot eines abgestimmten Bildungs- und Ausbildungsprogramms oder auch die Einflußnahme durch die Massenmedien in der Werbung, z. B. Werbung gegen den Drogenkonsum.
Im **sozioökonomischen** Bereich beinhaltet Primärprävention z. B. die Sicherung finanzieller und materieller Grundlagen oder die politische Einflußnahme auf die Preisgestaltung von Alkohol und Nikotinprodukten.

12.2.2 REHABILITATION

Definition

Mit **Rehabilitation** meint man alle Anstrengungen, welche die Wiederherstellung körperlicher, geistiger und psychischer Funktionen und der Leistungsfähigkeit anstreben, mit dem Ziel einer höchstmöglichen individuellen Autonomie, psychosozialen Kontaktfähigkeit sowie einer Eingliederung in die Gesellschaft.

12.2.2.1 Formen seelischer Behinderungen

Nach **Wing** werden **drei Formen der seelischen Behinderung** unterschieden:
- **Äußere (prämorbide)** Behinderung: Damit bezeichnet man die äußere oder präexistente Behinderung, welche durch genetische Defekte, eine abnorme prämorbide Persönlichkeitsstruktur oder ein niedriges Intelligenzniveau usw. vorgegeben ist.
- **Innere (primäre)** Behinderung: Sie meint alle Formen der Behinderung, welche direkt durch die Krankheit entstehen.
- **Sekundäre (soziale)** Behinderung: Diese ist durch negative Einwirkungen von gesellschaftlicher Seite bedingt. Ein Beispiel wären negative Institutionalisierungseffekte (Hospitalismus im weitesten Sinne des Wortes).

12.2.2.2 Medizinische, berufliche und soziale Rehabilitation

In verschiedenen Bereichen läßt sich Rehabilitation realisieren:
Im **medizinischen Bereich** geht es um Maßnahmen, welche die Funktionstüchtigkeit fördern (Medikamente, Krankengymnastik, Kuren).
Im **beruflichen Bereich** bedeutet Rehabilitation die Einrichtung von beschützenden Werkstätten, arbeitstherapeutische Maßnahmen, aber auch Beratungsstellen zur Arbeits- und Berufsfindung.
Im **sozialen Bereich** dient die Rehabilitation einer sinnvollen Tages- und Freizeitgestaltung, dem Aufbau sozialer Bezüge usw.

Durch die unterschiedlichen Kostenträger (Krankenkassen, Arbeitsamt, Sozialämter und Rentenversicherungen) können eine Reihe organisatorischer und administrativer Koordinationsprobleme entstehen, welche den Rehabilitationsprozeß hemmen und dadurch die Eingliederung des Einzelnen erschweren.
Die sozioökonomische Bedeutung von psychiatrischen Erkrankungen spielt eine große Rolle. Während bei den **Krankenhauseinweisungen** in psychiatrische Kliniken „endogene" Psychosen am häufigsten sind, führen innerhalb der psychiatrischen Erkrankungen funktionelle Beschwerdebilder zu den meisten **Krankschreibungen** („persistent somatizer").

Forensische Psychiatrie und Begutachtung (GK Kap. 22)

13.1 Allgemeines (GK Kap. 22.1)

Aufgabe der forensischen **(gerichtlichen)** Psychiatrie ist die rechtliche Behandlung des psychisch kranken Menschen.

Die wichtigsten gesetzlichen Bestimmungen sind in folgenden Gesetzesparagraphen festgeschrieben:

Merkkasten 13.1: Wichtige Gesetzesparagraphen für die forensische Psychiatrie

- Strafrecht (Strafgesetzbuch, StGB)
  - § 20: Schuldunfähigkeit
  - § 21: Verminderte Schuldfähigkeit
  - § 63: Unterbringung in einem psychiatrischen Krankenhaus (psychisch kranke Rechtsbrecher)
  - § 64: Unterbringung in einer Entziehungsanstalt
  - Unterbringung in einem psychiatrischen Krankenhaus nach dem Unterbringungsgesetz (UBG, länderspezifisch)

- Jugendrecht (Jugendgerichtsgesetz, JGG)
  - § 3: Verantwortlichkeit
  - § 105: Anwendung des Jugendstrafrechts auf Heranwachsende

- Bürgerliches Recht oder Zivilrecht (Bürgerliches Gesetzbuch, BGB)
  - § 104: Geschäftsunfähigkeit
  - § 105: Nichtigkeit der Willenserklärung
  - § 2229: Testierfähigkeit (Errichtung eines Testaments)
  - §§ 1896–1906: Betreuungsgesetz (gültig seit 1. 1. 92)

Aufgabe des Psychiaters als Sachverständiger ist es, dem Gericht durch seine Sachkunde die richtige Auswertung und Beurteilung der festgestellten Tatsachen zu ermöglichen.

Begeht z. B. ein Patient mit einer schweren Depression eine Straftat, so wird vom Gericht ein Psychiater als Sachverständiger bestellt, der ein **schriftliches Gutachten** zu erstellen hat, das im Rahmen des Strafrechtes im Wesentlichen auf folgende Punkte eingehen sollte:

- Psychischer und somatischer Zustand des Täters zum Untersuchungszeitpunkt,
- Versuch, aus dem Zustand zum Untersuchungszeitpunkt auf den Zustand zur Zeit der Tat zu schließen,
- Erörterung, ob zum Tatzeitpunkt einer der vier in § 20 (s. u.) genannten Zustände vorlag und

- als Kernstück des Gutachtens: Beurteilung, ob dadurch die Schuldfähigkeit aufgehoben oder erheblich vermindert ist.

Das schriftliche Gutachten dient der Vorbereitung der Hauptverhandlung
und ist nur als vorläufiges Gutachten gedacht. Während der Hauptverhandlung hat der Sachverständige ein **mündliches Gutachten** zu erstatten
und, ggf. unter Berücksichtigung neuer Tatsachen, auf die Fragen der verschiedenen Prozeßbeteiligten zu antworten. Enthält das Gutachten
Widersprüche oder ist die Sachkunde des Gutachters zweifelhaft, kann das
Gericht auf Antrag der Prozeßbeteiligten einen weiteren Gutachter zu-
ziehen.

Der Sachverständige unterliegt nicht der Schweigepflicht. Um ihm bekannte Krankenunterlagen hinzuziehen zu können, muß er die Einwilligung des
zu Begutachtenden einholen. Weitere Ermittlungen – z. B. die Anforderung
weiterer ärztlicher Befundberichte – bedürfen der Einwilligung des Gerich-
tes oder sind diesem zu überlassen. Den Gutachtenauftrag kann ein Psychiater aus Befangenheit ablehnen, z. B. als behandelnder Arzt des zu
Begutachtenden.

13.2 Aufgabengebiete (GK Kap. 22.2)

13.2.1 SCHULDFÄHIGKEIT

Während das Gericht über Schuld oder Nichtschuld entscheidet, hat sich
der psychiatrische Sachverständige in seinem Gutachten zur Schuldfähigkeit oder Einschränkung derselben zu äußern.

§ 20 StGB regelt die Schuldunfähigkeit, § 21 StGB die erheblich verminderte Schuldfähigkeit wegen seelischer Störungen:

§ 20 StGB – Schuldunfähigkeit: „Ohne Schuld handelt, wer bei Begehung der Tat wegen einer krankhaften seelischen Störung, wegen einer
tiefgreifenden Bewußtseinsstörung oder wegen Schwachsinns oder einer
schweren anderen seelischen Abartigkeit unfähig ist, das Unrecht der Tat
einzusehen oder nach dieser Einsicht zu handeln".

§ 21 StGB – Verminderte Schuldfähigkeit: „Ist die Fähigkeit des
Täters, das Unrecht der Tat einzusehen oder nach dieser Einsicht zu handeln, aus einem der in § 20 bezeichneten Gründe bei Begehung der Tat
erheblich vermindert, so kann die Strafe nach § 49 Abs. 1 gemildert werden".

Dabei werden unter den genannten Zuständen folgende Krankheiten sub-
sumiert:

- **krankhafte seelischen Störung:** „endogene" und organische Psychosen, Hirnkrankheiten und Hirnschäden,

- **tiefgreifende Bewußtseinsstörung:** Störungen des Bewußtseins, die sich aus nicht krankhaften Zuständen wie z. B. Ermüdung, Erschöpfung oder hochgradiger affektiver Erregung normalpsychologisch ableiten lassen,
- **Schwachsinn:** ausschließlich die angeborene Intelligenzschwäche,
- **schwere andere seelische Abartigkeiten:** Psychopathien, Neurosen, Triebdeviationen und Reifestörungen, die „Krankheitswert" von klinischem Ausmaß haben.

Im Gutachten hat der Sachverständige nach der sog. **gemischten, biologisch-psychologischen Methode** zunächst festzustellen, ob eine seelische Störung vorliegt, darüber hinaus aber auch, ob aufgrund dieser Störung eine Unfähigkeit oder erheblich geminderte Fähigkeit der Einsicht oder zu einsichtsgemäßem Handeln vorliegt. Was **erheblich** bedeutet, ist vom Gesetzgeber nicht genau definiert.

In der Praxis hat sich gezeigt, daß endogen und exogen psychotische Patienten in der Regel schuldunfähig, die meisten nicht-psychotischen Delinquenten jedoch schuldfähig oder in selteneren Fällen vermindert schuldfähig sind.

Folgende Straftatbestände dominieren in der Begutachtungspraxis:

- Alkoholstraftaten
- Affektdelikte
- Sexualdelinquenz
- Diebstähle

U. a. sprechen folgende Fakten für einen **Affektdelikt:**

- spezifische Vorgeschichte (z. B. lange konflikthafte Täter-Opfer-Beziehung)
- affektive Ausgangssituation
- kurzer und abrupter Tatablauf
- Tatkonstellierung durch das Opfer
- starke Einengung des Bewußtseins des Täters

Dagegen sprechen z. B. eine Ankündigung der Tat, eine zielgerichtete Gestaltung des Tatablaufs, die Konstellierung des Tatablaufs durch den Täter sowie ein fehlender Zusammenhang Provokation–Erregung–Tat.

Wird ein Süchtiger nach § 20 StGB schuldunfähig gesprochen, kann er trotzdem nach § 323a StGB bestraft werden, wenn er sich vorsätzlich oder fahrlässig, durch alkoholische Getränke oder andere berauschende Mittel, in einen die Schuldfähigkeit ausschließenden Rauschzustand versetzt und in diesem Zustand eine rechtswidrige Tat begeht.

13.2.1.1 Jugendgerichtsgesetz (JGG)

Im rechtlichen Sinne ist der Mensch
- bis zum 14. Lebensjahr strafunmündig,
- vom 14.–18. Lebensjahr Jugendlicher und damit unter den in § 3 JGG festgelegten Voraussetzungen (bedingt) strafmündig,
- vom 19.–21. Lebensjahr Heranwachsender und damit bei Vorliegen von Reifungs- und Entwicklungsrückständen Jugendlichen rechtlich gleichgestellt,
- ab dem 21. Lebensjahr Erwachsener und damit nach dem Erwachsenenstrafrecht (StGB) voll strafmündig.

§ 3 JGG – Verantwortlichkeit: „Ein Jugendlicher ist strafrechtlich verantwortlich, wenn er zur Zeit der Tat nach seiner sittlichen und geistigen Entwicklung reif genug ist, das Unrecht der Tat einzusehen und nach dieser Einsicht zu handeln. Zur Erziehung eines Jugendlichen, der mangels Reife strafrechtlich nicht verantwortlich ist, kann der Richter dieselben Maßnahmen anordnen wie der Vormundschaftsrichter"

§ 3 JGG fragt nach dem **Reifegrad**, d. h. nach dem Entwicklungsstand des Jugendlichen, für dessen Beurteilung keine allgemeingültigen Kriterien angegeben werden können, weshalb solche Gutachten hohe Anforderungen an den Sachverständigen stellen. Die Gutachten sollen eine Aussage machen über den Entwicklungsstand und die Schuldfähigkeit des Jugendlichen sowie über die Prognose und geeignete Mittel und Wege für seine soziale Wiedereingliederung („Maßnahmen").

Kann der Jugendliche **mangels Reife** nicht für seine Tat verantwortlich gemacht werden, können vom Gericht folgende Maßnahmen veranlaßt werden:
- Erziehungsmaßregeln
  - Weisungen bezüglich des Aufenthaltes in Familie, Heim, Arbeitsstätte
  - heilerzieherische Behandlung
  - Schutzaufsicht
  - Fürsorgeerziehung
- Zuchtmittel
  - Verwarnung
  - Auferlegung von Pflichten zur Wiedergutmachung
  - Jugendarrest (z. B. Wochenendarrest, Kurzarrest für max. 6 Tage, Dauerarrest für max. 4 Wochen)
- Jugendstrafe
  - in besonderen Jugendstrafanstalten für mindestens 6 Monate bis max. 5 Jahre (in schwersten Fällen bis 10 Jahre).

Die **Anwendung der Jugendstrafe auf Heranwachsende** ist im § 105 JGG geregelt:

§ 105 JGG: „Begeht ein Heranwachsender eine Verfehlung, die nach den allgemeinen Vorschriften mit Strafe bedroht ist, so wendet der Richter die für einen Jugendlichen geltenden Vorschriften der §§ 4–…–32 an, wenn

1. die Gesamtwürdigung der Persönlichkeit des Täters bei Berücksichtigung auch der Umweltbedingungen ergibt, daß er zur Zeit der Tat nach seiner sittlichen und geistigen Entwicklung noch einem Jugendlichen gleichstand, oder
2. es sich nach der Art, den Umständen und den Beweggründen der Tat um eine Jugendverfehlung handelt."

Liegt eine seelische Störung im Sinne von § 20 StGB vor, erübrigt sich die Prüfung nach § 3 und 105 JGG.

13.2.2 MASSREGELVOLLZUG

Falls die §§ 20 oder 21 StGB zur Anwendung kommen, kann das Gericht **Maßregeln zur Besserung und Sicherung** erlassen, wobei der Besserungsgedanke mit dem Ziel der Wiedereingliederung des Täters im Vordergrund stehen sollte: In Frage kommen die Unterbringung in einem psychiatrischen Krankenhaus (§ 63 StGB) oder einer Entziehungsanstalt (§ 64 StGB).

§ 63 StGB – Unterbringung in einer psychiatrischen Krankenanstalt: „Hat jemand eine rechtswidrige Tat im Zustand der Schuldunfähigkeit (§ 20) oder der verminderten Schuldfähigkeit (§ 21) begangen, so ordnet das Gericht die Unterbringung in einer psychiatrischen Krankenanstalt an, wenn die Gesamtwürdigung des Täters und seiner Tat ergibt, daß von ihm infolge seines Zustandes erhebliche rechtswidrige Taten zu erwarten sind, und er deshalb für die Allgemeinheit gefährlich ist."

Für die Gerichtsentscheidung ist es unmaßgeblich, ob es sich um eine behandelbare psychiatrische Erkrankung oder um eine Persönlichkeitsstörung, eine Sexualdelinquenz usw. handelt. Die **Diagnose** ist also **nicht entscheidend, vielmehr** die **zu erwartenden Folgen der seelischen Störung!** Da der § 65 StGB, nach dem Täter mit schweren Persönlichkeitsstörungen oder Triebanomalien in sozialtherapeutischen Anstalten untergebracht werden sollten, weggefallen ist, werden solche Täter in psychiatrischen Krankenhäusern untergebracht, in denen ihnen oft nur begrenzt geholfen werden kann. Darüber hinaus kommt es dadurch zu einer nicht zu verantwortenden Belastung der Krankenhäuser und ihrer Patienten.

§ 64 StGB – Unterbringung in einer Entziehungsanstalt:
(1) „Hat jemand den Hang, alkoholische Getränke oder andere Rauschmittel im Übermaß zu sich zu nehmen, und wird er wegen einer rechtswidrigen Tat, die er im Rausch begangen hat, oder die auf seinen Hang

zurückgeht, verurteilt oder nur deswegen nicht verurteilt, weil seine Schuldunfähigkeit erwiesen oder nicht auszuschließen ist, so ordnet das Gericht die Unterbringung in einer Entziehungsanstalt an, wenn die Gefahr besteht, daß er infolge seines Hanges erhebliche rechtswidrige Taten begehen wird.

(2) Die Anordnung unterbleibt, wenn eine Entziehungskur von vornherein aussichtslos erscheint."

Voraussetzung für die Anwendung des § 64 StGB ist die Feststellung des ursächlichen Zusammenhangs einer süchtigen Abhängigkeit mit der Tat und die Gefahr, daß deswegen weiterhin erhebliche rechtswidrige Taten zu erwarten sind. Außerdem muß beurteilt werden, ob eine Entziehungskur Erfolgschancen hat oder von vornherein aussichtslos erscheint.

13.2.3 UNTERBRINGUNG PSYCHISCH KRANKER IM PSYCHIATRISCHEN KRANKENHAUS

Ein rechtliches wie ethisches Problem stellt die Einweisung und Unterbringung psychisch Kranker in einem psychiatrischen Krankenhaus dar, die bei einem Teil im Interesse des Patienten (z. B. bei drohender Suizidgefahr) oder im Interesse der Allgemeinheit (z. B. bei Gefahr der Fremdaggressivität) **gegen dessen Willen** erfolgen muß.

Dabei kann eine **Unterbringung nach folgenden Gesetzen** angeordnet werden:

- den **Landesunterbringungsgesetzen**, bei denen der Richter des zuständigen Amtsgerichts über Zulässigkeit und Dauer der Unterbringung entscheidet,
- **§ 63 StGB** als Maßregel zur Besserung und Sicherung, nachdem eine Straftat im Zustand einer seelischen Störung verübt wurde,
- **§ 1906 BGB** als Unterbringung eines Betreuten durch seinen Betreuer.

Die Unterbringungsgesetze sind auf Länderebene geregelt, ein einheitliches Bundesgesetz gibt es noch nicht. Verfahrensrechtlich unterscheiden sie sich jedoch nur gering voneinander.

Die folgenden Ausführungen lehnen sich an das Unterbringungsgesetz des Landes Baden-Württemberg an, dessen Neufassung am 2.12.1991 verabschiedet wurde.

Nach dem **Unterbringungsgesetz** können psychisch Kranke gegen ihren Willen in einem psychiatrischen Krankenhaus untergebracht werden, wenn sie infolge ihrer Krankheit ihr Leben oder ihre Gesundheit erheblich gefährden oder eine erhebliche gegenwärtige Gefahr für Rechtsgüter Anderer darstellen und wenn die Gefährdung oder Gefahr nicht auf andere Weise abgewendet werden kann.

Psychisch Kranke im Sinne dieses Gesetzes sind Personen, bei denen eine geistige oder seelische Krankheit, Behinderung oder Störung von erheblichem Ausmaß vorliegt, einschließlich einer physischen oder psychischen Abhängigkeit von Rauschmitteln oder Medikamenten.

Die Unterbringung kann nur auf **schriftlichen Antrag** hin angeordnet werden. Antragsberechtigt sind die untere Verwaltungsbehörde sowie die psychiatrischen Krankenhäuser, wenn sich der Betroffene bereits dort befindet. Dem Antrag muß ein ärztliches Gutachten des Gesundheitsamtes oder des Krankenhauses beigelegt werden.

Im Notfall kann jeder Arzt ein Zeugnis ausstellen, aus dem die dringliche Notwendigkeit der stationären Aufnahme des Patienten wegen Gefahr für sich selbst oder andere hervorgehen muß. Der untergebrachte Patient muß in der psychiatrischen Klinik sofort von einem Arzt untersucht werden. Bestätigen sich dabei die Voraussetzungen für eine Unterbringung nicht, ist der Patient sofort zu entlassen. Bleibt eine Unterbringung gegen den Willen des Betroffenen weiterhin erforderlich, muß der Antrag auf richterliche Anordnung der Unterbringung unverzüglich, spätestens jedoch bis zum Ablauf des dritten Tages nach der Aufnahme gestellt werden.

Ein Patient kann ebenfalls in einer psychiatrischen Klinik aufgrund der o. g. Kriterien **fürsorglich zurückgehalten** werden. Auch hier gilt, daß der Antrag auf Anordnung der Unterbringung spätestens am dritten Tag nach Aufnahme gestellt werden muß.

In der Praxis kann man meist auf eine richterliche Unterbringung verzichten und den Patienten von der Notwendigkeit der Behandlung überzeugen oder doch zumindest erreichen, daß dieser die Behandlung nicht ablehnt. Eine Unterbringung nach dem Betreuungsgesetz ist nur bei Vorliegen einer Selbstgefährdung zulässig, nicht jedoch bei Fremdgefährdung.

13.2.4 GESCHÄFTSFÄHIGKEIT

Im rechtlichen Sinne ist der Mensch
- bis zum 7. Lebensjahr geschäftsunfähig,
- bis zum 18. Lebensjahr minderjährig und damit nur beschränkt geschäftsfähig,
- ab dem 18. Lebensjahr voll geschäftsfähig.

Besteht eine psychische Störung von längerer Dauer und erheblichem Ausprägungsgrad, kann **Geschäftsunfähigkeit** vorliegen, die positiv erwiesen sein muß, wobei es keine Abstufungen im Sinne einer verminderten Geschäftsfähigkeit gibt.

§ 104 BGB – Geschäftsunfähigkeit: „Geschäftsunfähig ist
(1) wer nicht das 7. Lebensjahr vollendet hat,
(2) wer sich in einem die freie Willensbestimmung ausschließenden Zustand krankhafter Störung der Geistestätigkeit befindet, sofern nicht der Zustand seiner Natur nach ein vorübergehender ist."

Prozeßfähigkeit und **Testierfähigkeit** können als Sonderformen der Geschäftsfähigkeit angesehen werden.

§ 105 BGB – Nichtigkeit der Willenserklärung
(1) „Die Willenserklärung eines Geschäftsunfähigen ist nichtig.
(2) Nichtig ist auch eine Willenserklärung, die im Zustande der Bewußtlosigkeit oder vorübergehenden Störung der Geistestätigkeit abgegeben wird."

Mit dem Begriff „Bewußtlosigkeit" ist hier die Bewußtseinstrübung gemeint, unter den Begriff „vorübergehende Störung der Geistestätigkeit" fallen (zeitlich begrenzte) Phasen endogener Psychosen, kurze Episoden symptomatischer Psychosen, Delirien, Dämmerzustände und Rauschzustände.

Alle länger dauernden endogenen und exogenen Psychosen dagegen erfüllen die Voraussetzungen des § 104 Abs. 2 BGB.

13.2.5 TESTIERFÄHIGKEIT

§ 2229 Abs. 4 BGB – Testierfähigkeit: „Wer wegen krankhafter Störung der Geistestätigkeit, wegen Geistesschwäche oder wegen Bewußtseinsstörung nicht in der Lage ist, die Bedeutung einer von ihm abgegebenen Willenserklärung einzusehen und nach dieser Einsicht zu handeln, kann ein **Testament** nicht errichten."

13.2.6 BETREUUNGSGESETZ

Das seit dem 1.1.1992 gültige **Betreuungsgesetz** (§§ 1896–1908 BGB) löst unter anderem folgende Paragraphen ab: § 6 BGB (Entmündigung), § 114 BGB (beschränkte Geschäftsfähigkeit Entmündigter), § 1906 (vorläufige Vormundschaft) und § 1910 (Pflegschaft).

Mit der Betonung auf **„Betreuung"** will diese Neuregelung unterstreichen, daß nicht eine Bevormundung oder gar Entmündigung dem Wohl und der Freiheit des Patienten dient, sondern eine Betreuung, die ihm auch die Möglichkeit offenhält, im Rahmen seiner Fähigkeiten sein Leben nach seinen eigenen Wünschen und Vorstellungen zu gestalten. Der Betreute ist grundsätzlich geschäftsfähig.
Für die Einrichtung einer Betreuung ist ein ärztliches Gutachten erforderlich, das Angaben über die Notwendigkeit der Betreuung, die voraussichtliche Dauer der Betreuungsbedürftigkeit und den Umfang des Aufgabenkreises enthalten muß. Zu den typischerweise betreuten Aufgabenkreisen gehören die Vermögenssorge, die Gesundheitsfürsorge und die Aufenthaltsbestimmung, wobei in besonderen Fällen auch andere Aufgabenkreise definiert werden können.
Die wichtigsten Inhalte des Betreuungsgesetzes lauten:

§ 1896 BGB – Voraussetzungen der Betreuung:

(1) „Kann ein Volljähriger auf Grund einer psychischen Krankheit oder einer körperlichen, geistigen oder seelischen Behinderung seine Angelegenheiten ganz oder teilweise nicht besorgen, so bestellt das Vormundschaftsgericht auf seinen Antrag oder von Amts wegen für ihn einen Betreuer. Den Antrag kann auch ein Geschäftsunfähiger stellen. (…)

(2) Ein Betreuer darf nur für Aufgabenkreise bestellt werden, in denen die Betreuung erforderlich ist. Die Betreuung ist nicht erforderlich, soweit die Angelegenheiten des Volljährigen durch einen Bevollmächtigten oder durch andere Hilfen, bei denen kein gesetzlicher Vertreter bestellt wird, ebenso gut wie durch einen Betreuer besorgt werden können."

(3) (…)

(4) (…)

§ 1901 BGB – Pflichten des Betreuers

(1) „Der Betreuer hat die Angelegenheiten des Betreuten so zu besorgen, wie es dessen Wohl entspricht. Zum Wohl des Betreuten gehört auch die Möglichkeit, im Rahmen seiner Fähigkeiten sein Leben nach seinen eigenen Wünschen und Vorstellungen zu gestalten.

(2) Der Betreuer hat Wünschen des Betreuten zu entsprechen, soweit dies dessen Wohl nicht zuwiderläuft und dem Betreuer zuzumuten ist. (…) Ehe der Betreuer wichtige Angelegenheiten erledigt, bespricht er sie mit dem Betreuten, sofern dies dessen Wohl nicht zuwiderläuft.

(3) Innerhalb seines Aufgabenkreises hat der Betreuer dazu beizutragen, daß Möglichkeiten genutzt werden, die Krankheit oder Behinderung des Betreuten zu beseitigen, zu bessern, ihre Verschlimmerung zu verhüten oder ihre Folgen zu mindern."

(4) (…)

§ 1904 BGB – Ärztliche Maßnahmen

Die Einwilligung des Betreuers in eine Untersuchung des Gesundheitszustandes, eine Heilbehandlung oder einen ärztlichen Eingriff bedarf der Genehmigung des Vormundschaftsgerichts, wenn die begründete Gefahr besteht, daß der Betreute auf Grund der Maßnahme stirbt oder einen schweren **und** länger dauernden gesundheitlichen Schaden erleidet. Ohne die Genehmigung darf die Maßnahme nur durchgeführt werden, wenn mit dem Aufschub Gefahr verbunden ist.

§ 1906 BGB – Unterbringung

(1) Eine Unterbringung des Betreuten durch den Betreuer, die mit Freiheitsentziehung verbunden ist, ist nur zulässig, solange sie zum Wohl des Betreuten erforderlich ist, weil 1. auf Grund einer psychischen Krankheit oder geistigen oder seelischen Behinderung des Betreuten

die Gefahr besteht, daß er sich selbst tötet oder erheblichen gesundheitlichen Schaden zufügt, oder

2. eine Untersuchung des Gesundheitszustandes, eine Heilbehandlung oder ein ärztlicher Eingriff notwendig ist, die ohne die Unterbringung des Betreuten nicht durchgeführt werden kann, und der Betreute auf Grund einer psychischen Krankheit oder geistigen oder seelischen Behinderung die Notwendigkeit der Unterbringung nicht erkennen oder nicht nach dieser Einsicht handeln kann.

(2) Die Unterbringung ist nur mit Genehmigung des Vormundschaftsgerichts zulässig. Ohne die Genehmigung ist die Unterbringung nur zulässig, wenn mit dem Aufschub Gefahr verbunden ist: die Genehmigung ist unverzüglich nachzuholen.

(3) Der Betreuer hat die Unterbringung zu beenden, wenn ihre Voraussetzungen wegfallen. Er hat die Beendigung der Unterbringung dem Vormundschaftsgericht anzuzeigen.

(4) Die Absätze 1 bis 3 gelten entsprechend, wenn dem Betreuten, der sich in einer Anstalt, einem Heim oder einer sonstigen Einrichtung aufhält, ohne untergebracht zu sein, durch mechanische Vorrichtungen, Medikamente oder auf andere Weise über einen längeren Zeitraum oder regelmäßig die Freiheit entzogen werden soll.

§ 1908d BGB – Aufhebung oder Änderung der Betreuung:

(1) Die Betreuung ist aufzuheben, wenn ihre Voraussetzungen wegfallen. Fallen diese Voraussetzungen nur für einen Teil der Aufgaben des Betreuers weg, so ist dessen Aufgabenkreis einzuschränken.

(2) Ist der Betreuer auf Antrag des Betreuten bestellt, so ist die Betreuung auf dessen Antrag aufzuheben, es sei denn, daß eine Betreuung von Amts wegen erforderlich ist. Den Antrag kann auch ein Geschäftsunfähiger stellen. (…)

(3) Der Aufgabenkreis des Betreuers ist zu erweitern, wenn dies erforderlich wird. (…)

(4) (…)

13.2.7 BEURTEILUNG PSYCHISCHER KRANKHEITEN IM SOZIAL- BZW. SCHADENSERSATZRECHT

Als Folge psychischer Erkrankungen können Patienten berufs- bzw. erwerbsunfähig werden. Die Voraussetzungen dafür sind im **Sozialversicherungsrecht** geregelt.

Als **berufsunfähig** gilt ein Versicherter, wenn
„dessen Erwerbsfähigkeit infolge von Krankheit oder anderen Gebrechen oder Schwäche seiner körperlichen oder geistigen Kräfte auf **weniger als die Hälfte** derjenigen eines körperlich und geistig gesunden Versicherten mit ähnlicher Ausbildung und gleichwertigen Kenntnissen und Fähigkeiten herabgesunken ist" (§ 1246 Abs. 2 Sozialgesetzbuch V).

Erwerbsunfähig dagegen ist der Versicherte,
„der infolge von Krankheit oder anderen Gebrechen oder von Schwäche seiner körperlichen oder geistigen Kräfte auf nicht absehbare Zeit eine Erwerbstätigkeit in gewisser Regelmäßigkeit nicht mehr ausüben oder nicht mehr als nur geringfügige Einkünfte durch Erwerbstätigkeit erzielen kann" (§ 1247 Abs. 2 Sozialgesetzbuch V).

Um die Erwerbsfähigkeit wiederherzustellen und die Wiedereingliederung psychiatrischer Patienten zu fördern, werden durch die Rentenversicherungsträger, das Arbeitsförderungsgesetz und das Bundessozialhilfegesetz **rehabilitative Maßnahmen** finanziert, denn auch für psychiatrische Patienten gilt: Rehabilitation geht vor Rente. Um eine Erwerbsunfähigkeit festzustellen, wird ein psychiatrischer Gutachter herangezogen, der nicht nur die Leistungsminderung im Erwerbsleben, sondern auch die Rehabilitationschancen beurteilen muß.

Neurosen und Persönlichkeitsstörungen können in der rechtlichen Beurteilung Schwierigkeiten verursachen. Heute werden gewöhnlich Rentenansprüche aufgrund neurotischer Störungen von der Rechtssprechung anerkannt, wenn die neurotischen Störungen mit „zumutbarer Willensanstrengung" nicht überwunden werden können und die therapeutischen Möglichkeiten ausgeschöpft sind. Dies gilt auch für neurotische Störungen infolge erlebnisbedingter Schädigungen wie extremen Verfolgungssituationen, Konzentrationslagerhaft, Leben im Versteck und in der Illegalität usw., wie sie z.B. während des Nationalsozialismus erlebt wurden. Durch das **Bundesentschädigungsgesetzt (BEG)** wird die Entschädigung dieser oft nicht unerheblichen Schäden an Leib und Seele geregelt.

Besondere Möglichkeiten sozialpsychiatrischer Hilfe für psychisch Kranke bieten das **Bundessozialhilfegesetz (BSHG)** und das **Arbeitsförderungsgesetz (AFG)**. Nach § 39 BSHG **muß** psychisch Behinderten „Eingliederungshilfe" gewährt werden, wenn sich dafür keine anderen Versicherungsträger finden lassen (Subsidiaritätsprinzip). Dies kann besonders dann von entscheidender Bedeutung sein, wenn Patienten keinen Anspruch auf gesetzliche Kranken- und Rentenversicherung besitzen, weil sie noch nie ein versicherungspflichtiges Arbeitsverhältnis eingegangen sind.
Nach § 39 AFG wird eine solche Eingliederungshilfe nur dann gewährt, wenn eine berufliche Wiedereingliederung zu erwarten ist.

Für weitere Einzelheiten sei auf den GK Sozial- und Arbeitsmedizin verwiesen.

Psychiatrische Notfälle sind häufige Notfälle. Im präklinischen Bereich stellen sie je nach Einsatzgebiet bis zu 15–20% der Notarzteinsätze dar. Neben der intensivmedizinischen Überwachung und der Kontrolle der Vitalfunktionen gibt es einige spezifische Regeln für den psychiatrischen Notfall. Bei der Inanspruchnahme des psychiatrischen Notfalldienstes sind die häufigsten Diagnosen Alkohol- und Drogenprobleme (je 20%), psychische Krisen (25%), gefolgt von Schizophrenien (15%) und affektiven Störungen (15%) und organischen Psychosen (5%). Die Zahlen differieren jedoch sehr stark durch regionale und soziokulturelle Gegebenheiten. Gleichzeitig müssen immer eine Reihe von Differentialdiagnosen berücksichtigt werden. Meist ist jedoch eine eindeutige Diagnose nicht zu stellen. Deshalb können häufig nur **Syndrome** genannt werden. Zu den 6 wichtigsten zählen:

- akute Angst- und Erregungszustände,
- delirantes Syndrom,
- akute Psychose,
- Verwirrtheitszustände,
- Suizidalität,
- Intoxikationen.

Bei allen psychiatrischen Notfällen ist zu **beachten**:

Gesprächstechnische Elemente:
- zeitlichen Rahmen vorgeben,
- Echtheit, positive Wertschätzung und Transparenz vermitteln,
- Fremdgefährdung und Suizidalität abklären,
- ggf. Abstand halten.

Statuserhebung (immer dokumentieren):
- Vigilanz,
- Motorik,
- Suizidalität,
- Fremdgefährdung,
- Krankheits- und Behandlungseinsicht,
- produktive Symptome.

14.1 Akute Angst- und Erregungszustände

SYMPTOMATIK

Agitiertheit, innere Unruhe, Aggressivität, vegetative Symptome wie Zittern, Tachykardie, Dyspnoe, Schweißausbrüche, multiple körperliche Beschwerden

VORKOMMEN

Vor allem bei Panikattacken, schizophrenen und manischen Psychosen, Intoxikationen, organischen Psychosen, aber auch bei ängstlich-agitierten Depressionen.

Merkkasten 14.1:		Differentialdiagnosen der Angst
Encephalitiden	Epilepsie	Hypertension
Hyperthyreose	Hyperventilation	Hypoglykämie
Hypokaliämie	Hypocalzämie	Lungenembolie
Herzinfarkt	Phäochromozytom	postcontusionelles S.
Innere Blutungen	cerebrale Durch-blutungsstörungen	Entzugsdelir

THERAPIE

- reaktive Belastungssituationen und Panikattacken ⇒ Diazepam (10 mg), ggf. wiederholen oder Lorazepam (2 mg),
- akute schizophrene oder manische Psychosen ⇒ Haloperidol (5–10 mg) evtl. mit Promethazin (50–100 mg) und Diazepam (5–10 mg), bei Bedarf wiederholen,
- Organische Psychosen ⇒ Dosierung nach klinischem Zustandsbild mit Haloperidol (5–10 mg), Diazepam (5–10 mg);
  im gerontopsychiatrischen Bereich ⇒ Haloperidol (1–3 mg) oder Pipamperon (40 mg),
- Intoxikationen mit Alkohol oder Schlafmittel ⇒ evtl. Haloperidol (5–10 mg).

14.2 Delirantes Syndrom

SYMPTOMATIK

Desorientiertheit mit wechselner Bewußtseinslage, motorische Unruhe bzw. hochgradige Erregung, abrupter Stimmungswechsel, erhöhte Suggestibilität, Sinnestäuschungen (v. a. optische Halluzinationen und illusionäre Verkennungen), Wahn, vegetative Symptome

VORKOMMEN

Vor allem als Alkohol- oder Medikamentenentzugsdelir.

Merkkasten 14.2:		Differentialdiagnosen des Delirs
Medikamenteneffekt	CO-Intoxikationen	Nieren-Leber-Herz-insuffizienz
Enzephalitiden	Sepsis	
Hypertonie	Hydrocephalus	Vit. B_1-, B_6-, B_{12}-, Folsäure-mangel
Insult		
		degenerative Erkrankungen

THERAPIE

- Behandlung der internistischen/neurologischen Grunderkrankung,
- Alkoholentzugsdelir ⇒ sofortiger Entzug, Clomethiazol, evtl. Haloperidol, Diazepam
- Delir bei Medikamenten- oder Drogenentzug ⇒ Clomethiazol,
- Opiate ⇒ sofortiger Entzug, Doxepin (bis 150 mg/d)
- Benzodiazepine und Barbiturate ⇒fraktionierter Entzug, Doxepin (bis 150 mg/d)

14.3 Akute Psychose

SYMPTOMATIK

Gesteigerte motorische Unruhe, verstärkte Ängste und unmotiviertes Lachen, Schreien oder Weinen, ggf. Selbstverstümmelungstendenzen bei verminderter Oberflächensensibilität, Hypervigilanz mit verringerter sensorischer Selektionsfähigkeit, optische und akustische Halluzinationen, Wahn, zerfahrener Gedankengang

Merkkasten 14.3:		Differentialdiagnosen der akuten Psychose
Alkoholrausch	Schädel-Hirn-Trauma	Hirntumor
Parkinson S.	Konversionsneurose	Demenz
Epilepsie	Migräne	Medikamenteneffekt
Hyperthyreose	AIDS	Hypoglykämie

THERAPIE

- Behandlung der internistischen/neurologischen Grunderkrankung,
- Endogene Psychosen ⇒ Mischinfusion mit Haloperidol (5–10 mg), Promethazin (50–100 mg) und Diazepam (5–10 mg); bei Bedarf wiederholen oder Zuclopenthixol (Ciatyl-Z-Acuphase®) i.m.

14.4 Verwirrtheitszustände

SYMPTOMATIK

Desorientiertheit, ratlos-unsicheres oft dysphorisch-gereiztes Verhalten, evtl. Erregungszustände, Verlangsamung des Auffassungsvermögens und des Gedankengangs, ungesteuerte und agitierte Psychomotorik

Merkkasten 14.4:	Differentialdiagnosen von Verwirrtheitszustände	
Medikamenteneffekt	Epilepsien	Thiaminmangel
Hypertensive Krise	vaskuläre Enze-	intrakranielle Blutungen
Hypoglykämien	phalopathie	Hirntumor
Lues	Intoxikationen	Exsikkose
Arrhythmien	Enzephalitis	
	Demenz	

THERAPIE

● Behandlung der internistischen/neurologischen Grunderkrankung,
● Symptomatische Behandlung gerontopsychiatrischer Patienten ⇒ Haloperidol (1–3 mg) oder Pipamperon (bis 80 mg).

14.5 Suizidalität

SYMPTOMATIK

Selbstmordphantasien (frühere Suizidversuche, familiäre Häufung!), ängstlich-agitiertes Verhalten, aber auch „unheimliche Ruhe", verstärkte Schuld- oder Insuffizienzgefühle, situative Einengung, Hoffnungslosigkeit, Verzweiflung, fehlende Realitätskontrolle und Krankheitseinsicht, Gefahr der Bagatellisierung von Suizidversuchen und Suizidabsichten

Merkkasten 14.5:	Differentialdiagnosen von Suizidalität/Depression	
AIDS	Alkoholismus	Cortisonpsychose
Demenz	Hepatitis	Hirntumor
Hypo- und Hyperthyreose	Hypokaliämie	Virusinfektion
Medikamenteneffekt	Amphetamin oder	
bei Antihypertensiva	Cocainmißbrauch	

THERAPIE

● „Vier-Augen"-Gespräch,
● Patienten nicht allein lassen,
● auf Suizidabsichten ansprechen,

- Kränkungserlebnisse spielen im Umfeld suizidaler Krisen eine wichtige Rolle.
- suizidale Patienten haben oft eine psychiatrische/andere Grunderkrankung (Psychose, Depression, Sucht, Tumor),
- medikamentöse Anxiolyse ⇒ Diazepam (10 mg) oder Lorazepam (2 mg), bei Bedarf wiederholen oder auch Promethazin (25–50 mg oral),
- Suizidalität immer dokumentieren (!),
- Einweisung in eine geschützte psychiatrische Abteilung

14.6 Intoxikationen

Bei Intoxikationen mit psychotropen Substanzen muß grundsätzlich nach den Regeln der internistischen Notfalltherapie vorgegangen werden. Bei den im folgenden einzeln genannten Intoxikationen werden nur die spezifisch psychiatrischen Maßnahmen besprochen. Meist handelt es sich jedoch um eine Mischintoxikation.

14.6.1 ALKOHOL

SYMPTOMATIK

Verwaschene Sprache, eingeschränktes Urteilsvermögen, aggressives, unkontrolliertes Verhalten, Foetor alcoholicus, Ataxie, orthostatische Dysregulation, Vigilanzstörungen

THERAPIE

- Bei Erregungszuständen ⇒ evtl. 5–10 mg Haloperidol, Vorsicht mit dämpfenden Psychopharmaka,
- Komplikationen: Krämpfe, Atemstillstand, Hypoglykämie,
- hohe Komorbidität mit anderen psychiatrischen Erkrankungen.

14.6.2 TRANQUILIZER UND HYPNOTIKA

SYMPTOMATIK

Somnolenz bis Koma, Areflexie, Ataxie, Nystagmus

THERAPIE

- evtl. Flumazenil (Anexate®) 0,2–0,3 mg i.v. bei Bedarf wiederholen bis 1 mg
- Komplikationen: Atemstillstand

14.6.3 TRIZYKLISCHE ANTIDEPRESSIVA

SYMPTOMATIK

Anticholinerge Wirkung mit trockener Haut, Harnverhalt, Tachykardien und lebensbedrohlichen Arrhythmien, Hyperthermie, psychomotorische Unruhe sowie Krampfneigung und Delir

THERAPIE

● evtl. Physostigmin (Anticholium®)

14.6.4 LITHIUM

SYMPTOMATIK

(ab 2,00 mmol/l): Ataxie, Schwindel, Bewußtseinstrübung, grobschlägiger Tremor, Diarrhoe, gesteigerte Reflexe, Dysarthrie, Polyurie, Durst

THERAPIE

● meist durch Dehydratation bzw. Kochsalzmangel bedingt, deshalb ausreichende Flüssigkeitszufuhr, evtl. Dialyse,
● Komplikationen: Bradyarrhythmien.

14.6.5 OPIATE

SYMPTOMATIK

Parasympathikotone Reaktion mit Miosis, Hypotonie, Bradykardie, Hypothermie, Hyporeflexie, Atemstillstand, Koma

THERAPIE

● Naloxon (Narcanti®) 0,4–2,0 mg i.v.
● Komplikation: Atemlähmung

14.6.6 COCAIN UND AMPHETAMIN

SYMPTOMATIK

Sympathikotone Reaktion mit Mydriasis, Hyperthermie, Tachykardie, gesteigerte Spontanmotorik, Krämpfe, optische und akustische Halluzinationen, gesteigerter Rededrang, Arrhythmien, Herzversagen, evtl. Nasenschleimhautentzündung/-atrophie, Koma

THERAPIE

- Diazepam, Haloperidol nach klinischem Zustand,
- Komplikationen: Atemdepression, Kreislaufversagen, Hirnblutungen.

14.6.7 CANNABIS/HALLUZINOGENE

SYMPTOMATIK

Diencephales Erregungssyndrom mit Mydriasis, Tachykardie, Hyperthermie, gesteigerter Spontanmotorik, Panikattacken, geröteten Konjunktiven, optischen und akustischen Halluzinationen.

THERAPIE

- „Talk-down",
- Diazepam, evtl. Haloperidol,
- Komplikationen: Kreislaufversagen

Merkkasten 14.6:   **Medikamente und Dosierungen zur Behandlung psychiatrischer Akutsituationen**

- **Amitriptylin (Saroten®)** ⇒ 50 mg oral, in den ersten 24 Stunden nicht mehr als 150 mg.

- **Biperiden (Akineton®)** ⇒ 2,5–5 mg i.v. oder i.m.; Vorsicht bei i.v.-Injektion mit euphorisierender und kreislaufdepressiver Wirkung – langsame Injektion!

- **Clomethiazol (Distraneurin®)** ⇒ initial 2–4 Kapseln, weitere Gabe nach 30 min. bis die Sedierung eintritt; maximal 20 Kapseln in 24 Stunden
  Bei schweren Delirien auch Dauerinfusion einer 0,8%-Lösung – nur in der Klinik und nur mit Monitoring, da Gefahr des Atemstillstands! Keine Kombination mit anderen dämpfenden Psychopharmaka.

- **Diazepam (Valium®)** ⇒ 10 mg oral, i.v., i.m., 1–2 × wiederholbar im Abstand von 30 min., Maximaldosis in den ersten 24 Stunden 40–60 mg i.v. – Injektionen immer sehr langsam (Atemdepression)

- **Doxepin (Aponal®)** ⇒ 50 mg oral, in den ersten 24 Stunden nicht mehr als 150 mg

- **Flumazenil (Anexate®)** ⇒ initial 0,2–0,3 mg i.v., maximal 1 mg

- **Haloperidol (Haldol®)** ⇒ 5–10 mg i.v. oder i.m. wiederholbar im Abstand von 30 min., Maximaldosis in den ersten 24 Stunden 50 mg i.m. oder 100 mg oral
  In schweren Fällen **Mischinfusion**: ⇒ Haldol® 10 mg + Atosil® 100 mg + Valium® 10 mg in einer Trägerlösung

- **Levomepromazin (Neurocil®)** ⇒ 25–50 mg i.m. oder oral, Maximaldosis in den ersten 24 Stunden 150 mg, Vorsicht: Kreislaufdepression

- **Lorazepam (Tavor®)** ⇒ 1–2,5 mg Tavor-Expidet® (ein lyophilisiertes Plättchen, das sich in wenigen Sekunden auf der Zunge auflöst) oder 2 mg i.v. verdünnt (1:10)

- **Naloxon (Narcanti®)** ⇒ initial 0,4–2 mg i.v., evtl. wiederholen

- **Pipamperon (Dipiperon®)** ⇒ 20–40–80 mg oral, vor allem in der Gerontopsychiatrie

- **Promethazin (Atosil®)** ⇒ 25–100 mg oral oder i. v.

- **Physostigmin (Anticholium®)** ⇒ 2 mg i.v. verdünnt, Monitorkontrolle wegen Gefahr letaler vagalreflektorischer Zwischenfälle

- **Zuclopenthixol (Ciatyl-Z-Acuphase®)** ⇒ 50–150 mg i.m. alle 2–3 Tage

Abwehrmechanismus: Psychoanalytischer Begriff; psychologischer Mechanismus, der dazu dient, unerwünschte, nicht akzeptierte Wünsche und Impulse dem Bewußtsein fern zu halten.

Affekt: Ein relativ kurz dauerndes, stark ausgeprägtes Gefühl („Gefühlswallung"), z. B. Freude, Angst, Wut. Abzugrenzen von der Affektivität, welche die Gesamtheit des Gefühlslebens über einen längeren Zeitraum kennzeichnet.

Affekt, inadäquater: Affekt und Erlebnisinhalt stimmen nicht überein; z. B. lacht ein Patient, wenn er erzählt, er sei innerlich ganz verfault.

Affektinkontinenz: Mangelnde Affektsteuerung, die Affekte können bei geringem Anstoß überschießen.

Affektlabilität: Schneller Wechsel der Affekte, entweder spontan oder nach Anregung von außen.

Agitation: Innere Unruhe, Bewegungsdrang.

Akathisie: Bewegungsdrang, Unfähigkeit sitzen bleiben zu können, Vorkommen als Nebenwirkung bei Neuroleptikatherapie.

Akinese: Bewegungsarmut, Bewegungslosigkeit.

Alexie: Unvermögen, den Bedeutungsinhalt von Geschriebenem zu verstehen bei intaktem Sehvermögen.

Ambitendenz: Gleichzeitig bestehende und sich widersprechende Willensimpulse, die ein zielgerichtetes Handeln unmöglich machen.

Ambivalenz: Das gleichzeitige Bestehen zweier gegensätzlicher Gefühle, Vorstellungen, Wünsche oder Intentionen (z. B. Haßliebe).

Amnesie: Zeitlich oder inhaltlich begrenzte Erinnerungslücke.

Anale Phase: Psychoanalytischer Begriff; beschreibt die Phase der Entwicklung von Sauberkeit, Ordnung und Selbstbestimmung (2. und 3. Lebensjahr).

Anankasmus: Zwanghaftigkeit.

Anhedonie: Verlust an Lebensfreude, Lustlosigkeit.

Anorexia nervosa: Magersucht, Nahrungsverweigerung aus psychischer Ursache.

Antrieb: Die Grundaktivität des Menschen, seine Energie, Initiative und Aktivität.

Assimilation/Akkomodation: Die Assimilation beschreibt die Aneignung von neuen Erfahrungen in gegebene und bekannte Strukturen. Die Akkomodation dagegen bezeichnet die Angleichung eigener, vorgegebener Strukturen an veränderte und äußere Umstände.

Assoziation: Verbindung verschiedener, teils unbewußter, teils bewußter Inhalte.

Autismus: Abwendung von der Außenwelt und Hinwendung in eine subjektive Innenwelt.

Autogenes Training: Selbstentspannungstraining durch suggestive Beeinflussung unwillkürlicher Körperfunktionen.

Balintgruppe: Ein kleiner Kreis von Ärzten, die sich regelmäßig treffen und die unter Leitung eines Psychotherapeuten anhand von eigenen Behandlungsfällen im gegenseitigen Gespräch die dynamischen Zusammenhänge zwischen Arzt und Patient aufzuhellen versuchen. Dadurch soll diese Beziehung verbessert und eine bessere Behandlung ermöglicht werden.

Bipolar: Zu zwei Polen hin verlaufend (manisch-depressiv).

Bizarres Verhalten: Der Situation nicht angepaßtes, ungewöhnliches Verhalten, das vom jeweiligen sozialen oder kulturellen Standard abweicht, z. B. Manierismus, abnorme Haltungen, Spucken.

Borderline-Störung: Persönlichkeitsstörung mit instabilen Ich-Strukturen und Störungen der Ich-Umwelt-Grenzen.

Bulimie: Unkontrollierte Heißhungerattacken, oft mit nachfolgendem Erbrechen.

Burn-out-Syndrom: Symptomkomplex mit Resignation, Verzweiflung, Apathie („Ausgebranntsein"), v. a. bei helfenden Berufen.

Charakterneurose: Eine die ganze Person, weniger neurotische Einzelsymptome, betreffende psychogene Störung. Heute spricht man von Persönlichkeitsstörungen.

Compliance: „Therapietreue", Zuverlässigkeit des Patienten, an diagnostischen und therapeutischen Maßnahmen teilzunehmen bzw. mitzumachen.

Coping-Mechanismen: Psychische Bewältigungsstrategien.

Dämmerzustand: Qualitative Bewußtseinsstörung, das Bewußtsein ist eingeengt mit ausschließlicher Ausrichtung auf ein inneres Erleben, das die Handlungsabläufe steuert.

Debilität: Intellektuelle Minderbegabung (IQ 50–69).

Delir: Akute körperlich begründbare Psychose mit Desorientiertheit, illusionären Verkennungen, Halluzinationen und psychomotorischer Unruhe.

Demenz: Ein nach der frühen Kindheit **erworbener** Intelligenzmangel. Abzugrenzen von der Oligophrenie.

Denkstörungen, formale: Störungen des Gedankenablaufs, z.B. Gedankenjagen oder Gedankenabreißen.

Denkstörungen, inhaltliche: Störungen des Denkinhalts, z.B. Wahn, Zwangsvorstellungen und überwertige Ideen.

Depersonalisation: Entfremdungserlebnis, bei dem sich der Patient selbst fremd und verändert vorkommt.

Depravation: Verfall der sittlichen und moralischen Verhaltensnormen der früheren Persönlichkeit, z. B. bei langer Drogenabhängigkeit.

Deprivation: Entwicklungsverzögerung oder -rückstand, der durch fehlende emotionale Zuwendung durch die Bezugsperson bedingt ist.

Derealisation: Entfremdungserlebnis, bei dem die Umgebung als fremd und unwirklich empfunden wird.

Desorientiertheit: Zeitliche, örtliche, situative oder die eigene Person betreffende Orientierungsstörung.

Devianz: Abweichung von der (statistischen) Norm.

Dissimulation: Verbergen oder Verheimlichen von Krankheitssymptomen.

Drogenabhängigkeit: Die chronische oder periodische Einnahme einer psychotropen Substanz, durch die der Abhängige selbst und/oder die Gemeinschaft geschädigt werden.

DSM-IV: Diagnostisches Manual der amerikanischen Psychiatrie-Vereinigung in seiner derzeit 4. Fassung.

Durchgangssyndrom: Reversible und ohne Bewußtseinsstörung einhergehende akute organische Psychose mit unspezifischer Symptomatik (z. B. affektives oder amnestisches Durchgangssyndrom).

Echopsychose: Auch Nachhall- oder Flash-back-Psychose, spontane psychotische Episode im drogenfreien Intervall nach Einnahme von z. B. Haschisch oder LSD.

Entfremdungserlebnisse: Depersonalisation und Derealisation (s. dort).

Ergotherapie: Oberbegriff für Arbeits- und Beschäftigungstherapie.

Es: Psychoanalytischer Begriff; beschreibt das Triebhafte, Affektive und Irrationale im menschlichen Verhalten und Erleben.

Fokaltherapie: Psychotherapeutisches Verfahren, das einen bestimmten Problemkreis (Fokus) bearbeitet.

Fremdbeeinflussungserleben: Wahnhafte Überzeugung, daß die eigenen Gedanken, Wahrnehmungen und Handlungen von anderen Personen oder Mächten hervorgerufen und kontrolliert werden.

Funktionelle Störung: Somatisches Beschwerdebild, das durch psychische oder soziale Faktoren bedingt ist, ohne daß sich organische Ursachen finden lassen.

Gegenübertragung: Psychoanalytischer Begriff; beschreibt die Gefühle des Arztes gegenüber den Übertragungen (s. dort) des Patienten.

Generationspsychose: Im Wochenbett oder während der Schwangerschaft ausgelöste oder sich verschlechternde endogene Psychose.

Halluzinationen: Wahrnehmungen ohne entsprechenden Sinnesreiz, die für real gehalten werden (Sinnestäuschungen, Trugwahrnehmungen).

Halluzinogene: Drogen, die Psychosen mit halluzinatorischer Symptomatik hervorrufen können (z. B. LSD).

Halluzinosen: Psychosen, bei denen Halluzinationen ganz im Vordergrund des psychopathologischen Bildes stehen, Vorkommen v. a. bei organischen Psychosen, z. B. Alkoholhalluzinose.

Hebephrenie: Unterform der Schizophrenie mit der Trias Affekt-, Denk-

und Aktivitätsstörung in Verbindung mit heiter-läppischer Gestimmtheit.

Horrortrip: Minuten bis Stunden dauernder Angst- und Panikzustand beim Konsum bestimmter Drogen, z. B. LSD.

Hysteroepilepsie: Dissoziative und epileptische Anfälle liegen zeitgleich vor. Die Komorbidität liegt bei bis zu 17 %.

Hysterie: Gleichbedeutend mit dissoziativer Störung oder Konversionsneurose.

ICD: International Classification of Diseases, Klassifikationssystem der WHO für Krankheiten (derzeit 10. Fassung).

Ich: Psychoanalytischer Begriff; psychische Instanz, die durch Denken, Wahrnehmung, Erleben und Erinnern zwischen Es und Überich vermittelt.

Ich-Störungen: Störungen der Meinhaftigkeit des Erlebens sowie Störungen der Ich-Umwelt-Grenzen.

Ideenflucht: Formale Denkstörung, gekennzeichnet durch vermehrten Zustrom an Denkinhalten, ständig wechselndes Denkziel, leicht ablenkbares Denken mit Verlust des Denkziels.

Illusion: Wahrnehmungstäuschung in Form einer Um- und Fehldeutung von Sinneseindrücken, bes. bei affektiver Erregung (Affektillusion).

Inkohärentes Denken: Formale Denkstörung, bei der das Denken dissoziiert ist und ein Sinnzusammenhang nicht mehr erkennbar ist.

Inzest: Sexuelle Beziehung zwischen Familienmitgliedern oder Verwandten.

Katalepsie: Beibehalten einer passiv gegebenen Körperhaltung (Haltungsverharren).

Kataplexie: Schrecklähmung, affektiv stark besetzte Erlebnisse führen zu einem Verlust des Muskeltonus.

Katathym: Ein Verhalten, das durch einen gleichartigen Affekt getragen und beeinflußt ist (Gegensatz parathym).

Katatonie: Psychisches Krankheitsbild mit ausgeprägter Störung der Willkürmotorik, Unterform der Schizophrenie.

Katharsis: Affektives Abreagieren von Konflikten.

Konfabulation: Zum Ausfüllen von Gedächtnislücken erzählte Vorgänge und Erinnerungen, die nur in der Phantasie existieren oder keinen Zusammenhang mit der gegebenen Situation besitzen, aber vom Patienten selbst für echte Erinnerungen gehalten werden. Vorkommen z. B. beim Korsakow-Syndrom.

Korsakow-Syndrom: Amnestisches Psychosyndrom mit Desorientiertheit, Merkfähigkeitsstörung und Konfabulationen.

Konversion: Ein psychischer Konflikt wird in einem körperlichen Syndrom ausgedrückt.

Larviert: Das Beschwerdebild als solches ist nicht erkennbar, sondern von anderen Symptomen überdeckt (z. B. larvierte Depression).

Libido: Allgemeine psychische Energie.

Logorrhoe: Ungehemmter Redefluß, übermäßiger Rededrang.

Maneriertheit, Manierismus: Unnatürliches, unechtes, geziert-verschrobenes Ausdrucksgehabe in Gestik, Sprache und Mimik.

Milieugestaltung: Die sozialtherapeutische Situation in der Klinik soll den Gegebenheiten außerhalb der Klinik möglichst ähnlich sein.

Minussymptomatik: Negativsymptomatik; Symptome, die als Fortfall früher vorhandener Eigenschaften erscheinen. Insbesondere bei der Schizophrenie z. B. als Anhedonie, Apathie, sozialer Rückzug, Affekt- und Sprachverarmung, Konzentrationsstörungen.

Monopolar: Nach einem Pol hin verlaufend, z. B. wiederholte depressive Phasen bei endogener Depression.

Mutismus: Wortkargheit, Nicht-Sprechen.

Narkolepsie: Zwanghafte Schlafanfälle.

Narzißmus: „Selbstliebe"; die Aufmerksamkeit und das psychische Interesse ist ganz auf das eigene Selbst gerichtet.

Negativismus: Auf eine Aufforderung hin wird das Gegenteil von dem getan, was verlangt wurde.

Neurasthenie: Erschöpfung oder Schwäche des an sich intakten Nervensystems.

Neuroleptika: Antipsychotisch wirkende Psychopharmaka.

Neurose: Psychische Störung, die im wesentlichen durch lebensgeschichtliche Ereignisse und Traumata verursacht ist.

Ödipus-Komplex: Psychoanalytischer Begriff; psychosexuelle Entwicklungsphase des Kindes, bei der eine Beziehung zum gegengeschlechtlichen Elternteil gesucht wird (4.–7. Lebensjahr).

Oligophrenie: Angeborener Intelligenzmangel.

Orale Phase: Psychoanalytischer Begriff; frühe Entwicklungsphase des Kindes (1. Jahr), bei der die Zweierbeziehung zur Mutter wichtig ist, „das Einverleiben" und „In-den Mund-nehmen".

Pädophilie: Sexuelle Erregung und Befriedigung im Kontakt mit Kindern.

Paramnesien: Gedächtnisstörungen mit verfälschter Erinnerung bei wechselnder Bewußtseinsklarheit (z. B. falsches Wiedererkennen, Déjà-vu).

Paranoia: Systematisierter Wahn bei sonst ungestörten psychischen Funktionen.

Paranoid: Wahnhaft (z. B. paranoide Schizophrenie).

Parathymie: Inadäquater Affekt.

Pavor nocturnus: Plötzliches nächtliches Aufwachen mit Ängsten und Schreien, v. a. bei Kindern.

Perseveration: Haften an gleichen Worten oder Denkinhalten.

Phobie: Angst vor einem bestimmten Objekt oder einer bestimmten Situation.

Piaget, J.: Psychologe, der die kognitive Entwicklung des Kleinkindes beschreibt. Er unterscheidet zwischen einem sensomotorischen (bis 18. Monat), einem präoperationalen (bis 7 Jahre), einem konkret-operationalen (bis 12 Jahre) und einem formal- operationalen Stadium (ab 12 Jahren).

Plussymptomatik: Positivsymptomatik; produktiv-psychotische Symptomatik, v. a. bei der Schizophrenie in Form von Halluzinationen, Wahn, katatonen Symptomen und inkohärentem Gedankengang.

Polytoxikomanie: Mehrfachabhängigkeit von psychotropen Substanzen.

Prodrom: Uncharakteristische Symptome vor dem manifesten Krankheitsbeginn.

Projektion: Psychoanalytischer Begriff; Abwehrmechanismus, bei dem eigene, nicht akzeptierte Konflikte auf eine andere Person verlagert und dort wahrgenommen werden.

Pseudodemenz: Scheinbare Einschränkung der kognitiven und intellektuellen Fähigkeiten ohne organische Ursache, z. B. bei endogenen Depressionen.

Pseudohalluzinationen: Sinnestäuschungen, deren Trugcharakter erkannt wird.

Pseudoneurasthenie: Beschwerdebild mit allgemeiner Schwäche, Reizbarkeit und vegetativen Symptomen auf dem Boden einer organischen Grunderkrankung (z. B. Commotio cerebri).

Psychoanalyse: Psychologisches Verfahren bzw. Theorie, welche die unbewußten Vorgänge des Seelenlebens in den Mittelpunkt des Interesses stellt (Verdrängung, Traum, Übertragung), Vertreter sind S. Freud, C. G. Jung, A. Adler.

Psychodynamik: Psychoanalytischer Begriff; beschreibt sowohl entwicklungspsychologische Aspekte bzw. die Auswirkung verschiedener intrapsychischer Persönlichkeitsanteile, als auch deren Wechselwirkung mit anderen Bezugspersonen.

Psychoreaktiv: Das Beschwerdebild entsteht als Antwort auf äußere Erlebnisse.

Psychose: Ätiologisch betrachtet eine psychische Störung aufgrund einer somatischen Erkrankung, die bekannt ist (exogene oder körperlich begründbare Psychose) oder angenommen werden muß, aber noch nicht nachweisbar ist (endogene Psychose). Phänomenologisch betrachtet die Gesamtheit psychischer Störungen, die die Ich-Funktionen, die Sinn-Kontinuität, den Realitätsbezug und produktive Symptombildungen betreffen.

Rapport: Beschreibt die allgemeine affektive und verbale Interaktion zwischen Arzt und Patient.

Regression: Psychoanalytischer Begriff; Zurückfallen auf frühere Entwicklungsstufen.

Residualsyndrom/Residualzustand: Bestehenbleiben von meist uncharakteristischen Symptomen nach Ablauf einer akuten psychischen Erkrankung (meist Schizophrenie).

Rett-Syndrom: angeborene, X-chromosomale Störung mit autistischen Zügen und automatisierten motorischen Bewegungsmustern („waschende Handbewegungen") und multipler Behinderung. Der Verlauf ist letal.

Schizophrenie: Endogene Psychose mit charakteristischem, oft vielgestaltigem psychopathologischem Zustandsbild wie Halluzinationen, Wahn, formalen Denkstörungen, Ich-Störungen und psychomotorischen Symptomen.

Simulation: Vortäuschung von Symptomen oder Störungen.

Somnolenz: Schläfrigkeit, aus der der Patient leicht erweckbar ist.

Sodomie: Sexuelle Erregung und Befriedigung im Kontakt mit Tieren.

Sopor: Bewußtseinsminderung, aus der der Patient nur durch starke Reize erweckbar ist

Stupor: Motorische Bewegungslosigkeit.

Synton: In Übereinstimmung mit der Umwelt und dem eigenen Erleben.

Tagesklinik: Teilstationäre Einrichtung, bei der die Patienten den Tag in der Klinik, die Nacht aber zu Hause verbringen.

Tranquilizer: Beruhigungsmittel.

Transsexualität: Andauernder Wunsch, die Geschlechtszugehörigkeit zu ändern.

Transvestismus: Durch das Tragen von Kleidungsstücken des anderen Geschlechts wird die Zugehörigkeit zum anderen Geschlecht erlebt.

Über-Ich: Psychoanalytischer Begriff; Persönlichkeitsanteile, die das Gewissen, Wertvorstellungen oder die Moral darstellen.

Übergangsobjekt (Winnicott): Es entsteht zwischen dem 3.–6. Monat und beschreibt das erste vom eigenen Körper unabhängige Objekt, welches Trost und Beruhigung spenden soll und nicht mit der Primärperson identisch ist. Die taktile Qualität (Weichheit) ist von entscheidender Bedeutung.

Übertragung: Psychoanalytischer Begriff; unbewußte Reinszenierung oder Wiederholung (früh-) kindlicher Erfahrungen im Rahmen der Arzt-Patient-Beziehung.

Verdrängung: Abwehrmechanismus, der dazu dient, unangenehme und nicht tolerierbare Wünsche dem Bewußtsein fernzuhalten.

Verkennnung: Gleichbedeutend mit Illusion.

Wahn: Eine inhaltlich falsche, krankhaft entstandene, die Lebensführung beeinträchtigende Überzeugung, an der der Patient trotz Unvereinbarkeit mit dem bisherigen Erfahrungszusammenhang und der objektiv nachprüfbaren Realität unbeirrbar festhält.

Widerstand: Psychoanalytischer Begriff; psychologischer Mechanismus gegen die Bewußtwerdung unangenehmer oder verdrängter unbewußter Inhalte.

Zerfahrenheit: Inkohärentes Denken (s. dort).

Zwang: Gedanken oder Handlungen, die sich immer wieder aufdrängen oder wiederholt werden müssen, obwohl der Patient erkennt, daß sie unsinnig sind.

Zyklothymien: Alte Bezeichnung für manisch-depressive Erkrankungen (bipolare affektive Psychose).

Tab. 1:	Antidepressiv wirkende Psychopharmaka (s. Kap. 4)		
Generikum	**Handelsname**	**Typ**	**Tagesdosis (mg)***
Tri- und tetrazyklische Antidepressiva			
Amitriptylin	Saroten®, Laroxyl®	I	50–75/150/300
Amitriptylinoxid	Equilibrin®	I	50–75/180/300
Doxepin	Aponal®, Sinquan®	I	75/150–225/300
Imipramin	Tofranil®	II	50–75/150/300
Clomipramin	Anafranil®	II	50–75/150/225
Dibenzepin	Noveril®	II	240/480/720
Maprotilin	Ludiomil®	II	75/75–150/225
Desipramin	Pertofran®	III	50–75/150/250
Nortriptylin	Nortrilen®	III	30–75/150 (max.)
Spezifische Serotonin-Wiederaufnahme-Hemmer			
Fluvoxamin	Fevarin®	II	50/150–200/300
Fluoxetin	Fluctin®	II	20/20/40
Paroxetin	Tagonis®	II	20/20/50
Sertralin	Zoloft®	II	25–50/50–100/200
Selektive Noradrenalin-Wiederaufnahme-Hemmer			
Reboxetin	Edronax®	II	8/8–10/12
Monoaminooxidase-Hemmer			
Tranylcypromin	Jatrosom®	III	5/20–40/60
Moclobemid	Aurorix®	III	150/300/600
Atypische Antidepressiva			
Buspiron	Bespar®	I	15/20–30/60
Trazodon	Thombran®	II	100–200/300/600
Trimipramin	Stangyl®	I	75/150–225/300
Mianserin	Tolvin®	II	30/30–90/120
Mirtazapin	Remergil®	II	15/30/45

* Tagesdosis: Einstiegsdosis, Erhaltungsdosis und Maximaldosis
Typ I = stärker sedierend, dämpfend (Amitriptylin-Typ)
Typ II = neutral (Imipramin-Typ)
Typ III = eher stimulierend, antriebssteigernd (Desipramin-Typ)

Tab. 2:				Neuroleptika (s. Kap. 5)
Potenz	**Generikum**	**Handelsname**	**EPS**	**Tagesdosis***
mit schwacher neuroleptischer Potenz				
1/2–2/3	Thioridazin	Melleril®	–	75/200–500/600
	Promethazin	Atosil®	–	25–75/50–150/1000
	Perazin	Taxilan®	(+)	75/75–600/800
2/3–4/5	Chlorprothixen	Truxal®	–	50–100/150–500/800
	Levomepromazin	Neurocil®	–	50–100/100–400/600
mit mittelstarker neuroleptischer Potenz				
2–3	Clopenthixol	Ciatyl®	(+)	20–50/50–100/300
	Zuclopenthixol	Ciatyl-Z®	(+)	10–20/20–80/150
mit starker neuroleptischer Potenz				
10	Perphenazin	Decentan®	+	4–8/8–20/48
mit sehr starker neuroleptischer Potenz				
20–50	Fluphenazin	Lyogen®	+	2–4/10–20/40
	Flupentixol	Fluanxol®	+	3/3–15/60
	Haloperidol	Haldol-Janssen®	+	1,5–4,5/3–15/40
	Bromperidol	Impromen®	+	2–5/5–10/50
> 400	Benperidol	Glianimon®	++	0,5–1,5/1,5–6/60 (akut 1,5–12 mg i. m.)

EPS = extrapyramidalmotorische Symptome:
– gering, (+) mäßig, + stark, ++ sehr stark ausgeprägt
* Tagesdosis = Einstiegsdosis/mittlere Tagesdosis/Maximaldosis

Tab. 3:		Atypische Neuroleptika (s. Kap. 5)
Generikum	**Handelsname**	**Tagesdosis (mg)***
Clozapin	Leponex®	12,5/100–300/600
Olanzapin	Zyprexa®	5/5–20/20
Risperidon	Risperdal®	2/4–8/12
Sulpirid	Dogmatil®, Meresa®	75–150/300–1000/1600
Melperon	Eunerpan®	50–100/100–300/600

* Tagesdosis = Einstiegsdosis/mittlere Tagesdosis/Maximaldosis

Tab. 4:		Depot- und Langzeitneuroleptika (s. Kap. 5)	
Generikum	**Handelsname**	**Applikationsintervall**	**Dosis (mg)**
Zuclopenthixol-Decanoat	Ciatyl-Z Depot®	2–3 Wochen i.m.	100–400
Zuclopenthixol-Azetat	Ciatyl-Z Acuphase®	2–3 Tage i.m. kurzwirksam, Behandlung initialakuter Psychosen, 1–2 mal wiederholbar	50–150
Flupentixol-Decanoat	Fluanxol-Depot®	2–3 Wochen i.m.	20–60
Fluphenazin-Decanoat	Lyogen-Depot®, Dapotum D®	2–4 Wochen i.m.	12,5–100
Haloperidol-Decanoat	Haldol-Decanoat®	4 Wochen i.m.	50–300
Perphenazin-Önanthat	Decentan-Depot®	2–4 Wochen i.m.	50–200
Fluspirilen	Imap®	1 Woche i.m.	2–12
Pimozid	Orap®	1 x täglich oral	2–8

Tab. 5:			Benzodiazepine (s. Kap. 6)	
Generikum	**Handelsname (Beispiele)**	**Einsatz ***	**Tagesdosis (mg)**	
			ambulant	**stationär**
mit lang wirksamen Metaboliten (v. a. Nordiazepam und Oxazepam) und damit langer Halbwertszeit				
Chlordiazepoxid	Multum®	A, M	5–30	30–60
Clobazam	Frisium®	A	20–30	20–60
Diazepam	Diazepam®, Diazemuls®, Valium®	A, S, M, AK	2–15	5–60
Dikalium-clorazepat	Tranxilium® (1)	A	10–20	15–60
Prazepam (1)	Demetrin®	A	10–30	10–30
mit mittlerer bis kurzer Halbwertszeit und verschiedenen aktiven Metaboliten				
Alprazolam	Tafil®	A	0,5–2	max. 4
Bromazepam	Lexotanil®	A	3–6	3–24
Clotiazepam	Trecalmo®	A	10–30	10–60
mit kurzer Halbwertszeit ohne aktive Metaboliten				
Lorazepam	Tavor®, Pro Dorm®	A	0,5–5	0,5–10
Oxazepam	Adumbran®, Praxiten®	A	10–60	10–150

(1) = Prodrug (eigentliche Wirksubstanz: Nordiazepam bzw. Oxazepam) * Einsatzbereiche: A = Anxiolyse, S = Schlafinduktion, M = Muskelrelaxation, AK = Antikonvulsion

Tab. 6:		Benzodiazepinhypnotika (s. Kap. 6)	
Generikum	**Handelsname**	**Tagesdosis (mg)**	
		ambulant	**stationär**
mit langer Halbwertszeit			
Flurazepam	Dalmadorm®	15–30	15–60
mit mittellanger Halbwertszeit			
Flunitrazepam	Rohypnol®	0,5–2	0,5–4
Nitrazepam	Mogadan®	2,510	2,5–20
mit kurzer bis ultrakurzer Halbwertszeit			
Lormetazepam	Noctamid®	0,5–1	1–2
Temazepam	Remestan®	10–40	10–60
Brotizolam	Lendormin®	0,125–0,25	0,125–0,25
Loprazolam	Sonin®	0,5–2	0,5–2
Triazolam	Halcion®	0,125–1	

Tab. 7:		Non-Benzodiazepinhypnotika (s. Kap. 6)	
Generikum	**Handelsname**	**Tagesdosis (mg)**	
		ambulant	**stationär**
Zopiclon	Ximovan®	7,5	bis 15
Zolpidem	Bikalm®, Stilnox®	10–20	

Literaturverzeichnis

Arbeitsgemeinschaft für Methodik und Dokumentation in der Psychiatrie (AMDP): Das AMDP-System. Manual zur Dokumentation psychiatrischer Befunde. 4. Auflage, Springer, Berlin, Heidelberg, New York, 1995 (5).

L. Benet, N. Massoud, J. Gambertoglio (ed.): Pharmacokinetic Basis for Drug Treatment. Raven Press, New York, 1985.

O. Benkert, H. Hippius: Psychiatrische Pharmakotherapie. 6. Auflage, Springer, Berlin, Heidelberg, New York, 1996.

M. Berger (Hrsg.): Psychiatrie und Psychotherapie. U&S, München, Wien, Baltimore, 1999.

E. Bleuler: Lehrbuch der Psychiatrie. 15. Auflage, Springer, Berlin, Heidelberg, New York, 1983.

W. Bräutigam: Sexualmedizin im Grundriß. 2. Auflage, Thieme, Stuttgart, New York, 1979.

Drogenabhängigkeit, DHS, Eine Information für Ärzte, Hamm, 1995 (2).

DSM-III-R. Diagnostische Kriterien und Differentialdiagnosen. Beltz, Weinheim, Basel, 1989.

D. Ebert: Psychiatrie systematisch, Uni-med, Lorch, 1995.

Gegenstandskatalog für den 2. Abschnitt der Ärztlichen Prüfung, 1993.

I. Heuser: Notfälle in der Psychiatrie. In: F. Ahnefeld, W. Dieck, J. Kilian, H. Schuster: Notfallmedizin. 1. Auflage, Springer, Berlin, Heidelberg, New York, 1986.

G. Hole: Unveröffentlichtes Vorlesungsskript der Universität Ulm, 1988.

G. Huber: Psychiatrie. 5. Auflage, Schattauer, Stuttgart, New York, 1994.

H. Kaplan, B. Sadock: Synopsis of Psychiatry-Behavioral Sciences and Clinical Psychiatry. 7. edition, Williams and Wilkins, Baltimore, Hong Kong, London, Sydney, 1995.

O. F. Kernberg: Borderline-Störungen und pathologischer Narzißmus, Suhrkamp, Frankfurt a. M., 1993.

R. Krause: Allgemeine psychoanalytische Krankheitslehre. Bd. 1 und 2, Stuttgart, 1997, 1998.

H. Lang, H. Faller: Medizinische Psychologie und Soziologie, Springer, Berlin, Heidelberg, 1998.

R. Lempp (Hrsg.): Teilleistungsstörungen im Kindesalter. Huber, Bern, Stuttgart, Wien, 1979.

P. H. Lersch: Aufbau der Person. 11. Auflage, Barth, München.

K. Lieb, D. Riemann, M. Berger (Hrsg.): Biologisch-psychiatrische Forschung. Ein Überblick. 1. Auflage, Fischer, Stuttgart, Jena, New York, 1995.

N. Matussek, H. Hippius: Tabulae psychiatricae et psychopharmacologicae. 1. Auflage, Aesopus, Basel, Wiesbaden, 1984.

H. J. Möller, J. Laux, F. Deister: Psychiatrie. Stuttgart, 1996.

F. Morgenthaler: Homosexualität, Heterosexualität, Perversion. Qumran, Frankfurt, 1984.

E. Ringel: Selbstmordverhütung. 2. Auflage, Huber, Bern, Stuttgart, Wien, 1984.

G. Rudolf: Therapieschemata Psychiatrie. 1. Auflage, Urban und Schwarzenberg, München, Wien, Baltimore, 1988.

J. Sandler, D. Dare, A. Holder: Grundbegriffe der psychoanalytischen Therapie. Klett, Stuttgart, 1973.

C. Scharfetter: Allgemeine Psychopathologie. 3. Auflage, Thieme, Stuttgart, New York, 1991.

K. Schneider: Klinische Psychopathologie. 13. Auflage, Thieme, Stuttgart, New York, 1987.

R. Schüttler: Psychiatrische Vorlesungen. Ein Lern- und Lesebuch. Zuckschwerdt, München, Bern, Wien, San Francisco, 1987.

V. Sigusch (Hrsg.): Sexualität und Medizin, Kiepenheuer und Witsch, Köln, 1984.

D. Stafford-Clark, A. C. Smith: Psychiatrie. Thieme, Stuttgart, New York, 1987.

D. N. Stern: Die Lebenserfahrung des Säuglings. Klett-Cotta, Stuttgart, 1992.

H. Strotzka: Psychotherapie und Tiefenpsychologie. 1984.

K. L. Täschner: Praktische Psychiatrie. Kohlhammer, Stuttgart, 1989.

H. Thomä, H. Kächele: Lehrbuch der psychoanalytischen Therapie 1 u. 2, Springer, Berlin, Heidelberg, New York, 1989.

R. Tölle: Psychiatrie. 10. Auflage, Springer, Berlin, Heidelberg, New York, 1994.

K. Wanke, G. Bühringer (Hrsg.): Grundstörungen der Sucht, Springer, Berlin, Heidelberg, New York, 1991.

J. Willi: Koevolution. Die Kunst des gemeinsamen Wachsens. Reinbeck Rowohlt, 1985.

M. Wolfersdorf, W. P. Kaschka (Hrsg.): Suizidalität; Die biologische Dimension, Springer, Berlin, Heidelberg, New York, 1996.

I. D. Yalom: Gruppenpsychotherapie. Kindler, München, 1996.

Sachverzeichnis

Abhängigkeit 135–178
– s. a. Arzneimittelabhängigkeit
– s. a. Benzodiazepinabhängigkeit
– s. a. Drogenabhängigkeit
– s. a. Schlafmittelabhängigkeit
– s. a. Tranquilizerabhängigkeit
– Auswirkungen 139–140
– Begriffserklärungen 135
– Entgiftungs- (Entzugs-)phase 141
– Entstehung 138
– Entwicklung 138
– Entwöhnungsphase 141–142
– Formen 137
– körperliche 135–136
– Komorbidität 138
– Konsumgewohnheiten 138
– Kontakt- oder Motivationsphase 140
– Nachsorgephase 142–143
– präventive Maßnahmen 139
– psychische 135–136
– Selbsthilfegruppen 142
– Substanzen, Eigenwirkungen 138
Abstammungswahn 26
Abstinenzerscheinungen, morgendliche,
  Alkoholabhängigkeit 145
Abstinenzregel 284
Abstinenzsyndrom 136
Abstraktion, selektive 297
Abwehr 285
– psychosoziale 187
Acamprosat 142
Achtmonatsangst 230, 248
Adipositas, Kindesalter 239
ängstlich-agitiertes depressives Syndrom 36
ängstliches Syndrom 41
– s. a. Angst(störungen)
ärztliche Maßnahmen, Betreuung 327
ärztlich-psychotherapeutisches Gespräch 303
Affect-attunement 247
Affektarmut 34
Affektdelikt 33
Affektdelikte 321
Affekte 33
– inadäquate 34
Affekteinbrüche 34
Affekthandlung 33
Affektillusion 31
Affektinkontinenz 34
Affektisolierung, Zwangsstörungen 195
affektive Einstimmungen 207
affektive Erkrankungen/Affektstörungen 33–36,
  55–89
– Auslösung 58
– Betarezeptoren, Supersensitivität 59
– cholinerg-noradrenerge Imbalance-
  Hypothese 59
– Definition 56
– Delir 12
– Entstehungsbedingungen 57

affektive Erkrankungen/Affektstörungen
– Epidemiologie 56
– Faktoren, peristatische 57
– hyperkinetische Störungen 229
– Kindesalter 230
– Monoamin-Mangelhypothese 59
– Penetranz 58
– REM-Schlafmuster 59
– Schizophrenie 97, 101
– Symptomatik 60
Affektivität 33
– läppische, Schizophrenie 102
Affektlabilität 34
– Demenz 218
– Hirnschädigung/-funktionsstörung 221
Affektstarre 34
Affektsteuerung, mangelnde 34
Affektstörungen s. affektive
  Erkrankungen/Affektstörungen
Affektverflachung, Schizophrenie 102
Aggression, Sozialverhaltensstörungen 232
Agieren 285
Agoraphobie 298
Akathisie, Neuroleptika 123
Akkommodationsstörungen, Neuroleptika 125
Akzeptanz, Gesprächspsychotherapie 295
Alexithymie 202
Algopareunie 264
Alibidimie 264
Alkoholabhängigkeit 143–149
– Abstinenzerscheinungen, morgendliche 145
– Alkoholtoleranz 144
– CDT 143
– chronische Phase 145
– Entwicklungsstadien 144
– Folgen und Komplikationen 172
– γ-GT 143
– körperliche Folgen 146
– kritische Phase 145
– neurologische Störungen 177–178
– präalkoholische Phase 144
– Prodromalphase 145
– Therapie 140–143
– Typologien 145–146
– Verbreitung 143
– Wahn 175
Alkoholdehydrogenase 146
Alkohol(entzugs)delir 172–174, 332
– Clomethiazol 173–174
– Clonidin 173
– Doxepin 173
– Halluzinationen, akustische 29
Alkoholhalluzinose 29, 172, 175–176
Alkoholintoxikationen 332, 335
Alkoholrausch 147–149
– forensische Bedeutung 149
Alkoholstraftaten 321
Alkoholtoleranz 146
– Alkoholabhängigkeit 144

Alprazolam 154, 352
Altersdepression 53, 58
– s. a. Depression
Altruismus 264
Alzheimer-Demenz 51–53
– Amyloid-Plaques 54
– Cholinesterase-Hemmer 54
– Nootropika 54
Ambitendenz, Schizophrenie 103–104
Ambivalenz 35
– Schizophrenie 97, 102
Amfetaminil 162
Amitriptylin(oxid) 73, 337, 349
Amnesie/amnestisches Syndrom 13, 15–16, 41,
  172
– anterograde 16
– kongrade 16
– retrograde 15
– transiente globale (TGA) 16
– Wernicke-Korsakow-Syndrom 53
amnestisches Durchgangssyndrom 176
amnestisches Syndrom
  s. Amnesie/amnestisches Syndrom
amotivationales Syndrom, Cannabis 168
Amphetamine 162, 171
– Abhängigkeitspotential 150
– Designerdrogen 171
– Intoxikation 336
Amplifikation 292
Amyloid-Plaques, Alzheimer-Demenz 54
anale Phase 282
– Neurosen 185
Analgetika
– Abhängigkeit(spotential) 150–151
– Coffein 151
– Entzugserscheinungen 151
analsadistische Kollusion 309
Anamnese 42
Androgynie 265
Angel dust 171
Angelismus 264
Angst(störungen) 35–36, 189–194, 239
– s. a. ängstliches Syndrom
– Abwehrmechanismen 194
– akute 331–332
– Depression 61
– Diagnostik 192
– Differentialdiagnose 183, 194
– Epidemiologie 190–191
– generalisierte 191–192
– Hierachisierung 190
– Ich-Entwicklung 190
– Klassifikation 189–190
– Körperwahrnehmung 193
– kognitive Fehlattribution 193
– kontextabhängige 191–192
– kontextunabhängige 191
– Objektrepräsentanz 193
– Preparedness 193
– Projektion 194
– Psychoätiologie 192–194
– Reaktionsbildung 194

Angst(störungen)
– Rückkopplungsprozeß, positiver 193
– Schizophrenie 95, 102
– Somatisierung 190, 194
– spezifische 189
– Therapie 194
Anhedonie 60
– Schizophrenie 95
Anonyme Alkoholiker (AA) 142
Anorexia nervosa 239–241
Anosognosie 50
Anpassungsstörungen 179–188
– Ätiologie 180
– depressive 181–182
– Formen 181
– Therapie 183
Antabus 142
Anticholinergika 122
Antidepressiva 72–81, 349
– Amitriptylin-Typ 74
– Anwendungsbereiche 72
– atypische 73–74
– Desipramin-Typ 74
– Einteilung 72
– Imipramin-Typ 74
– Intoxikationen 77
– Kontraindikationen 77
– Nebenwirkungen 76–77
– Pharmakokinetik 74
– Plasmakonzentrationsbestimmung 75
– Therapie, Beendigung 80
– – Hauptphase 80
– Therapieresistenz 80–81
– Therapierichtlinien 79
– tri-/tetrazyklische 73, 349
– – Depression 88
– – Intoxikation 336
– Überdosierungen 77
– Wechselwirkungen 78
– Wirkungsmechanismus 75–76
Antihistaminika 161
Antiparkinsonmittel 120, 122
Antriebsarmut 37
Antriebsenthemmung 38
Antriebshemmung 37
Antriebsmangel/-minderung 37
– Schizophrenie 95, 103
Antriebsschwäche 37
Antriebssperrung 37
Antriebssteigerung 38
– Manie 64–65
Antriebsstörungen 37–38
– Depression 62
– Schizophrenie 97, 101–105
apallisches Syndrom 11
Aphasie 244
Aphasie-Test 249
Aphrodisiaka 264
ApoE4-Gen, Alzheimer-Demenz 51
Approximation 296
Arbeitsförderungsgesetz (AFG) 329
arc de cercle 198

Archetypen 291
artifizielle Störungen 201
– Kerngruppe 201
Artikulationsstörungen 224
Arylhexylamine, Designerdrogen 171
Arzneimittelabhängigkeit 149–163
– s. a. Abhängigkeit
– Abhängigkeitspotential 150
– Analgetika 151
– Folgen und Komplikationen 172
– neurologische Störungen 177–178
– Substanzen 150
– Tranquilizer 151
Arzneimittelintoxikation, Delir 12
Arzt-Patient-Beziehung 279–312
Asperger-Autismus 235
Assimilation 310
Assoziation, freie 285
Atemdepression, Opiatintoxikation 166
Audimutitas 248
Auffassung(sfähigkeit) 10
– Prüfung 14
Auffassungsstörungen 13–14
Aufmerksamkeit 10
– eingeengte 13
– gleichschwebende 285
– Prüfung 14
Aufmerksamkeitsstörungen 13–14
Ausdrucksstörungen, schizophrene 97–98, 101
Ausscheidungsfunktionen, Störungen 242–243
Autismus 33, 39
– Asperger-Typ 235
– frühkindlicher 233–236
– Kanner-Typ 234
– primärer 106
– Schizophrenie 97, 102, 105
– sekundärer 106
Autoaggressivität, Wahn 27
Autoeuthanasie 276
autogenes Training 302
Automatismusverlust, Schizophrenie 95
Automutilation 248
Autosuggestion 302
Aversionstherapie 301

Baldrian 152, 161
Balintgruppen 306
Ballismus 123
Barbiturate 161
– Abhängigkeitspotential 150
– Entzug 161
– Hang-over-Effekte 161
– hyperkinetisches Syndrom 230
– Schlafstörungen 160
– Vergiftung 48
Basisaffekte, angeborene 247
Basissuizidalität 276
Battered-child-Syndrom 246
Bauchschmerzen, Kindesalter 243
Beeinflussungserlebnisse, leibliche 30
Beeinträchtigungswahn 25
Befehlsautomatie, Schizophrenie 103–104

Befund 42
– psychopathologischer 9
Befunddokumentation 42
Begriffsverschiebung 100
Begriffszerfall 100
Behaviorismus 296
Behinderungen
– äußere (prämorbide) 318
– innere (primäre) 318
– Schizophrenie 133
– sekundäre (soziale) 318
Belastungsreaktion, akute 181
Belastungsstörungen 179–188
– Ätiologie 180
– Formen 181
– posttraumatische 182
– Therapie 183
Benommenheit 11, 47
Benperidol 117, 350
Benzodiazepinabhängigkeit 152–159
– s. a. Abhängigkeit
– Entzugssyndrom 158
Benzodiazepine 154, 352
– Daueranwendung 156
– Einteilung 153–155
– Entzugssymptome 158
– Kontraindikationen 156
– Leberfunktionsstörungen 156
– low dose dependency 158
– Metabolisierung 155–156
– Nebenwirkungen 157
– Niereninsuffizienz 156
– Paradoxphänomene 157
– Pharmakokinetik 155
– Schwangerschaft 158
– Sucht 157
– therapeutische Einsatzbereiche 153
– Toleranzentwicklung 157
– Wechselwirkungen 156
– Wirkprofil 154
– Wirkungsmechanismus 155
Benzodiazepinhypnotika 353
– Schlafstörungen 159–160
Benzodiazepinrezeptoren 155
Berufsunfähigkeit 328
Berufungswahn 26
Betreuer, Pflichten 327
Betreuung 326
– ärztliche Maßnahmen 327
– Aufhebung oder Änderung 328
– Unterbringung 327
– Voraussetzungen 327
Betreuungsgesetz 326–328
Bewegungsstereotypien, Schizophrenie 103–104
Bewegungsstörungen, Kindesalter 243–244
Bewegungstherapie, konzentrative 311
Bewußtlosigkeit, Opiatintoxikation 166
Bewußtsein
– Anteile, subjektive 291
– Definition 10
Bewußtseinserweiterung 47

Bewußtseinsklarheit 10
Bewußtseinslage, verschobene 13
Bewußtseinsstörungen 9–13, 47–48
– neuroleptisches Syndrom 124
– Psychosen, körperlich-begründbare 45
– qualitative 10, 12, 47
– quantitative 10–11, 47
– tiefgreifende, Schuldfähigkeit 321
Beziehungswahn 25
– erotischer 26
Biegsamkeit, wächserne, Schizophrenie
   103, 105
Bilanzsuizid 268
Binge Eating Disorder 241
Binswanger-Syndrom 52
Bioenergetik 293
Biofeedback-Verfahren 300
Biperiden 120, 122, 337
bizarre Störungen, Leibempfinden 30
Black-Box 296
Blaues Kreuz 142
Bleulersches Grundsymptom,
   Schizophrenie 100
Blutdruckkrisen, hypertone, MAO-Hemmer 78
Borderline-Störungen 205, 209–212
Bovarysmus 264
BPRS (Brief Psychiatric Rating Scala) 115
Brechneigung, Kindesalter 243
Bromazepam 154, 352
Bromharnstoffderivate 162
Bromocriptin 122
Bromperidol 117, 350
Brotizolam 160, 353
Bürgerliches Gesetzbuch (BGB) 319
Bürgerliches Recht 319
Bulimia nervosa 241–242
Bundesentschädigungsgesetz (BEG) 329
Bundessozialhilfegesetz 329
Buprenorphin 165
Burn-out-Syndrom 340
Buspiron 73, 349
– Abhängigkeit 152
Butyrophenon-Derivate 117
by-proxy-Syndrom 201

Cannabis 168
Cannabisintoxikation 337
Carbamazepin, Depression 87
CDT, Alkoholabhängigkeit 143
Charakter 294
Charakterhaltung 294
Charakterneurose 203, 340
Charakterneurosen 184
Chinazolinonderivate 162
Chloralhydrat 162
Chlordiazepoxid 154, 352
Chlorpromazin 117
Chlorprothixen 117, 350
Cholinesterase-Hemmer,
   Alzheimer-Demenz 54
Chorea Huntington
– Demenz 53

Chorea Huntington
– Psychosyndrom 50
– Schizophrenie 114
Clobazam 154, 352
Clomethiazol 141, 162, 337
– Abhängigkeitspotential 150
– Alkoholdelir 173–174
– Kontraindikationen 174
– Nebenwirkungen 174
– Pharmakokinetik 174
– Therapierichtlinien 174
Clomipramin 73, 349
Clonazepam 153–154
Clonidin 141, 166
– Alkoholdelir 173
Clopenthixol 350
Clotiazepam 154, 352
Clozapin 127, 350
Cocainintoxikation 336
Codein 165
Coffein 162
– Analgetika 151
Coma vigile 11
Community Psychiatry 315
Crack 171
CRF (Corticotrope-releasing-Faktor) 242
Cry for Help 276
Cunnilingus 265

Dämmerzustände 12–13, 46–47
Daumenlutschen 248
Debilität 219
Déjà-vecu 15
Déjà-vu 15
Delegation, Familientherapie 307
Delinquenz 231
Delir 12, 47, 172–174
– Therapie 173
delirantes Syndrom 53, 332–333
Delirium tremens 172–174
Dementia infantilis Heller 218
dementielle Syndrome, reversible 53
Demenz 50–54, 216
– s. a. Multi-Infarkt-Demenz
– s. a. Pseudodemenz
– Alkoholdelir 173
– Alzheimer-Typ 51–53
– Delir 12
– Kindesalter 217–220
– neurologische Erkrankungen 53
– vaskuläre 52
Denk, gehemmtes, Depression 61
Denken
– abstraktes, Demenz 50
– Definition 17
– dichotomes 297
– eingeengtes 18
– gehemmtes 18
– – Schizophrenie 100
– ideenflüchtiges, Manie 65
– inkohärentes 19
– Perseveration 19

Denken
- umständliches, Schizophrenie 100
- – weitschweifiges 19
- verlangsamtes 18
- zerfahrenes 19
Denkstörungen 17–20
- formale 17–18
- – Depression 61
- – Schizophrenie 97, 100
- inhaltliche 17
- – Schizophrenie 97
- – Wahn 22
- Schizophrenie 95
Denktyp 289
Depersonalisationserleben 33
Depersonalisationssyndrom 198, 200–202
- Schizophrenie 105
Depotneuroleptika 129, 351
Depravation 236
Depression 22, 41, 60–63
- s. a. Altersdepression
- ängstlich-agitierte 64
- Angst 61
- Antidepressiva, trizyklische 88
- bipolare 67
- Carbamazepin 87
- Diagnostik 69–70
- Differentialdiagnose 70–71
- elektrische Therapie 82
- Elektrokrampftherapie (EKT) 82
- endogene 58, 69
- – Suizidalität 274
- Episode 67
- Gefühl der Gefühllosigkeit 60
- gehemmte 64
- ICD-10 Kriterien 69
- Intervalldauer 68
- Kindesalter 238
- larvierte 35, 61, 64
- Lichttherapie 82
- Lithium 84–87
- Manie 64
- maskierte 35
- monophasische 68
- Morgentief 62
- Nachschwankungen, hypomane 68
- – subdepressive 68
- Pharmakotherapie 72–81
- Phasen 58, 67–68
- Phototherapie 82
- polyphasische 68
- postschizophrene 102
- Prophylaxe 83
- psychische Symptome 60
- Psychotherapie 83
- psychotische 63
- Rapid Cycler 68
- Rehabilitation 88–89
- saisonale 64
- Schlafentzugstherapie 81
- Suizid 63
- Suizide 68

Depression
- Symptomatik 56
- symptomatische 43
- Symptome, somatische 69
- Testverfahren 70
- herapie und Prävention 71
- unipolare 67
- Unterformen 63
- Valproinsäure 88
- vegetative 64
- vitale 60
- Wahn 63
- zönästhetische 64
depressive Verstimmung 35–36, 60
Deprivation 236
- Syndrome 245–247
Derealisation(sstörungen/-syndrom) 33, 198,
   200–202
- Schizophrenie 105
- Wahrnehmungsstörungen 31
Dereflexion 293
Dermatozoenwahn 27
Desensibilisierung, systematische 300
Designerdrogen 170
- Amphetamine 171
- Arylhexylamine 171
- Halluzinogene 171
- Kokainderivate 171
Desipramin 73, 349
Desorientiertheit 16
- Korsakow-Syndrom 15
Deviation, sexuelle 251, 256–257
Dextropropoxyphen 165
Diacetylmorphin 165
Diagnostic and Statistical Manual of
   Mental Disorders (DSM-IV) 41
Diagnostik 39–42
- multiaxiale 41
- Schichtenregel 40
- Schizophrenie 113–114
- Systeme 41–42
dialogischer Prozeß, Familientherapie 307
Diazepam 153–154, 337, 352
Dibenzepin 73, 349
Diebstähle 321
digitookuläres Phänomen 248
Dikaliumclorazepat 154, 352
Diphenhydramin 161
Diphenylbutylpiperidine 117
Dissimulation 8
dissoziative Störungen 197–198
- Borderline-Störungen 210
- Kindesalter 231
Distanzunsicherheit, Hirnschädigung/
   -funktionsstörung 221
Don Juanismus 265
L-DOPA 122
Dopaminrezeptor-Antagonisten 117–127
Dopamin-Typ-II-(D2-) Rezeptoren 119
dope 168
Doppeln, Psychodrama 305
Double-Bind, Familientherapie 307

Down-Syndrom, Oligophrenie 216
Doxepin 73, 141, 162, 166, 337, 349
– Alkoholdelir 173
Doxylamin 161
Drogen 136
Drogenabhängigkeit 135–136, 163–171
– s. a. Abhängigkeit
– Cannabistyp 168
– Designerdrogen 170–171
– Epidemiologie 164
– Folgen und Komplikationen 172
– Halluzinogentyp 170
– Khattyp 170
– Kokaintyp 169
– Morphintyp 165
– neurologische Störungen 177–178
– Psychosen 175
– Substanzen 165–171
– Therapie 140–143
– Toleranzentwicklung 136
Drogenentzug 333
– Delir 12
Drogensequenz 164
DSM-IV 41
Durchgangssyndrome 46–47
– affektive 46
– amnestische 46, 176
– aspontane 46
– hysteriforme 46
– paranoid-halluzinatorische 46
– Psychosen, körperlich-begründbare 45
Durchschlafstörungen 201
Dyskalkulie 226
Dyskinesien, tardive, Neuroleptika 123
Dyslalie 224
Dysmorphophobie 191
Dyspareunie 254
Dysphonien 225
Dyssomnien 201
Dysthymie 70

Echolalie
– Kanner-Autismus 234
– Schizophrenie 103–104
Echo-Phänomene, LSD 170
Echopraxie, Schizophrenie 103–104
Echopsychosen, Cannabis 169
Echtheit, Gesprächspsychotherapie 295
Ecstasy 162, 171
Eifersuchtswahn 26
– Alkoholabhängigkeit 175
Einschlafstörungen 201
Einsichtsrecht, Krankenunterlagen 42
Einstellungsmodulation 293
Einstiegsdroge, Cannabis 169
Einzelsymptome 40
Ejaculatio
– defiziens 253
– praecox 253
– retarda 253
Ejakulationsstörungen, Impotentia 253
Ekmnesie 15

Ektopsyche 290
elektrische Therapie, Depression 82
Elektrokrampftherapie (EKT)
– Depression 82
– Schizophrenie 130
emotionale Störungen, Kindesalter 230–231
emotionale Wende 299
Emotionalität 33
Emotionen 291
Empathie, Gesprächspsychotherapie 295
Empfindungstyp 289
Endogamie 265
Endopsyche 290–291
Energieniveau, gesamtseelisches, Reduktion 49
Enkopresis 242–243
– Hirnschädigung/-funktionsstörung 221
Entfremdungsdepression 64
Entfremdungserleben 33
Entfremdungssymptome 200
Enthemmung, Manie 65
Entwicklungshomosexualität 262–263
Entwicklungspsychologie 282–283, 294
– Kindesalter 247–248
– Latenzphase 283
Entwicklungsstörungen, Kindesalter 223
Entzugssymptome
– s. a. Opiatentzugssyndrom
– Benzodiazepine 158
– Medikamentenentzug 12, 332
Enuresis 242
– Hirnschädigung/-funktionsstörung 221
Enzephalitis, Psychosyndrom 50
Ephedrin 162
Epikrise 42
Epilepsien, Schizophrenie 114
Erektionsschwäche 252–253
Erinnerung 10
Erinnerungslücke s. Amnesie
Erinnerungsstörungen 14
Erklärungswahn 24, 33
Erkrankungen, chronische,
   psychische Reaktionen 244–245
Erlebnisreaktionen 179–214
Erlebnisse, Deutungen 8
Erlebnisweisen, schizophrene, abnorme 97–98
erogene Zonen 265
Erotophonie 257, 265
Erregung(szustände)
– akute 331
– psychomotorische, Schizophrenie 104
Erschöpfbarkeit, Schizophrenie 95
Erstgespräch, psychiatrisches 8
Erwerbsfähigkeit 329
Erwerbsunfähigkeit 329
Erythrophobie 191
Erziehungsanstalt, Unterbringung 323
Es 280
Eßstörungen, Kindesalter 239
Es-Widerstand 284
Euphorie, Arylhexylamine 171
Exhibitionismus 257
Existenzängste 230

Existenzanalyse nach V. Frankl 292–293
Experiencing, Gesprächspsychotherapie 295
Extinktion 301
Extraversion 203
Eysenk Persönlichkeitsinventar (EPI) 204

Fallseminare 306
Familientherapie 306–308
Farbigsehen 32
Fehlleistungen 282
Fellatio 265
Fenetyllin 162
Fetischismus 257, 261, 265
– transvestitischer 257, 266
flash-back
– Cannabis 169
– LSD 170
Flexibilitas cerea, Schizophrenie 103, 105
Flooding 300
floppy infant-Syndrom 158
Flumazenil 157, 337
Flunitrazepam 160, 353
Fluoxetin 73, 349
Flupentixol 117, 350
Flupentixol-Decanoat 129, 351
Fluphenazin 117, 350
Fluphenazin-Decanoat 129, 351
Flurazepam 160, 353
Fluspirilen 117, 129, 351
Fluvoxamin 73, 349
Focusing, Gesprächspsychotherapie 295
Foetor alcoholicus 335
Folie à deux 25
– Schizophrenie 113
forensische Psychiatrie 319–329
Frau-zu-Mann-Transsexualität 261
Freezing, Psychodrama 305
Freiburger Persönlichkeitsinventar (FPI) 204
Fremdeln 248
Frotteurismus 257
Frühdyskinesien, Neuroleptika 121–122
Fühltyp 289
funktionelle Störungen, Kindesalter 243
Funktionspsychosen 43
– s. a. Psychosen

Galaktosämie 217
Gammazismus 224
Gaucher-Syndrom 217
Gebärneid 265
Gebrauch, schädlicher 136
Gedächtnis 10, 290
Gedächtnisstörungen 14
Gedankenabreißen 19
– Schizophrenie 100
Gedankenausbreitung
– Ich-Störungen 32
– Schizophrenie 105
Gedankendrängen 19
Gedankeneingebung
– Ich-Störungen 32
– Schizophrenie 105

Gedankenentzug
– Ich-Störungen 32
– Schizophrenie 105
Gedankenlautwerden 32
Gedankensperrung 19
– Schizophrenie 100
Gedeihstörungen 227
Gefühl der Gefühllosigkeit 34
– Depression 60
Gegenübertragung 284
Gegenübertragungshaß 276
Geldausgaben, unsinnige, Manie 65
Gemeindepsychiatrie 315
Gemeinschaftstherapie 314
Gemüt 33
Genauigkeit 203
Generalisieren 297
Generationspsychosen 96
Gesamtpersönlichkeit, Ausbildung 292
Geschäftsfähigkeit 325–326
Geschäftsunfähigkeit 325
Geschlechtsidentitätsstörungen 251, 261–262
Gespräch, ärztlich-psychotherapeutisches 303
Gesprächspsychotherapie 294–296
Gestalten 310
Gestalt-Hintergrund-Wahrnehmung,
    Hirnschädigung/-funktionsstörung 221
Gestaltpsychologie 310
Gewichtsverlust, Depression 62
Gewissenhaftigkeit 203
Gewöhnung 135
Gewohnheiten, abnorme 275
Gilles-de-la-Tourette-Syndrom 243
– Zwänge 22
Glaukom, Neuroleptika 125
Glücksspiel, pathologisches 275
grass 168
Grenzdebilität 218
Größenidee 65
Größenwahn 26
grosseuse nerveuse 265
Grübeln/Grübelneigung 18
– Depression 61
Grundannahmen, falsche kognitive 297
Grundeinstellungen 297
Grundregel 284
Grundversorgung, psychosomatische 303
Gruppenpsychotherapie 303–306
– Verfahren 304
– Wirkfaktoren 304
γ-GT, Alkoholabhängigkeit 143
Gutachten
– mündliches 320
– schriftliches 319
Guttempler 142
Gynandrie 265

Haarausreißen 248
Halluzinationen 28–30, 99, 175
– s. a. Leibhalluzinationen
– s. a. Pseudohalluzinationen
– akustische 29, 46

Halluzinationen, akustische
– – Alkoholismus 175
– Delir 12
– Erfahrungsmodi, nahestehende 30
– funktionelle 29
– gustatorische 30
– haptische 30, 46
– hypnagoge 28
– olfaktorische 30
– optische 29, 46
– – Alkoholdelir 173
– Schizophrenie 97, 99
– taktile 30
Halluzinogene
– Designerdrogen 171
– Intoxikation 337
Halluzinose s. Halluzinationen
Haloperidol 117, 338, 350
Haloperidol-Decanoat 129, 351
Haltungsstereotypien, Schizophrenie 103, 105
Hamburg-Wechsler-Intelligenztest für Kinder 220
Hamilton-Depressions-Skala, Demenz 52
Handlungskatharsis, Psychodrama 305
Hangover-Effekte, Benzodiazepinhypnotika 159
Harakiri 276
Harnverhalt, Neuroleptika 125
Haschisch 168
Hedonismus 265
Heller-Demenz 218
Hemmungshomosexualität 262–263
Heroin 165
Herpes-Enzephalitis
– Amnesie 15
– Schizophrenie 114
Hervorheben, selektives 301
Herzneurose 36
Herzphobie 36
Heterosuggestion 302
Hexobarbital 161
Hirnfunktionsstörungen, Kindesalter 220–223
Hirnschädigung 220–223
– Kindesalter 220–223
Hörstummheit 248
holy seven, Psychosomatik 213
Homosexualität 262–264
– Formen 262
– der Frau 264
Hopfen 152, 161
Horrortrip, LSD 170
Hospitalismus(syndrom) 314
– psychischer 245
Hydromorphon 165
hyperaktive Störungen 228–230
hyperkinetische Störungen 41, 228–230
– psychomotorische 103
Hypermnesie 15
Hyperphagie, psychogene 241
Hypersexualität 266
Hypnose 302–303
Hypnotika
– Abhängigkeit(spotential) 150, 159
– Intoxikationen 335

Hypochondrie 198–199
Hypokinesen, psychomotorische 103
Hypotonie, Neuroleptika 125
Hysterie 197

ICD-10 42
Ich 280–281
Ich-Bewußtsein 10
Ich-Bezogenheit, krankhafte, Wahn 23
Ich-Entwicklung, Angststörungen 190
Ich-Funktionen 281
– Neurosen 185
Ich-Psychologie 281
Ich-Störungen 32–33
– funktionelle 185
– Realitätskontrolle 32
– Schizophrenie 105
– strukturelle 185
Ideenflucht 19
– Manie 64
– Schizophrenie 100
Identifikation 187
– projektive, Familientherapie 308
Identifikationsängste 230
Idiotie 219
illusionäre Verkennungen 28, 31
Illusionen 28, 31
Imagination, aktive 292
Imbezilität 219
Imipramin 73, 349
Imitation 300
Implosion 300
Impotentia satisfactionis 253
Impulse, aggressiv-destruktive 247
Impulskontrollstörungen 275
– Schizophrenie 103
Individualpsychologie, A. Adler 286–289
Individuation 291
infantil psychosis 236
Intelligenzminderung 216–220, 227
– Hirnschädigung/-funktionsstörung 221
– schwere 219
Intensitätsminderung, Wahrnehmung 31
International Classification
 of Diseases (ICD) 41
Intersexualität 262
Intervention, paradoxe 293
Intoxikationen 332, 335–338
– Neuroleptika 125
Introjektion 187
Introversion 203
Intuitionstyp 289
Involutions-Depressionen 58
Inzest 265
Ipsation 266
Isolierung 187
Iterationen 248
– Kanner-Autismus 234

Jactatio capitis 238
Jaktationen 244
Jammerdepression 64

Joining, Familientherapie 307
Jugendalter
– Neurosen 238
– Persönlichkeitsstörungen 238
Jugendgerichtsgesetz (JGG) 319, 322–323
Jugendrecht 319
Jugendstrafe, Anwendung,
   auf Heranwachsende 322
Jugend-Suizide 276

Kalkulie, Demenz 50
Kanner-Autismus 234
Kastration, hormonelle 260
Katalepsie, Schizophrenie 103, 105
Katastrophieren 297
katathymes Bildererleben 312
katatone Störungen/Katatonie 41
– febrile 111
– Neuroleptika 119
– perniziöse 111
– Schizophrenie 97, 103
Kausalitätsdenken 297
Kavain 152
KBT (Konzentrative Bewegungstherapie) 311
Ketamin 171
Khat 170
Kinderfehler 248
Kinderpsychose, symbiotische 236
Kindersuizid 268, 276
Kindesalter
– Affektstörungen 230
– Bewegungsstörungen 243–244
– Demenz 217–220
– depressive Syndrome 238
– Dissozialität 231
– emotionale Störungen 230–231
– Entwicklungspsychologie 247–248
– Entwicklungsstörungen 223
– Eßstörungen 239
– Hirnfunktionsstörungen 220–223
– Hirnschädigung 220–223
– manisch-depressive Erkrankungen 238
– Mutismus 236
– psychische Störungen 215
– Psychosen 236–238
– – organische 220–223, 238
– Schlafstörungen 239
– sexueller Mißbrauch 246
– Sprachstörungen 224
Kinsey-Report 266
Klassifikation 41–42
Klaustrophobie 191
Kleinheitswahn 27, 63
Kleptomanie 275
Klinefelter-Syndrom, Oligophrenie 216
Körperbehinderungen 245
Körperliche Mißhandlung, Kindesalter 246
Körperschemastörung, Anorexia nervosa 240
Körperwahrnehmung, Angststörungen 193
kognitive Fehlattribution, Angststörungen 193
kognitive Therapie 296–302
– Phasen 298

Ko-Individuation, Familientherapie 307
Koitus 266
Kokain 169
Kokainderivate, Designerdrogen 171
Kollusion
– anal-sadistische 309
– narzißtische 309
– orale 309
– phallisch-ödipale 309
Kollusionskonzept, Paartherapie 308
Koma 11, 47
Kombinationstherapie,
   Neuroleptika 121
Kommunikation, analoge und digitale,
   Familientherapie 308
Kommunikationsstörungen 294
Komorbidität, Abhängigkeit 138
Konditionierung
– operante 296
– verdeckte 301
Konfabulationen 176
– Korsakow-Syndrom 15
Konfluenz 311
Konkubinat 266
Konsumgewohnheiten, Abhängigkeit 138
Kontakt, Definition 38
Kontaktstörungen 38, 244
– Schizophrenie 102–103
Kontaktzyklus, Gestaltpsychologie 310
Kontaminationen 100
Kontingenzwahrnehmung 247
Konversion 197–198
Konversionsstörungen 198
Konzentration(sfähigkeit) 10
– Prüfung 14
Konzentrationsstörungen 13–14
– hyperkinetische Störungen 229
Kopfschmerzen, Kindesalter 243
Korsakow-Syndrom 15, 172, 176
– akutes 46
– Alkoholdelir 173
– Amnesie 15
Kramer-Pollnow-Syndrom 218
Krankenakte/-unterlagen 42
– Einsichtsrecht 42
Krankengeschichte 42
– Verlauf 42
Krankenhauseinweisungen 318
Krankheitsgewinn
– primärer 188
– sekundärer 188, 284
Krankschreibungen 318
Kreuzbund 142
Kurzschlußhandlung 33
Kurzzeitgedächtnis 14
– Prüfung 14

Lähmungen, psychogene 198
Landesunterbringungsgesetz 324
Langzeitgedächtnis 14
– Prüfung 14
Langzeitneuroleptika 351

Latenzphase
- Entwicklungspsychologie 283
- Neurosen 186
Lautbildungsstörungen 224
Lebensgrundstimmung 33
Legasthenie 225–226
Leibempfinden, bizarre Störungen 30
Leibgefühlsstörungen 30
Leibhalluzinationen 30
- s. a. Halluzinationen
- Schizophrenie 99
Leistungsstörungen 227–228
Lernen am Modell 300
Lernstörungen 227–228
Leseschwäche 225–226
Levomepromazin 117, 338, 350
Lichttherapie, Depression 82
Liebeswahn 26
Lithium
- Depression 84–87
- Intoxikation 85–87, 336
- Kontraindikationen 85–86
- Nebenwirkungen 85
- Pharmakokinetik 84
- Therapierichtlinien 85
- Wirkungsmechanismus 84
Little-Krankheit 220
Löschung 301
Lösungsmittelmißbrauch 171
Logopädie 249
Logotherapie nach V. Frankl 292–293
Loprazolam 160, 353
Lorazepam 154, 338, 352
Lormetazepam 160, 353
LSD 170
Lügen, Sozialverhaltensstörungen 232
Lust am Leiden 258–259, 269
Lustmord 260
Lysergsäurediäthylamid 170

Mahler-Syndrom 236, 283
Makropsie 32
Malthusianismus 266
Manie 13
- Antriebssteigerung 65
- Depression 64
- Diagnostik 69
- Differentialdiagnose 70–71
- dysphorische 65, 81
- euphorische 65, 81
- Größenwahn 26
- Ideenflucht 19
- Prävention 71
- Rapid Cycling 81
- Stimmungen 65
- Symptomatik 56
- Therapie 71, 81
- verworrene 66
- Wahn 66
Manieriertheit, Schizophrenie 101
manisch-depressive Erkrankungen,
    Kindesalter 238

manische Verstimmung 35–36
Mann-zu-Frau-Transsexualismus 261
MAO-Hemmer 73, 78–79, 349
- Kontraindikation 79
- Nebenwirkungen 78
Maprotilin 73, 349
Marihuana 168
Masochismus 257–259, 269
- psychischer 266
Maßregelvollzug 323–324
Masturbation 266
MCD (Minimal cerebral dysfunction) 220
Medikamentenabhängigkeit
    s. Arzneimittelabhängigkeit
Medikamentenentzug, Delir 12, 332
Megalomanie 65
Meinhaftigkeit, Störungen 32
Melperon 128, 162, 350
Merkstörungen 14
- Korsakow-Syndrom 15
Mescalin 170
Messalinismus 266
metabolische Erkrankungen
- Delir 12
- Oligophrenie 217
Metamorphopsie 32
Metamphetamin 171
Metapsychologie 280
L-Methadon 165
Methamphetamin 162
Methaqualon 162
Methylen-dioxy-met-Amphetamin (MDMA)
    162, 171
Methylphenidat 162
Methyprylon 162
Mianserin 73, 349
Mikropsie 32
Miktionsstörungen, Neuroleptika 125
Milieutherapie, therapeutische 314
Minderwuchs
- emotional-deprivativer 246
- psychogener 246
- psychosozialer 246
Mini-Mental-State-Examination (MMSE),
    Demenz 52
Minnesota Multiphasic Personality Inventory
    (MMPI) 204
Miosis, Opiatintoxikation 166
Mirtazapin 73, 349
Mischpsychosen 66
Misogynie 266
Mißbrauch 136
Mißempfindungen, leibliche 35
Mitnahmesuizid 268
Moclobemid 79, 349
Modellernen 300
Modellpsychosen, LSD 170
Modulationsfähigkeit, affektive, Verlust 34
Monclobemid 73
Monoamin-Mangelhypothese,
    affektive Erkrankungen 59
Monoaminooxidase-Hemmer s. MAO-Hemmer

Monoaminoxidase,
   hyperkinetische Störungen 229
Morbus s. unter den Eigennamen
   bzw. Eponymen
Morgentief, Depression 62
Motivationssysteme, Säugling 248
motorische Störungen
– Hirnschädigung/-funktionsstörung 221
– hyperkinetisches Syndrom 229
– umschriebene 226
Münchhausen-Syndrom 201, 249
Multi-Infarkt-Demenz 52
– s. a. Demenz
multiple chemical sensitivity-Syndrom 199
Multiple Sklerose
– Demenz 53
– Psychosyndrom 50
Muskelzuckungen 243
Mutismus 225, 244
– elektiver 244
– Kindesalter 236
– Schizophrenie 103–104
– totaler 244

Nabelkolik, Kindesalter 243
Nachhall-Phänomene, LSD 170
Nägelbeißen 249 249
Naloxon 166, 338
Narzißmus 206
– Ätiologie 207
– infantiler 206
– maligner 206
– Pathogenese 207
– pathologischer 206
– Selbstwertregulierung 208
– Suizidalität 277
narzißtische Kollusion 309
Nebeneinander, gleichzeitiges 35
Negativismus
– äußerer 104
– innerer 104
– Schizophrenie 103–104
Neigungshomosexualität 262–263
Nekrophilie 266
Neologismen 19
– Kanner-Autismus 234
– Schizophrenie 104
Neopsychoanalyse 293
Nervenzusammenbruch 181
Neuroleptika 350
– Akathisie 123
– ambulante Therapie 120
– atypische 127, 350
– Definition 116
– Dosierungen 119–121
– Dyskinesien, tardive 123
– Einsatzbereiche 117
– Einteilung 116
– Erhaltungsdosis 120
– Frühdyskinesien 121–122
– Intoxikationen 125
– klassische 117–127

Neuroleptika
– Kombinationstherapie 121
– Kontraindikationen 126–127
– Nebenwirkungen 121
– nieder- und hochpotente 118
– Pharmakokinetik 118–119
– Potenz 117–118
– psychische Störungen 125
– Schizophrenie 116–128
– Schlafstörungen 121
– Schwangerschaft/Stillzeit 127
– Spätdyskinesien 123
– starke 129
– Substanzen 116
– Tasikinesie 123
– Therapieresistenz 120
– Therapierichtlinien 119–121
– trizyklische 117
– vegetative Störungen 125
– Wechselwirkungen 126
– Wirkungsmechanismus 119
neuroleptisches Syndrom, malignes 124
neurologische Erkrankungen, Demenz 53
Neurosen 179–214
– Abwehrformen 186–188
– Abwehrvorgänge 187
– anale Phase 185
– Charakteristika 184
– Copingstrategien 187
– Epidemiologie 188
– Ich-Funktionen 185
– Jugendalter 238
– Latenzzeit 186
– noogene 292
– ödipale Phase 186
– orale Phase 185
– Pathogenese 184, 188
– Prognose 188
– Pubertäts-(Genital-) Phase 186
– traumatische 201
– Trieb-Abwehrkonflikte 185
– Verarbeitungsmodi 186
– Verlauf 188
Neurosentheorie 184–189
neurotische Symptome 282
Neurotizismus 203
Nichtigkeitswahn 27, 63
nigrostriatales System 119
Nitrazepam 160, 353
Non-Benzodiazepinhypnotika 159, 353
– Schlafstörungen 160
Nootropika, Alzheimer-Demenz 54
Noradrenalin-Wiederaufnahme-Hemmer,
   selektive 73, 349
Nordiazepam 156
Nortriptylin 73, 349
Nosophobie 191

Objektbeziehungspsychologie 307
Objektbeziehungsstörungen 207
Objektbeziehungstheorie 281
Objekte, innere, Familientherapie 307

Objektrepräsentanz, Angststörungen 193
Objektverlustängste 193
ödipale Phase 282
– Neurosen 186
Ödipuskomplex 283
Ökosyndrom 199
Offenheit 203
Olanzapin 350
Oligophrenie 216
– chromosomal ausgelöste 216
– exogen verursachte 217
– metabolische Störungen 217
Oligospermie, Impotentia 253
Onanie 266
Opiate, Abhängigkeitspotential 150
Opiatentzugssyndrom 166–168
– s. a. Entzugssymptome
– Methadonsubstitutionstherapie 167
– Naltrexon 168
– Nüchternheitshilfe 168
– Rezidivprophylaxe 167
Opiatintoxikation 166, 336
Opiatrausch 166
orale Kollusion 309
orale Phase 282
– Neurosen 185
organische Störungen, Lern- und Leistungs-
störungen 228
Orgasmusfähigkeit, Störungen 254
Orientierung 10, 16
Orientierungsstörungen 16–17
– Demenz 50
orthostatische Dysregulation, Neuroleptika 125
Oxazepam 154, 352

Paartherapie 308–309
Päderast 266
Pädophilie 257–258
paired helical filaments 54
Panikattacken 36
Panikstörungen 191
– Diagnostik 192
Paradoxphänomene, Benzodiazepine 157
Paragrammatismus 20
Paralogik 20
Paralyse, Demenz 53
Paramnesien 15
Paranoia/paranoide Störungen
– Borderline-Störungen 210
– Schizophrenie 113
paranoid-halluzinatorisches Syndrom,
Neuroleptika 110
Paraphilie 251, 256–257
Parasomnien 201
parasuizidale Handlung 267
Parathymie 34
– Schizophrenie 97, 102
Pareidolie 28, 31
Parentifikation, Familientherapie 308
Parkinsonoid/Parkinson-Syndrom,
Neuroleptika 122
Parkinson-Syndrom, Demenz 53

Paroxetin 73, 349
Pavor nocturnus 201, 239
Peeper 257
Pentazocin 165
Pentobarbital 161
Perazin 117, 350
Perphenazin 117, 350
Perphenazin-Önanthat 129, 351
Perseveration
– Denken 19
– inhaltliche 18
Persönlichkeitsmodell, Psychoanalyse 280–281
Persönlichkeitsstörungen 179–214
– ängstlich-vermeidende 205
– Ätiologie und Modellvorstellungen 203
– Definition 202
– dependente 205
– Diagnose 203
– Differentialdiagnose 183, 203, 209
– dissoziale 205
– nach Extrembelastungen 182–183
– histrionische 205
– Jugendalter 238
– klinisches Bild 207
– narzißtische 205–207
– organische 49–50
– paranoide 205
– schizoide 205
– schizophrene 110
– Selbstbeurteilungsverfahren 204
– Subtypen 204–205
– Therapie 205, 209
– zwanghafte 22, 205
Persönlichkeitsstruktur
– prämorbide 59
– schizoide 235
Personenverkennung, wahnhafte 25
Perversion 256–257
Pethidin 165
Phänomen 284
phallische Phase 282
phallisch-ödipale Kollusion 309
Phantasietätigkeit 247
Phencyclidin (PCD) 171
Phenobarbital 161
Phenothiazin-Derivate 117
Phenylketonurie 217
Phobien 36, 191
– Zwangsstörungen 196
Phobophobie 191
Photome 29
Phototherapie, Depression 82
Physostigmin 338
Pica 249
Picksche Atrophie 53
Pick-Syndrom 53
Pimozid 117, 351
Pipamperon 162, 338
Piperidinderivate 162
Piritramid 165
Pisa-Syndrom 123
PLISSIT-Modell 260

Polarisierung 301
Poltern 224
Polyneuropathien, Lösungsmittelmißbrauch
 171
Polytoxikomanie 137–138
pot 168
Prädelir 173
– Therapie 173
Präkoma 11, 47
prämorbide Persönlichkeit 59
präsuizidales Syndrom nach Ringel 272
Prävention 316–317
Prazepam 154, 352
Preparedness, Angststörungen 193
Primärprävention 316
– Möglichkeiten 317
Primärtherapie 311
Primozid 129
Prodrome, Schizophrenie 106
Prodrugs 156
Progression 187
Projektion 187
Promethazin 162, 338, 350
Protestreaktionen, Kindesalter 246
Prozeßfähigkeit 326
Pseudocyesis 265
Pseudodebilität 220
Pseudodemenz 62
– s. a. Demenz
Pseudogravidität 265
Pseudohalluzinationen 28, 30
– s. a. Halluzinationen
Pseudohomosexualität 262–263
Pseudologia phantastica 249
pseudoneurasthenische Syndrome,
 chronische 49
Pseudo-Triangulierung 283
Psilocybin 170
Psychedelische Wirkungen, LSD 170
Psychiatrie, forensische 319–329
psychiatrische Notfälle 331–338
psychiatrische Versorgung 314–316
– ambulanter Bereich 314
– Einrichtungen, komplementäre 314
– Gemeindepsychiatrie 315
– stationärer Bereich 315
– teilstationäre Einrichtungen 315
– im Vorfeld 314
psychiatrisches Krankenhaus,
 Unterbringung 323–325
psychische Störungen
– Beurteilung 328
– chronische 244
– Erkrankungen, chronische 245
– Kindesalter 215
– im Sozial- bzw. Schadensersatzrecht 328
Psychoanalyse
– deskriptive 286
– Deutungen 281
– Freud, Abgrenzung und Weiterentwicklung
 287
– Grundschemata 288

Psychoanalyse
– Indikationen 286
– klassische 280
– klientzentrierte 294–296
– klinische Daten 280
– klinische Theorie 280
– Persönlichkeitsmodell 280–281
– Setting 285–286
– strukturelle 286
– Technik 280, 285–286
– Ziele 284–285
psychoanalytische Schulen 286
psychoanalytische Verfahren 280
Psychodrama 304
psychogene Störungen s. Psychosen
Psychologie
– analytische 289
– humanistische, Entwicklungsschritte 295
psychologische Beratung 303
Psychomotorik, Schizophrenie 103
psychomotorische Störungen 38–39
– Depression 62
psychoorganisches Syndrom (POS)
 s. Psychosen, organische
Psychopathologie, narzißtische 206
Psychopharmaka
– antidepressiv wirkende 349
– sedierend wirkende 162
Psychophysiologie 214
Psychosen
– s. a. Funktionspsychosen
– affektive, Differentialtypologie 66
– akute 333
– blande 111
– desintegrative 237
– drogeninduzierte 175
– endogene 36, 39, 44, 55–89
– exogene 43
– frühkindliche 237
– hirnorganische 43, 50
– Kindesalter 236–238
– körperlich-begründbare 13, 43–54
– – akute 45–48
– – chronische 48–49
– – Formen 44
– Kriterien 44
– Lern- und Leistungsstörungen 227
– metalkoholische 172
– organische 43, 220, 332
– – chronische 48–49
– – Delir 12
– – Kindesalter 220–223, 238
– schizoaffektive 66, 101, 112
– schizophrene 91–134
– – Cannabis 168
– – Suizidalität 274
– Schwangerschaft 96
– symptomatische 43, 96
– – Kokain 169
– Verlaufsbeobachtung 44
Psychosomatik
– holy seven 213

Psychosomatik
– restriktive Praxis 213
– Uexkülls Situationskreis 213
– Weizsäckers Gestaltkreis 213
– Zwei-Phasen-Theorie nach Mitscherlich 213
psychosomatische Theoriebildung 213
Psychostimulanzien 162–163
– Entzugssyndrom 163
– hyperkinetisches Syndrom 229
– Intoxikation 163
– Schizophrenie 114
Psychosyndrom s. Psychosen
Psychotherapie 279–312
– Depression 83
– führende 303
– interpersonelle (IPT), Depression 83
– katathym-imaginative 312
– körperbezogene 309–312
– kognitive, Depression 83
– non-verbale 309–312
– Schizophrenie 130–131
– stützende 303
psychotische Erregung, Neuroleptika 119
Pubertäts-Adoleszenzphase 283
Pubertäts-(Genital-) Phase, Neurosen 186
Puppengesicht 218
Pyromanie 275

Qualsucht 258–259, 269

Raffung, Psychodrama 305
Rapid Cycler
– Depression 68
– Manie 81
Rationalisierung 285
Rausch
– Cannabis 168
– einfacher 147–148, 168
– komplizierter 148
– pathologischer 148
– protrahierter 168
Reaktionsbildung 187
– Angststörungen 194
Reaktionsmuster 294
Reaktivität, affektive, Störungen 49
Realangst 189
Realitätskontrolle, Ich-Störungen 32
Reboundinsomnie, Benzodiazepinhypnotika 159
Reboxetin 73, 349
Rechenstörung, umschriebene 226
Rechtschreibschwäche 225–226
Reflex, bedingter 296
Reframing, Familientherapie 308
Regression 187
Rehabilitation 318
– berufliche 318
– medizinische 318
– Schizophrenie 132–133
– soziale 318
Reichtumswahn 26
Reife, mangelnde, Jugendgerichtsgesetz 322

Reifegrad, Jugendgerichtsgesetz 322
Reizbarkeit, intermittierende 276
Reizüberflutung 300
Relaxation, progressive 302
REM-Rebound 161
REM-Schlafmuster, affektive Erkrankungen 59
Rentenneurose 201
Rentenversicherungsträger 329
Residualzustände, schizophrene 110
Retroflexion 310
β-Rezeptorenblockerabhängigkeit 152
Rhinophonien 224
Rhythmusstörungen 171
Rigidität 203
Rigor, neuroleptisches Syndrom 124
Risperidon 128, 350
Rollentausch, Psychodrama 305
Rückmeldung, empathische 207

Sadismus 257–259, 269
Sadomachismus 259–260
Säugling, Motivationssysteme 248
SANS (Scale for the Assessment of Negative Symptoms) 115
SAPS (Scale for the Assessment of Positive Symptoms) 115
Satiromanie 266
Schädel-Hirn-Trauma
– Delir 12
– Schizophrenie 114
Schaulust 257
Scheidenkrampf 254
Schichtenregel, Diagnostik 40
schizo-affektive Psychose 112
Schizophasie 20
Schizophrenia simplex 111
Schizophrenie 22, 91–134
– Antriebsstörungen 101–105
– Arbeitstherapie 131
– Autismus 105
– Basisstörungen 95
– Beeinflussungserlebnisse, leibliche 99
– Behinderungen 133
– Denkstörungen, formale 100
– Diagnostik 113–114
– Differentialdiagnose 114
– Differentialtypologie 66
– Drift-Hypothese 93
– einfache 111
– Elektrokrampftherapie 130
– Epidemiologie 92
– Episoden, Auslösung 96
– Ergotherapie 131
– Erkrankungshäufigkeit 91
– Fahrtauglichkeit 133
– Faktoren, heriditäre und peristatische 92–93
– Generationsvorgänge 96
– Größenwahn 26
– Halluzinationen 99
– hebephrene (desorganisierte) 111
– high expressed emotions 93
– Hirnforschung 94

Schizophrenie
– Ich-Störungen 105
– Interaktionsmuster, familiäre 93
– katatone 103, 111
– kindliche 237
– Kontaktstörungen 102–103
– Langzeittherapie, medikamentöse 128–130
– Manifestationsalter 91
– Milieugestaltung 131
– Neuroleptika 116–128
– paranoide 110
– paranoidhalluzinatorische 99
– Plus- und Minussymptome 113
– Primärpersönlichkeit 96–97
– Prodrome 106
– Prognose 108–109
– Psychomotorik 103
– Psychotherapie 130–131
– psychotische Störungen 113
– Rehabilitation 132–133
– Residualzustand 107–108
– soziale Heilung 109
– soziale Remission 108
– Soziotherapie 131–132
– sprachlicher Ausdruck 100–101
– symptomatische 43, 46, 114
– Symptome 97–106
– Testverfahren und Skalen 115
– Therapie 115–121, 123–134
– Typ I/II 112
– undifferenzierte 111
– Unterformen 110
– vegetative Symptome 106
– Verlauf 107–108
– Vorposten-Syndrome 106
– Vulnerabilitäts/Streß-Konzeption 94
– Wahn 98–99
– Zönästhesien 99
– zönästhetische 112
– Zwillings-, Familien und Adoptionsforschung 93–96
Schläfenlappen-Pick 53
Schlafbedürfnis, vermindertes, Manie 65
Schlafentzugstherapie, Depression 81
Schlafmittelabhängigkeit 159
– s. a. Abhängigkeit
Schlafmittelintoxikationen 332
Schlafstörungen 201
– Barbiturate 160
– Benzodiazepinhypnotika 159–160
– Depression 62
– Kindesalter 239
– Neuroleptika 121
– Non-Benzodiazepinhypnotika 160
– Suizidalität 271
– Ursachen 159
Schlaf-Wach-Rhythmus, Delir 12
Schnüffeln 171
Schreibkrampf 244
Schulangst 227, 230
Schuldfähigkeit 320
– verminderte 320

Schuldwahn 27, 63
Schulen, psychoanalytische 286
Schulphobie 227
Schulschwänzen 227
– Sozialverhaltensstörungen 232
Schulunfähigkeit 320
Schwachsinn, Schuldfähigkeit 321
Schwangerschaft
– Benzodiazepine 158
– Psychosen 96
SCID (strukturelles Interview nach Kernberg) 204
seelische Abartigkeiten, Schuldfähigkeit 321
seelische Behinderung, Formen 318
seelische Störungen, krankhafte, Schuldfähigkeit 320
Sekundärprävention 316
Selbstbehauptungstraining 300
Selbstbestätigungsmodell, kognitive Muster 297
Selbstbewußtsein 10
Selbstbezugnahme 297
Selbstentwicklung 248
Selbstfindung 291
Selbsthilfegruppen 304
– Abhängigkeit 142
Selbstkongruenz, Gesprächspsychotherapie 295
Selbstmordphantasien 334–335
Selbstmordversuch s. Suizidalität
Selbsttötungsphantasien 271
Selbstverletzungen, chronisch-impulsive 276
Selbstwahrnehmung, Steigerung 311
Selbstwertgefühl, fragiles, Anorexia nervosa 240
Selbstwertgefühlsstörungen 207
Selbstwertregulierung, Narzißmus 208
sensorische Störungen 28
Serotonin-Wiederaufnahme-Hemmer, selektive 72–73, 349
Sertralin 73, 349
Sexualabweichungen 251–266
Sexualdelinquenz 321
Sexualmord 260
Sexualstörungen 251–266
Sexualtherapie 255
sexuelle Deviation 251, 256–257
sexuelle Funktionsstörungen 251–255
– der Frau 254
– des Mannes 252
– Psychodynamik 255
sexueller Mißbrauch 246
Shaping 296
shit 168
Sick building-Syndrom 199
Sigmatismus 224
Simulation 8
Sinne, Funktion 10
Sinnesbehinderungen 245
Sinnestäuschungen 28–32
Skoptophilie 257
social referencing 247
Sodomie 266

Somatisierungsstörungen
– Angststörungen 194
– undifferenzierte 199
somatoforme Störungen 198–202
Somatoforme Störungen, Organbeteiligung 199
somatopsychische Störungen 200
Somnolenz 11, 47
Sopor 11, 47
SORC-Schema, von Kanfer 297
Sozialarbeiter 314
soziale Heilung, Schizophrenie 109
Sozialisationsdefizit 231
Sozialpsychiatrie 313
Sozialverhalten, gestörtes 231–233
Sozialversicherungsrecht 328
Soziophobie 191
Soziotherapie 313
Spätdepressionen 58
Spätdyskinesien, Neuroleptika 123
Spätschizophrenie 110
Spaltung 187
Spaltungsphänomene 285
Spanner 257
Speed 162, 171
Sperrung, Schizophrenie 103–104
Spiegeln, Psychodrama 305
Spiegeltechnik 295
Spinnenphobie 36
Spontaneitätstheorie 304
Sprache 17
Sprachentwicklung, normale 223
Sprachstereotypien, Schizophrenie 103–104
Sprachstörungen, Kindesalter 224
Sprachverständnisstörungen 224
Sprachzerfall 20
Sprechstörungen 224
– psychogene 224–225
Stammeln 224
Standpunktwechsel, Wahn 23
Stehlen, Sozialverhaltensstörungen 232
Stelzensprache, Schizophrenie 101
Stereotypien, Schizophrenie 104
Stottern 225
– klonisches 225
– tonisches 225
Strafgesetzbuch (StGB) 319
Strafrecht 319
Stummheit, psychogene 244
Stupor 37
– depressiver 62
– katatoner, Neuroleptika 119
– Schizophrenie 103–104
Sublimierung 187
Sucht 135–178
– Begriffsbestimmung 135
– Zwangsstörungen 196
Suchtpotential 136
Suggestibilität, Alkoholdelir 173
suggestive Verfahren 302–303
suizidale Handlung 267
Suizid(alität) 267–278, 334–335
– bei Ärzten 277

Suizid(alität)
– Anomiekonzept 270
– chronischer 268
– Depression 63, 68
– Einflußfaktoren 269–271
– Entwicklungsmodell 270
– erweiterter 268
– Formen 267
– gemeinsamer 268
– beim Gesunden 277
– Häufigkeit 268–269
– Hinweise 271–273
– Hochrisikogruppe 276
– Krankheitsmodell 270
– Krisenmodell 270
– larvierter 276
– lerntheoretische Ansätze 270
– narzißtische Störungen 277
– Personengruppen, gefährdete 269
– phänomenologische Betrachtungen 271
– Prophylaxe 271, 273
– protrahierter 268
– Psychodynamik 269–271
– Therapie 274–276
– Verletzungsmuster 277
– Werther-Effekt 277
– Wiederholungsrisiko 274
Suizidideen 267
Suizidprävention 277
Sulpirid 128, 350
Symboldenken 100
Symptomneurosen 184
Syndrome 40–41

Tagtraum, Wirkung 312
Tasikinesie, Neuroleptika 123
tea 168
Teilleistungsschwächen 223
Temazepam 160, 353
Temporallappen-Epilepsie, Schizophrenie 114
Tertiärprävention 317
Testierfähigkeit 326
Tetrahydrocannabinol 168
Tetrazepam 154
Thalamus-Infarkt, bilateraler 52
Theobromin 162
Therapieresistenz, Antidepressiva 80–81
Thinner-Sucht 171
Thioridazin 117, 350
Thioxanthen-Derivate 117
Tics 243
tiefenpsychologische Therapien,
   Depression 83
Token-Programme 300
Token-Test 249
Toleranzentwicklung,
   Drogenabhängigkeit 136
Toxikomanie 135
Training, assertives 300
Tramadol 165
Tranquilizer
– Abhängigkeitspotential 150

Tranquilizer
– hyperkinetisches Syndrom 230
– Intoxikationen 335
Tranquilizerabhängigkeit 151–152
Transaktionsanalyse 294
Transsexualität 261
Transsexuellengesetz (TSG) 261
Transvestismus 261
Tranylcypromin 73, 349
Trauerreaktion 182
Traum 282
Traumarbeit 282, 292
– archetypischer Gehalt 292
– finaler Charakter 292
– subjekt-stufig versus oblekt-stufig 292
Trauminhalt
– latenter 282
– manifester 282
Traurigkeit, vitale 35, 60
Trazodon 73, 349
Trennungsängste 230
Triangulierung, frühe 283
Triazolam 154, 160, 353
Trichotillomanie 248, 276
Trieb-Abwehrkonflikte, Neurosen 185
Trifluperidol 117
Trigeminus-Neuralgie, Carbamazepin 87
Trihexyphenidyl 122
Trimipramin 73, 349
Trip, LSD 170
Trotzphase 249
Tuberoinfundibuläres System 119
Turner-Syndrom, Oligophrenie 216
Typ-I/II-Alkoholiker 145
Typ-I/II-Schizophrenie 112
Typenlehre 289

Überfluten 300
Über-Ich 280–281
Über-Ich-Widerstand 284
Übertragung 284
Übertragungsneurose 284
Übertragungswiderstand 284
Übertreibung 301
Überzeugung, falsche/starre 22
Ultrakurzzeitgedächtnis 14
Umstrukturierung, kognitive 301
Unbewußtes
– Einbrüche 291
– kollektives 291
Unfallneurose 201
Ungehorsam, Sozialverhaltensstörungen 232
Unterbewußtes 282
Unterbringung
– Antrag, schriftlicher 325
– Betreuung 327
– Erziehungsanstalt 323
– psychiatrisches Krankenhaus 323–325
Unterbringungsgesetz 324
Urschreitherapie 311
Urszene 311

Vaginismus 254
Valproinsäure, Depression 88
vegetative Störungen
– Delir 12
– Depression 62
– Schizophrenie 106
Veränderungsangst, Kanner-Autismus 234
Verallgemeinern 301
Verantwortlichkeit, Jugendgerichtsgesetz 322
Verarmungswahn 27, 63
Verbigeration 19
– Schizophrenie 104
Verdrängung 186, 285
Verdrängungswiderstand 284
Verfolgungswahn 25
– Alkoholabhängigkeit 175
Vergiftungswahn 26
Verhalten, dissoziales 231
Verhaltensanalyse 302
Verhaltenstherapie 296–302
– Depression 83
– Entwicklungsschritte 299
– Indikationen 301
– Phasen 298
– Techniken 300–301
– Ziele 299
Verhaltensweisen, ererbte 291
Verlaufsbeschreibung, Querschnittbild 40
Verletzungsmuster, Suizidalität 277
Verleugnung 186
Vermeidungsverhalten, Phobien 36
Verschiebung 187
– Zwangsstörungen 195
Verschwommensehen 32
Versündigungswahn 27
Verträglichkeit, soziale 203
Verwahrlosungstendenzen 231
Verwirrtheitszustände 334
Vigilanz 10
Vigilanzstörungen 9–13
Vitalgefühle 35
Vitalstörungen 35
Vitamin-B_{12}-Mangel, Schizophrenie 114
Vorbeireden 20
– Schizophrenie 100
Vorposten-Syndrome, Schizophrenie 106
Vortäuschung, bewußte 8
Voyeurismus 257–258

Wachheit s. Vigilanz
Wahn 22–27
– Alkoholabhängigkeit 175
– Autoaggressivität 27
– Definition 22
– Depression 63
– Folgen 27
– Formen 24–25
– hypochondrischer 26, 63
– Ich-Bezogenheit, krankhafte 23
– Manie 66
– nihilistischer 63
– Schizophrenie 98–99, 113

Wahn
- Standpunktwechsel 23
- symbiotischer 25
- Zwangsstörungen 196
wahnähnliche Erlebnisse 27
Wahnarbeit 24
Wahneinfall 24
- Schizophrenie 98
Wahnerinnerung 24
Wahnerleben, Delir 12
Wahngedanke 24
Wahnideen 24
- depressive 63
- stimmungskongruente 63
- synthyme 63
Wahnkriterien 22
Wahnstimmung 24
- Schizophrenie 98
Wahnthemen 25
Wahnwahrnehmung 24
- Schizophrenie 98
Wahnwirklichkeit 23
Wahrnehmung 28
- hyperkinetisches Syndrom 229
- Intensitätsminderung 31
- Intensitätssteigerung 31
- kreuzmodale 247
Wahrnehmungsstörungen 28–32
- Ebenen 28
- einfache 28, 31–32
- Schizophrenie 95, 97
Weglaufen, Sozialverhaltensstörungen 232
Wendung ins Gegenteil 187
Wernicke-Enzephalopathie 172, 176
- Alkoholdelir 173
Wernicke-Korsakow-Syndrom,
    amnestische Syndrome 53
Werther-Effekt, Suizidalität 277
Wesensänderungen 49–50
Widerstand 284–285
Wiedereingliederung 329
Wiederholungszwang 282
Willensbeeinflussung, Schizophrenie 32, 105
Willenserklärung, Nichtigkeit 326
Wirklichkeit, lebensbestimmende 23
Wirklichkeitsüberzeugung, private isolierende,
    Wahn 23

Witwenselbstmord 277
Wochenbettpsychosen 96

Zerfahrenheit, Schizophrenie 97
Zivilrecht 319
Zönästhesien 30
- Schizophrenie 99
Zolpidem 160, 353
Zoophilie 266
Zoophobie 191
Zopiclon 160, 353
Zuclopenthixol 338, 350
Zuclopenthixol-Azetat 129, 351
Zuclopenthixol-Decanoat 129, 351
Zustandsbeschreibung, Querschnittbild 40
Zwänge/Zwang 194
- bizarre 22
- Einteilung 21
- Hirnschädigung/-funktionsstörung 221
- Vorkommen 21
Zwangsbefürchtungen 21
Zwangseinfälle 21
Zwangsgedanken 21, 195
Zwangsgrübeln 21
- Depression 22
Zwangshandlungen 21, 195
Zwangsimpulse 21, 195
Zwangsneurose s. Zwangsstörungen
Zwangsritual 21
Zwangsstörungen 22, 194–197, 243
- Affektisolierung 195
- Impulshandlung 196
- Konfrontations- und Habituations-
    effekte 196
- Phänomene 196
- Phobien 196
- Sucht 196
- Verschiebung 195
- Wahn 196
- Zwei-Faktoren-Modell 195
Zwangssymptome 20–22
Zwangsvorstellungen 21
Zwangszeremoniell 21
Zwei-Faktoren-Modell, Zwangsstörungen 195
Zwischen-Fälle 66
Zyklothymie 70